■澄江医学丛书

澄江医论

花海兵　刘文清◎主编

學苑出版社

图书在版编目（CIP）数据

澄江医论 / 花海兵，刘文清主编. -- 北京 : 学苑出版社，2025. 3. --（澄江医学丛书）. -- ISBN 978-7-5077-7096-4

Ⅰ. R249. 7

中国国家版本馆 CIP 数据核字第 202558W61T 号

责任编辑：付国英
出版发行：学苑出版社
社　　址：北京市丰台区南方庄 2 号院 1 号楼
邮政编码：100079
网　　址：www.book001.com
电子邮箱：xueyuanpress@163.com
联系电话：010-67601101（营销部）　010-67603091（总编室）
印 刷 厂：廊坊市都印印刷有限公司
开本尺寸：787 mm × 1092 mm　1/16
印　　张：28.75
字　　数：439 千字
版　　次：2025 年 3 月第 1 版
印　　次：2025 年 3 月第 1 次印刷
定　　价：196.00 元

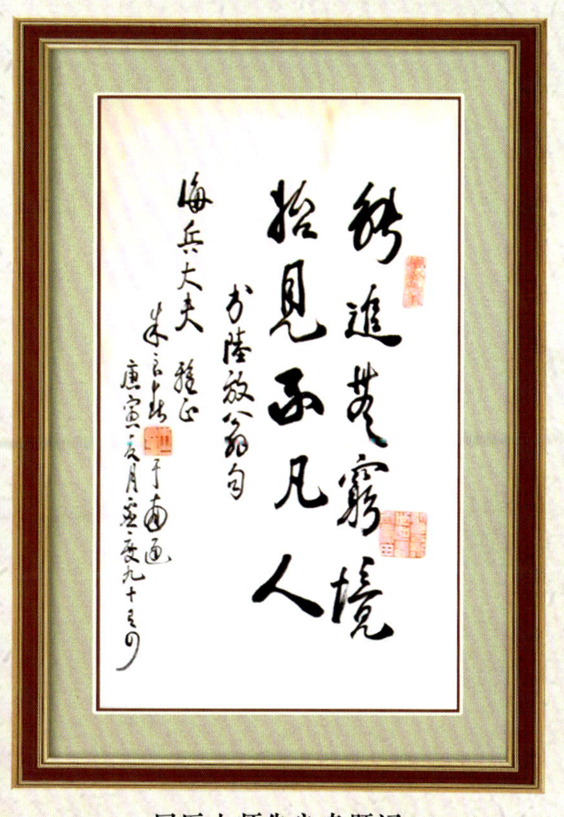

国医大师朱良春题词

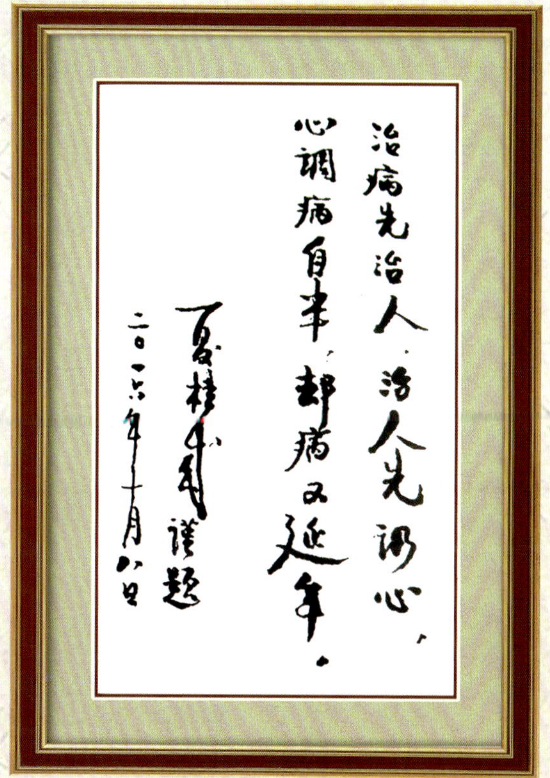

国医大师夏桂成题词

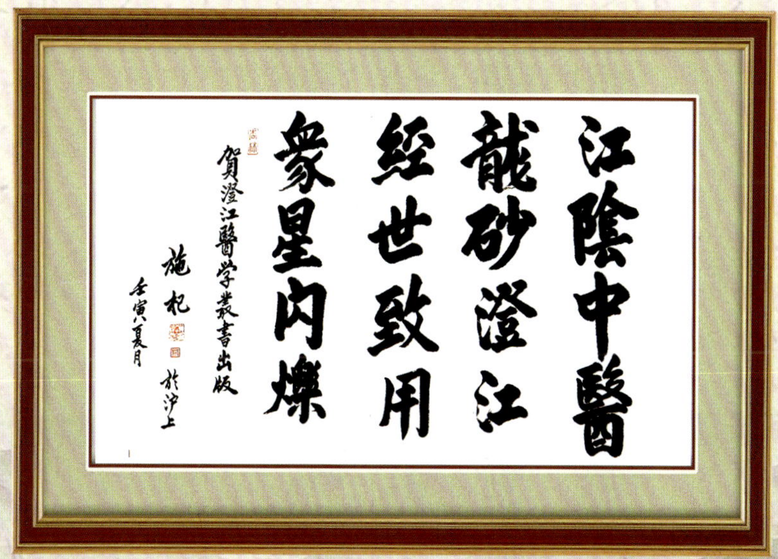

国医大师施杞题词

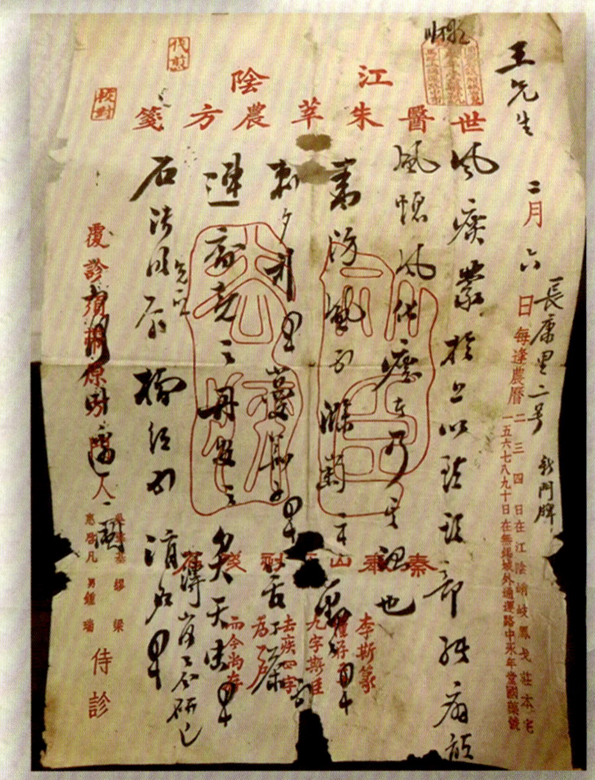

朱莘农处方笺

《澄江医学丛书》

编 委 会

《澄江医学丛书》

夏　序

我是江阴籍人，离开江阴已经六十余载，虽已是鲐背之年，然每每听到故乡之事，总是激动不已。近悉《澄江医学丛书》即将问世，并邀我作序，欣然提笔，为此说些感受。

世人都知晓中医药学是国宝之一，在中华文明的历史长河中历经风霜雨雪的考验，经久不衰，傲然挺立，其因何在？翻开《周易》也许会使人豁然开朗，其中蕴含的深邃哲理，经过多少载仍然熠熠闪烁，不仅仅是医理，天地人之间的道理皆释然明了。

《澄江医学丛书》，以古称澄江的江阴为区域基点，将江阴中医有关的医史、医事、医案、医理、医论、文化以及师承等纳入研究体系。书中很多资料是未曾刊刻的抄本、孤本，系首度公开，弥足珍贵，这是中华医学瑰宝之一粟，流传下来，推广开来，极有意义！

抚今追昔，我早年在老师夏奕钧门下寒窗三年，打下《内经》《伤寒论》《金匮要略》《温病条辨》等古医籍的基础，后来有幸考入江苏省中医学校（现南京中医药大学）系统学习中医知识，毕业后留校在江苏省中医院一直工作至今，从内科改妇科，拜黄鹤秋老学习，受命编写教材、办师资班，并有幸接触协和葛秦生，多年来我面对复杂的病例苦苦钻研，不断探索，方在妇科领域有所成绩。澄江水哺育了一代代江阴人，江阴人也要一世世惠赠中华大地，今之以《澄江医学丛书》为契机，我们不只是撰写文章、书籍，更重要的是要去思考！中华民族要在世界上立于不败之地，我们肩上的重任则是发展中医药学，要活态传承，用现代科学技术和方法说清其中的科学道理。

新年伊始，习近平总书记要求我们发展中医药，我们是一定要响应的！同时我也借此序，向我家乡江阴的中医药父老兄弟们发出誓言，为了继承江阴中医之精粹，弘扬澄江医学，我们必须踔厉奋发，赓续前行，奋楫澄江！

国医大师　夏桂成教授

2023 年元旦于金陵

《澄江医学丛书》
王　序

“澄江”是江阴的代称，至今还设有澄江镇。不仅文人墨客将自己的著作冠以“澄江”作为书名，而且江阴医家也常以“澄江”标注自己的籍贯。“澄江”在江阴民众的心间打下了深深的烙印，大家以“澄江”为荣。

“澄江”自古为泰伯化育之邦，季子躬耕之地，文化源远流长。宋时即设贡院，元代创立“澄江书院”，清代改为“暨阳书院”。自明万历四十二年（1614）始，江苏（时为南直隶）学政即移驻江阴，按试八府三州秀才；至清光绪三十二年（1906）裁撤，共驻节钦命特任学政一百二十四任，江阴一时人文彬盛。清光绪八年（1882），江苏学政、兵部左侍郎黄体芳倡建“南菁书院”，光绪二十四年（1898），学政、左都御史瞿鸿机奏请照省城书院例将“南菁书院”改办高等学堂，其是创办最早的近代高等学堂之一。一省之学政不设于抚署之地，实属特例，少之又少。江阴以其特有的地理、交通、经济等优势，成为明清时期江苏的文化中心，真可谓“门墙桃李，布满天下”。受书院文化、学政文化的熏陶与浸润，江阴民众自古即有注重文化教育的传统，正所谓“以文化之”也。

江阴人杰地灵，代有才人，各领风骚；瑰奇灵秀，代生名医，乾嘉年间即有华士叶德培、姜学山、王钟岳等为代表的“龙砂八家”。江阴医家或以儒通医，或家传，或私塾，或师承，更是参与创立了现代中医函授和院校教育模式。柳宝诒是继叶、薛、吴、王之后的温病学家，完善伏气温病学说，创立“助阴托邪法”；曾设私塾教授门徒，受业者近百；《柳选四家医案》更是成了中医的案头书、教科书。

近代，薛文元、郭柏良、曹颖甫、章巨膺等江阴医家侨寓上海滩。薛文元、郭柏良先后担任上海中国医学院院长，培养莘莘学子近四百人，首批国医大师朱良春、颜德馨即毕业于该校；曹颖甫肄业于“南菁书院”，在丁甘仁创办的上海中医专门学校（后改为上海中医学院，现上海中医药大学前身）任职多年教务长，现代名医秦伯未、章次公、程门雪、张赞臣、严苍山、黄文东等，均为其门人；章巨膺为柳宝诒的再传弟子，不仅参与筹建上海国医学院，协助恽铁樵举办中医函授事务所，并受聘新中国医学院教务长，何任、王玉润、钱伯文、凌耀星等，均为其弟子。

现代，承淡安出任江苏省中医进修学校（后改名江苏中医学校，今南京中医药大学前身）校长，编写出版了二十七种教材，积累了中医课堂教学的经验，该校被誉为新中国中医高等院校的“摇篮”，后来成立的中医学院，基本上是借鉴该校的教材和教学经验。首批国医大师王玉川、周仲瑛、夏桂成、程莘农、颜正华等即毕业于该校；张灿玾、班秀文毕业于1959年南京中医学院第二期教学研究班。有些中医学院专科老师还是从该校调去补充的，尤其是支援北京中医学院的教师竟达四十位之多，他们大都成了全国一流的中医专家，如董建华、杨甲三、王绵之、刘弼臣、印会河等。

如今，江阴依然医星璀璨。全国名中医徐福松，是中医男科学奠基人，提出“腺性精育”四证纲要；全国名中医黄煌“经方医学”，享誉全球；顾植山“龙砂运气学说”，独树一帜；还有很多名医扎根基层，培养了一批又一批中医后学。重视经典研习、善治温病时疫、注重五运六气、擅于因时而变，是江阴医学的学术特色。不为良相，即为良医，江阴名医有一个共同的身份，那就是他们都是中医界的教育大家。

江阴中医的发展史，既是一部医学史，更是一部教育史。江阴后学花海兵、严峥、严海东等承上启下，将江阴中医的有关医人、医史、医事、医案、医理、医论收集整理，编辑为《澄江医学丛书》，其中很多资料是未曾刊刻的抄本、孤本及近代报纸杂志所登载的文章，是极其珍贵的地方中医药文献史料。故乐为序！

王琦

壬寅年冬月二十八

《澄江医学丛书》

黄　序

我生长在江阴，我了解并热爱江阴。我从事中医学工作50余年，而且起步于江阴，曾在江阴工作六年，江阴中医的博大、精深、多元、进取等元素，早已在自己身上打下了深深的烙印，并让我以此为荣。

“一方水土养一方人”。家乡中医人很聪明，善于总结规律、注重调查、致力创新，创立了“伏气温病学说”“夹阴伤寒学说”“助阴托邪法”；他们很务实，脚踏实地、学用结合、注重实效，提倡“实学、实习、实用”，心怀病人，根植于临床，有了“经方实验录”“致和堂丸散膏丹”“膏滋药制作技艺”“咽喉诊脐腹诊”等；他们有情怀，志存高远、胸怀天下、经国济世，“务当世之务”，勇于任事，注重传承，涌现了柳宝诒、曹颖甫、承淡安、章巨膺、薛文元等中医教育大家，他们的弟子也遍布海内外。

我看到的《澄江医学丛书》所呈现的是一部江阴的医学史、一部江阴的人物志、一部江阴的生活史、更是一部江阴的医学专著。它涵盖了江阴中医人有关的医史、医事、医案、医理、医论、文化以及师承。其中很多资料是未曾刊刻的抄本、孤本，系首度公开，弥足珍贵。那一张张方子，一个个医案，让我们吸吮了前辈的精华，追寻着前辈的足迹。他们对伤寒的认识理解，对温病的精到用药，对内科杂病的绝技验方，对针灸强调简便廉验、疗效卓越，对临床各科的尽善尽美，让我们重新认识了中医药的魅力。他们对中医事业的热爱，对病人情同手足的关心，纳于言而敏于行的医风，让我们重新认识了江阴中医人的传统，这传统还将一代代传下去。

《澄江医学丛书》出版是一件很有远见很有意义的事，必将璀璨耀眼，对传承创新发展江阴中医药起了非常积极的作用。江阴中医既有龙砂医学，还有澄江医派，更有经方、有五运六气、有调周法、有男科四大证……但又不局限于此，让我们以更包容的态度，来阐述更美更真实的江阴中医。一座城造就一种医风，兼容并蓄、海纳百川，中医也成了江阴这座城市靓丽的名片。

家乡的中医人高瞻远瞩、砥砺前行，青年才俊投身其中、乐此不彼，我乐见其成，爰为序。

黄　煌

2023 年 6 月

《澄江医学丛书》

前　言

“澄江”，江阴之古称。因长江东流至江阴，江面骤宽，流缓沙沉，江水由浑浊而变清澈，故有此称。自西晋太康二年（281）开始设县，历史悠久，人杰地灵，钟灵毓秀，文化积淀深厚。尤其是医药昌盛，源远流长。唐置暨州时，即“设医学博士，掌疗民疾”。宋设医目，宋末有博通医学及经史百家的陆文圭。元设医学教授，负责掌管医之政令。元初，设立惠民药局。历代名医辈出，史籍记载的著名医家达百余人，南宋及明代有御医七人。清康熙年间，澄江峭岐（今江阴市峭岐镇）凤戈庄世医朱氏，家学渊源，历传九代，代代出名医。雍正、乾隆年间，以澄江华士（今江阴市华士镇）叶德培、姜学山、姜健、王仲岳、贡一帆、孙御千、戚云门、戚金泉为代表的“龙砂八家”，历盛二百余年。近代以来则涌现出柳宝诒、朱莘农、曹颖甫、承淡安、薛文元、章巨膺等名垂青史的中医大家。

江阴，宋代俞巨源曰：“大江自京口（今江苏镇江）来，委折而南，浩荡澎湃，势益壮越，数百里聚为澄江之区。”县城北门旧称“澄江门”，宋、元时曾置“澄江驿”于此，又有“澄江河”经城北门外流入长江。乾隆年间，任江苏学政的李因培在《兴建书院记》中说：“暨阳有书院，自元始，州人蔡以忠创之，修西山之学，闻于朝，赐名澄江书院。”清代陆次云（1636—1690）曾官江阴知县，故将其诗集名为《澄江集》。《四库全书总目提要》曰：“是集皆古今体诗，盖其官江阴时所作，故以澄江为名。”近代徐再思（1890—1947），江阴城内西横街人，将江阴风土民情、名人轶事、地方古迹、人物传奇、奇闻趣谈等撰文发表，后辑成《澄江旧话》一书，于1930年出版。不仅文人墨客将自己的著作以“澄江”作为书名，而且江阴医家也以“澄江”标注自己的籍贯，如明代庄履严所撰《妇科百辨》，自署为“澄江庄履严著”；承淡安所著《经络要穴歌诀》《针科学讲义》《灸科学讲义》，署名为“澄江承淡安编撰”。

“龙砂”是江阴所辖华士（古称花市，逐步演变为华市、华墅）镇的别称，因其境内有白龙山和砂山，两山东西迤连，故代以“龙砂”之称。江阴市华墅镇人王家枚（1866—1908）撰有《龙砂志略》，王氏家谱则称为《华墅龙砂志》，涉及地域为清光绪年间的华墅镇境，即今华士镇白龙山、砂山南半部及陆桥乡瓠岱村、周庄镇山泉村一带。显而易见，“澄江”可以是江阴的别称，但“龙砂”只能是华士镇的代称。如吴文涵在为吴士瑛《痢疾明辨》所作的“序”中说：“澄江之东南隅有龙砂山，瑰奇灵秀，代生名医。”承淡安撰写的《铜人经穴图考·序》，落款为“民国二十五年秋承淡安书于江苏澄江龙砂山麓之蛰庐”；《新著中国针灸外科治疗学·序》，题名为“民国二十五年岁在丙子菊有黄华之月承淡安书于澄江龙砂山麓之蛰庐”，即为其证。

江阴地处“吴门医派”和“孟河医派”交汇点，学术互有交融而又独立自成体系，从而形成了一个以江阴为地域、具有浓厚而鲜明的地方特色、内涵丰富、影响深远的中医流派——澄江医学流派。为全方位展示澄江医学的历史文化、传承脉络、学术思想、临证经验、特色技术、医德医风，为中医药学术传承、文化弘扬、临证实践提供综合的具有系统性、创新性的史料和学术资料，我们拟编纂《澄江医学丛书》(包括《澄江医话》《澄江医论》《澄江医案》《近代澄江八家医案》)，从医话、医论、医案的角度新解澄江医学。

医话，是古今医家用以表述一得之见的散文小品，取材最为广泛，可以涉及中医药学的所有领域，说理、论病、议法、阐方、述药、课徒，以及医史考校、典故诠解、人物评说等等，皆可成为医话的题材。

医话大致可分为四类：心得类医话，是医家潜心于临床或文献研究中，对一病、一法、一方、一药等有较深或较新的认识，并通过临床实践印证是正确的，或从失败的教训中获得的体会，或一时灵机取得的效果等，为了不忘却的记忆所撰写的医话；札记类医话，又称笔记式医话，是医生临证随感笔录或教余随笔，尔后加工整理而成的医话；考证类医话，是对某一理论、某一问题或某一经典字句研究较深，或在读书和研究中发现某些道理或史实与事实不符，认为有必要加以阐发而突出自己的观点或研究成果并以正视听所撰写的医话，但一般指论题小而篇幅短者；争鸣类医话，是对尚未定论或有争论的问题，发表自己的看法以参加或挑起争鸣而撰写的医话。

医论，也是古今医家用以表述一得之见的散文小品，但与医话有所不同。医论为篇幅短小的医学论文，或阐发经旨，或辨别是非，或提出新论，或质疑旧说，均为专题讨论文章，重在探赜钩深，发人深省；医论的主题是学术探讨，如脏腑经络、病机诊法、治疗原则、处方用药、临床各科证治等，偶亦论及医德医事、医家医著，但所论亦多围绕学术；医论主题明确，一论一题，各自独立成篇。医论多散见于各种医籍之内，除医论专著外，医经、诊法、本草、方书、医案、医话，以及临床各科医著中，均夹有大量医论。

医案，最早见于《史记·扁鹊仓公列传》，其中有西汉时期淳于意的治验记录，后世称之为“诊籍”，实际上是验案的简要记录，后来才逐步发展成为有案有论具有某种学术价值的文体形式。一般来说，明清以前多为总结式医案，明清以后则多改为交待式医案。总结式医案，是医者通过对病情的回顾和追溯所写出的记录，多简单记述治疗经过和经验，缺乏深入细致的具体内容，且无分析和治疗体会，不便他人学习和把握，但可给人以思路和揣摩余地；交待式医案，是在诊治疾病时写出，并经过事后整理而成，将病情、治疗经过、病机、诊断、立法，以及选方用药等，一一记载于病历，其文字经过加工润色，说理透彻，层次清楚，语言精练，逻辑性较强。

医话、医论、医案是古今医家进行经验交流、传播学术时应用最为广泛的传统文体。因其题小灵活，一事一议或一案一议，能够较好地体现辨证审机论治的精神，又能适应分散行医、独立思考的历史条件，故在中医学术史上曾发挥过重大作用。

《澄江医话》《澄江医论》《澄江医案》三书，资料来源以近代报纸杂志所登载的文章为主，间有从澄江医家著作中摘出。以医家为纲，以文章或医案为目，每位医家之前均有生平简介，每篇文章之后均标注出处。《近代澄江八家医案》收录了朱镜镕、朱少鸿、柳宝诒等八位近代江阴地区的医家验案。其中朱镜镕、马泽人、缪柳村、包昭兹、张宿辉五家医案为首次公布；朱少鸿、柳宝诒、方耕霞三家先前曾有《朱少鸿医案》《惜余医案》《倚云轩医案医论医话》等专著出版，但此次收录的为近年来民间搜集到的三位医家的未刊医案，可与已出版内容相互补充。但由于我们水平有限，虽经多次审改，仍不尽完善，对书中的错误和不足之处，恳请同仁和读者批评斧正。

编　者

2024 年 1 月

整理说明

《澄江医论》收录了庄履严、姜礼、缪问、吴士瑛、柳宝诒、方仁渊、吴达、曹颖甫等在内的24位医家（其中高憩云、吴文涵、曹颖甫以其字更为人所熟知，故在章节标题中选择以字称之）的医论（按生辰排序），主要节选自医家著作，部分内容来自近代报刊。本书旨在通过对医家医论的系统梳理，为研究和总结澄江医派学术思想提供文献与理论支撑。

本次整理将繁体字竖排改为简体字横排，加现代标点符号。对其中的异体字、古今字及通假字等径改为现代通行字体，对药物名称径改为现代通行名称。

限于学术水平不足等因素，书中难免有不妥之处，还望各位读者不吝指正，以期早日完善。

编　者

2024年1月

目　录

庄 履 严

庄履严，字杏旸，明代江阴县人。庄氏工医能诗，精内、外科，能观色审声，知人脏腑癥结，诊治有奇验，活人不可胜纪。著有《医理发微》，是书“以《脉诀》《脉经》、诊家诸书严加发明详说为一部，次以五运六气、司天在泉、南政北政、阴阳克胜，发言蕴奥为二部，次以伤寒诸证为三部，次以妇人诸证为四部，次以小儿幼科诸书为五部”，内容丰富，辨证明晰，习医者多宗尚之，惜未刊行于世，由其裔孙庄文鹤附刊于《江阴庄氏宗谱》中。另有《妇科百辨》六卷，系庄履严二十七世孙庄憩樵抄录本。经编者考证，《妇科百辨》实为《医理发微》部之四“胎产百辨”内容。庄氏另有诗集《复苏草》。

调 经

妇人室女经水一生不转者何？曰：经者常也，天有二十八宿，地有十二经水，妇女应之。经水之来皆从十二经渗来之血，故足太阳膀胱经为清水，足阳明胃经为海水，足少阳胆经为渭水，足太阴脾经为湖水，足厥阴肝经为渑水，足少阴肾经为汝水；手太阳小肠经为淮水，手阳明大肠经为江水，手少阳三焦经为漯水，手太阴肺经为河水，手厥阴心包络为漳水，手少阴心经为济水。此十二经络所属。治者参行经血色，入十二经络调之。若一生不转则石女也五不女之一，非药石所能疗法。

妇人室女经闭不通者何？曰：妇人月水又曰潮水，以其一月一至也。水者，溅之意也，潮者，取其信也。故上应太阴，下应潮水，一月一至者，正期也，一月两至者，血热也，两月一至者，血冷也。《经》曰：热则流通，寒则凝滞，热则用清凉，寒则用温药。若过用热，祸不旋踵而至，当辨其形证，察其脉息。实则通之，虚则补之，郁则开之，热则清之，寒则温之，不可固执。调经秘诀以戒郁怒为主，行经时耐气，忌生冷酒酿，庶无癥瘕之疾。

妇人室女经水三月一行者何？曰：此居经也。多主不寿，须大补气血，调和经脉。

妇人一生经不下行而反在鼻中出血者何？曰：此逆经也。肺经火盛，热在血脉之中，每月见衄血数点，出上窍即当经水，且亦无病，惟终身不能生育。

妇人经闭成劳治之者何？曰：宜分经络，辨虚实，生血调气，不可用红花、桃仁通经之剂，当以白术、茯苓、当归、白芍、甘草、麦冬、五味、芡实、莲肉等分，纳入鸭腹内蒸熟而吃之，其骨煅和上药内成丸，盐汤送下。至骨蒸痰嗽，诊其脉七八至者，当视其肌肉何如，若消瘦之甚，药亦无益。

室女年近二十，无经而成劳有咳嗽者何？曰：此忧思伤脾也。及配合后，则阴阳和而病自去矣。

寡妇、尼姑经闭者何？曰：寡妇、尼姑讳疾隐情，倍难施治，总以独阴无阳，治以抑阴扶阳为主，否则不起。

娼妇经闭者何？曰：行经时被人强力交媾，闭住血窍，十难救三，宜养血补血行窍等药。若身热、咳嗽、肌瘦成劳、下泻则不治矣。

妇人经水过期而来者何？曰：事非一例，有气血涩滞不按期者，当开郁行血；有血虚者，肚腹不疼，身上渐渐作热，宜大补血为主，调气佐之；有事不称意，郁结忧思，肚腹、胸膈、腰胁疼痛等症，务要开郁调气，四物汤倍加香附、青皮、元胡索、木香、陈皮、红花、苏木之类。

妇人经水不及期而来者何？曰：此血虚有热也，宜凉血地黄汤。有气多伤血海者，倍芎、归，外加芩、栀之类。

妇人经水将来而作痛者何？曰：此郁结也，服七气汤加芎、归、香附、桃仁、红花之类。

妇人经水来后作痛兼有身热者何？曰：此血虚也，去血过多以致身热作痛，用四物汤倍生熟地，或滋血汤、八珍汤亦治之。

妇人经水错乱妄行无定期者何？曰：此气乱也，宜生血地黄汤加元胡、小茴，并服归附丸。

妇人经水成块而下者何？曰：此气郁凝滞也，宜四物汤加香附、丹皮、红花，久则加胶、艾。

妇人经水有紫黑色者，有淡红者，有湿郁而成块者何？曰：紫黑色者，气血相并而成，腹疼者是也，调气行血即愈；淡红色者，血虚有热，腹不疼易治，宜补血为主；更有痰症湿郁而经来重坠，小腹烙热作痛，甚至身热、口干、呕吐，紫血成块，牵引腰胯掣痛，种种痛苦难以备述。缘行经时内受气恼，外冒风寒湿，以致血郁气滞，又误投辛热煎剂、丸散，耗烁阴血，痛久则热，热久生痰，痰生火，火甚作痛，乃妇人第一苦病。《丹溪参要注》云：依症服药殊不甚效，余遇此症单用苏木、红花、牛膝、丹皮四味。俟经期将至预服二三剂，自觉稍宽，并用神术丸至下次经期，疼痛、身热、呕吐、小腹大热诸症渐平，仍服神术丸，早晚酒送两次，半载之后悉平如故。

妇人三月一行经，经来如水涌者何？曰：此居经也。女人精血上应太阴，一月一盈亏，下应潮水，一月一消长。今失其常道，按四季而行，缘性急多怒，或食生冷，以致血脉凝滞而不行，必待三月之久，血才运到胞门，故其始也，不能应期而早来，及其来也，如水之而下，沛然而莫之能御。或来即数碗，或多至数升，势甚遑迫，越日而收，自觉面青昏愦，四肢酸软。才养三月，面色刚有红润，下次又将来，多主不寿，间有寿者，必中年调理得宜之效。

妇人素有衄血而绝无经者何？曰：此逆经也。气为血之主，血为气之配，故气行则血行，气滞则血滞，今七情郁结，六气外侵，气化浊血凝气，气有余则为火，火载血上升，出于鼻窍，有似月信而血脉全无下行之状，安得有经？

妇人上无吐衄而绝无经者何？曰：此偏经也。盖心主血，肝藏血，脾统血，三者得宜，血随气行，流于经络，灌于血脉，行于隧道，通于胞门而成经水。若郁结忧思，过伤辛辣，脾肺气弱，传送失宜，不从正道，渗入大肠，大便时常见血，亦似经水之状，而前窍竟无者，治宜开郁导气、健脾益胃、凉血升提，使大肠无血而经水自通，此乃药力可挽不可自甘沉痼。

——《妇科百辨》

产　后

妇人产后阴脱者何？曰：气血虚而不能收敛也，宜补中益气汤倍当归、熟地、麦冬、白术、升麻，入糯米一撮。

妇人产后血晕者何？曰：气血暴虚，未得安静，被瘀血随气上冲，迷乱心神，故眼暗头眩，甚至闷绝不知人事，口噤神昏气冷，宜用清魂散即苏醒复旧，不可作暗风治，或用失笑散。

妇人产后血不行、腹作痛者何？曰：此瘀血也。儿初落地，须扶坐片时，使腹中瘀血下行，若听其即卧，多致饱闷腹痛，宜用元胡索散加桃仁、苏木。

妇人产后不语者何？曰：心有七孔三毛，因产虚弱多致停积，瘀血闭于心窍，神思不明，又心气通于舌，心气闭塞则舌本亦强矣，故不言语。用人参、石菖蒲、川芎各一两，细辛一钱，防风、辰砂各一两五钱，为末，每服一钱，薄荷汤送下，名七珍散。

妇人产后忽然狂言乱语，妄见鬼神者何？曰：产后血气虚弱，肺脏无气，心气不清故也。宜用加味乌金散，不可作风晕治。

妇人产后，或歌或舞，或唱或笑，或坐或卧，或怒骂，甚至窬垣上屋者何？曰：败血冲心，聚而不散故也。冲胃则恶心呕吐，冲心则癫狂错乱，皆是恶症。用药速救，亦多不起，宜龙齿清魂散。

妇人产后忽患哮喘者何？曰：此危候也。产后虚弱，不避风寒，兼瘀血凝于肺脾之故。宜用大宁肺汤兼驱逐瘀血诸药。

妇人产后干咳嗽者何？曰：此产中去血过多，血少火旺之故。若有儿吃乳，久必无乳。若无儿吃乳，仍干咳嗽身热者，必成劳怯。宜服逍遥散加贝母、知母、陈皮、麦冬、五味等药。

妇人产后吞酸者何？曰：此胃中积痰滞火所致，宜七气合二陈汤。

妇人产后忽然心痛不可忍者何？曰：胃气虚弱，心经血少，二者不顺，又因七情所触，以致诸气不和，痛不可忍，宜服七情手拈散。或伤寒、冷饮食致血晕者，随症治之。

妇人产后胁痛在左在右者何？曰：在左为血，以清血顺气为主；在右为痰，以化痰消食为主。

妇人产后骨节四肢通身疼痛者何？曰：产育之时，周身骨节开张，气血俱虚，此皆劳损，勉强坐卧，出房吹风所致。宜用芎苏饮加羌活、防风。若内伤生冷，外感风寒，宜服生料五积散。

妇人产后手足疲软不能行动者何？曰：败血流于四肢故也，宜逐瘀血加引经药。

妇人产后忽然麻木者何？曰：此气血大虚故也，以大补气血为主，兼乌药、香附诸药。

妇人产后中风不语者何？曰：此因产妇不避风寒，赤脚下床，踏于冷地，兼百日内遇房事，或当风取凉洗浴。宜用乌金散，不可作风治。

妇人产后发热，口干作渴，唇裂生疮者何？曰：此胎前过食辛辣、椒蒜、鸡鱼，热物积于脾胃，气攻上焦所致。宜用逍遥散加连翘、花粉治之。

妇人产后寒热者何？曰：血虚感冒，四肢酸痛，头眩目晕，宜用加味乌金散，不可作疟治。

妇人产后疟疾者何？曰：过伤饮食，食滞生痰故也。用清脾饮倍加消食化痰药，稍退用常山七宝饮。

妇人产后痢疾者何？曰：产后大虚，过伤生冷所致。若腹中作痛，里急后重，用木香导滞汤驱逐之，次用黄芩芍药汤清利之，久则用真人养脏汤之类。

妇人产后疟疾，治以温补而泄泻者何？曰：此必暴雨之后，病家不知，误用无根水煎，气益下行，故不效而反泻也。急以人参喂救之，仍用温补之剂。

妇人产后谵语者何？曰：心主生血，产后去血过多，心神失守故也。宜大补气血安神即愈，热盛脉大者不治，益母丸薄荷汤送下，童便服之亦愈。血虚而神失守者，用猪心窍血，屡验。

妇人产后乳窍不通，治之者何？曰：用炒山甲、王不留行为末，用酒调服；或煮猪蹄作羹饮之，此初产时可用；若十余日无乳，当察其虚实，实则开痰提气，虚则大补气血，当消息而治之。

妇人小儿饮乳，经事三年不至者何？曰：乳乃上涌之血液所化，若无儿饮乳，则流为经水矣，不须服药。

妇人产后发肿胸饱者何？曰：此内伤食气，外又冒风故也。用青皮饮，或加减胃苓汤。

妇人产后呕吐，饮食不下肿胀者何？曰：血虚气弱，或受怒气，或伤生冷，致脾胃不能运化，湿滞而生痰生火，久则必成反胃。宜用香砂养胃汤。

妇人产后小便不通，腹胀如臌，治之者何？曰：用炒盐和麝香少许，填满脐中，上置葱白片半指厚，用火柱盖满葱饼灸之，觉热气入腹难禁即止，则小便通而胀自消矣。

妇人产后小腹中有块作痛者何？曰：此儿枕未破之故。宜用香棱散倍破瘀药，或枳实芍药散，亦验；若患孕痈，用乌药五钱，水一钟，入牛皮胶蒸化，七分，温服；或薏仁蒸汁饮之。如不应，用牡丹皮散。

妇人产后忽然下血成片似崩者何？曰：血气大虚，脾胃又弱，荣卫衰败故也。宜和血理气，用四物止经汤。

妇人产后膀胱垂下不收者何？曰：劳伤太过，又取重物，气弱虚冷，因而不收，有至三四月不能还原者，宜用收阴散。

妇人产后伤脬，终日淋漓不干者何？曰：此被守生婆误伤所致，用补脬汤内有黄绢或用黄蚕茧，煎至黏，服后拥卧得汗即愈，忌闻金声，或煮黏脬，食之即愈。

妇人产后小便肿痛者何？曰：湿热客于膀胱。用干姜、枳壳、麻黄、桔梗、陈皮、甘草、乳香、没药，煎汤服之。

妇人产后频数，治之者何？曰：宜瓜蒌汤，或菟丝子丸。若中气不足，宜补中益气汤加益智。

妇人产后阴痛、阴痒者何？曰：此湿热也，或坐冷地，或洗用凉水之故。用白芷、荆芥、防风、花椒、杏仁、白矾、细辛，煎汤熏洗。

妇人产后百病三恶者何？曰：呕吐、泄泻，盗汗是也。病见一恶，已难调治，三恶并见，其病必危。三者之中，当治其急。此急则治标之说，譬如扑火救其所先，余可少缓然。

——《妇科百辨》

姜　　礼

姜礼（1654—1724），字天叙。江阴华墅人，为龙砂姜氏世医二世祖。孔广居《天叙姜公传》记载："迄今大江南北延医者，都于华墅，而华墅之中又独推姜氏，盖自公一人开之也。"姜氏行医注重医德，常立功过格，日记得失，终身不怠，且每遇贫者施诊，"出囊中药治之，不取值"。晚清同里名医瞿简庄评价姜氏之医学弘博，有非时下所能望其项背者。姜氏著有《风劳臌膈四大证治》《仁寿镜》《本草搜根》等书，其中《风劳臌膈四大证治》入选任应秋编著的全国中医高等院校三版教材《中医各家学说》。

风劳臌膈论

江阴姜礼天叙氏辑

中　　风

中风一证，有卒仆，有暴瘖，有不遂，有歪僻，有四肢不举，有神昏冒寐，有痰涎壅盛，有语言蹇涩，有外风袭入者，有本气自病者，及乎外有六经形证，内见二便闭塞，其病各异，其名不同，而为治之法亦非一也。

《灵枢经》云：虚邪偏客于身半，其人系内居荣卫，荣卫稍衰，真气去，邪气独留，发为偏枯，其邪气浅者脉偏痛。又云：偏枯，身偏不用而痛，言不变，志不乱，病在分腠之间，巨针取，益其不足，损其有余，乃可复也。痱为病也，身无痛者，四肢不收，志乱不甚，其言微，知可治；甚则不能言，不可治也。仲景《金匮》云：夫风之为病，当半身不遂，或但臂不遂者，此为痹。脉微而数，中风使然。又云：寸口脉浮而紧，紧则为寒，浮则为虚，虚寒相抟，邪在皮肤云云。歪僻不遂，是则《内经》《金匮》所论中风，皆主虚邪立说，而后代刘河间则主火为训，李东垣则主气为训，朱丹溪则主湿为训。然则三子者，各出心裁，亦指证中之所有而言之也。至近代诸家，则分真中、类中，强引中气、中暑、中湿、诸卒仆暴死之证，浑同立论。而中风一证，共欲明之，而实晦之矣。盖中风之邪，其有无夹杂风火气湿之来，岂可划然分耶？但当以何有何无、孰深孰浅，以求确然之治，斯为当矣。

夫八风之邪，皆名虚邪，人身营卫经络素盛者，无从入之。入之者，因其虚而袭之耳。《内经》以为之身虚而逢天之虚，两虚相感，其气至骨，入则伤五脏。是则中风之来，无不本之阳虚者矣。喻嘉言氏其论中风曰：阳虚邪害空窍为本，而风从外入者，必挟身中所有之邪，或气或痰或火而为之标。以风邪之中人，未有不因阳气不固而入之者也。中风之为疾，未有不因火因气因痰而勾引深入者也。因虚卒仆，不挟外邪者则有之；若但云客邪而本不虚者，则未之有也。夫中风之邪，从外而来，以渐深入。《金匮》云：邪中于络，肌肤不仁。中络邪气入卫，犹在络脉之外，故但肌肤不仁。其曰：邪中于经，即重不胜。中经则于营脉之中，内而骨，外而肉，皆失其所养，则躯壳为之重着，然犹在躯壳之间。至入腑入脏，则离躯壳而内入，邪中深矣。中腑即不识人，然中腑必归于胃，以胃为六腑之总司也。风入胃中，胃热必盛，蒸其津液，结为痰涎，壅塞隧道。胃之支脉络心者，才有壅塞，即堵神气出入之窍，故不识人也。中脏舌即难言，诸脏受邪至盛，必逆入于心而乱神明，神明无主，则舌难言，其脏气素虚，而阳不治者，卒然倒仆矣此论外中、邪以渐深入。

东垣亦分中腑、中脏、中血脉之治。中腑者，其病在表，多着四肢；中脏者，其病在里，多滞九窍；中血脉者，外无六经之证，内无二便之闭，但口眼歪斜，半身不遂。中腑，外见六经形症，用续命汤加减治之小续命汤，治中风不省人事、渐觉半身不遂、口眼歪斜、手足战掉、语言謇涩、肢体麻痹、精神昏乱、头目眩昏、痰火并多、筋脉拘急、不能屈伸、骨节烦疼、不得转侧。诸风服之皆验，防风、桂心、黄芩、杏仁去皮者、炒芍药、甘草、川芎、麻黄去节、人参各一钱半，防己二钱，大附子炮七分，古作二帖、水一盏半，姜五片、枣一枚，煎八分服。中脏，内见二便闭塞，则用三化汤通利之三化汤，治中风外有六经之形证，先以加减续命汤主之，内有便溺之阻隔，此方主之，大黄、枳实、羌活各等分，每服一两，水煎服。然解表攻里之法，必体壮证实者设也。夫风为阳邪，善走空窍，若误攻其表，重开洞门，出而复入，其变愈大，而攻里尤甚。以中脏之侯，多因平素积虚，其邪易入，脏真不守，若误下之，立致危止，不可不慎也。惟在胃腑一证，内实便闭者，间有可下，然不过解其烦热，实非大下也。然中脏有缓急二侯，中腑日久，热势深极，传入脏者，此属可下，必使风与热俱去，填其空窍，则风不再生。若开其瘀塞，必反增风热，何以下为哉？其卒虚身中急证，下药入口，其人即不苏矣，可不辨欤。

风中五脏，其中有自脏气先伤，复乃中之，火、热、气、湿、痰、虚，六贼勾引深入，一旦卒倒无知，偏身牵引，四末不用，但得不死，亦成瘫痪。察其形症，何脏先伤，调之使平。肺中于风，多汗，恶风，时咳，昼瘥暮甚，口燥而喘，身运而重，冒而肿胀。肝中于风，多汗，恶风，善悲，色苍，嗌干，善怒，头目瞤而胁痛，形常伛，令人嗜甘。心中于风，当分二侯，若翕翕发热，不能食，心中饥，食即呕吐，此外因也；其曰：心伤者劳倦。即头面赤而足重，心中痛而自烦发热，当脐跳，其脉弦，此内因也。脾中于风，多汗，恶风，身体怠惰，四肢不欲动，色薄微黄，不嗜食，翕翕发热，形如醉人，腹中烦重，皮目瞤瞤而短气。肾中于风，多汗，恶风，面庞然如肿，脊痛不能自立，隐曲不利，其色炲。此五脏之见证也，审其何脏之证多见，按其脉，察其色，毋草草也。

中风外证，错见不一，风火相煽，多上高巅，风湿相抟，多流四末，手足麻木，但属气虚，关节肿痹，湿痰流滞。

喻嘉言云：中风之脉，各有所兼；兼则益造其偏，然必显呈于脉。盖新风挟旧邪，或外感，或内伤，其脉随之忽变，兼寒则脉浮紧，兼风则脉浮缓，兼热则脉浮数，兼痰则脉浮滑，兼气则脉浮涩，兼火则脉盛大，兼阳虚则脉微亦大而空，兼阴虚则脉数亦细如丝，阴阳两虚则微数或微细，虚滑为头中痛，迟缓为营卫衰。大抵阳浮而数，阴濡而弱，浮滑，沉滑，微虚，散数，皆为中风。然虚缓迟浮，正气不足，尚可补救；急大数疾，邪不受制，必死无疑。若大数未死，急疾犹得不死。《经》言风气之病，似七诊而非，故有不死。可见，大数为风气必有之脉，亦未可定为死脉耳。

天叙云：按中风一证，医书冠之篇首，其证大矣。历观古今名家，所论不一，遂令中风一证，茫无着落。以至后代诸君，分为真伪二途，其意中风必因外中于风，方名真中。其卒仆、偏枯，非因外风，虽至种种诸证，皆为类中。及余考之《内经》《金匮》诸篇，其论偏枯、卒仆诸证，未尝专主于风立说。及余每验中风之人，于未中之先，必有先征，或十指麻痹，或肌肉蠕动，或语言蹇涩，或肢体不遂，或平时脉滑大不和，弦紧无根，诸多隐征，见于一二年前，人多不觉，直至一时触发，忽焉倒仆，其若果为外中风邪，何以预为若是也。且每见中风之人，必中年以后，或肥盛之躯，岂外风之来，必中年肥盛者方感之耶？若此则中风之证，非特外风所中也明矣。《经》曰：仆击偏枯，肥贵人则膏粱之疾也。又曰：三阴三阳，发为偏枯痿易。又曰：虚邪偏于身中，其人深内居营卫，营卫稍衰，则真气去，邪气独留，发为偏枯云云。其曰膏粱之疾，其曰三阴三阳，其曰虚邪，其曰真气去，邪气独留，明指是证非独外中于风。是以仲景先师中风论云：寸口脉浮而紧，紧则为寒，浮则为虚，虚寒相抟，邪在皮肤；浮者血虚，络脉空虚，贼邪不泻，或左或右，邪气反缓，正气即急，正气引邪，歪僻不遂。其若果为外中于风，何其反云“浮者血虚，络脉空虚，正气引邪，歪僻不遂”等语？则其明指此风为虚风之候，其不专主于外风立论也。东垣、河间、丹溪三君所谓似殊，及细详之，而东垣先生则引《经》曰：阳之气，以天地之疾风名之。原夫人身中之气，以天地间之风喻之。盖天地间之气，其平治之时，未见其形；变现之时，迷塞宇宙，而人身中之气亦然，其变其害，皆由阳气不治，气即为邪。《经》云：天明则日月不明，邪害空窍，阳气闭塞，地气冒明。虚风内发之证，一如天地间之疾风暴雨，迅不及掩，故以“风”之一字命名，意可见也。所以病中风者，每于未中之先，必有先征。河间主火，东垣主气，丹溪论痰，皆各有卓见，其所论皆“中风门”中所必有之事，其中气、中暑、中寒、中恶、食厥、痰厥，其暴病暴死，有相类乎中风，然皆自是别证，与三子所论之证，有何干涉耶？不得强引中风合论，亦不得以类中名之。嘉言氏曰：河间主火为训，是火召风入，火为本，风为标矣；丹溪主气为训，是痰召风入，痰为本，风为标矣。然人之一身，每多兼三者而有之，曷不曰阳虚邪害空窍为本，而风从外入者，必挟身中所有之邪，或火或气或痰而为之标耶？当于风、火、痰、气之间，审其何有何无；虚实重轻之际，孰缓孰急，辨其分寸可也，而为之施治，斯为上策矣。若但于“风”之一字，起见立说，其不败者几希。

生生子曰：人之一身，经络贯串为之脉。脉者，血之隧道也。血随气行，周流不停。筋者，周布四肢百节，联络而束缚之。此属肝木，得血以养之，则和柔而不拘急。脉皆起于手足指端，故十二经皆以手足而名，筋则无处无之。皮毛者属肺主外，而易于感冒。人身之血，内行于脉络，而外充于皮毛，渗透肌肉，滋养筋骨，故百体和平，运动无碍。若气滞则血滞，气逆则血逆，得热则血瘀浊，得寒气则血凝泣，衰耗则顺行不周，渗透不偏，而外邪易侵矣。津液者，血之余，行乎外，流通一身，如天之清露。若血浊气滞，则凝聚而为痰。痰乃津液之变，遍身上下，无处不到。津液生于脾胃，水谷所成，浊则为痰，故痰生于脾土也。是以古人论中风、偏枯、麻木等证，以血虚、瘀血、痰饮为言，是论其致病之源；至其得病则必有所感触，或因风，或因寒，或因湿，或因酒，或因七情，或劳役房劳汗出，因感风寒湿气，遂成此病。此血病、痰病为本，而外邪为标。其邪中皮毛肌肉，则不知痛痒，麻木不仁，如有物一重贴于其上，或如虫游游行，或洒洒寒慄，遇热则成痒，遇阴雨则沉重酸痛。其邪入于血脉经络，则手足、指掌、肩背、腰膝，重硬不遂，难于屈伸举动，或走注疼痛。此上诸证，皆外自皮毛，以至筋骨之病。凡脉所经所络、筋所会所、血气津液所行之处，皆邪气郁滞，正气不得流通而致然。治者当以养血除风、顺气化痰为主，不必强度某病属某经某脏而杂治之也。

卒　仆

谓卒然僵仆而不省人事也。《内经》名之懿。凡中气、中暑、食厥、痰厥，皆致猝然僵仆，然与中风之候，自是相殊。而中风卒倒，喉多痰声，脉多沉伏，或脉随气奔，指下洪盛者。中风之证，有少须自苏者矣，有中而不苏即死者，有苏而终变不治者，无不本之阳虚。若阳气未至十分脱绝者，尚可救援；若真阳离绝，虽有良法无益也；若因而挟外邪，或痰或火，冲犯清阳，闭塞窍道，亦致倒仆，但得真气渐复，亦可自苏。仓卒之际，先辨其阳中、阴中；中于阴者，面色或青或白或黑，痰喘昏乱，眩冒多汗，甚者手足厥冷；中于阳者，面赤唇红，牙关紧咬，上视强直，掉眩烦渴。大率阴中重而阳中轻，又必先辨其闭证、脱证。若牙闭紧咬，两手握固，即是闭证，法宜开关通窍，急宜用通关散，牙皂、细辛、生半夏，为细末搐鼻，有嚏可治，无嚏难治；口噤不开，宜抉，或以破根散南星五分、冰片少许，以中指点末擦牙根一法，急用白矾半两，盐花一分，细研揩牙根，更以半钱绵裹安牙尽头，或用乌梅肉擦牙，随用姜汁、竹沥、麻油化苏合香丸，或用三生饮生南星一两、川附子五钱、生川乌五钱、木香二钱五分，加姜十片，煎好灌下，挟虚者加人参两许；如热阻关窍，痰盛昏迷者，用牛黄清心丸煎涤痰汤南星姜汁炒、半夏各二钱，枳实一钱，茯苓钱半，橘红钱半，菖蒲八分，人参、竹茹各七分，甘草五分化下以上为闭证者设。若口开心绝，手撒脾绝。闭证则口噤咬、两拳握固，与口开者异，眼合肝绝，遗尿肾绝，声如酣睡肺绝，此名脱证。若上不全见者，速宜大剂参附煎浓汁频灌，及灸脐下，虽曰不治，亦有得生者中风脱证极虚，不救者多，即用参附，亦不过或冀什一。若不预为病家道明，竟投参剂，设使不救，多致招谤。

若不分闭脱，妄投苏合、牛黄不救按：脑麝牛黄，乃辛香宣散之品，惟中脏闭证，暂备开窍；设邪在血脉，及误之，引邪深入，如油入面，莫之能拔出，至脱绝之证误投之，是速其死也。《心法》云：气虚卒倒，用参、芪补之。肥白人多湿，少用乌头、附子行经；瘦人阴虚火热，用四物汤加竹沥、牛膝、芩、柏；有痰加痰药按：肥白人多湿，用乌、附行经，然肥白人不特多湿，抑多阳虚，附子在所必用也。

痰涎壅甚者，宜用吐法，稀涎散半夏大者十四枚，牙皂一个，炙入姜汁煎服，不能咽者，徐徐灌之此法之轻者；其有涎多难散，又非小吐不可，则用明矾、牙皂等分为末，白汤调服吐之此之吐剂轻者；重者用藜芦半钱为末，加麝香少许，韭汁调灌；若口噤昏迷者，灌入鼻内吐之，虚者不可吐。其或风多涎少，人事不昏者，则用虾半斤，入酱、葱、姜等物，水煮，先吃虾，次饮汁，后以鹅翎探引吐之。痰涎壅甚，用橘红一斤，逆流水五碗，煎至一二碗，倾服白汤导吐之。吐痰之圣药也，太白散，用陈石灰水飞，每服三钱，水一碗，煎汤温服，下痰如神。气欲绝，心头上温者，喉中凝响皆效，二陈汤、星香散加竹沥、姜汁，虚者六君子汤同星香散。脉沉伏无发热者，三生饮加全蝎一个，养正丹可以坠下痰涎。若痰热甚者，加石膏、麦冬于二陈之内。牛黄清心丸，乃治中脏痰热昏冒之药也以上治痰诸法。

王宇泰曰：卒仆偏枯之症，未有不因正气不周而病者，故黄芪为必用之品，为君，防风为必用之臣药，黄芪助真气者也，防风载黄芪助真气以周于身者也，亦有治风之功焉。许胤宗治皇太后中风口噤，煎二药熏之而愈其法用黄芪八十斤、防风若干，煎汤成锅，使其气周满一室，如熏如露，气退自醒，况服之乎。多怒加羚羊角；渴加干葛汁、秦艽；口噤亦加秦艽；恍惚错语，加茯神、远志；不得睡，加酸枣仁；不能言，加竹沥、荆沥、梨汁、陈酱汁、生葛汁、人乳汁；内热，加梨汁、人乳、生地黄汁；痰多加竹沥、荆沥，少佐姜汁。余每治此证，用诸汁以收奇功，为行经络，渗分肉，捷于汤散故也此治气虚肥白者之法。

缪仲淳曰：东南之地素多湿热，气质多柔脆，往往多热多痰，真阴既亏，内热弥甚，煎熬津液，凝结为痰，壅塞气道，不得通利，热甚生风，亦致猝然僵仆，或不省人事，或语言蹇涩，小便短赤，此其验也。

至所用之药，初清热，则天门冬、麦门冬、甘菊花、白芍药、白茯苓、瓜蒌根、童便；顺气则紫苏子、枇杷叶、橘红、郁金；开痰则贝母、白芥子、竹沥、荆沥、瓜蒌仁。次治本益阴则天冬、甘菊、生地、当归、白芍、枸杞、麦冬、五味、牛膝、人乳、白胶香、黄柏、白蒺藜之属；补阳则人参、黄芪、鹿茸、大枣按：仲淳此论，本于河间、丹溪，至其所用之药，惟重甘寒，一遵《内经》“热淫所胜，治以甘寒”之旨，阴虚多热之证，则当从兹选用也。

——《中医杂志》[①] 1923 年第 7 期第 13～20 页

① 《中医杂志》由上海中医学会发行，王一仁等人主编，于 1921 年创刊，1930 年停办，共发行正刊 30 期。

缪问

缪问（1737—1803），字方远，号问芝，江苏江阴人。《江苏艺文志·无锡卷》言其“精医术，好咏诵”。缪氏为明代东林党人缪昌期后人，四十岁时弃儒从医，崇尚运气学说，为清代著名龙砂医家。缪氏系从同邑名医姜健处得见陈无择《三因司天方》一书，认为“人生于地，气应于天。天地之运气，互为胜复，则脏腑之阴阳，互为盛衰”。1786 年秋，缪氏抱病斋居，基于五运六气思想对十六首司天方加以阐述，遂成《释宋陈无择〈三因司天方〉》一书。

释宋陈无择《三因司天方》

自序

余弃举业，悬壶事亲，每读司天运气之说，几欲废书而叹。恨古人不立说著方，以为天地间一大缺陷也。后见吾邑姜体乾先生治病神效，读其方必多至二十余品，心窃非之。然人所不能措手者，投剂辄效，殊难窥其底蕴也。后登堂造请，乃出宋板陈无择《三因司天方》以示，余始知先生之用药，无问内外气血，每于《司天方》中或采取数味，或竟用全方，然后杂以六经补泻之品。故其方似庞杂而治病实有奇功，于是录其全本而归。每欲绘图作论以发明其意，缘雨棹霜篷，长年仆仆，未克竟绪。丙午秋抱病斋居，勉谢人事，因率笔书论一十六首，虽文理荒谬，见笑大方，然论病悉本诸《内经》，议药尽归之《本草》，从无杜撰一语，遗害后贤。惜坊刻无传，欲付剞劂而力不迨。丁巳春，毗陵赵中宪公子粤峤来苏就诊，偕长公子山痴同至，得此方读之，恐古书湮没，急命付梓，以公同好。其寿世之心为何如哉，于是叙其颠末以记一时之知遇焉。

时嘉庆二年之四月澄江缪问芳远自叙

司天方原叙

夫五运六气，乃天地阴阳运行升降之常道也。五运流行有太过不及之异，六气升降有逆从胜复之差。凡不合于政令德化者，则为变眚，皆能病人，故经云：六经波荡，五气倾移，太过不及，专胜兼并，所谓治化，人之应也。或遇变眚，聿兴灾诊，因郁而发，以乱其真常之德，而致折伤，复随人藏气虚实而为病者，谓之时气，与夫感冒所伤，天行疫沴，迥然不同。前哲知天地有余不足，违戾之气，还以天道所生德味而平治之。经论昭然，人鲜解意，恐成湮没，故叙而记之。

凡　例

是书司天在泉，经文民病尚多，悉照原本节录，非敢割截经文也。

此书坊刻无传，惟《东医宝鉴》载有十六方，而于客气之加临毫无加减，其药味分两稍有不同，亦悉宗原本。

是书配合气味用药之妙，悉本经义，舍是书而别求元解，毫无依据，后贤之论司天者不为不多，言之而不能详，一无有俾来学，惟此可为用药规模。

司天方惟吾宗仲淳公论，为出于汉魏之后，谓前此越人无其文，后之叔和鲜其说，至暮年始悔立言之误，见于家乘自述志中，谅亦未见是书之故也。

是书明季戴元礼先生曾叙其方，未经刊行，而吾邑姜公亦欲刻，不果。今得毗陵赵公，不惜捐赀，急付剞劂行世，始知古书之隐显，似有前定也。

是书一切方论各图，不过聊以指点初学，以便深造斯道，其挂一漏万处极多，实为表彰前烈起见，非敢借以沽名也。欲窥全豹，《内经》具存，有志者不难深求也。

论中圈点，皆蒙友生奖借，未敢删去，倘见地差舛，若蒙赐以教言，自应承示改正，断不敢自以为是也。

考五音

宫商角徵羽，有太少正之分，太过阳年曰太，不及阴年曰少，平运曰正。凡数以少羽为一，少徵为二，少角为三，少商为四，少宫为五，太羽为六，太徵为七，太角为八，太商为九。其生数，太角木生少徵火，少微火生太宫土，太宫土生少商金，少商金生太羽水，此太少相生之义也。凡《内经》言上宫同正宫等法，于太少齐化图中阅之即明。

考五星

岁星属肝，十二年一周天，在音为角，在象为木；

荧惑星属心，七百四十日一周天，在音为微，在象为火；

镇星属脾，二十八年一周天，在音为宫，在象为土；

太白星属肺，三百六十五日一周天，在音属商，在象为金；

辰星属肾，三百六十五日一周天，在音为羽，在象为水。

五星以土为尊，五音以角为长，《内经》五运总以角为首也。

胜复考

《内经》胜复之说，总以客气为主，胜如金克木、木克土之义，谓之胜；复则子复母仇，如金克木，木生火即烁金，此胜复之理也。

考 气 化

凡运气，有司天、在泉、中运。中运者，主气之化而运动之，其位在中。凡司天、在泉两运其机也。司化在上，中化在中，地化在下。司天中运，皆以木火土金水之数言，在泉亦以木火土金之数言也。譬如壬辰之岁，上为太阳，中为木运，下为太阴。本文寒化六，六是水之成数，是司天也；风化八，八是木之成数，是中运也；雨化五，五是土之生数，是在泉也。余仿此。

天干诸方

运气总说

张介宾曰：世有一等偏执浅见者，每訾运气之学，无益于医，且云疾病相加，岂可例以运气施治，必不可也。余喻之曰：若所云者，是真运气之不必求，虽求无益也。然而运气之道，岂易言哉！凡岁气之流行，即安危之关系。或疫气遍行，而一方皆病风温；或清寒伤藏，则一时皆犯泻痢；或痘疹盛行，而多凶多吉，期各不同；或疔毒遍生，而是阴是阳，每从其类；或气急咳嗽，一乡并兴；或筋骨疼痛，人皆道苦；或时下多有中风；或前此盛行痰火。诸如此者，以众人而患同病，谓非运气之使然欤！

观东垣于元太和二年制普济消毒饮，以救时行疫疠，所活甚众，非此而何？第运气之显而明者，时或盛行，犹为易见；至其精微，则人多阴受，而识者为谁？夫人殊禀赋，令易寒暄，利害不侔，气交使然。故凡以太阳之人，而遇流衍之气，以太阴之人，而遇赫曦之纪，强者有制，弱者遇扶，气得其平，何病之有？或以强阳遇火，则炎烈生矣；阴寒遇水，则冰霜及矣。天有天符，岁有岁会，人得无人和乎？能先觉预防者，上智也；能因机辨理者，明医也；既不能知，而且云乌有者，下愚也。然则，运气之要与不要，固不必辨。独慨夫知运者之难其人耳。故达人之见，必顺天以察运，因变以求气，得其义则胜复盛衰之理，随其机而应其用矣。戴人云：病如不是当年气，看与何年运气同。便向某年求活法，方知都在至真中，庶乎得运气之意矣世皆弃去运气，余故引此篇以弁其首，有心者必有同好也。

缪问曰：人生于地，气应于天。天地之运气，互为胜复，则脏腑之阴阳，互为盛衰。衰则所胜妄行，己虚而彼实；盛则薄所不胜，己实而彼虚。苟实其实而虚其虚，害生益甚。能实其虚，而虚其实，虽病何伤。经曰：无盛盛，无虚虚。又曰：有者求之，无者求之。盛者责之，虚者责之。味斯旨也，于运气之道，思过半矣。

六甲年附子山萸汤

岁土太过，雨湿流行，肾水受邪。民病腹痛，清厥，意不乐，体重烦冤。甚则肌肉萎，足痿不收，行善瘈，脚下痛，饮发，中满，食减，四肢不举。病腹满，溏泄，肠鸣，反下甚。而太溪绝者，死不治。

主方附子山萸汤

附子炮　山萸肉各一钱五分　半夏　肉蔻各一钱二分半　木瓜　乌梅各一钱　丁香　木香各七分　生姜七片　大枣二枚

缪问曰：敦阜之纪，雨湿流行，肾中之真气被遏，则火用不宣，脾土转失温煦，此先后天交病之会也。《内经》谓："湿淫于内，治以苦热"，故以附子大热纯阳之品，直达坎阳，以消阴翳，回厥逆而鼓少火，治肾而兼治脾。但附子性殊走窜，必赖维持之力而用益神，有如真武汤之用白芍，地黄饮之需五味是也。此而不佐以萸肉之酸收，安见其必入肾而无劫液之虑；不借以乌梅之静镇，难必其归土而无烁肺之忧。非徒阳弱者赖此见功，即阴虚者投之中綮矣。然腹满溏泄为风所复，土转受戕，此治肝宜急之秋也。脏宜补，以萸肉专培厥阴；腑宜泻，借木瓜以泄甲木。所以安甲乙者，即所以资戊己也。肉果辛温助土，有止泻之功，兼散皮外络下诸气，治肉痿者所需。再复以半夏之利湿，丁、木香之治胃，木瓜、乌梅之疗痿，眼光四射矣。风气来复，有酸味群药补之泄之，尚何顾虑之有哉。

六乙年紫菀汤

岁金不及，炎火乃行，民病肩背瞀重，鼽嚏，血便注下。复则头脑户痛，延及脑顶，发热。口疮，甚则心痛。

主方紫菀汤

紫菀　白芷　人参　黄芪　杏仁　地骨皮　桑白皮　甘草各一钱　生姜三片　大枣二枚

缪问曰：凡岁金不及之年，补肺即当泻火，以折其炎上之势。若肺金自馁，火乘其敝，民病肩背痛瞀重，鼽嚏便血注下，不救其根本可乎哉？盖肩背为云门、中府之会，肺脉所循，鼻为肺窍，肺伤则鼽嚏。肺与大肠为表里，气不下摄则为便血注下，脏病而腑亦病矣。此时若为清火止泄之谋，一如姜维之守剑阁，终不免阴平之度。计惟有婴城自守，急补肺金为得耳。人参、黄芪以固无形之气，统摄走泄之阴，气交之火必潜伏金中；地骨皮甘平微苦，能泻肺中伏火，凉其沸腾之血；又肺苦气上逆，泄之以杏仁之苦；肺欲收，敛之以白芍之酸。桑皮甘寒，补血益气，吐血所需；紫菀苦温，下气寒热咸赖，合之甘草之补土生金，缓诸药于至高之分，而参芪得指臂之效。为水所复，不用别药，即以养金之法，并为御水之谋，盖补土可以生金，而实土即堪御水也。

六丙年川连茯苓汤

岁水太过，寒气流行，邪害心火。民病身热，烦心躁悸，阴厥，上下而寒，谵妄心痛，甚则腹大胫肿，喘咳，寝汗出，憎风。病反腹满，肠鸣溏泄，食不化，渴而妄冒。神门绝者，死不治。

主方黄连茯苓汤

川连　赤苓各一钱二分半　麦冬　车前　通草　远志各七分半　半夏　黄芩　甘草各五分　生姜七片　大枣二枚

缪问曰：岁水太过，寒气流行，邪害心火，此而不以辛热益心之阳，其故何耶？按六丙之岁，太阳在上，译无阳焰，火发待时；少阴在上，寒热凌犯，而气争于中；少阳在上，炎火乃流，阴行阳化，所谓寒甚火郁之会也。故病见身热烦躁，谵妄胫肿腹满等症，种种俱水湿郁热见端，投以辛热，正速毙耳。丙为阳刚之水，故宗《内经》气寒气凉，治以寒凉立方，妙在不理心阳而专利水清热，以平其汨没之害。黄连味苦，可升可降，寒能胜热者，以平其上下之热；更以黄芩之可左可右，逐水湿，清表热者，以泄其内外之邪；通草性轻，专疗浮肿；车前色黑，功达水源；茯苓、半夏，通利阳明；甘草为九土之精，实土御水，使水不上凌于心，而心自安，此围魏救赵，直趋大梁之法也。心为主宰，义不受邪，仅以远志苦辛之品，媚兹君主，即以祛其谵妄，游刃有余。心脾道近，治以奇法也。但苦味皆从火化，恐燥则伤其娇藏，故佐以麦冬，养液保金。且陈氏谓麦冬合车前，可已湿痹，具见导水之功能。土气来复，即借半夏之辛，以补肝而疏土之实，用药之妙，岂思议可及哉。

六丁年苁蓉牛膝汤

岁木不及，燥乃大行，民病中清，胠胁痛，少腹痛，肠鸣溏泄。复则病寒热，疮疡痱疹痈痤，咳而鼽。

主方苁蓉牛膝汤

苁蓉　牛膝　木瓜　白芍　熟地　当归　甘草各一钱　生姜三片　大枣三枚　乌梅一枚　鹿角一钱

缪问曰：是汤与六庚年之牛膝汤，同为补肝之剂，而补之之法，大有径庭矣。民病胠胁少腹痛，厥阴之络下络少腹，肝虚则阳下陷而为痛。木动则风内攻而为肠鸣鹜溏。是年风燥火热，多阳少阴，不资液以救焚，则熇熇之势，遂成滋蔓，是当藉天一之源，以制其阳焰者也。但肾为肝母，徒益其阴，则木无气以升，遂失春生之性；仅补其阳，则木乏水以溉，保无陨落之忧，故必水火双调，庶合虚则补母之义。苁蓉咸能润下，温不劫津，坎中之阳所必需；熟地苦以坚肾，湿以滋燥，肾中之阴尤有赖，阴阳平补，不致有偏胜之害矣。再复当归、白芍辛酸化阴，直走厥阴之脏，血燥可以无忧。但为火所复而寒热，而疮疡，问尝思之，则知一从少阳，始为寒热；一从少阴，始发疮疡。木瓜之酸泄少阳，甘草之甘泻少阴。合之牛膝、乌梅俱主寒热；鹿角一味，专散疮疡，且止少腹痛。姜枣和营卫止泻痢，同一补肝，而法有不同如此。

六戊年麦冬汤

岁火太过，炎暑流行，肺金受邪。民病疟、少气、咳喘、血溢、血泄、注下嗌燥、耳聋、中热、肩背热。甚则胸中痛，胁支满胁痛，膺背肩胛间痛，两臂内痛，身热骨痛而为浸淫。病反谵妄狂越，咳喘息鸣，下甚，血溢血泄不已。太渊绝者，死不治。

主方麦门冬汤

麦冬　白芷　半夏　竹叶　钟乳　桑皮　紫菀　人参各一钱　甘草五分　姜三片　枣二枚

缪问曰：岁火太过，炎暑流行，肺金受邪，民病疟，少气、咳喘、血溢、血泄、注下、嗌燥、耳聋等症，肺脏受烁可知，此而不阴阳并补，则金败水竭，火无所畏，多将熇熇矣。人参益肺之气，麦冬养肺之阴。张元素谓：参味苦甘能泻心肺之火，麦冬味苦兼泄心阳，且救金且抑火，一用而两擅其长。复以钟乳，益气补虚，止咳下气，肺之欲有不遂乎。然肺为多气之脏，益之而不有以开之，譬犹不戢之师也。桑皮甘寒，紫菀微辛，开其膹郁，更藉其止血之功。再以半夏、甘草以益脾，虚则补其母也。白芷辛芬，能散肺家风热，治胁痛称神。竹叶性升，引药上达，补肺之法，无余蕴矣。水气来复，实土即可御水，又何烦多赘乎。要知此方之妙，不犯泻心苦寒之品，最为特识。盖岁气之火，属在气交，与外淫之火有间，设用苦寒，土气被戕，肺之化原绝矣。是方也，惟肺脉微弱者宜之，若沉数有力及浮洪而滑疾者，均非所宜，此中消息，愿后贤会之。

六己年白术厚朴汤

岁土不及，风乃大行，民病飧泄，霍乱，体重腹痛，筋骨繇复，肌肉瞤酸，善怒。咸病寒中。复则胸胁暴痛，下引少腹，善太息，食少失味。

主方白术厚朴汤

白术　厚朴　半夏　桂心　藿香　青皮各一钱　干姜炮　甘草炙，各一钱五分

缪问曰：岁土不及，寒水无畏，风乃大行，民病飧泄、霍乱等症，皆土虚所见端。但土虚则木必乘之，是补太阴尤必兼泄厥阴也。夫脾为阴土，所恶在湿，所畏在肝，其取资则在于胃。古人治脾必及胃者，恐胃气不得下降，则脾气不得上升，胃不能游溢精气，脾即无所取资，转益惫耳。故君以白术甘苦入脾之品，燥湿温中，佐以厚朴之苦温，平胃理气，是补脏通腑之法也。肝为将军之官，凌犯中土，是宜泄之。桂心辛甘，泄肝之气；青皮苦酸，泻肝之血。辛酸相合，足以化肝。复以甘草，缓肝之急，监制破泄之品，毋许过侵脏气，战守兼施矣。再合藿香之辛芬，横入脾络；炮姜之苦辛，上行脾经；半夏之辛滑，下宣脾气，其于上下、左右、升降、浮沉，种种顾虑总不外乎奠安中土也。脾气固密，一如重帏峻垣，狂飙可御，不畏乎风气之流行矣。金气来复，又得厚朴、半夏泻肺气之有余，不用苦寒戕士，即《内经》以平为期，不可太过之义也。是方独不用姜枣，以脾之气分受邪，无籍大枣入营之品，且畏姜之峻补肝阳，锦心妙谛，岂语言能推赞哉。

六庚年牛膝木瓜汤

岁金太过，燥气流行，肝木受邪。民病两胁下少腹痛，目赤痛，眦疡，耳无所闻。体重烦冤，胸痛引背，两胁满且痛引少腹。甚则喘咳逆气，肩背痛，尻阴股膝髀腨胻足皆痛。病反暴痛，胠胁不可反侧，咳逆甚而血溢。太冲绝者，死不治。

主方牛膝木瓜汤

牛膝　木瓜各一钱　白芍　杜仲　枸杞子　松节　菟丝子　天麻各七分半　甘草五分　生姜二片　大枣二枚

缪问曰：此治岁金太过，肝木受邪之方也。夫金性至刚，害必凌木，民病胁与少腹痛，目赤痛，眦疡，耳不闻，胸背两胁少腹痛，是非肝为

金遏，郁而不舒，胡上下诸痛悉见耶？盖金者主气与声也，肺气逆行，上蒙清窍，耳乃无闻。肝为藏血之会，火复阴伤，不获荣养肢体，缘见诸痛，其用药之例，补肝之血，可以从酸，补肝之气，必不得从辛矣。何则，酸可育肝之阴，辛则劫肝之血，故方用白芍补厥阴之阴，且制肺金之横；杜仲养风木之气，自无辛烈之偏，同为气血交补义，仍重取肝阴，最为有见。至松节通利血中之湿，且治关节诸疼，牛膝、菟丝益肝润下，复以枸杞甘平润肺，不用泻金而金自宁，此则柔克之法也。合之木瓜舒筋，天麻熄风，牛膝达下，顾虑周密，虽有火气来复，喘咳气逆，总可无忧矣。

六辛年五味子汤

岁水不及，湿乃大行。民病腹满，身重濡泄，寒疡流水，腰股发痛，腘腨股膝不便，烦冤，足痿清厥，脚下痛，甚则跗肿。寒疾于下，甚则腹满浮肿。复则面色时变，筋骨并辟，肉瞤瘛，目视晾晾。肌肉胗发，气并鬲中，痛于心腹。

主方五味子汤

五味子　附子炮　巴戟　鹿茸　山萸　熟地黄　杜仲炒，各一钱　生姜七片　盐少许

缪问曰：辛年主病，身重，濡泄，寒疡，足痿清厥等症，皆涸流之纪，肾虚受湿也。然而淡渗逐湿则伤阴，风药胜湿益耗气，二者均犯虚虚之戒矣。盖肾中之阳弱，少火乏生化之权，则濡泻。肌肉失温煦之运，湿乃着而不流，入气分则为身重，入血分则为寒疡。肾中之阴弱，则痿痛而烦冤，即《内经》所称内舍腰膝，外舍溪谷，皆湿之为害也。故以单刀直入之附子，急助肾阳，遍走经络，驱逐阴霾，破竹之势，有非他药可及者，再佐以熟地甘苦悦下之味，填补肾阴，五味之酸敛，收阴阳二气于坎中，固护封蛰，无遗憾矣。巴戟甘温，入阴除痹有效。鹿茸咸温，补血益髓称神。精不足者，补之以味是也。为木所复，目视晾晾，筋骨并澼，肝虚可知。肝欲辛，补之以杜仲之辛；肝喜酸，与之以萸肉之酸，况二药并行，能除湿痹而利关节，补肝即所以益肾，又子能令母

实之义，非独治其来复也。

六壬年茯苓汤

岁木太过，风气流行，脾土受邪。民病飧泄食减，体重烦冤，肠鸣，腹支满。甚则忽忽善怒，眩冒巅疾。反胁痛而吐甚，冲阳绝者，死不治。

主方茯苓汤

茯苓　白术　厚朴　青皮　干姜炮　半夏　草果　甘草各一钱　姜三片　枣二枚

缪问曰：是方治发生之纪，风气流行，脾土受邪之剂也。民病飧泄食减，体重烦冤，肠鸣腹满，甚则忽忽喜怒。肝木乘脾极矣，是当用肝病实脾法，以为根本之地。夫风淫所胜，治以苦甘。白术、甘草，一苦一甘，以补脾之体，佐以草果、厚朴，辛香消滞，以宣脾之用，健运不愆，脏腑交赖矣。然土又恶湿，补之而不去其害，究非法程。臣以茯苓、半夏通利阳明，驱无形之邪，导之从小便下达，坤土资辛淡之品，而湿乃行，治痹之法尽乎此矣。但风淫所胜，宜稍犯之。青皮之酸，甘草之甘，所谓以酸泻之，以甘缓之是也。不涉血分，顾虑藏阴，合之炮姜，焦苦醒脾，且以制金之来复。复则胁痛而吐，泄之缓之，已具备于诸药之中。姜、枣调营益卫，治中所需。信乎，丝丝入扣之方也。

六癸年黄芪茯神汤

岁火不及，寒乃大行。民病胸中痛，胁支满，两胁痛，膺背肩胛间及两臂内痛，郁冒朦昧，心痛暴瘖，胸腹大，胁下与腰背相引而痛，甚则屈不能伸，髋髀如别。复则病鹜溏，腹满，食饮不下，寒中，肠鸣泄注，腹痛，暴挛痿痹，足不任身。

主方黄芪茯神汤

黄芪　茯神　远志　紫河车　米仁炒，各一钱　生姜三片　大枣二枚

缪问曰：按六癸之岁，其藏为心，其发为痛。揆厥病情，无一非心血不足见端，盖心为生血之脏，血足则荣养百骸，不足则病多傍见，如

胸胁肩臂腰背诸痛，甚则屈不能伸是也。再按肩臂之络，青灵、少海诸穴，咸系于心。方用河车，甘咸之品，以有情者，大补其心之血；茯神甘淡之品，急益其心之气；更恃远志，辛能达下，挈离入坎，以育心之神，简而该切而当矣。然土气来复，是亦妨心之一大劲敌也。传曰：将欲取之，必先与之。黄芪、苡米甘淡悦脾。而黄芪走表，尤有止痛之功，苡米舒筋，大有治痿之效，是与之为彼用者，反借之以自庇也。要之气交之病，多属脏气凌犯，非如六腑之可泻，即或稍犯，亦不可太过。天干十方，具本此义，特为拈出，可为世之操刃者，顶门下一针矣。

六气论原叙

夫阴阳升降，在天在泉，上下有位，左右有纪，地理之应，标本不同，气应异象，逆顺变生，太过不及，悉能病人。世谓之时气者，皆天气运动之所为也。令能知地理本气，然后以天气加临为标，有胜有复，随气主治，悉见病原矣。

地支诸方

子午正阳汤

子午之岁，少阴司天，阳明在泉，气化运行先天，民病关节禁固，腰痛，气郁而热，小便淋，目赤心痛，寒热更作，咳嗽，鼽衄，嗌干，饮发，黄疸，喘甚，下连小腹，而作寒中，宜正阳汤。

白薇　元参　川芎　桑白皮　当归　白芍　旋覆花　炙甘草各一钱　生姜五片

上剉，水煎服。

初之气，太阳加临厥阴，主春分前六十日有奇，民反周密，关节禁固，腰椎痛，中外疮疡。加枣仁、升麻。

二之气，厥阴加临少阴，主春分后六十日有奇，民病淋，目瞑目赤，气郁于上而热。加车前、茯苓。

三之气，少阴加临少阳，主夏至前后各三十日有奇，民病气厥心痛，寒热更作，咳喘，目赤。加麻仁、杏仁。

四之气，太阴加临太阴，主秋分前六十日有奇，民病寒热，嗌干，黄疸，鼽衄，饮发。加荆芥、茵陈。

五之气，少阳加临阳明，主秋分后六十日有奇，民乃康，其病温。依正方。

终之气，阳明加临太阳，主冬至前后各三十日有奇，民病肿于上，咳喘，甚则血溢，病生皮腠，内舍于心，下连少腹，而作寒中。加苏子。

缪问曰：少阴司天之岁，经谓热病生于上，清病生于下，水火寒热，持于气交。民病咳血，溢血，泄，目赤，心痛等症，寒热交争之岁也。夫热为火性，寒属金体，用药之权，当辛温以和其寒，酸苦以泄其热，不致偏寒偏热，斯为得耳。当归味苦温，可升可降，止诸血之妄行，除咳定痛，以补少阴之阴；川芎味辛气温，主一切血，治风痰饮发如神；元参味苦咸，色走肾而味及心，《本经》称其寒热积聚咸宜。三药本《内经》咸以软之，而调其上之法也。桑皮甘寒悦肺；芍药酸以益金；旋覆重以镇逆，本《内经》酸以收之，而安其下之义也。白薇和寒热，有维持上下之功，生姜、甘草一散一和，上热下清之疾胥愈矣。

初之气，太阳寒水加厥阴风木，民病关节禁固，腰膝痛，气郁而热，加枣仁之苦温，升麻之苦寒，以利其气郁，气利则诸痛自止；

二之气，厥阴风木加少阴君火，民病淋，目赤，加车前以明目，茯苓以通淋；

三之气，少阴君火加少阳相火，民病热厥心痛，寒热更作，咳喘，目赤，加麻、杏二味，一以开肺，一以润燥耳；

四之气，太阴湿土加太阴湿土，民病鼽衄，黄疸，嗌干，饮发。加荆芥入木泄火，止妄行之血；茵陈入土，主湿热之黄。藏器谓荆芥搜肝风，治劳渴、嗌干、饮发，均为专药；

五之气，少阳相火加阳明燥金，民病温，依正方；

终之气，阳明燥金加太阳寒水，民病上肿，咳喘，甚则血溢，加苏子以下气。传曰：刚克，柔克，真斯道之权衡也。

丑未备化汤

丑未之岁，太阴司天，太阳在泉，气化运行后天，民病关节不利，筋脉痿弱，或湿厉盛行，远近咸若，或胸膈不利，甚则浮肿，寒疟，血溢，腰椎痛，宜备化汤。

木瓜　茯神各一钱五分　牛膝　附子炮，各一钱二分半　熟地　覆盆子各一钱　甘草七分

上剉，入姜五片，水煎服。

初之气，厥阴加临厥阴，主春分前六十日有奇，民病血溢，筋络拘强，关节不利，身重筋痿。依正方。

二之气，少阴加临少阴，主春分后六十日有奇，民乃和，其病瘟疠大行，远近咸若。去附子，加防风、天麻。

三之气，太阴加临少阳，主夏至前后各三十日有奇，民病身重，胕肿，胸腹满，加泽泻。

四之气，少阳加临太阴，主秋分前六十日有奇，民病腠理热，血暴溢，疟，心腹满热，胪胀甚则胕肿。依正方。

五之气，阳明加临阳明，主秋分后六十日有奇，民病皮腠。依正方。

终之气，太阳加临太阳，主冬至前后各三十日有奇，民病关节禁固，腰椎痛。依正方。

缪问曰：丑未之岁，阴专其令，阳气退避，民病腹胀跗肿，血溢，寒湿等症，寒湿合邪可知。夫寒则太阳之气不行，湿则太阴之气不运，君以附子大热之品通行上下，逐湿除寒，但阴极之至，则阳必伸，湿中之火逼血上行，佐以生地，凉沸腾之血，并以制附子之刚。覆盆味甘平，补虚续绝，强阳益阴。牛膝、木瓜，治关节诸痛，即经所谓赞其阳火，令御其寒之大法也。茯苓除满和中，生姜、甘草，辛甘温土，且兼以制地黄之腻隔，甘草并可缓附子之伤阴，谓非有制之师耶。

初之气，厥阴风木加厥阴风木，民病血溢，筋脉拘强，关节不利，身重筋痿，依正方；

二之气，少阴君火加少阴君火，民病温厉，故去附子之热，加防风甘温以散邪，天麻熄风以御火；

三之气，太阴湿土加少阳相火，民病身跗肿满，故加泽泻，以逐三焦停湿；

四之气，少阳加太阴；

五之气，阳明加阳明；

终之气，太阳加太阳，俱依正方。抑其太过，扶其不及，相时而定，按气以推，非深心于阴阳之递嬗，药饵之工劣，乌足以语此。

寅申升明汤

寅申之岁，少阳司天，厥阴在泉。气化运行先天，民病气郁热，血溢，目赤，咳逆，头疼，呕吐，胸臆不利，燥渴，聋瞑身重，心痛，疮疡，烦躁，宜升明汤。

紫檀　车前子　青皮炒　半夏　酸枣仁　蔷薇　甘草各一钱

上剉，入姜五片，水煎服。

初之气，少阴加临厥阴，主春分前六十日有奇，温病乃起，其病气怫于上，血溢，目赤，咳逆，头痛，血崩，胁满，肤腠中疮。加白薇、元参。

二之气，太阴加临少阴，主春分后六十日有奇，民乃康，其病热郁于上，咳逆，呕吐，疮发于中，胸嗌不利，头痛，身热昏愦，脓疮。加丁香。

三之气，少阳加临少阳，主夏至前后各三十日有奇，民病热中，聋瞑，血溢，脓疮，咳呕，鼽衄，渴，嚏欠，喉痹，目赤，善暴死。加赤芍、漏芦、升麻。

四之气，阳明加临太阴，主秋分前六十日有奇，民气和平，其病满身重。加茯苓。

五之气，太阳加临阳明，主秋分后六十日有奇，民避寒邪，君子周密。依正方。

终之气，厥阴加临太阳，主冬至前后各三十日有奇，民病关闭不禁，心痛，阳气不藏而咳。加五味子。

缪问曰：是岁上为相火，下属风木，经谓风热参布，云物沸腾，正民病火淫风胜之会也。枣仁味酸平，《本经》称其治心腹寒热邪结，熟用则补肝阴，生用则清胆热，君之以泄少阳之火。佐以车前之甘寒，专泄肝家风热，上治在天之因，下疗在泉之疾，一火一风，咸赖此耳。紫檀为东南间色，寒能胜火，咸足柔肝，又上下维持之圣药也。风木主令，害及阳明，呕吐血溢，俱肝木冲胃所致。蔷薇为阳明专药，味苦性冷，除风热而散疮疡，兼清五脏客热，合之青皮、半夏、生姜，平肝和胃，散逆止呕，甘草缓肝之急，能泻诸火，理法兼备之方也。是年药例，宜咸，宜辛，宜酸，咸从水化则胜火，辛从金化则平木，风火相煽，尤赖酸以收之，即经所谓渗之，泄之，渍之，发之也。渗之是利小便，泄之是通大便，渍之是行水，发之是出汗，平平数药，无微不入矣。

初之气，少阴君火加厥阴风木，候乃大温，民病温，血溢，血崩，咳逆，头痛，胸满，疮疡。故加白薇苦咸之品，主风温灼热，以清血分之邪。元参苦寒以除气分之热；

二之气，太阴湿土加少阴君火，民病热郁，呕吐，胸臆不利，身热，脓疮。加丁香醒脾止吐；

三之气，少阳相火加少阳相火，民病热中，干呕，衄血，聋瞑，目赤，喉痹，善暴死。加赤芍酸寒，以清血分之热。漏芦之咸寒，以清气分之邪。盖漏芦能通小肠消热毒，且治目赤也。升麻散火邪；

四之气，阳明燥金加太阴湿土，民病胸满，身重。加茯苓利湿泄满；

五之气，太阳加阳明，不用加减；

终之气，厥阴加太阳，阳气不藏而咳。加五味之酸以敛之。

卯酉审平汤

卯酉之岁，阳明司天，少阴在泉。气化运行后天，民病中热，面浮，鼻肿，鼽嚏，小便黄赤，甚则淋。或历气行，善暴仆振慄，谵妄，寒疟，痈肿，便血。宜审平汤。

远志　紫檀香各一两五钱　天门冬　山茱萸各一钱二分半　白术　白芍药　甘草各一钱

上剉，入姜五片，水煎服。

初之气，太阴加临厥阴，主春分前六十日有奇，民病中热胀，面目浮肿，善眠，鼽衄，嚏欠，呕，小便黄赤，甚则淋。加茯苓、半夏、紫苏。

二之气，少阳加临少阴，主春分后六十日有奇，疠大至，民善暴死。加白薇、元参。

三之气，阳明加临少阳，主夏至前后各三十日有奇，民病寒热。去白术、远志、萸肉，加丹参、车前。

四之气，太阳加临太阴，主秋分前六十日有奇，民病暴仆振慄，谵妄，少气，嗌干引饮，及为心痛，痈肿疮疡，疟寒之疾，骨痿，血便。加枣仁、车前。

五之气，厥阴加临阳明，主秋分后六十日有奇，民气和。依正方。

终之气，少阴加临太阳，主冬至前后各三十日有奇，民乃康平，其病温。依正方。

缪问曰：阳明司天，阳专其令，炎暑大行，民见诸病，莫非金燥火烈见端。治宜以咸以苦以辛，咸以抑火，辛苦以助金，故君以天冬，苦平濡润，化燥抑阳，古人称其治血妄行，能利小便，为肺家专药，有通上彻下之功。金不务德，则肝必受戕，萸肉补肝之阳，白芍益肝之阴，但火位乎下，势必炎上，助燥滋疟，为害尤烈。妙在远志，辛以益肾，能导君火下行，佐紫檀之咸，以养心营，且制阳光上僭，面肿便赤等症，有不愈者哉。甘草润肺泻心，运气交赖，力能大缓诸火，佐白术以致津，合生姜以散火，配合气味之妙，有非笔舌所能喻者。

初之气，太阴湿土加厥阴风木，民病面浮，呕吐。加茯苓、半夏，利水和脾，紫苏补中益气；

二之气，少阳相火加少阴君火，民病寒热，善暴死，加白薇之苦咸，以治寒热；元参之苦寒，以泄三焦之火；

三之气，阳明燥金加少阳相火，燥热相合，故去白术之燥、远志之破泄、萸肉之补阳，加丹参之苦寒以治寒热，佐以车前益肾导火；

四之气，太阳寒水加太阴湿土，民病谵妄少气，骨痿等症。加枣仁入心以育神，车前入肾以治痿；

五之气，厥阴阳明；

终之气，少阴太阳，俱不用加减，成法可稽，兹不复赘。

辰戌静顺汤

辰戌之岁，太阳司天，太阴在泉，气化运行先天，民病身热，头痛，呕吐，气郁，中满，瞀闷，足痿，少气，注下赤白，肌腠疮疡，发痈疽，宜静顺汤。

白茯苓　木瓜各一钱二分半　附子炮　牛膝各一钱　防风　诃子　干姜炮　甘草炙，各七分半

上剉，作一帖，水煎服。

初之气，少阳加临厥阴，主春分前六十日有奇，民乃厉，温病乃作，身热，头痛，呕吐，肌腠疮疡。去附子，加枸杞。

二之气，阳明加临少阴，主春分后六十日有奇，民病气郁中满。仍加附子。

三之气，太阳加临少阳，主夏至前后各三十日有奇，民病寒，反热中，痈疽，注下，心热瞀闷。去姜、附、木瓜，加人参、枸杞、地榆、生姜、白芷。

四之气，厥阴加临太阴，主秋分前六十日有奇，民病大热，少气，肌肉萎，足痿，注下赤白。加石榴皮。

五之气，少阴加临阳明，主秋分后六十日有奇，民乃舒。依正方。

终之气，太阴加临太阳，主冬至前后各三十日有奇，民乃惨凄，孕死。去牛膝，加当归、白芍、阿胶。

缪问曰：太阳司天之岁，寒临太虚，阳气不令，正民病寒湿之会也。防风通行十二经，合附子以逐表里之寒湿，即以温太阳之经。木瓜酸可入脾之血分，合泡姜以煦太阴之阳。茯苓、牛膝，导附子专达下焦。甘草、防风，引泡姜上行脾土。复以诃子之酸温，醒胃助脾之运，且赖敛

摄肺金，恐辛热之僭上刑金也。

初之气，少阳相火加临厥阴风木，故去附子之热，且加枸杞之养阴；

二之气，阳明燥金，加少阴君火，大凉反至，故仍加附子以御其寒；

三之气，太阳寒水加少阳相火，民病寒，反热中，痈疽，注下，不宜酸温益火，故去姜、附、木瓜。热伤气，加人参以益气；热伤血，加地榆以凉血；枸杞益营，生姜悦卫，白芷消散外疡；

四之气，厥阴风木加太阴湿土，风湿交争，民病足痿，痢下赤白，加石榴皮甘酸温涩，且治筋骨腰脚挛痛，并主注下赤白；

五之气，少阴君火加阳明燥金，民病乃舒，舒之为言徐也，无有他害，故依正方；

终之气，太阴湿土加太阳寒水，民病惨凄，一阳内伏，津液为伤，去牛膝破血之品，加归、芍入肝以致津，阿胶入肾以致液，丝丝入箆，世谓司天板方，不可为训，冤哉。

己亥敷和汤

己亥之岁，厥阴司天，少阳在泉。气化运行后天，民病中热，而反右胁下寒，耳鸣，掉眩，燥湿相胜，黄疸、浮肿、时作温厉，宜敷和汤。

半夏　五味子　枳实　茯苓　诃子　干姜炮　陈皮　甘草炙，各一钱　枣仁

上剉，入枣二枚，水煎服。

初之气，阳明加临厥阴，主春分前六十日有奇，民病寒于右之下。加牛蒡子。

二之气，太阳加临少阴，主春分后六十日有奇，民病热于中。加麦冬、山药。

三之气，厥阴加临少阳，主夏至前后各三十日有奇，民病泣出，耳鸣、掉眩。加紫菀。

四之气，少阴加临太阴，主秋分前六十日有奇，民病黄疸而为胕肿。加泽泻、山栀。

五之气，太阴加临阳明，主秋分后六十日有奇，寒气及体。依正方。

终之气，少阳加临太阳，主冬至前后各三十日有奇，人乃舒，其病瘟疠。依正方。

缪问曰：风木主岁，经谓热病行于下，风病行于上，风燥胜复形于中，湿化乃行，治宜辛以调其上，咸以调其下，盖辛从金化，能制厥阴，咸从水化，能平相火。揆厥病机，或为热，或为寒，耳鸣、浮肿、掉眩，温厉，病非一端，方如庞杂，然其用药之妙，非具卓识，何从措手哉？此方是配合气味法，论其气，则寒热兼施；论其味，则辛酸咸合用。有补虚，有泻实，其大要不过泻火平木而已。半夏辛能润下，合茯苓之淡渗，祛湿除黄。枣仁生用，能泻相火。甘草功缓厥阴，风在上，以甘酸泄之，火在下，以五味子之咸以制之。《别录》载五味有除热之功，非虚语也。炮姜温右胁之冷；枳实泄脾脏之湿；橘皮、诃子，醒胃悦脾，无邪不治矣。

初之气，阳明燥金加厥阴风木，民病右胁下寒，加牛蒡辛平润肺，导炮姜至右胁以散其寒；

二之气，太阳寒水加少阴君火，民病热中，加麦冬以和阳，山药以益土；

三之气，厥阴风木加少阳相火，民病泣出、耳鸣、掉眩，木邪内肆也，加紫菀清金平木；

四之气，少阴君火加太阴湿土，民病黄疸，跗肿，加泽泻以逐湿，山栀以清湿中之热；

五之气，太阴加阳明；

终之气，少阳加太阳，并从本方。

附图说

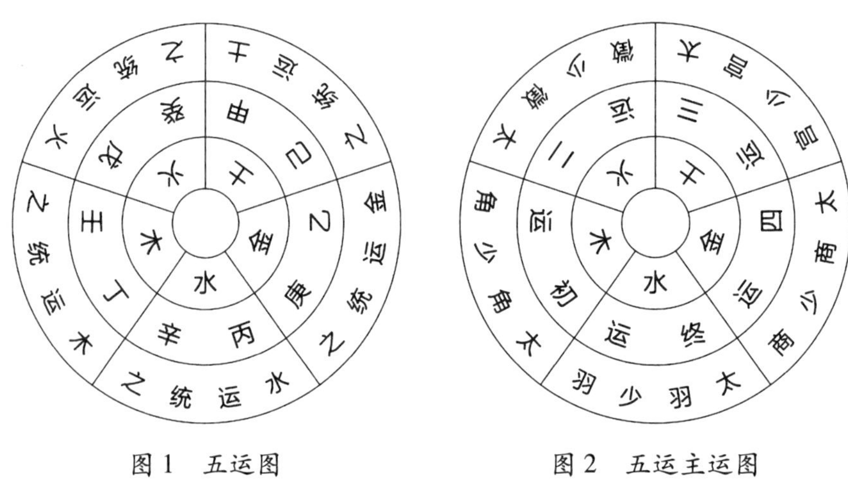

图1　五运图　　　图2　五运主运图

［图1］天干取运，逢六而合，如甲己合化土是也，余仿此。

［图2］初运大寒日交，二运春分后十三日交，三运芒神后十日交，四运处暑后十日交，终运立冬后四日交。

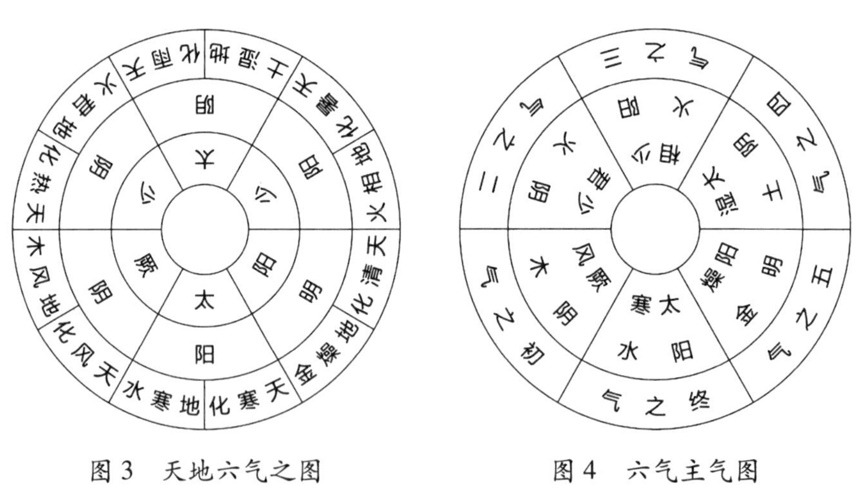

图3　天地六气之图　　　图4　六气主气图

［图3］经云：五运明阻者，天地之道也，在天为气，在地成形，形气相感，而化生万物。司天主上，在泉主下，左右四间，各有专主，加

临胜复，疾病生焉。

［图 4］地支取气，地气静而守位为岁。岁之常，木为初之气，主春分前六十日有奇；君火为二之气，主春分后六十日有奇；相火为三之气，主夏至前后各三十日有奇；土四之气，主秋分前六十日有奇；金为五之气，主秋分后六十日有奇；水为终之气；主冬至前后各三十日有奇。

巳 小 立 满 夏	午 夏 芒 至 种	未 大 小 暑 暑	申 处 立 暑 秋
辰 谷 清 雨 明			酉 秋 白 分 露
卯 春 惊 分 蛰			戌 霜 寒 降 露
寅 雨 立 水 春	丑 大 小 寒 寒	子 冬 大 至 雪	亥 小 立 雪 冬

图 5　二十四气图

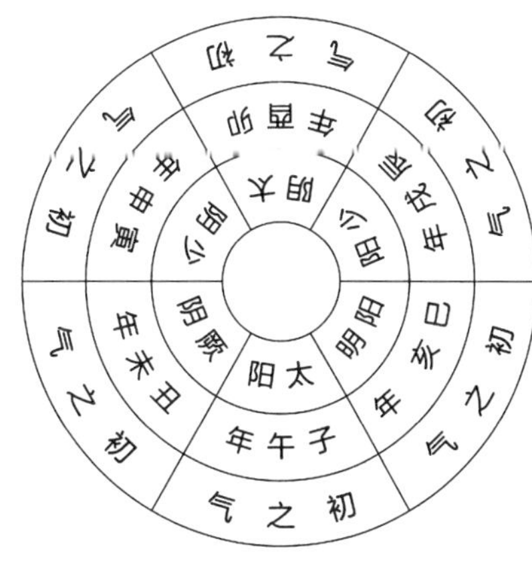

图 6　逐年客气之图

［图 5］经曰：五日谓之候，三候谓之气，六气谓之时，四时谓之岁。三候成一气，即十五日也；三气成一节，谓立春，春分，立夏，夏至，立秋，秋分，立冬，冬至，此八节也；三八二十四气，而分四时，一岁成矣。春秋言分者，阴阳寒暄之气，至此而分；冬夏言至，至者阴阳之气，至此而极也。

［图 6］此逐年客气也，主气厥阴为初之气，少阴为二之气，太阴为三之气，少阳为四之气，阳明为五之气，太阳为终之气，此六气之不动者也。照此图算，客气如己亥之年，初之气阳明燥金加临厥阴风木，则二之气太阳寒水加临少阴君火，依次推之，便知客气之逐步迁移矣。客气克主则甚，主气克客则微。

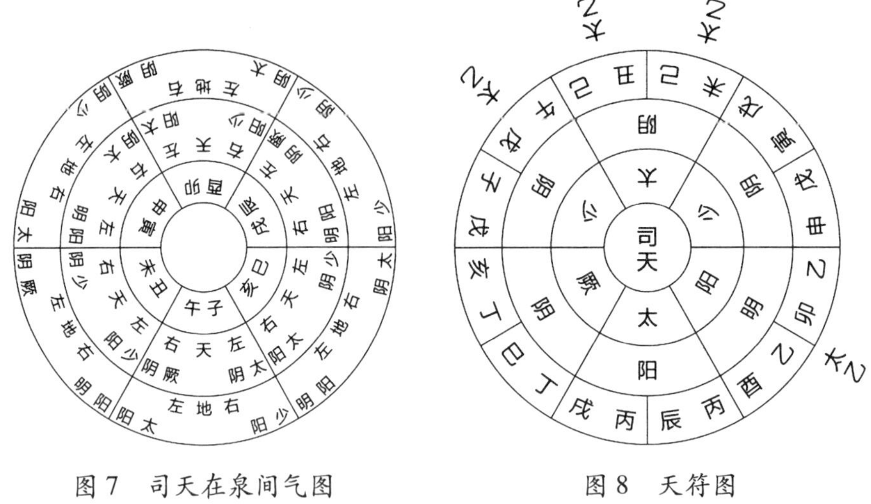

图7　司天在泉间气图　　图8　天符图

［图7］天之气逆行，故图中凡言天者，以右为左。地顺行，故凡言地者，皆照顺行法。每年地之左间，为初之气；天之右间，为二之气；司天为三之气；天之左间，为四之气；地之右间，为五之气；在泉为终之气，一定不易者也。

［图8］天符者，中运与司天相符也，如丁年木运，上见厥阴司天，即丁巳之类，共十二年。〇太乙天符者，如戊午年以火运火支，又见少阴君火司天，三合为治也，共四年。

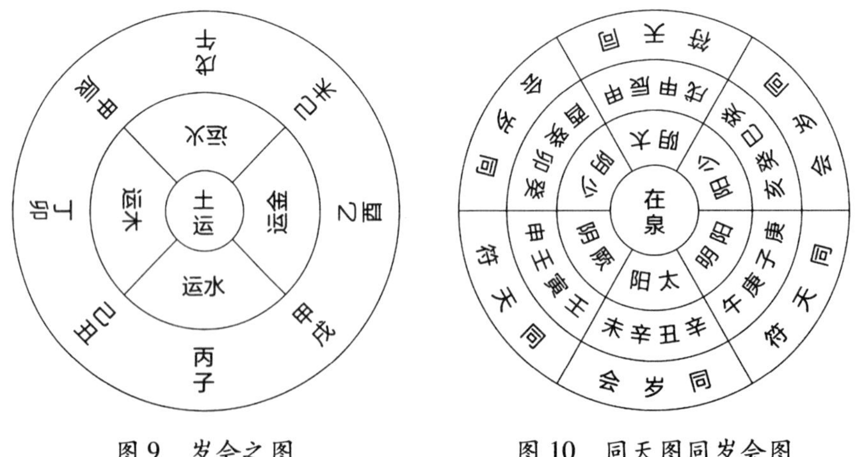

图9　岁会之图　　图10　同天图同岁会图

［图 9］岁会者，中运与年支同气化，如木运临卯，火运临午之类，共八年。

［图 10］凡中运与在泉合其气化，阳年曰同天符，阴年曰同岁会。如甲辰年阳土运，而太阴在泉，则为同天符。癸卯年阴火运，而少阴在泉，则曰同岁会。共十二年遇而气同则平，遇而气异则逆。

运气六十年，内有天符十二年，岁会八年，同天符六年，同岁会天符二年，同岁会六年，太乙天符四年，支德符四年，顺化运十二年，天刑运十年，小逆运十二年，不和运十二年，图不备载。

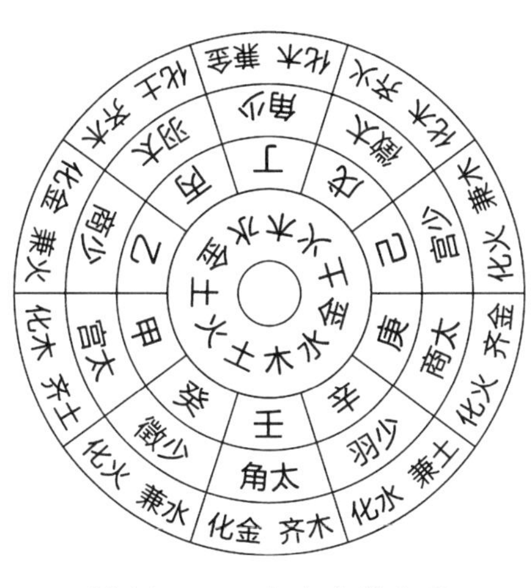
图 11　五运太少齐兼化图

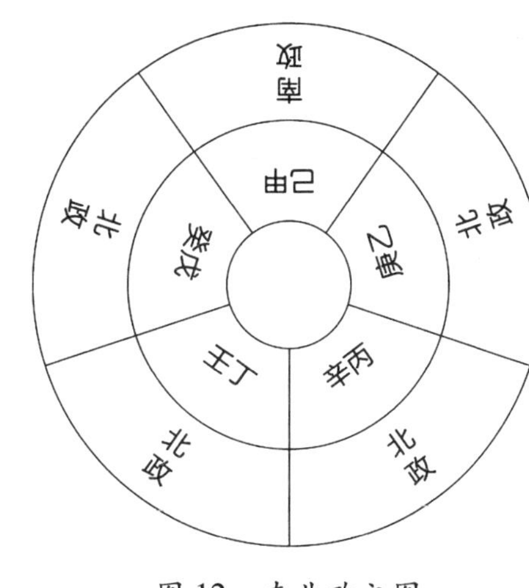

图 12　南北政之图

［图 11］十干以甲、丙、戊、庚、壬为阳，乙、丁、己、辛、癸为阴，阳年为太过，阴年为不及。五音遇阳曰太，遇阴曰少，宫、商、角、徵、羽，所以有太少之分也。太角六壬年也，太徵六戊年也，太宫六甲年也，太商六庚年也，太羽六丙年也。五运各统六年，五六得三十阳年也；少角六丁年也，少徵六癸年也，少宫六己年也，少商六乙年也，少羽六辛年也，五运亦各主六年，乃三十阴年也。然君火、相火、寒水常为阳年司天，湿土、燥金、风木常为阴年司天。其五太五少，所纪不同者，盖遇不遇使然也。凡木运太角岁曰发生即太过，少角岁曰委和即不及，正角岁曰敷和即平气；火运太徵岁曰赫曦则太过，少徵岁曰伏明则

不及，正徵岁曰升明则平气；土运太宫岁曰敦阜是太过，少宫岁曰卑监是不及，正宫岁曰备化是平气；金运太商岁曰坚成为太过，少商岁曰从革为不及，正商岁曰审平为平气；水运太羽岁曰流衍乃太过，少羽岁曰涸流为不及，正羽岁曰静顺乃平气也。〇图中齐化者，凡阳年太过，则为我旺，倘遇克我之气，设有不能胜我者，我得而齐之。如戊运水司天，上羽同正徵，是以火齐水也，庚运火司天，上徵同正商，是以金齐火也。〇兼化者，凡阴年不及，则为我弱，则胜我者来兼我化，以强兼弱也，如己运木司天，上角同正角，是以木兼土也，辛运土司天，上宫同正宫，是以土兼水也，丁运金司天，上商同正商，是以金兼木也。读《内经》而不知齐化兼化，如遇上角同正角等语，真不解所谓矣，宜阅者弃之如遗也。以上凡言上者，司天也，凡正宫正商之类者，乃五运之平气为正也。凡言太少则非平气，而有过不及之分矣。

［图 12］土为万物之母，故甲己独为南政也，脉当各有不应，不当应而应者，谓之阴阳交，尺寸反者，斯为害矣。〇南政之年，司天在上，在泉在下。北政之岁，在泉应上，司天应下，人气亦应之。

司天在泉，脉不应考

南政之岁，君火在上，则上不应，在下则下不应。北政之岁，君火在上，则下不应，在下则上不应，在左则右不应，在右则左不应。当沉而浮，当浮而沉也。

甲己之岁，土运面南，寸在南而尺在北，少阴司天，两寸不应，少阴在泉，两尺不应。乙、丙、丁、戊、庚、辛、壬、癸之岁，四运面北，则寸在北而尺在南，少阴司天，两尺不应，少阴在泉，两寸不应，乃以南为上，北为下，少阴主两寸尺。厥阴司天在泉，则右不应，太阴司天在泉，则左不应。若覆其手诊之，则沉反为浮，细反为大也。（《陈无择医学全书》）

——《江阴东兴缪氏家集》

吴　达

吴达，字东旸，号澹园，清嘉庆二十一年（1816）生，卒年不详。壮年因患病误于医，产业因之而废，故发奋学医四十余载。吴氏业医不随习俗，力辟时弊，主张医术“不可不求其至理，而至理究出于辩论”，吴达于《治霍乱赘言》中写到“吾乡柳冠群明经、章履甫茂才，均究心医学，不随俗尚，余尝以《霍乱论》及《温热经纬》赠之”，由此可推吴达与柳宝诒相识，年长于柳氏，柳氏亦在《医学求是跋》中称赞吴氏“其理正而纯，其辨明以晰”。吴达晚年行医于上海，著有《医学求是》一书。

伏暑再论

岁在甲戌、乙亥，伏暑证湿重者居多，而时师中有用鲜地等滋凉之品，致病有绵延不起者，余心悯之，因有《伏暑赘言》之作，冀挽救于一时也。今者来游沪渎，值壬午、癸未岁，夏季淫雨兼旬，入秋异常炎热，伏暑证外燥、内湿、火郁三者互见，乃多有发为斑疹者。推原其故，皆误服豆卷、川朴、桂枝等所致，而香薷又为不易之品。而何不察证之甚哉？吾故不惜再言之也。

伏暑症乃燥伤于外，湿伤于内，外燥内湿，郁极火生。初起泄其外卫，渗其内湿，汗孔既启，则湿邪有宣达之机，蕴结既开，则燥火得升降之路，察燥、火、湿三者孰甚孰微，施治匪难。不明此理，概投温散，外邪不清，内火愈炽，而有湿邪者仍郁于脾肺，以致病变莫名，岂非医之过哉？夫豆卷之制，乃用麻黄，马元仪以世俗多畏麻黄，而酿成此品，暑病本非所宜。香薷饮在世俗用为治暑套方，而香薷其性辛温，火甚之证非可浪用，若体本燥热，服此等方剂，燥伤阳明，营血被逼，卫气外敛，以至营卫两郁，迫于皮毛，发为似斑非斑、似疹非疹之象。不知药误，复用风燥发散，以为达邪，势必津液干涸，气促痰鸣，证成不救。医者技已告穷，犹诿为斑毒内攻，本属败证，真可慨矣！

追忆昔年，予从弟厚夫患伏暑，病将就殆，时予尚未知医，力主延邢峙清先生治之。先生年已古稀，精于医理，见前医所进各方，不禁有伏暑失传之叹。后予留心医学，搜括方书，欲得其专于治暑者。如叶氏《指南》，用法清灵，治暑最为合拍，惜但有医案，难以洞悉根源。吴鞠通《温病条辨》，于温病已具大旨，而附论暑证，并未周详。王孟英《温热经纬》，暑火燥实之证，治法周备，而湿重火微者，未深求也。章虚谷《医门棒喝》，以为六淫中之邪，暑乃火湿两气合化，发明阴阳升降之原，火湿所以合化之理，意义独超，再引薛氏《湿热条辨》以为准则，实有可宗，惟以隆冬亦有伏暑，未免成见太拘，不过冬令亦有火、湿两郁之证耳！及读黄氏书至《四圣悬枢》，其论温病也，穷源竟委，彰往察来，深得圣经之旨，而暑证独略而弗详，但云汗之不可，攻之不可，下之不可，补之不可，然此数言也，予谓已将治暑之秘，不啻尽传之矣。盖暑邪从口鼻吸入，迷漫三焦，徒恃发表，非特内蕴湿浊难从汗解，且过汗反伤津液，此汗之不可也。若用攻消，则香燥耗散，邪未能去，正气已伤；下之则伤及太阴，湿浊下陷，必成痢证，此攻与下之不可也。至于补之不可，更无论矣。其论热病云：热者温之渐，治热之法，即寓于治温之中，苟明其由温而热，热甚于温之理，治暑自不难矣。

凡病首犯太阳，太阳主皮毛，为六经之纲领；其次传阳明，阳明主肌肉，为气血之海、经脉之长；其次传少阳，少阳乃三焦之经，内护脏腑，脏腑气盛，能拒外邪，其病仍在躯壳。故传于太阴则经络病，传于少阴则血脉病，传于厥阴则筋节病。但经有十二，手足各六，六经同气，内外相应，六经传遍，邪必内犯脏腑。故腑气燥热者，邪即入腑而成燥火证，脏气虚寒者，邪即入脏而成湿寒证。故燥、湿两途，凡病必分之理也。

今云伏暑先犯三焦，三焦手少阳之经，似邪由里入，非由太阳而传。岂知夏令蒸淫之气，由口鼻吸入，客于膜原，膜原即三焦空隙之区，邪堪暂伏，且夏令汗孔常开，尚有泄路，至秋金气司权，凉风外袭，其性收敛而燥，湿邪欲泄无门，外燥既敛，内湿愈郁，郁极火生，故伏暑病乃燥、火、湿三者互结而成，惟当辨其孰甚孰微，而施治之耳！

今且聊举治之之法。其有初感新凉，外闭不甚者，用薄荷等轻清之品，已能开泄。若凉风外束，皮毛紧闭，未尝不欲其汗解，但不可用麻、桂、羌、防等发汗之品，以其与燥火相犯，有伤营血，营血愈郁，外闭愈甚，逼极而有发为焉。疹之害，故泄汗利用浮萍。浮萍其性轻清，能开皮毛，不伤津液，不耗营血，遇火郁而宜开泄者，春、夏、秋三时之病皆可进之。本草谓浮萍气味辛寒，入手太阴肺经，发表出汗，泄清湿风。徐灵胎云：萍生于水中，而出于水上，其叶入水不濡，故能治湿火之病，且其根不着土，上浮水面，故又主皮毛。《神农本草》药止三百六十味，萍乃载于中品。乃世俗惑于瞽说，于浮萍则畏如麻黄，于豆卷、羌、防等则肆意用之，是亦不思之甚矣！盖外闭内郁无汗，初起均利于表散也。

再有外邪既重，内蕴亦深，湿郁火升，致头有汗而身无汗。用法先渗其湿，以涤秽浊，次清其火，以救肺胃，亦当佐以浮萍，开其外闭。此外燥、内湿、火郁三者并见之证也。有皮毛不闭，发热汗多，而两足独冷者，乃湿郁于中，火浮于上。火浮则肺液被蒸，故汗出；湿郁则肺气不降，故足冷。法用苓、薏、斛、滑等渗湿利窍，用黄芩以救肺急，杏、陈以和肺气，选用青蒿、柴胡和解少阳，口渴不甚用半夏，渴甚火升易蒌根，胸脘痞闷用豆豉、山栀。倘湿邪先退，火邪尚炎，必见脉大、汗多、口渴、热甚，改用石膏知母汤，而病去矣。亦有火邪渐熄，汗减而呛咳痰多、胸满少纳、倦怠嗜卧者，豆蔻、砂仁、川朴、半夏之类，务宜斟酌而施。此乃湿、火互结之重症，当察其变动而治之也。

若夫火烁肺金，液结成痰，吐咯不爽，口渴唇焦，此乃秋燥正病，石膏、知母、麦冬、川贝、白芍、桑皮、杏仁等固宜择用，而淡渗之品，亦不得全捐也。

至于邪郁少阳，寒热并见，必有湿邪中阻，以致手足两少阳相火，升降不遂，乱于本经。用法和解少阳，而必君以利湿降浊，惟小便全赖手少阳三焦气化，邪犯三焦，无不溺短黄赤，滑石清上热而利下窍，湿症中每多用之，且有加制各法，随证而施。此乃湿郁、火逆、少阳证也。

若夫火甚刑金，肺金逼极，传于大肠，陡见泄泻，泻时直喷，不得疑为食积、虚寒，误用温中、消导，但当清解其火，仿白头翁汤之意，增减用之。此又火郁生风，风从下窍而泄也。

更有如予用姜、附、猪胆汁者，则又湿重之寒证矣。

辨证既明，验舌毋忽。白苔满布，厚腻异常，湿甚也；满布薄白，并无浊腻，湿微燥甚也；舌中黄厚，边尖皆红，湿郁火升也；舌苔紧贴，平而无孔，邪未透达，邪达则苔浮矣。舌润苔少者，缘初起失表，湿积火郁，用凉营泄卫之法，得以汗解。倘于黄白之上而罩黑苔，乃火邪外达，正为轻候，邪去正安，其苔自退。若误用犀角、鲜地、紫雪等，逼其热邪转成内陷。故必苔黑舌干，并见脉大、汗多、口渴、热甚，加以烦躁不安、神昏谵语，方是犀角地黄之证。更有痞闷燥实，胸满便坚，承气诸方可以择用也。

夫暑病现变多端，而泄卫、渗湿、驱浊、清火，此其大较。余也追念伏暑失传之言，又目见治此者，略撮伤寒大意，未审伏暑源流，故又论之如此。

治霍乱赘言

霍乱一证，乃气血挥霍，阴阳错乱，病多起于须臾。诊必辨之明确，设或先拘己见，饮执成方，鲜有能中病者。一有误投，害不旋踵矣。理中汤一方，治霍乱者每以为主。夫理中原未尝悖谬也，霍乱为邪乱于中，中气搅乱，升者不升而下泻，降者不降而上吐；果使吐泻之后，邪气已尽，而正气必虚。气，阳也，阳根于肾而植于脾，用参、术、姜、草培其脾胃，附子以温肾，桂枝以疏风，正气自复。然斯证也，必证象确有可凭，如果身不发热，面无红晕，口虽觉渴，不喜冷饮，脉微欲绝，四肢厥逆，皮毛不闭，汗出津津，腹有无形之痛，胸多懊憹之情，种种见象，均在邪正相争之后，邪已由吐泻而去，正气被扰，散越无归，理中投之，正所以培其本而善其后。譬之贼已歼除，我军疲困，正宜休息培养，以参、术、姜、桂进之，可以培根本而扶元气，是以相宜。若夫邪正相争之际，胜负未分之交，邪据于中，正为邪困，斯时必以逐邪为急，遽投理中，非特不能扶正，抑且足以助邪，正不能胜，邪益鸱张，如两军相抗，而遽以粮资贼矣，可乎哉？

仲景治霍乱，口不渴者用理中，口渴者用五苓，不过示人以准则。若遇极寒极热之证，原不难立辨，所难在寒热互见之时，燥湿未分之顷，倘胶执成方，浪投药饵，变生顷刻，故须察脉合证，细意参详。何者寒非真寒？何者热为假热？何者湿以胜燥？何者燥以胜湿？详审既确，而此胜彼负，自得一定之形，然后配合方药，宜寒、宜热、宜补、宜泻、宜发表、宜消导，君臣佐使，轻重相宜，乃能变化从心，头头是道。所谓以方治病，而非以病就方也。

王梦隐《霍乱论》，立戒温补不可误投，多以逐邪清解为急。人或非之，而其实亦确有见解。其《霍乱论》重订于申江，时正发逆窜据江省，上海一隅，避乱者咸归之，房价腾贵，地窄人稠，一室之内，恒聚处多人，蒸淫之气，不问可知，再以街衢未净，秽浊熏蒸，在人则口鼻受之，故夏初即盛行霍乱。所见之证，秽热重浊之邪居多，王氏施治辄效，由其见证明确也。而必以温补为戒者，想其时亦必有拘执理中之医，故谆谆以为戒欤！

余临证以来，遇霍乱之宜用理中加桂、附者，惟咸丰己未岁甚多，其证上吐下泻，四肢厥冷，脉伏，有汗，所谓有证象可凭者，以理中投之辄效。自是以后，所见此证绝少，无不错杂变现，燥湿互形，大要宜清暑利湿，逐秽驱邪。其有邪既内郁，郁极火炽，非徒暑湿为患者，过用芳香，又恐助其燥火，而伤及阳明。腹有滞痛者，果系食积，急用攻消，若非积而误用楂、朴、枳、槟，又伤正气矣。再有四肢厥冷，脉象沉伏，外闭无汗，而时见烦躁者，不得遽视为虚寒，必察其有无风寒外感伤卫伤营。缘外邪闭郁，内邪自动，外愈闭而内愈郁，火湿固结于内，风寒束缚于外，不能宣泄，是以互斗而成霍乱。故须验其燥湿之孰胜孰负，若在燥湿未分，则理湿浊、清暑火、疏经郁、驱外邪，随证施治，看其何证先解，解后燥湿自分。燥胜，则久郁之火乃与阳明为患；湿胜，则余蕴之湿乃与太阴为患。燥为阳，湿为阴；燥为热，湿为寒；燥为实，湿为虚；燥在腑为表，湿入脏为里；湿胜者理其脾，燥胜者养其胃；脾燥则升，胃润则降。中气在脾升、胃降之间，升降既调，中气乃定，所谓治乱也。

王孟英以搜邪为急，颇得治乱要旨。能精研其理，亦觉其运用灵妙。吾乡柳冠群明经、章履甫茂才，均究心医学，不随俗尚。余尝以《霍乱论》及《温热经纬》赠之。前年适霍乱甚行，有一家前后数人患此，遇一好谈医者，以为用附子理中为不易之法，乃服之而成不救。其后有延章履甫治者，参用王氏法而得愈，于是病家不免归怨于前，而彼犹力訾王氏之非，然原其初心，非乐于受过也，亦误于拘执成方耳！

再有一沈姓患霍乱，其初外无感冒，内有食伤，吐泻两日，证势渐平。经予诊之，脉尚濡伏，面赤，头汗，口渴，溺涩。盖内邪未清，浊滞未净，故脉尚未能起复也。面赤者，阳火上飞未能顺降也；口渴者，燥火犯及阳明，将劫夺太阴之湿也；溺涩者，三焦浊气未清，相火不从气化而下行也。其证正在燥湿胜负将分之时，而阳明燥象已露一斑。余用轻清宣解，略兼消滞，以冀降浊升清，其口渴、溺涩、面赤、头汗，必得清肃三焦，降其肺胃，顺以导之。用蚕矢汤意，加六一散等味。乃病家疑病重药轻，未即投服。适有名医过沪，急延治之，而翌日告毙。余未得阅其方药，但闻其用灶心土为引，可知其亦拘于太阴湿症之成见，并未验出阳明燥象之已露也。

要之，病有万变，本无成法可拘，而霍乱证一方之出，尤觉生死攸关。果能辨明燥湿阴阳，则温补寒泄，皆能取效；若不察病情，徒欲以呆方应之，鲜不误事！更复拘于理中之说，以为扶正可以驱邪，其利害尤不可以道里计矣，可不慎哉！

治痢赘言

痢证变现不一，方书治法繁多，但未实究病情，徒形纷乱，惟视其虚实久暂，变通施治，乃能取效也。大凡痢证多发于秋，而皆由于夏令受尽暑湿，不慎油腥生冷所致。在夏令六阳在地，人身毛孔尽开，时有汗出，内蕴暑湿，犹有外泄之机，交秋天气降肃，人受收敛之气，闭其皮毛，外闭则内郁，愈闭愈郁，则暑火互结而成湿热之证。发于新秋者易治，发于深秋者难治，缘外闭愈甚，内郁愈深也。

痢疾古称滞下，缘人以中气为主，三焦受暑湿迷漫，中气已困，加以食积停滞，气自下降，且积滞必趋大肠，而大肠为庚金燥腑，湿浊被燥火煎熬，故成垢滞。经云：肾司二便，其职在肝。肾为胃之关门，故司二便；肝为风木，专主疏泄。中宫湿浊阻滞，肝本受郁，则疏泄之令不行，然不得疏泄，而愈欲疏泄，大肠又为手阳明燥金，金性收敛，金欲敛之，木欲泄之，是以有少腹胀痛、里急后重诸症矣。

白为寒而赤为热，白者湿重而火郁未深，赤者火多而湿郁亦甚。但症之或见上热，或见下热，或上下俱热，要无不由于中宫之湿寒。热之在上者，宜和解少阳，降其甲木之火；热之在下者，宜疏泄厥阴，达其乙木之火，而总须兼顾脾土。故白痢以理脾、达木、利水为主。如有食积，兼进攻消；痰湿满中，更宜涤荡。其里急后重者，肛门亦必生热，因火为湿郁，不得遂其炎上之性，而热生于下也。虽中宫宜温，水道宜利，而必用疏风之品以达其火，肠有湿滞，必得滑肠，肠滑则垢腻易行，邪不久留，不至伤残脂膏，血液并下，可无败证也。赤痢，缘湿积火郁，火湿合邪，郁久生热，而木为火母，色之赤者，肝木之所化也。若非理脾达木，急升其火，但用利水涤肠，垢滞虽行，火仍下陷，则泻出遂如屋漏水，久之而但进一汤一饮，悉为风火焚煽而成赤水矣。

又有三焦暑湿迷漫，头重胸闷，寒热交作，兼见泻痢者，必得清肃三焦，和解少阳，而兼治痢之品。缘胆为腑阳，肝为脏阴，是阴必升，是阳必降，肝气左升，胆火右降，三焦乃手少阳相火，足少阳胆从令而化相火。若三焦有湿浊迷漫，则足少阳不能受手少阳气化，两火相离逆行，三焦之火自陷于膀胱而小便赤，少阳胆火逆飘于上，扰乱于半表半里之经，而寒热作矣。是以河间治痢，专理三焦。善理三焦者，暑湿清而痢亦止，不善治者，即伏暑轻症，亦得变为痢下也。世俗以疟转痢为重，痢转疟为轻，实未明治三焦之法耳！

喻嘉言戒用痢门套方。其治周姓老年休白痢，以为阳陷入阴，用逆挽之法，而其实亦不过升脾气、达木火之义耳！发汗而病解者，泄其外卫之闭，而营自和也。

余遇痢症之初起者，见其胸闷腹痛、里急后重，兼有寒热，既用楂、朴、槟、枳、车前、滑石、苓、泽之类，必酌加桂枝、柴胡、痢芍、丹皮、当归等。若气滞过甚，至圊不爽者，重用苁蓉，辄取捷效。苁蓉滋润滑肠，实宗黄氏，而世俗恒以为奇，不知方中去积消滞、利水行气及和解之品全备，肝胆两郁之火，有桂枝、丹皮、柴胡以疏之，佐芍药以和其阴，若不加滑肠之品，其滞浊何由而尽？水流则舟行，肠滑则垢去，自然之理也。

或又谓木香可以调气，湿寒果重者，原未始不宜；但木香性燥，不能达木气上升，多服又伤阴液而助阳明之燥。其气降肛门，里急后重者，乃木火下陷，逆行其疏泄之令，过燥则火势益张，病反增剧，但令木火条达而顺升，大肠滑利而垢尽，火湿不郁而邪解，则滞下之证，不求其去而自去矣。

再有表证之痢，每用败毒散而取效者，亦以卫闭于外，邪郁于内，投以两解之方耳！

痢证治法繁多，苟不得其要领，临证反觉茫然，是所望于确究病情者。

——《中医杂志》1928 年第 27 期第 1～9 页

吴士瑛

吴士瑛（1821—1861），字甫恬，一作甫田，号阳壶山人，又号子虚子。江苏江阴人。太学生。熟于《素问》诸医典，清道光、咸丰间，以医术名于时。有《痢疾明辨》一书存世。

辨痢之源

痢疾一证，古称滞下，乃时邪病也。暑湿热三气之邪滞于肠胃，三焦流行之机因此阻滞，所下无非湿火蕴酿之积垢，久之伤及肠中之脂液，其现证里急后重，数至圊而不爽。其腹或痛或不痛，甚或痛之极，故曰滞下。盖滞者，气血被湿热凝滞之谓；下者，暴注下迫之谓也。其病名最确。又曰肠辟，并无痢疾之称。后世谓之痢疾，命名不切。盖痢者，通利之谓也，非滞下之后重窘迫明矣。医书每列于杂证门中，初不指明为温暑时邪之疾，且又与泄泻连类而及混同论治，虚实寒热不分，致后人误以泄泻之法治痢，而于《难经》五泄之义茫然无所分别。徒知理脾健胃，消导破气，温燥乱进，杀人无算。殊不知小肠泄，大瘕泄也。夫痛必在少腹及当脐小肠部位也，邪气固结于下有似癥瘕，痛则泄，泄又不爽，如有癖块，故曰大瘕泄也。热伤气分白冻多；热伤血分红冻多；赤白相杂者，气血交病，并非赤为热，白为寒也。李士材、王莽诸贤皆有明论，惜未究其本源。海虞吴本立有《痢证汇参》一书，不过摭录前人方论瑜瑕并收，不知弃短取长。编书者既少卓识，又不能阐发此中精义，何以为治痢指南？至倪涵初治痢三方徒令印定后人心目，皆无足取。惟嘉言喻子议论颇详，时医亦不参考。余数十年来目击心伤，临证之暇，殚心研究，颇有一得，聊与及门论之，以期济人，颜曰《痢疾明辨》，条陈于后，不正其名而仍曰痢疾者，从俗也。不揣固陋就正有道。倘蒙高贤赐教，则幸矣。

辨六经表里阴阳虚实寒热乃治痢纲要

凡病必先辨明六经。一切外感内伤不能舍六经而为治，于痢疾何独不然。首太阳者，诸阳主气，察其邪从太阳经陷入，宗仲景太阳例，桂枝羌活为主药；从阳明经陷入，葛根为主药；从少阳经陷入，柴胡为主药。陷入阳明之腑，有结有热者，三承气汤选用；有热无结者，黄芩汤、诸泻心汤选用。此外感三阳痢之成则也。失治则由三阳陷入三阴，少阴经有寒证、有热证，热则黄连阿胶汤，寒则桃花汤、真武汤、四逆辈。厥阴经有寒证、有热证、有寒热错杂证，热用白头翁汤，寒投吴茱萸汤，寒热错杂者进乌梅丸。独太阴有寒证而无热证，所谓鹜溏是也，理中汤为主方。此定例也。不独痢疾为然，一切病皆当察脉辨证，使寒热虚实表里阴阳八字胸中了了，指下了了，庶几下手无误。学者先当明此理。

辨痢大纲有四

一曰陷邪。凡一切外感恶寒发热，忽而里急后重，下冻色白，或出黄如糜，此三阳经之热邪下陷也，而暑湿热三气尤多。此病无论发热与不发热，审其为陷邪。嘉言喻子用《活人》败毒散，谓之“逆流挽舟法”，至精至妙。观其论曰：《内经》冬时伤寒，已称热病，至夏秋暑湿热三气交蒸互结，其热十倍于冬月矣。外感三气之邪热而成下痢，必从表而出之，首用辛凉以解其表，次用苦寒以清其里，一二剂愈矣。失于表者，外邪俱从里出，不死不休，故虽百日之远，仍用逆挽之法引其邪而出之于表。死证可活，危证可安，治经千人，成效历历可纪。《金匮》有云：“下痢脉反弦，发热身汗者自愈。夫久痢之脉深入阴分，沉涩微弱者忽然而转弦脉，浑是少阳生发之气，非用逆挽之法，何以得此？久痢邪入于阴，身必不热，间有阴虚之热，则热而不休，今因逆挽之热逼其暂时燥热，顷之邪从表出，热自无矣。久痢阳气下陷，皮肤干涩，断然无汗，今以逆挽之法卫外之阳领邪同还于表而身有汗是以腹中安静，其病自愈。”此段议论从古无人道及，乃治外感三阳邪陷为痢之宝筏也。吾乡前辈名医姜恒斋先生始用此法，及门宗之审为陷邪，万举万当，自无一失。嘉言喻子恐浅学者不能分经用药，举活人败毒散以为矩，首用辛凉以解其表，不使陷邪变重；次用苦寒以清其里。则河间、丹溪清热导滞之法，跃然言外矣。

痢因暑湿热三气

痢疾一证盛于夏秋，暑湿热三气与食滞交蒸，互结为病。盖湿为黏腻之邪，热为无形之气，积为有形之滞，必用苦辛寒清热导滞，如沟渠壅积，污浊不能一通即愈，一下即安。故七日内，初进喻氏法，次宗河间法、丹溪法，无不应手。

痢不独湿热

《经》云：“春伤于风，夏生飧泄、肠澼。”此因春风之伏气至夏始发也。又曰：“饮食不节、起居不时者，阴受之。”阴受之则入五脏，䐜满闭塞，下为飧泄，久为肠澼。常见恣纵口腹，肥甘浓厚伤其肠胃，或多食瓜果阳气被抑，反受生冷之累。须知肠胃一伤，不能运化精微，传送糟粕。壮者气行则已，弱者着而为病，蓄积停滞而为痢矣。故戴元礼曰：“痢疾古名滞下，以气滞成积，积成痢。”治当顺气为先，再古人清热导滞方中必用辛温药味为反佐，如洁古芍药汤之肉桂，泻心汤之炮姜，皆先正法程也。按：春风伏气至夏肠澼，亦是陷邪，活人败毒散，亦对证之方。

辨治痢与泻不同

泄泻有寒、有热、有湿、有食积、有清气下陷之不同，用药有温燥分利之各异，痢则纯乎暑湿热与燥火交结为病，又有陷邪秋燥时毒，或凉、或润、或清、或宜推荡、或宜清暑、清湿化燥，不忌清滋、滑润，温燥万不可投芪术，与治泻有天渊之隔。每见治痢者，辄进姜附二术燥烈之剂，误人不少，明乎仲景六经辨证之法，自无此等之弊。

辨痢属脾胃湿热当分阴阳虚实

脾为己土，属阴，湿袭之便为寒湿。胃为戊土，属阳，湿袭之化为湿热。痢者，湿热病也。脾不运化，湿热袭于阳明者居多，故痢疾每多阳明病，或通因通用，或寒因热用，热因寒用。导去肠胃中之热，则湿亦渐化矣。若脾之寒湿为病，当温脾化湿。此太阴病，不可混治。

辨痢有燥矢冻系傍流

下痢脓血稠黏，必有燥矢结于肠内，故后重窘迫，屡便不爽，结于广肠则后重更甚，赤白肠膏皆从燥矢之傍流出。燥矢一日不去，肠膏一日不止，每见用升柴提而后重依然如故者，何哉？盖无形之气下坠可升，有形之滞压于肛门不能升也。当用大黄下之，大解顿然通畅，燥矢尽去，后重如失，肠垢自无，霍然而愈。若元气稍虚者，燥矢化作小块陆续而下，一时不能顿愈，必待数日粪多冻少渐次而愈。无论陷邪、秋燥时毒，均有燥矢结于阳明，此理前人亦未发明也。忆道光戊子七月，先君七十七岁患痢，腹痛后重，日三十余次，进败毒散用参，是夕不减，明晨又进一剂，谓士瑛曰：“予收视返听，觉致疾之处在小肠，下口接大肠，上口之地有病焉其痛令人难堪，所以病痢不起者颇多。”不肖于是晚又进败毒散半剂。明晨进洁古芍药汤，制军用三钱，至下午大解栗粪数枚，尚有冻。傍晚又大解燥矢二三寸者数枚，诸证如失。即饱餐夜饭，从此霍然。盖府君平日勤修好学，内养功深，谓不肖曰：“守真刘子和云‘和血则便脓自愈，调气则后重自除’二句切中是病肯綮，方悟出：正粪结而不行，冻系肠膏因后重逼迫旁流而出。前贤不说破者，要后学用功心悟耳。”

辨腹痛有火有滞有肝邪横逆有伤脏阴之不同

湿热与食滞互结，定然腹痛。痛在中脘，阳明病也；痛在当脐及少腹，大小肠病也。皆因食滞与湿热阻滞气分，并伤及血分不能运行所致。治当清火理气导滞，所谓和血则便脓自愈，调气则后重自除。至肺火郁于大肠，少腹之痛尤剧，宜桔梗以开提之，紫菀以辛润之。痛必夹肝，白芍在所必用。脓血剥肤从肠中刮下焉得不痛？吴人谓之刮积，正是此意。若伤阴而痛，皆因痢久肠膏竭绝，邪已尽者，扶正补阴可愈。邪未净者，虽补无益，必至邪正同归于尽而已。再按：邪正相搏则痛，食滞中下则痛，气分郁结则痛，血分凝结则痛，水火相搏则痛。其有不痛者，人多忽之。不知邪正混合为一痢，虽重腹亦不痛，最宜详审。

辨痢不腹痛

痢有不腹痛者，湿重于热不与热争，故不痛也。若是寒湿邪正相争，亦必腹痛。病家医家每以不腹痛而忽之，迁延日久，每多误事。

治痢七日以内用药宜峻不可因循误事

痢证初起，乘其元气未伤，投剂宜峻，如发表、攻里、清热、导滞、理气等法，万勿可缓。若胆小用疲药，因循误事，致延久痢，或休息痢，甚至困邪致虚。正虚邪实，误人性命者，医之过也。

治痢又不宜鲁莽峻攻致伤元气

治痢宜相人之虚实、寒热、表里、阴阳，斟酌用药，庶无太过不及之弊。若一味孟浪，攻补乱投，实实虚虚，祸不旋踵，必细细察脉辨证，而又不拘于俗见，不泥于成见，当清则清，当下则下，当补则补。实有把握，方不愧为司命。

辨治痢用补中益气汤之谬

痢为滞下，因气血凝滞，失流利之常度而成，宜理气，不宜益气；宜疏通，不宜壅滞。芪术呆钝之物，非特闭气留邪，抑且助火化燥。若谓因后重而用之，则有形之燥矢压重肛门，用升柴升之无益，徒使虚火上升而后重窘迫如故也。若谓中虚而补之，则留邪遗祸也。予表叔曹时桢先生年近古稀患痢，医者初起亦知用败毒散以解表，苦寒以清里。旬日外未痊，虑其年老也，补中益气从此重矣。延至十一月，延予治。余曰："此补中留邪之误也。"用香连丸、青麟丸以彻邪，至正月方愈。余见此等误治甚多，不可不辨。至人参除活人败毒散之外，亦不可轻用。

辨治痢用二术之谬

苍术虽燥湿而不滞邪，用之于寒湿则可，用之于湿热则不可。白术则壅闭气分，更非所宜，常见服此者，皆纠缠难愈，亦有因此殒命者。至山药、白扁豆，皆不可轻用。缪仲淳治一少年胄介，暑月出外饮食失宜患滞下，途次无药，归家腹痛不已，遍尝诸医之药，入口痛甚，亦不思食。仲淳视之曰：“此湿热耳。”其父曰：“医亦以湿热治之而剧。”仲淳曰：“投何药?”曰：“苍术、厚朴，枳壳等。”曰：“误也。术性温燥善闭气，故滞下忌之，郎君阴虚人也，尤非所宜。”以滑石一两为细末，丹皮汁煮之，别以白芍五钱酒炒，炙草二钱，炮姜五分，水煎调滑石末服之。须臾小便如注，痛立止。引此以证用术之谬。

辨痢因邪滞广肠，所以药力难到，以致后重窘迫

痢因邪滞大小肠，其回薄曲折之处，邪滞于内，用药已难清理。邪滞广肠燥矢压之，后重窘迫痛苦万状，煎药一时难到病所。盖汤者荡也，仅能荡涤中上无形之邪，广肠在下焦极下之处，其道远其邪固，必用苦寒有形之药，润之导之方能直到病所。青麟丸、滞下丸，甚者当归龙荟丸均为应用之剂，古人必用槟榔者，正为此耳。

祝思佳病痢，进败毒散以提其陷邪。渠欲速效，吸洋烟而痢益不爽，肛门内如有刺毛刺痛。余谓“一团湿火结于肛门必须通之。”用青麟丸、芍药汤，重用大黄，皆不效。服更衣丸，始去结粪数块。又进龙荟丸三钱，大下结粪数次而瘳。因知后重逼迫肛门如烙，乃湿火结成宿垢滞于广肠之故也。

血　痢

痢下纯血，或鲜红，或红紫相兼，皆暑湿热伤及血分，此极重之候也。必用苦寒以清其热，归芍以和其血，制大黄、青麟丸在所必用，洁古芍药汤、东风散皆对证之，王道药也。时贤陈修园曰："医书云下痢纯血者死，按其治法，不过阿胶、地榆、槐米之属，安能救得死证?"如果鲜血下奔、口渴、便短、里急后重、脉盛者，为火证，宜白头翁汤，一日两服。虚人及产后加甘草、阿胶，亦有鲜血而非火证者，血带点而成块，俱宜从证细辨。

——《痢疾明辨》

柳　宝　诒

柳宝诒（1842—1901），字谷孙，号冠群，江阴市周庄镇人，祖籍浙江宁波，道光年间迁居江阴。其为人敦厚，好学能文，工书。同治四年（1865），考中秀才，以优贡入京，然无意于仕途，遂归乡研究医道。其受叶天士、吴鞠通、王孟英学术思想影响颇多，临床以治疗温热病为长，重视伏气学说，首创“助阴托邪”之法。光绪十六年（1890），于江阴周庄镇董街开设致和堂药店，取义于“致力于医，饮之太和也”，4 年后于江阴城东开设“柳致和堂”分店。致和堂的滋补药酒——五加皮酒、玫瑰酒，曾获 1915 年“巴拿马万国博览会”银奖。柳氏一生著书颇丰，著有《惜余小舍医学丛书》12 种，现存有《柳选四家医案》《惜余医案》《温热逢源》《疟痢逢源》等。

《温热逢源》选

柳宝诒著　赵致中录

论温病与伤寒病情不同治法各异

冬月伤寒，邪由皮毛而入，从表入里，初见三阳经证，如太阳病，则头项强痛而恶寒之类。三阳不解，渐次传入三阴。其中有留于三阳，而不入三阴者；有结于胃腑，而不涉他经者；亦有不必假道三阳，而直中三阴者。凡此伤寒之证，初起悉系寒邪见象。迨发作之后，渐次化热内传，始有热象。故初起治法，必以通阳祛寒为主。及化热之后，始有泄热之法。此伤寒病之大较也。若夫温病，乃冬时寒邪，伏于少阴。迨春夏阳气内动，伏邪化而为热，由少阴而外出。如邪出太阳，亦见太阳经证，其头项强痛等象，亦与伤寒同。但伤寒里无郁热，故恶寒不渴，溲清无内热。温邪则标见于外，而热郁于内，虽外有表证，而里热先盛；口渴溲黄、尺肤热、骨节疼，种种内热之象，皆非伤寒所有。其见阳明、少阳，见证亦然。初起治法，即以清泄里热、导邪外达为主。与伤寒用药，一温一凉，恰为对待。盖感寒随时即发，则为伤寒，其病由表而渐传入里；寒邪郁久，化热而发，则为温病，其病由里而郁蒸外达。伤寒初起，决无里热见证；温邪初起，无不见里热之证。此伤寒、温病分证用药之大关键。临证时能从此推想，自然头头是道矣。

论伏气发温与暴感风温病原不同治法各异

冬时伏邪，郁伏至春夏，阳气内动，化热外达，此伏气所发之温病也。《内经》云：冬伤于寒，春必病温。又云：凡病伤寒而成温者，先夏至日为病温，后夏至日为病暑。《难经》云：伤寒有五，有温病，有热病。《伤寒论》云：太阳病，发热而渴，不恶寒者为温病。凡此皆指伏邪所发之温病言也。另有一种风温之邪，当春夏间感受温风，邪郁于肺，咳嗽发热，甚则发为痧疹。《内经》所谓“风淫于内，治以辛凉”，叶氏《温热论》所谓“温邪上受，首先犯肺”者，皆指此一种暴感风温而言也。伏气由内而发，治之者以清泄里热为主；其见证至繁且杂，须兼视六经形证，乃可随机立法。暴感风温，其邪专在于肺，以辛凉清散为主；热重者，兼用甘寒清化。其病与伏温病之表里出入，路径各殊；其治法之轻重深浅，亦属迥异。近人专宗叶氏，将伏气发温之病，置而不讲。每遇温邪，无论暴感伏气，概用叶氏辛凉轻浅之法，银翘、桑菊，随手立方；医家病家，取其简便，无不乐从。设有以伏气之说进者，彼且视为异说，茫然不知伏温为何病。嗟乎！伏温是外感中常有之病，南方尤多，非怪证也。其病载在《内经》《难经》《伤寒论》诸书，非异说也。临证者，竟至茫然莫辨，门径全无，医事尚堪问哉！

论伏邪外发须辨六经形证

《伤寒绪论》曰：初发病时，头项痛，腰脊强，恶寒，足太阳也；发热面赤，恶风，手太阳也；目疼，鼻干，不得卧，足阳明也；蒸热而渴，手阳明也；胸胁满痛，口苦，足少阳也；耳聋，及病寒热往来，手少阳也；腹满，自利而吐，足太阴也；口干，津不到咽，手太阴也；脉沉细，口燥渴，足少阴也；舌干，不得卧，手少阴也；耳聋，囊缩，不知人事，足厥阴也；烦满，厥逆，手厥阴也。

《医略》曰：太阳之脉，上连风府，循腰脊，故头项痛，腰脊强；阳明之脉，挟鼻络于目，故身热，目疼，鼻干，不得卧；少阳之脉，循胁络于耳，故胸痛而耳聋；太阴脉布胃中，络于嗌，故腹满而嗌干；少阴脉贯肾，络于肺，系舌本，故口燥舌干而渴；厥阴脉循阴器，而络于肝，故烦满而囊缩。凡外感病，无论暴感伏气，或由外而入内，则由三阳而传入三阴；或由内而达外，则由三阴而外出三阳。六经各有见证，即各有界限可凭。治病者指其见证，即可知其病之浅深。问其前见何证，今见何证，即可知病之传变。伤寒如此，温病何独不然。

《素问·热病论》及仲景《伤寒论》均以此立法，圣人复起，莫此易也。近贤叶氏，始有伤寒分六经，温病分三焦之论，谓出河间。其实，温热病之法，至河间始详；至温病分三焦之论，河间并无此说，其书具在，可复按也。厥后，吴鞠通著《温病条辨》，遂专主三焦，废六经而不论。殊不知人身经络，有内外浅深之别，而不欲使上下之截然不通也。其《上焦篇》提纲云：凡温病者，始于上焦，在手太阴。试观温邪初发者，其果悉见上焦肺经之见证乎？即或见上焦之证，其果中、下焦能丝毫无病乎？鞠通苟虚心诊视，应亦自知其说之不可通矣。况伤寒温热，为病不同，而六经之见证则同；用药不同，而六经之立法则同。治温病者，乌可舍六经而不讲者哉。

附录医悟

表证：发热、恶寒，身痛、四肢拘急、喘。

太阳经证：头痛、项脊强、脉浮、脉伏。

阳明经证：目痛、鼻干、唇焦、漱水不欲咽、尺寸俱长。

少阳经证：耳聋、胸满、胁痛、目眩、口苦、苔滑、脉弦。

半表里证：呕吐、寒热往来、头汗、盗汗。

太阴经证：腹微满、脉沉实、自利。

少阴经证：口燥咽干而渴、咽痛、下利清水、目不明。

厥阴经证：少腹满、囊缩、舌卷、厥逆、消渴。

太阳腑证：口渴、溺赤。

阳明腑证：潮热、谵语、狂乱、不得眠、自汗、手足汗、便闭。

论温病初发脉象舌苔本无一定

温病之脉，前人谓右脉反大于左，此指邪热之达于肺、胃者言也。尝有伏温初发，其邪热郁于少阴，或连及厥阴，而弦数之脉，遂见于左手关、尺两部者甚多。更有邪机深伏，郁湮不达，病象颇深，而脉象转见细弱不鼓之象；逮托邪化热，脉始渐见浮硬。此由肾气先亏，不能鼓邪外达，故脉象如此，其证必非轻浅。总之，伏温外发，必从经气之虚处而出，初无一定路径，所谓“邪之所凑，其气必虚”也。《难经》云：温邪行在诸经，不知何经之动。此语空灵活泼，最合病情。盖其行动，初无一定之径，外见无一定之证，故其脉亦无一定之脉。至舌苔之色，必邪在胃中蒸郁，其浊气乃上熏而生苔。若邪伏阴经，不涉胃腑，则虽热邪已剧，仍不见有舌苔也。舌本为心、脾营气所结，故营分有热，舌底必绛；心火亢盛，舌尖必红。然邪深伏下焦，而舌底不见紫绛者，间亦有之。迨邪热郁极而发，脉之细弱者，忽变而浮大弦数；舌之淡白者，倏变而灰黑干绛；则势已燎原，不可响迩。至此而始图挽救，恐热邪炽盛，脏腑枯烂，虽有焦头烂额之客，而已无及矣。故视病者，必细察见证，再合之色脉，乃有把握。若徒执脉象、舌苔，而求病之寒热、浅深，则误者多矣。诒阅历多年，确知伏温初起，凡病邪极深者，脉与证较多不合。其故皆由邪气深伏，不易表见于外。视病者为其所惑，必多误治。故特表而出之，庶学者知所审择焉。

周禹载曰：温病、热病之脉，或见浮紧者，乃重感不正之暴寒。寒邪束于外，热邪蕴于内，故其脉外则紧急，内则洪盛也。又或不识脉形，但见弦脉，便呼为紧，而妄治之。盖脉之盛而有力者，每每兼弦，岂可错认为紧，而断以为寒乎？夫温病、热病之脉，多在肌肉之分而不甚浮，且右手反盛于左手，诚由怫郁在内故也。其左手盈或浮者，必有重感风寒；否则非温病、热病，自是非时暴寒耳。

伏温从少阴初发证治

《经》曰：冬伤于寒，春必病温。又曰：冬不藏精，春必病温。分而言之，则一言其邪之实，一言其正之虚。合而言之，则惟其冬不藏精而肾气先虚，寒邪乃得而伤之。语势虽若两平，其义原归一贯也。喻氏以冬伤于寒，与冬不藏精，又以既不藏精更伤于寒，分立三纲，各为证治。试思如果冬不藏精，别无受寒之事，则其病为纯虚，与温病何涉？盖喻氏只顾作文之排场，而不自觉其言之不切于病情也。

原其邪之初受，盖以肾气先虚，故邪乃凑之而伏于少阴。逮春时，阳气内动，则寒邪化热而出。其发也，有因阳气内动而发者，亦有时邪外感引动而发者。凡阳气内动，寒邪化热而发之证，外虽微有形寒，而里热炽甚，不恶风寒，骨节烦疼，渴热少汗初起少汗，至阳明即多汗矣。用药宜助阴气，以托邪外达，勿任留恋。其为时邪引动而发者，须辨其所挟何邪，或风温，或暴寒，或暑热。当于前法中，参入疏解新邪之意详外挟新邪条内。再看其兼挟之邪，轻重如何。轻者可以兼治；重者即当在初起时，着意先撤新邪；俟新邪既解，再治伏邪，方不碍手。此须权其轻重缓急，以定其治法，不可豫设成见也。寒邪潜伏少阴，寒必伤阳；肾阳既弱，则不能蒸化而鼓动之。每见有温邪初发，而肾阳先馁，因之邪机永伏，欲达不达，展转之间，邪即内陷，不可挽救，此最难着手之危证另详邪郁少阴条内。其或邪已化热，则邪热燎原，最易灼伤阴液，阴液一伤，变证蜂起。故治伏温病，当步步顾其阴液。当初起时，其外达之路，或出三阳，或由肺、胃，尚未有定程，其邪仍在少阴界内。

前人治温病之法，如《千金》用阳旦汤，则偏于太阳；陆九芝用葛根芩连汤，则偏于阳明；张石顽用小柴胡汤，则偏于少阳；至喻嘉言之麻附细辛，则过于猛悍矣；叶香岩之辛凉清解，则失之肤浅矣。愚意不若用黄芩汤加豆豉、元参，为至当不易之法。盖黄芩汤为清泄里热之专剂，加以豆豉为黑豆所造，本入肾经，又蒸罨而成，与伏邪之蒸郁而发相同，且性味和平，无逼汗耗阴之弊，故豆豉为宣发少阴伏邪的对之药。再加元参以补肾阴，一面泄热，一面透邪，凡温邪初起，邪热未离少阴者，其治法不外是矣。至兼挟别项外感，或兼内伤，或邪虽未脱少阴，而已兼有三阳见证者，均宜临证参酌施治，固非可刻舟以求剑矣！

伏温由少阴外达三阳证治

寒邪潜伏少阴，得阳气鼓动而化热。苟肾气不至虚馁，则邪不能容而外达。其最顺者，邪不留恋于阴，而径出于三阳，则见三阳经证。太阳则恶寒发热，头项疼，腰脊强，治宜豉、芩合阳旦汤。阳明则壮热鼻干，不得卧，治宜豉、芩合葛根、知母等味。少阳则寒热往来，口苦胁痛，治宜芩、豉合柴胡、山栀等味。其邪初出三阳，或兼新感，外有恶寒无汗等证，则桂、葛、柴胡，自当参用。若里热已甚则不宜桂枝，壮热汗多则不宜葛根，内风易动则不宜柴胡，此则又在临时之化裁矣。

《难经》曰：温邪行在诸经，不知何经之动也。故其发也，本无定处，大略乘经气之虚，或挟别邪而发。如太阳虚则发于太阳，阴气虚则恋于阴分。其有温邪化热已出三阳，而未尽之邪尚有伏于少阴而未化者此肾气不充，宜兼温托，即或全数化热，而其热有半出于阳、半恋于阴者此阴气不足，不能托邪，当兼养阴，用药总宜随证化裁，活泼泼地，方能应手取效也。

伏温热结腑胃证治

伏温化热而达，其证由少阴而出三阳者，于法为顺。惟无形之热，可从经气而达。若中焦挟有形食积、浊痰，则邪热蒸蕴，每每乘机入胃，热结于中，而为可攻之证。盖胃为五脏六腑之海，位居中土，最善容纳。邪热入胃，则不复他传。故温热病热结胃腑，得攻下而解者，十居六七。前人如又可所论，虽名瘟疫，其实亦系伏邪。所列治法，用攻下者，十之七八。盖伤寒重在误下，温病重在误汗；温病早投攻下，不为人害，前贤本有此论。吴氏又确见病证之可下者多，故放胆言之，而不自觉其言之偏重也。陆九芝谓温病热自内燔，其最重者，只有阳明经、腑两证。经证用白虎汤，腑证用承气汤。有此两法，无不可治之温病矣。其意专重阳明，若温病决不涉及别经者，其言亦未免太偏。总之，温病邪热蒸郁，入于阳明者居多。热在于经，犹属无形之热。其证烦渴多汗，狂谵脉洪，此白虎证也。若热结于腑，则齿垢唇焦，晡热，舌苔焦黄，神昏谵语，脉沉实，此承气证也。只要认证清楚，确系热在于胃，则白虎、承气，依法投之，可以取效反掌。切勿因疑生怯，反致因循贻误也。

前人用大黄下夺，有因泄热而用者如三黄泻心，有因解毒而用者如三黄解毒，有因疏瘀化痰而用者如大黄䗪虫、滚痰丸，有因疏泄结气而用者如大黄黄连泻心，原不专为积滞而设。无如不明医理者，见方中有大黄一味，即谓之承气，即谓之攻积，因而疑忌多端，当用不用，坐此贻误者多矣。

伤寒热结胃腑者，粪多黑而坚燥；温病热结于胃者，粪多酱色而溏。藜藿之子，热结者粪多栗燥；膏粱之人，多食油腻，即有热灼，粪不即燥，往往有热蕴日久，粪如污泥，而仍不结为燥栗者，此不可不知也。有初起病时，便溏作泻，迨两三日后，热势渐重，乃结于胃而便秘者，仍宜依法下之。又有热势已重，渴饮频多，或用清泄之剂，因而便泄稀水，坚粪不行者，此热结旁流也。古法用大承气下之，吴鞠通改为调胃承气，甚合。

热结而成燥粪者，行一二次后，燥粪已完，热邪即尽。若溏粪如烟膏霉酱者，或一节燥、一节溏者，此等证，其宿垢最不易清，即邪热亦不易净。往往有停一二日再行，有行至五六次，多至十余次者。须见其病情如何，以定下与否。慎勿震于攻下之虚声，遂谓已下不可再下，因致留邪生变，而受养痈之实祸也。

光绪初年冬仲，徐君声之，因欲服补剂，属为定方。予诊其脉，两尺浮数弦动而不静。予谓据此脉证，当发冬温，补剂且从缓进。因疏方，黄芩汤加生地，嘱其多服几剂。当其时饮啖如常，并无疾苦。勉服三两剂，即停不服。迨十二月十七，忽振寒发热。两日后，渐觉神情昏糊困倦，热势蒸郁不达，神呆，耳聋，面垢。此少阴伏邪，化热外达。其势外已入胃，而内发于阴者，尚未离少阴之界，而并有窜入厥阴之势，病情深重。而只予以至戚谊，无可诿，不得不勉力图之。先与栀、豉、黄芩二剂，继进清心凉膈法两剂，均无大效。而痉厥昏谵，舌燥唇焦，病势愈急。乃用调胃承气，加洋参、生地、犀角、羚羊、元参养阴清泄之品。两剂之后，始得溏粪如霉酱者二遍。间进犀、羚、地、芍、豆豉、栀、丹、芩、元参，养阴熄热，清透少阴之剂，而热仍不减。乃再与调胃承气合增液法，又行垢粪一次。此后即以此法，与养阴清泄之法，相间迭用。自十二月二十三起，至正月初十，通共服承气八剂，行宿垢溏黑者十余次，里热始得渐松，神情亦渐清朗。用养阴之剂，调理两月而痊。

按：此证少阴伏邪本重，其化热而发也，设热邪全聚于胃，即使热壅极重，犹可以下泄之药，背城借一，以图幸功。乃中焦之热势已剧，而伏热之溃阴分者，又内炽于少、厥两阴之界，岌岌乎有蒙陷痉厥之险。不得已用助阴托邪之法，从阴分清化，使其渐次外透。其已达于胃者，用缓下法，使之随时下泄。战守兼施，随机应变。如是者，将及两旬，邪热始得退清。假使攻下一两次后，即畏其虚而疑不能决，则其险有不堪设想者。然则焦头烂额，得为今日之上客也，幸也。

长媳徐氏，戊戌七月，患感冒挟肝气发热，脘痛呕恶不纳者，五六日。八月朔，得大解颇畅。余谓大便一通，病可松也。不意至夜，寒热大作，恶心干呕，彻夜不止。与左金、平胃、温胆、泻心，均无寸效。

至初五日，烦躁口渴，舌干起刺。予以其质弱阴亏，虑其不耐壮热，急思乘早击退，冀免淹缠。遂用凉膈合泻心法，佐洋参、石斛等。连进两剂，得大解两遍，呕恶即止，而里热不减。间服养阴泄热药一二剂，大便仍不行，而舌苔灰焦转厚。乃改用调胃承气合增液法，间日一进。每进一剂，即行一次，粪色或黄或黑，或溏或结。又进三次，至十五日，方中大黄重至五钱，乃腹中大痛，宿粪畅行。当时冷汗肢厥，几乎气脱不回。急进人参以扶正气，始能渐定。自此次畅行后，里热渐松，用药总以养阴扶胃为主。每间三四日，大解不行，即用人参汤送大黄丸药一服，或泻叶汤一盏，大便始行，而粪色仍黑紫如酱。至九月初，乃能渐进米汤稀粥。然每至三五日大解不通，即觉胃热熏郁，须与清泄，得大解始平。至九月十九日，服泻叶汤后，忽然宿垢大行，得黑粪半桶之多，然后积垢浊热，始得一律肃清，不再有余热熏蒸矣。自初病至此，共用大黄三两零，元明粉一两零，人参参须二三两，洋参、麦冬各十余两，鲜地、石斛各一斤，其犀、羚、珠粉等味，用数少者不计焉。

此证因阴虚质弱之体，患此大病，米饮不沾唇者一月，而得全性命者，缘自病迄今，始终以扶正养阴为主，故虽屡频危殆，而卒获保全。其积垢行至一月有余而始净，则初念亦不及料也。然从此可知，时病之余热不除，皆由积垢不清所致，断不可顾虑其虚，转致留邪生变也。又，此证最易惑者，其脉始终细弱，毫无实象。惟将见证细意审察，究属体虚证实，惟有用洋参、鲜地、石斛、大黄，以养阴泄热，为至当不易之治。碻守不移，始得回一生于九死也，亦幸已哉！

伏温上灼肺金发喘逆咯血咳脓证治

伏邪在少阴，其由经气而外出者，则达于三阳；其化热而内壅者，则结于胃腑。此温热病之常也。少阴之系，上连于肺。邪热由肾系而上逆于肺，则见肺病。况温邪化热，火必克金，则肺脏本为温邪所当犯之地。其或热壅于胃，上熏于膈，则热邪由胃而炎及于肺，更为病势所应有。近时烟草盛行，肺中津液熏灼成痰，阻窒肺隧，平日每多痰咳，更

庄履严
姜　礼
缪　问
吴　达
吴士瑛
柳宝诒
方仁渊
曹惠昌
高憩云
吴文涵
曹颖甫
夏子谦
孙绳武
郭柏良
夏维祺
朱莘农
朱凤嘉
承淡安
章巨膺
王观泉
沈越儒
郁济煐
余冠伦
顾敩泉

值温热上蒸，痰得热而痰更胶黏，热附痰而热愈留恋，其为咳为喘，意中事也。肺络不通，则胸胁刺痛；热郁日甚，则痰秽如脓，或咳红带血，无非热灼金伤所致。此时，苟伏邪已一律外透，则治之者，只须清泄肺胃。夫病在肺，而何以治者必兼及胃？盖肺中之热，悉由胃腑上熏。清肺而不见清胃，则热之来路不清，非釜底抽薪之道也。古方如麻杏甘石、越婢、青龙、清燥救肺等方，均用石膏，诚其及于此也。轻则苇茎汤，鲜斛、鲜沙参之类，必不可少。胁刺者兼和络气，咳红者兼清血络。滋腻之药，恐或助痰；温燥之品，恐其助热，均为此证所忌。又，此证在初起时，医者粗心不察，视为寻常外感，恣用发散；先见其痰多，妄用二陈；或见其喘逆，作外感治而用麻、桂，作内伤治而用生脉、熟地，均属悖谬。而耗液助热生痰，诸弊毕集矣。迨见病势日增，始细心体认，改投清泄。而肺金脏阴已伤，不能遽复。即使邪热得清，而内热干咳，绵延不愈，遂成上损，终致不救者，往往有之，谁之咎哉！

伏温内燔营血发吐衄便红等证治

温邪化热外出，其熏蒸于气分者，为烦热、口渴等证。其燔灼于营分者，血为热扰，每每血络溢由肺而出为咳血，由胃而出为吐血，上行清道为鼻衄、齿衄，下行浊窍为溲血、便血。凡此皆血为热邪所迫，不安其络，因而上溢下决。惟血既外夺，则邪热亦随血而泄，病势宜由此而减，乃为吉象。若血既外夺，而里热仍盛，昏谵烦躁，仍不轻减，即属重证。推其故，盖有二焉：一则伏热重而蒸郁过深，络血虽溢，而里热之留伏尚多也；一则营阴虚而为燔灼所伤，阴血枯竭，而不能托邪外出也。邪重者，宜凉血泄邪，如犀、地、栀、丹、银花、连翘、茅根、侧柏之类；血虚者，宜养血清热，如地、芍、栀、丹、阿胶、元参之类。总以凉阴泄热为主脑，血虚者兼以滋养，邪实者兼以清泄，必使血止而热亦因此而解，斯为顺手耳。此等证，每有急求止血，过用清凉，以致血虽止，而上则留瘀在络，胸胁板痛；下则留瘀在肠，垢痢瘀紫。甚或留瘀化热，变为暮热朝凉，咳痰带血，见种种阴损之候。昧者不察，误认为虚，漫投补剂，遂迁延不愈，愈恋愈虚，以致不救，可慨也夫！

凡瘀留在肠胃者，易于疏化，以其在康庄大道，不在细微曲折之处，药力易于疏通也。若瘀留于肺、肝血络之中，则络道蚕丛，药力既非一时可到，而又不宜于猛剂攻消，只有通络化瘀泄热之法，缓缓图功。如曹仁伯清瘀热汤之法，最为得窍，学者宜仿此用之瘀热汤——旋、绛、葱、苇、枇。

伏温外窜血络发斑疹喉痧等证治

伏温化热，燔灼血络，因致络血外溢，邪热即随血而泄，于病机犹为顺象。乃有邪热郁于血络，不得外达，其在于肺，肺主皮毛则为疹；其在于胃，胃主肌肉则为斑。有斑疹各发，不相交涉者；有斑疹兼发，不能分析者。总之，以清营透邪、疏络化斑为主。凡外面斑疹透齐，即神清热解者为吉。若斑疹虽透，而里热不解，则热郁已甚，其势必有变端。当随其见证，小心斟酌。又有一种烂喉丹痧，此于伏温之中，兼有时行疫毒。发热一二日，头面胸前，稍有痧疹见形，而喉中已糜烂矣。此证小儿居多，其病之急者，一二日即见坏症。如面色青晦，痰塞音哑，气急腹硬，种种恶候，转瞬即来，见此者多致不救。此等急证，初起即宜大剂清营解毒，庶可挽回万一。若稍涉迟延，鞭长莫及矣。

鲜生地为此证清营泄热必用之药。欲兼疏散之意，重则用豆豉同打，轻则用薄荷叶同打，均可。丹皮清血中伏热，且味辛主散，炒黑用之最合。银花清营化毒，元参清咽滋水，均为此证必要之药。

治肺疹初起，须兼透达者，于清营方中，用牛蒡、蝉衣以透发之。古方治斑毒，用化斑汤白虎合犀、地之类，或玉女煎之类。然须烦热多汗者，乃为合剂。若热不甚，汗不畅，遽投石膏，恐有邪机永伏之弊，临用时宜加斟酌。黄玉楸于此证，用浮萍为表药，颇有思路，可取用之。

塘市孙蕴之大令郎，聪颖异常，年甫十步，“十三经”已能背诵，且能举其大意。蕴翁视之，不啻掌上珠也。丁亥秋，专信邀诊。余夜船赴之，至明晨抵塘市，已不及救矣。蕴翁曰：大儿已死。次儿后一天起病，今已两天矣，病状与大儿纤毫无异。以大儿之死例之，则次儿至今夜五鼓时，亦将不救矣。姑为我视之，尚可挽救否？余视之，面色青晦，不语，惟烦躁阵作。发躁时，将臂内搔挖，若不知痛楚者。挖破处，血亦紫黯不流。舌质紫刺如杨梅，喉间板黄不腐。余细审，乃疫毒闭于营中，不能外达而毒攻心、肺，故其死若是之速。此证属阴毒、阳毒之类，在古书中虽无确当治法，而以意测之，欲图挽回，必使疫毒有外泄之路，乃有生机。遂令其用犀角磨汁，鲜生地、大黄绞汁，再合元参、丹皮、银花等化毒泄热之品，陆续灌之。至黄昏，得大便溏黑者两次。灌至天明，尽药两茶盏，又得大便溏黑者两次。余再视之，神情较能灵动，舌上黄苔浮腻，喉间起腐。仍用前法，加入金汁，合养阴之意，如前灌之。一日夜服三四碗，大小便始畅，腹硬亦平。其上半如颈、项、肩、肘，下部如腰脊、髀关、膝腘等处，凡肢节交接之处，从前有紫痕僵块者，至此皆红肿作脓。不特咽喉溃烂，并肛门亦溃烂流脓。余力守养阴活血、泄热化毒之方，两旬以后，咽喉及通身之溃烂，均得以此收功。惟大便中仍有脓瘀杂下，余参用内痈治法，又月余始痊。是役也，余用犀、地、大黄，多进不撤，人皆骇之。不知此症之热毒，亦非寻常所有。设迟回审慎，兼顾其虚，无论如此重病，不能挽救于垂危；即使当时就挽，而后半如此波涛，亦断不能收全功于万一也。

伏温化热郁于少阴不达于阳

伏温之邪，冬时之寒邪也。其伤人也，本因肾气之虚，始得入而据之。其乘春阳之气而外达也，亦以肾气暗动，始能鼓邪化热而出。设其人肾阳虚馁，则邪机永伏，每有半化半伏、欲达不达之证。如外面热象炽盛，或已见昏谵、痉厥之候，而少阴之伏邪尚有未经化热，仍留滞于阴分者。此时就热象论，已有热扰厥阴之险，清泄之药不容缓。而内伏之邪，又以肾气内馁，不能化达。设专用凉泄，则邪机愈滞：设用温化，又属抱薪救火。展转之间，内则阴液干涸，外则邪热蒙闭。迟之一二日，即不可挽救矣。此等证情，在温病中，为最险重之候。即使竭力挽回，亦属冒险图功。治病者，必须豫为道破，庶免疑谤。

此证邪伏少阴，喻氏仿仲景少阴病治例，用麻黄附子细辛汤及麻黄附子甘草汤两方以透邪，增入生地以育阴扶正，其用意颇为切当。惟温邪既动，必有热象外现；其甚者，邪热蒙陷，已有痉厥之象。此时麻附细辛，断难遽进。然非此大力之药，则少阴之沉寒，安能鼓动？治当师其意而变其制，如用麻黄汁制豆豉，附子汁制生地，至凉肝熄风治标之药，仍宜随证参入。似此面面周到，庶可收功。

附案：门生金石如，戊戌三月初旬，患时感症。初起恶寒发热，服疏散药一剂，未得汗解，而热势转淡，神情呆钝，倦卧耳聋，时或烦燥，足冷及膝，指尖、耳边、鼻准亦冷，两便不利，腰俞板硬，不能转侧，脉迟细而弱，呕恶不能纳水饮，惟嚼酱姜稍止，舌苔厚燥微灰。此由新感引动伏邪，而肾阳先馁，不能托邪化热，故邪机永伏不出，其已化之热，内陷厥阴，欲作痉厥，情证极为险重。赵生静宜先往，用栀、豉、桂枝、羚羊角，合左金法，小便得通，足温呕止，余则证情如故，邪仍不动。议用麻、附，合西洋参、生地等扶正托邪，而余适至，遂令赶紧煎服。两进之后，尺脉始弦，而神情之呆钝，腰脊之板痛仍尔也。拟用麻黄制豆豉，附子制大生地，桂枝制白芍，合人参、牛膝、元参、淡芩、羚羊、生牡蛎等味出入。三剂后，以舌苔灰厚而干，又加大黄。服后，忽作寒慄战汗，而腰脊顿松，随得大解，而里热亦泄，神情爽朗，调理一月而愈。

此证就邪之深伏而未化热者论之，则只宜温托，大忌寒凉：然痉厥神糊，舌苔灰燥，若再助其热，势必内陷厥阴，而为昏狂蒙闭之证，无可挽也。就邪之已动而化热者论之，则只宜清泄，何堪温燥？然脉情迟细，神呆形寒，经腑俱窒，若专用凉化，则少阴之伏邪不出，迁延数日，势必内溃，而为厥脱之证，其去生愈远矣。再四筹审，决无偏师制胜之理。不得已，取喻氏法以治其本，合清泄法以治其标，一面托邪，一面化热。幸赖少阴之气，得扶助而伸。凡经邪、腑邪，已化、未化之邪，乘肾气之动，一齐外达。故战汗一作，大便一行，而表里诸病若失也。

黄村桥范养逵令郎，于戊戌夏间患三疟，至八月初服截药而止。至二十外，忽然遗泄数次，遂发寒热，如日作之疟。先寒后热，迨外热已甚，而下身骨节仍寒，须再作寒慄一次，随啜热粥一碗，然后得汗而解。延至九月初，已十余发矣。一日，当啜粥助汗之时，忽然头晕目暗，冷汗肢厥，如欲脱之状，逾时始定。此后遂卧床不起，惟胃纳尚不大坏，缠绵不愈。予往诊时，十月中矣。予谓从前三疟，是暑湿之邪。迨愈而复作，是引动少阴伏邪，乘少阳新病之虚而出，而肾阳先馁，不能托邪，故寒慄日甚，而热势反不重也。此当用温经托邪之法，用桂枝汤加人参、当归、生地、附子汁制牛膝，仍用柴胡、豆豉、黄芩等味出入，十余剂。中间迭见惊悸、痉惕诸证，又加龙骨、牡蛎、羚羊角等味，随证治之而愈。

此症当疟疾再发之时，诸医仍用暑湿门套方，服二三十剂，而病情毫无增减。病者自言不起，每夜分辄有谵语。病家疑神疑鬼，医家莫测其病原所在。其故皆由近日医家，不囿于吴又可募原之说，即泥于吴鞠通三焦之论，而绝不知有少阴伏邪随经发病之理。故遇此等证，便觉毫无把握，轻者迁延致重，重者无法挽救，近年所见不少矣，哀哉！

伏温化热内陷手足厥阴发痉厥昏蒙等证治

伏温由少阴而发，外出于三阳经证，内结于胃腑，则见阳明腑证。其证虽深浅不一，但由阴出阳，于病机为顺，均在可治之例。惟有伏邪已动，而热象郁滞，不达于三阳，亦不归于胃腑，而即窜入厥阴者，在手厥阴则神昏谵语，烦躁不寐，甚则狂言无序，或蒙闭不语；在足厥阴则抽搐蒙痉，昏眩直视，甚则循衣摸床。此等凶证，有兼见者；有独见者；有腑热内结，邪气充斥而溃入者；有阴气先亏，热邪乘虚而陷入者；有挟痰涎而蒙闭者，有挟蓄血而如狂者。凡遇此等重证，第一先为热邪寻出路，如在经者，从斑汗解；在腑者，从二便出是也。至照顾正气，转在第二层。盖气竭则脱，阴涸则死，皆因热邪燔劫而然。用药于祛邪中，参以扶正养阴，必使邪退，而正气乃能立脚。如徒见证治证，但以清心泄肝、化热养津之剂，就题面敷衍，虽用药并无大谬，而坐失事机，迨至迁延生变，措手不及，谁之咎欤！今姑就手足厥阴见证各条，拟治法如下：

凡热重昏谵，至夜增剧，舌底绛色，此热灼于营也。以犀角地黄为主方。

烦躁不寐，口渴舌板，神情昏扰，热郁于上也。以凉膈散为主方。

神志烦乱，小溲赤涩，舌尖干红，热劫心阴也。异赤各半汤为主方。

面赤神烦，大渴多汗，热燔阳明之经也。白虎汤为主方。

大便秘结，或热结旁流，唇焦齿垢，舌刺焦黄者，热结阳明之腑也。以三承气为主方。

又如热蒸痰升，蒙闭神明者，加用至宝、紫雪、菖蒲汁之类。痉掣搐搦，肝风升扰者，加用羚羊角、钩藤、石决明之类。

病证纷繁，治难缕述，而总以袪邪扶正两意为提纲。袪邪之法，已列于前。至扶正之法，在温病以养阴为主，以温热必伤阴液也。人参难得佳者，且病家无力者多，岂能概用？惟西洋参甘凉养津，施于温热伤阴者，最为合用。余如生地滋肾阴，白芍养肝阴，石斛养胃阴，沙参养肺阴，麦冬养心阴。如遇虚体或久病阴伤者，无论发表、攻里剂中，均可加入。其或热已窜入厥阴，而邪之藏于少阴者，热气尚伏而不扬，宜于清泄中，仍兼疏托。或热已内陷营阴，而邪之走于经者，表气尚郁而不达，宜于凉营中，再参透表。其最重者，邪热内燔，而外面反无热象，甚至肢厥肤冷，脉涩数而不畅，必得大剂泄热透邪，乃使热势外扬，脉象转见洪大，庶可免厥深闭脱之危也。

伏温上灼肺金发喘逆咯血咳脓证治

温邪挟湿，则为湿温。其湿之轻者。仍以温邪为主，略参化湿可耳。其湿之重者，与热相合，热势虽炽，而有脘闷呕水、舌腻不渴等证。初起宜参芳香宣化，迨湿邪化燥，用苍术白虎汤清热燥湿，可以一剂而愈。若初起即与清滋，欲清其热，转助其湿，而发愈缠绵。每有治不如法，迁延一两月而病不退者，皆治之不得其法也。然则此乃湿温之在胃者，治之犹易。有一种湿热蕴于太阴者，初起不见湿象，但觉热象蒸郁不扬，脘闷口甜，而胃口无病，仍可纳谷，舌上不见浊苔。其湿热深郁于脾脏，漫无出路，或发黄，或腹满肢肿，或溏泄，或便秘，或呕恶，或小水赤涩，甚则热郁日深，脾营受伤，则舌底绛色，或薄苔罩灰黄而不甚燥。种种见症，无非湿郁化热。何以燥之则增热，清之则助湿，如此其百无一效也？盖脏病无出路，必借道于腑，乃能外出。此病热蕴已久，脾中之热，渐欲外达于胃；或胃中挟有痰积，热即附之而炽，亦有便秘、舌焦、燥渴、烦谵等证，投以苦泄，则胃热下行，而病势一松。然所泄者，胃腑之标热也。其脾脏中蕴遏之热，仍未达也。故病虽暂减，而阅日复炽。屡伏屡炽，久而正气不支，遂成坏证。此等病，治之最难得手。诚以此症，病势不重于外，病家每每忽视，投剂不能速效，病家势必更医。后来者见前医无功，必且改弦更张。因之杂药乱投，致成不救者，吾见实多。治此者，必须将太阴之湿，与少阴之热，孰轻孰重，细细较量；再看其湿热所伤，或为脾气，或为脾阴；其兼挟之病，或为痰积，或为瘀滞；均宜细意分析，方可用药。至用药之法，须得轻、清、灵三字俱全，冀其缓缓疏化。切不可侧滞一面，以致无益反害。吴鞠通《温病条辨》，其原出于叶氏，上、中焦湿温各条，颇有此理者。薛生白《湿热条辨》，亦多可取。试细绎之，当有得心应手之妙也。

伏温阴阳淆乱见证错杂

伏温由阴而出于阳，于病机为顺。若病发于阴，而即溃于阴，不达于阳，此病机为逆。若是乎，阴阳两层，界限分明，安有淆乱者哉！凡病之阴阳淆乱者，其故有二：一则由乎正虚，如阳虚者阴必凑之，则阴病可淆于阳矣；阴虚者阳必扰之，则阳病可淆于阴矣。一则由乎药误，如病在阴而误投阳药，则阳气为药所伤，而阴病淆于阳矣；病在阳而误投阴药，则阴气为药所伤，而阳病淆于阴矣。至其见症错杂，有即由于阴阳淆乱而杂者，有由他邪之兼挟而杂者。看此等证，全要天分聪明，识见老到，方有把握。盖此等证，变化最多，无一定路径可循。临病者，须将正气邪气、表病里病、新邪旧邪、孰本孰标、孰轻孰重、孰缓孰急，一一衡量得宜，方可施治。有当先顾本元，苟得正气一旺，而邪自解散者；有当急祛外邪，必得邪气速退，而正乃不伤者；有症虽错出，而发于一原，只须专治其本，而各症自退，所谓缓则治其本者；有证虽在标，而病机甚急，必先须治标病如小便不利之类，而本病从缓，所谓急则治其标者；有病势蔓延，欲治其根，而正气不支，只可先披其枝叶，而用渐衰渐胜之法者；有病情纠结，必除其根，而各证自退，不得不攻其坚垒，而用擒贼擒王之计者。以上所谓错杂，犹不过表里虚实，其用药尚可一线相承。此外，更有寒热错杂，如阴虚而挟寒饮，阳虚而挟肝火，治此则碍彼，治彼则碍此者，其用药更难措手。此中奥妙，有知之而不能言，言之而不能尽者。总宜于轻重缓急，权之极精，方可论治。至选药，宜彼此照顾，尤必有手挥五弦、目送飞鸿之妙，乃为得法。否则，失之毫厘，谬以千里，其不误人性命者鲜矣！

伏温外挟风寒暑湿各新邪为病

伏温之邪，由春夏温热之气，蒸动而出，此其常也。亦有当春夏之间，感冒风寒，邪郁营卫而为寒热，因寒热而引动伏气。初起一二日，第见新感之象，意其一汗即解。乃得汗后，表证略减，而里热转甚。昧者眩其病状，几若无可把握。不知此新邪引动伏邪之症，随时皆有。治之者，须审其伏邪与新感，孰轻孰重。若新感重者，先撤新邪，兼顾伏邪；伏邪重者，则专治伏邪，而新感自解。盖伏温自内达外，苟由三阳而外解，则表分之新邪，自不能容留矣。《内经》云：凡病伤寒而成温者，先夏至日者为病温，后夏至日者为病暑。此指伏邪乘暑令而发者，尚非兼挟暑邪之病。其有兼挟暑热之邪而发者，则必另有暑热见证。其新病引动伏邪，大致亦与兼挟风寒者相似。须审其轻重缓急，分清经界，方可着手也。至兼挟湿邪之证，有外感之湿，有内伏之湿。伏气既动，则热自内发，蒸动湿邪，与伏温之热混合，为病最属淹缠。治之者，须视其湿与热，孰轻孰重。须令其各有出路，勿使并合，则用药易于着手。再湿邪有宜温燥者，如平胃之类；有宜渗利者，如苓、泽之类；有宜通泄者，如车前、滑石之类；有宜清化者，如芩、连、栀、柏之类。以上皆专治湿邪之法。若与湿热并合，则为湿温，见症最繁且杂。其治法须随机应变，初起有芳香化湿者，如胃苓、正气之属；而通宣三焦者，如三仁、滑石之属；中焦热重，有清泄阳明者，如苍术、石膏之属；有苦泄太阴者，如茵陈、芩连之属。总之，须细察见症，如湿重者，自当治湿；若伏邪重者，仍当以伏邪为主也。

伏温兼挟气郁痰饮食积瘀血以及胎产经带诸宿病

伏温而兼挟外感者，则以新邪而引动伏气为病。若伏温而兼内伤者，则因内伤而留滞伏温，不得爽达。治之不得其法，每有因此淹缠，致成坏证者。即如平时有气郁之病，则肝木不畅，络气郁滞，温邪窜入肝络，即有胸板胁刺、咳逆等症。邪郁不达，久而化火，即蒙冒厥阴而有昏痉之变。平日有痰饮内停者，抑遏温邪，不得疏越，郁之即久，外冒之痰浊，尚未蒸开，而内藏之津液，早已干涸。一旦热势猝发，如烈火燎原，不可措手者，亦往往有之。中宫先有食滞，或因病而积，有热邪所燔，阻结于胃，劫烁胃津，此可攻之证也。须得大便通行，积去而热邪乃随之而解也。平时有瘀血在络，或因病而有蓄血，温热之邪与之纠结，热附血而愈觉缠绵，血得热而愈形胶固。或早凉暮热，或外凉内热，或神呆不语，或妄见如狂，种种奇险之证，皆瘀热所为。治之者，必须导去瘀血，俾热邪随瘀而下，庶几病势可转危为安也。有胎前犯温病者，热邪燔灼，易于伤胎。治之者，除蓝布冷泥护胎外，治法亦别无善法。只要眼明手快，认清病机，迎头清泄，勿令邪热留滞伤胎，便为得法。古法每于当用方中，加入四物，名曰护胎。如当用者，尚无大害；若不当用而用之，则滋腻滞邪，非徒无益，而反害之矣。产后血舍空虚，百脉俱弛，当此而温病猝发，最易陷入血络，急则为痉狂等险候，缓则留恋血室，燔灼营阴，延为阴损之候。治之者，须处处回护阴血，一面撤邪，一面养血，勿令热邪深陷，乃为得手。至兼挟经带为病，亦与胎产相似，不外虚则邪陷、实则瘀阻两层。治之者，处处就此两层着想，自然得法矣。

——《中医杂志》1926年第18期第25～36页、1926年第19期第22～32页

方仁渊

方仁渊（1844—1926），字耕霞，号思梅。江阴市顾山镇人。早岁曾游泮宫，笃好经史、诗文，后受业于无锡名医王旭高，逢太平天国战事乃辍学，去苏州药店为徒。为继未竟之业，抽暇攻读医典，从名医邵杏泉游，更得吴门医者循循教益。数年后，医道大成，乃开业于无锡蠡园等地。光绪初年，其移居常熟，悬壶于城内草荡街。治病宗“天人相参”之旨，每据岁运，辨证施治，进退有度。光绪庚辰（1880），岁值太阳寒水司天，太阴湿土在泉，民病多寒湿，以温燥辛开之剂，无不应手，因而医名鹊起。其不负师教，集诸验案，辑录《王旭高医案》四卷，撰写《新编汤头歌诀》一卷行世，时海内医者，无不置备之。又著有《倚云轩医案》《倚云轩医话》各二卷，虽未刊行，然医林中竞相抄藏。兼工书法，善吟咏，榜其斋“倚云咏馆”，与邵松年、俞钟颖、刘石香、陆懋宗等诗文酬和，著有《倚云轩吟草》一卷等。1922年，方氏被选为常熟医学会会长，团结同道，共议对策，并创办《江苏常熟医学会月刊》，出版凡26期，为常熟县医学月刊之始。

惊风说平议

仆秋间卧病，见儿辈读医学报纸，遂于枕上取阅，以消愁闷。而叹此事实难，而雪樵周先生毅然行之。是非学问精纯，读书有得，则一言出口，指摘丛来，非比别项报纸，可以无稽之言搪塞，佩甚佩甚！而又叹立言更不易。如三十一期报中，张君仿、喻陈两贤，力辟小儿“惊风”称名之妄，以挽世俗颓风，改“惊”为“经”，其识力固过人矣。后经魏天柱先生论辨，加以孙梦兰先生书后，可称尽善尽美，无可再议，而仆窃又有说者。夫改“惊”为“经”，固有未妥，而易“惊”为“痉”，本诸《金匮》，语有来历。然考之古人，此证有两，一名痉，而一名瘛。虚实不同，病情亦异，不得尽称为痉也。自后世瘈痉同呼，且风、动、痉、厥四字，每蝉联而下，混淆不分，名实之不辨极矣。姑即瘈、痉两字言之。痉者，实症也，挟外感而来，或风热，或风寒，或痰火，堵塞其六腑机窍，致角弓反张，卧不着席，齿戛目窜。在小儿，有先痉而后发热者，俗称急惊风是也。瘈者，虚症也，多久病见之，或亡血，或误汗，或吐泻过多，跌仆出血太甚，乃耗其津血阳气，致木燥土虚，经络无所荣养，则搐捻抽掣，四肢振动，俗称为慢惊风。原因各异，治亦不同，后人同以惊风呼之。仆以诸名家反复推论，尚有未尽，故论次及之，非敢抨击诸公也。《读吴鞠通〈温病条辨〉后》，言之颇详。再考惊风之名，始于《颅囟经》，此书不知何人所作。宋翰林医士钱乙，为儿科高手，谓得力于《颅囟》。其书在宋以前，已擅用牛黄、脑麝、金石之药，其来已久，今日而欲辟之，恐难乎其难也。

仆按惊风之症，由于小儿之脑筋衣生有坏体发炎，为小儿之脑症。中医于脑之标症，无不以为属于肝，而名之以风者，其状易惊。此惊风之名词所由来也。医家、病家沿用千余年，一旦改之，谈何容易！故张君静莲欲以音同之“经”易之，庶医家、病家从之较易，但于症之由于脑，而不由于风，未曾顾及，自不若孙君梦兰之改为“痉”。而孙君之改为“痉”，亦取“痉”“惊”同音之意。今方君以“痉瘈”并称，而以“痉”为未妥，则仆有调停之说焉。急、慢两症，虽分二状，然因急惊而转为慢惊者甚多，故中医二之，而西医一之。仲景分伤寒为六经，鞠通分温病为三焦，可见病所有传变，而名词无改易。大抵中医之于病名，有纲有目。今欲易惊风之名词，便于痉而不便于疭，则纲痉而目疭，亦何不可。

——《医学报》① 1905 年第 39 期

---

① 《医学报》创刊于 1904 年初夏，创办者为周学樵，由中外日报馆代为发行。

曹惠昌

曹惠昌，江阴人。曾在朱莘农发表《夹阴证治》一文时予以指点。于《江阴县国医公会五周年汇刊》撰有《外科管见》一文。

外科管见

吾国医学，初时各科不分。历考先贤著述，内外并载。迨后贤以外科之不纯一，爰作专书以分类，如《青囊经》《洞天奥旨》《外科大成》《景岳发挥》《证治准绳》《外科启元》《外科正宗》及近时之《疡医大全》《全生集》《心得集》等书。其中所载诊治方药，详细分明，一望无遗。然于手术、配药两门，不有师承，茫无头绪。何况当今碧眼黄髯，奔竞号召，若不加以研求刷新，势必日渐衰落。愿诸同志急起直追，如李陵振臂一呼，战胜疆胡十万，其幸孰甚。为将愚者一得之见，贡献于大雅之前，布鼓雷门，幸勿责其妄而有以教之。

大凡流注之症因多端，而治法各异。前贤论之綦（极?）详，如或因于痰者，有“痰串”之称；或因寒伤三阳经失汗者有“阳湿痰破疮”、伤于三阴经失汗者有“阴湿痰破疮”等名；有因于风湿走散四肢者而有“马疒其”之别；或因素体阴虚，劳碌伤营，风寒湿热瘀阻，所生不一者，名曰“流注”。诸家所称之名虽如是，而论其形状，则漫肿无头，皮色如常而已。尝考“流注”之原起，因类伤寒之邪入络而发者，即憎寒发热、头痛、周身掣痛、痛处按之着裹，络遂间有粗如小指一条，痛而拒按，皮色活动如常，其脉浮数或紧涩，苔浮或腻，走窜不一者是也。

初部治法，疏解、理气、和营为主，不可攻消，而用甲片等药，恐其走窜太过，反致叠串不已也。如寒热不退，酸疼不已，患处肿胀，脉见弦数，将欲蕴脓外溃，此时当用和营通络，如散脓肿坚汤，或活命饮、小金丹之类均可。溃后不可遽用补托，如芪、党、生熟地之类固塞气分，邪难尽泄，发生变症。须俟热退脉净脓清，方可用也。有因温病之后，邪留阳明而发者，起时壮热神昏，不知疼痛，迨热退神清而觉痛者，其脓已成。溃后络虚，每多虚串，不可妄攻，亦不可因虚而投峻补。须待余邪化尽，方可补托，否则只可用养营清热等法为宜。有因寒痰湿凝者，起时不甚疼痛，但觉微酸，渐次筋掣不舒，形寒发热，患处渐肿，脉缓转数，白苔渐转黄腻。初用温散祛湿、理气和营，倘见化燥，即不能用温矣，治同邪机入络法。有因瘀伤而发者，起亦寒热大作，痛处肿而成块，肤上微红，按之稍觉焮热，发散者少，脉来弦洪，治当理气、化瘀、消肿。大便艰者桃仁承气、嵾峒丸之类均可用之。如产后恶露停滞，发于两堵角两足，或发内痈，起时隐痛，渐见结块，生化汤加理气和营甚效。间有上身发者，因产时感受风邪，发热瘀停，络道失宣，着裹作痛，渐见肿胀，初起时用生化汤加疏邪为主。有因气瘀湿浊，凝结胃脘而发者，肿痛有形，梅花点舌丹多服甚效。至溃泄脓色，尤宜分辨以为佐证。类伤寒之脓色白而稠黏；温病后之脓色粉红；寒湿痰之脓色白兼微黄，或有如豆渣之起花；瘀伤及恶露脓色如豆汁，中有紫黑块。以上诸条，皆鄙人平素经验所得，用特举其大略，以为公共研讨。其中或有悖谬之处，务希明哲诸君不吝训迪，以启愚蒙。

附：论针、手术刀

手术一端，古法真传未载，难以稽考。鄙人敬将业师所授，与平日经历所得，一一录出。管窥之见，不免贻笑大方家耳。

凡脑疽、发背及诸恶疽，初起一粒如粟，头现白色，切勿概行刺破。须分别阴阳施治。阳症，顶高色红作痛，是六淫之邪所结，可刺破以去其毒血，毋致漫延扩大；阴症，平塌色白，但觉重紧不疼，乃七情气郁所伤，不可早刺伤其气血，使气火散越，致成燎原之势，治宜理气解郁，待箍托起发之后，方可刺泄其毒，以免走散内陷之险。疔毒之患于头面者亦如之，不可妄刺也。

痈毒发于肉厚筋少之处，其患处有块坚硬色红者，便可按块刺之。倘刀头觉空松无碍，其脓自必随泄，易于收功。若待按之而弹起有力者，则肉多腐坏，收功迟缓矣。

流注色白居多，且皮色活动。其刺法为以手按之，中有一疖弹起有力者，脓已成也。须挤住四围，使之不能移动，当于疖尽处刺入，刀头空松者，脓即泄出。口门要直、要大，疮口庶无阻隔，脓水易于排泄。若筋多肉薄之所，必细视肤中有红络与否，避去红络刺之。不可早刺，亦不可过于透熟，否则两者多有损伤。盖早刺恐伤其络，过迟则又腐损其络也。总之，疡症用刀之时，须要息心静气，手敏心灵，心手相应，融会贯通，庶无杆格之虞矣。如遇大症难开之处，尤须慎重考虑，务使手到病除，以免偾事。再者，探索脓根，须按患处或块中有隙一线如米麦之大者，即是脓门，刺之易愈。若摸得一线有跳动之状，此是动脉所在，万勿可刺，须再探索他处为要。至于阴寒湿痰之症，必用火针开泄，使阴凝之气得温而散，可收速效。今人怕痛，开刀时先用麻醉药物，因致火针不行，其法渐废。遇有阴寒之症，迁延难愈，深为可惜。谨陈手如上。

曹君惠昌，别号壶隐，立志高洁，学识超群，所以求治者接踵，而于贫病尤所注重，每经一治而即愈者，盖其心仁，其术智矣。愚于疡科一道，素属门外，而读此篇所载症状脓色各条，启发后学不少，诚临诊之一助也。读者无忽，醉樵谨志。

——1936 年《江阴县国医公会五周年汇刊》第 40～41 页

高 憩 云

高思敬（1850—1925），号憩云。江苏江阴人。年少时即酷爱医学，17岁时受业于表伯赵云泉先生，学习内科。后又师从于江阴外科名医李遇良先生，尽得其传。光绪十一年（1885），高思敬姊丈杨殿臣在天津创办养病院，多次函邀高思敬携眷来津。在养病院应诊的十余年间，高思敬诊治患者十余万，活人无数，被誉为“津门华佗”，后任养病院院长。光绪三十二年（1906），高思敬与天津内科名医丁子良先生创办天津医药研究会。次年，高思敬赴嘉兴友人之约，遇义和团运动，无法回津，便在闲暇之余奋笔著书，名曰《高憩云外科全书十种》，名虽为十种，实则七种，分别为《外科医镜》《外科三字经》《外科六气感证》《外科问答》《逆症汇录》《运气指掌》《五脏六腑图说》。

《外科医镜》

序　论

地势高卑天时气候起居服食不同受病亦不同论

说者谓天时地势，气有偏胜。如卑地多潮湿，高地多风燥，闽广江浙，地偏东南，故多雨，晋豫燕齐，地偏西北，故多风。然南省时虞干旱，北省恒患水灾。岂高卑燥湿其言不足凭欤？而不然也。盖一郡之中，西北东南，阴晴不免互异，一乡之内，前后左右，燥湿亦各悬殊，此地势之不齐，气候寒湿所由异也。若乃天时，春温夏热秋凉冬寒，此之谓四时正气，反此即谓不正。人苟不善于卫生，疾病即由兹而中。此天时之不正，其气候凉燠有偏胜也。是则天时地势，既各不同，其受病之原因亦自不一。消息盈虚之际，可得解而不可得言也。医者果能辨明受病之因，胸中了然，自知邪之所在，据证用药，譬如用兵，专走一路，则足以破垒擒王矣。闲尝考之，居近两水间山，其人多病痰饮，两山夹水，恒患瘿瘤，一则土难制水，一则湿盛生痰也。至于饮食，亦有膏粱藜藿之别，嗜肥鲜者，热积脾胃，故多痰；甘醴酒者，损伤肺系，且生湿。若夫北人食高粱，宿暖炕，南人食白米，卧凉床，其脾胃强弱固自不同，气血寒温因之亦异。故北人偶病燥结，大黄在所必需，南人虽至闭甚，生军未敢轻尝。倘执死方以治活病，必致误世殃人。学者苟能悉心体会，触类旁通，而医疗之大法已无余蕴矣。故曰：消息盈虚，可得解而不可得言也。

病分标本治亦分标本说

初病为本，传病为标，尽人而知。而重本、重标、本中本、标中标，鲜有解其故者，爰将此义而发明之。假如初感风寒，继受风湿，是风寒为本，风湿为标。然风寒日久，反化为热，热未解而又重感风寒，是为重本，宜解外邪，化内热，荆芥、苏叶、桂枝、芩连主之，此辛凉并用，本标兼顾之治也。如风湿郁久，转化为痰，痰胜生火，火胜生风，是为重标，宜泄内风，清内热，黄连、丹皮、山栀、连翘、羚羊、犀角、钩藤等药主之，此清心泄木，舍本求标之治也。假如初感风寒，继受风湿，复受风寒，是为本中本，宜祛风寒为主，兼燥其湿，此病之宜两顾者也。若初受风寒，继受风湿，复受风湿，是为标中标，宜除风湿为主，兼祛其寒，此病之宜舍轻者也。假如湿盛生痰，痰流肌络，遂致气血壅滞，结而为痈，宜以湿痰为本，气血壅滞为标，病者或又外感风寒，复受风湿，治宜先祛风寒，或祛风湿，俟客邪解散，再治湿痰，此为舍本求标。如或初患痈疡，继患疟痢，疟痢甫愈，复生痈疡，此因虚致病，亦宜标本兼治。若初患痈疡，继患疟痢，疟痢未愈，虚汗淋漓，夜不安卧，此因病致虚，急宜辅正，正足则邪自除。如或初患痈疡，痈疡溃后，忽又寒热交作，治宜速除寒热，此为急则治标。又或初患痈疡，痈疡溃后疼痛不除，治宜先重痈疡，此为缓则治本。若其人身体素亏，风寒外感，若用辛温疏解，则邪虽解而正气益伤，且恐开门逐贼，他贼又乘虚而入，岂不亏而益亏，愈速其毙乎？故治宜扶正为宗，兼解其邪，此亦为标本兼顾之治。其间毫厘千里，辨之者安得不慎。惟古人于疏解分利，诸方参用，人参其旨深远，有非后人所易测识者，如荆防败毒散、当归拈痛汤是已。而不明古人立方之深意者，辄以疏散分利，方用人参未免偏峻，且恐藉寇兵而资盗粮，为此言者诚误人不浅也，可慨也夫！学者倘能细心研究，辨明阴阳虚实表里，寒者温之、汗之，热者清之、化之，风者疏之、散之，湿者燥之、渗之、分利之，虚者补之、托之，实者攻之、下之，慎斯术也，以往其无所失矣。

病分三因治亦分三因说

三因者何？内因、外因、不内外因也。何为外因？风寒暑湿燥火六淫是也。何为内因？喜怒忧思悲恐惊七情是也。何为不内外因？饮食不节，失饱伤饥，起居不时，劳形过力，或又担轻负重，跌扑损伤，刀斫斧砍，水烫火灼，以及蛇啮狗咬，竹木刺伤，其内不本七情，其外不根六淫，是表非表，是里非里，似阴非阴，似阳非阳，此为不内外因也。三者均能令人致病，为痈，为疽，为疮，为疖，为疡，当先看其病生何部，毒发何经，是疮，是疖，是痈，是疽，是疡，然后再究表里阴阳，寒热虚实，或系外因，或本内发，或自不内外因。凡项以上多属风症，风痰、风热、风火、风温，盖风性上行也；腰以下类多湿症，风湿、寒湿、火湿、湿痰，以湿性趋下也。至于腰上、项下、胸背、肩臂等处，病情百出，或因湿聚，或因寒侵，或因湿瘀交阻，或因血滞气凝，或因木失条达，或因金未肃清，或因肾水告乏，或因心火鸱张，或因脾阳不运，或因胃气乖违，或因湿痰互结，或因风湿兼侵，受病原因不外乎是。是在临症之际，细心探索，自有凭依。病既辨明，即可定断，宜疏宜解，宜化宜清，宜温通，宜苦泄，宜润燥火，宜救肺阴，宜如何宣运脾土，宜如何滋养肾阴，心血如何可补，肝郁如何可舒，据症用药，各视其宜。原病之轻重，量药剂之多少，病重药轻，隔靴搔痒，枉费工夫，病轻药重，巨斧敲针，戛然中断。是病已认真，倘轻重失宜，尚有太过不及之弊，矧阴阳莫辨，表里不分，欲去其病，不亦难乎！其由于不内外因者，病情虽分久暂，其所以致病者不外血瘀气阻。经云：气为血帅，血为气辅，是以血病气无不病者，同条共贯，稍一失调，病既生焉。故善治者必气血兼顾，若徒执一途，非法也。其外治或用手法，或敷或掺，其内治总以消瘀理气为主，如复元活血汤最为稳妥，三黄宝蜡丸及七厘散亦可酌用。至若蛇啮狗咬，水烫火伤，详后杂治部分类专方。

真类病论

天下事有异同，即有真类。夫类之云者，以事相同，情相若也，其于病症何？莫不然内科有真伤寒、类伤寒之别，真中风、类中风之分，而外科书中鲜所发明此义者。岂前人遗漏之欤？抑痈、疽、疮、疡、疖五者可以包括之欤？夫痈疽原有一定之形状，不能指痈为疽、指疽为痈。然亦有难言者，病每介乎两歧，医遂游移，彼此似是而非，莫辨其症，知有真而不知有类故也。试举一二关系最大者言之。假如背生一疮，疮头形如蜂房，根盘一二寸许，六七日脓出肿消，十四日结痂而愈，间有二十一日者，则将谓之为背疽，抑谓为背痈、背疖乎？如谓背疽，自起发至落痂总须百日，谓为背痈，起发落痂亦须四旬，谓为背疖，疖无蜂房之形，根盘亦断无如此之大，此可别之为类发背也。如或头面、腮颧、口角以及手指、足指并手足指了等处，初起大如围棋子，形非热疖，势类疔疮，疮头并不高耸，四围亦浮肿蔓延，甚至稍有寒热，有三四日成脓，有六七日溃破，破后三四日收功，此谓为疔疮乎？抑不谓疔疮乎？如系疔疮，治无如此之易，若非疔疮，而寒热肿势与疔无殊，此可谓之为类疔疮也。若脑疽、搭手、肠痈、附骨痈疽以及横痃、腿痈、流注、骨槽风、牙痈并一切痈疽杂症，莫不有真有类，切不可模糊影响，遗患无穷，兹特并揭之曰真类，病当各求其病源，治之庶不至于有误。

看书不为书泥论

古人著书立说，必有大议论，不知费几许心思，经几番讨论，而后笔之于书。其于医书为尤甚焉。盖医本仁术，生命攸关，倘率尔操觚，遗人害矣。特南北风土不同，古今天时或异，故同命一症，识解回殊，同立一方，所见各判。是在学者细心玩索，当使书为我用，不可我为书拘。每见近时习俗，胶柱鼓瑟，自室当机，凡立方命症，总不脱古人窠臼，甚至有指为某症用某书某方治之。偶尔幸中，便自矜诩人，亦谓其学有本原，不中则归咎古人，谓为理固如斯，是此谓拘执死方以治活病，其不至误世殃人者几希！须知一书有一书之见解，各有至理存焉，有优于此而绌于彼者，有略于彼而详于此者，有同时各执一说者，天时人事，有异同也。有一人前后两歧者，学问功候有次序也。有理论显浅，辨症确有见地者，此临症多而阅历深，陈实功、高锦庭是也；有奥妙微言，立方不免偏执者，此识有余而见未广，王洪绪《全生集》是也。是数子者，皆名震一时，功垂后世，立说虽各不同，其救世苦心则一。即如陈实功《外科正宗》，别类分门，其中瑕瑜不免；高锦庭《疡科心得集》，清机流利，一片神行，最为世所推重；王洪绪《全生集》，无论何症何部，概以阴阳两字括之，理虽如斯，毋乃太简，解悟为难，其用阳和汤、犀黄丸，固为阴阳两症之主脑，亦未发明其义，而仆用阳和取效者指不胜屈。盖有是病，方主是药，必参验确而后可施治者也。至论痈疽成形，听其自溃，切不可擅动刀针，此说殊谬，贻误后人不浅。若痈疽成形或有忌用刀针者，数穴详列刀针法内。朱奉仪《卫生集》仅有黄芪、四物两方，如症属阳，用之或可有效，设若阴症，其弊当何如？岂其当时所见仅此一种欤？抑拘于一隅者乎？若夫《洞天奥旨》假托神仙事，虽邻于怪诞，而其处方用药，识见高明，用意深远，非渊博通达之人未易测识。仆初视之懵，如近年历练较深，偶试一方，辄著奇效。于以见古人立方用意未可厚诬，学者苟能细心探索，自有深造逢源之始，若以其怪僻，不乐披寻，则作者之苦心无表见于世矣。《东医宝鉴》议少方多，不无偏驳，如时文家之文料；《大成》《典林》《类志》鲜所发明，第备参稽而已；《医宗说约》言简意赅，惜叙症不多，所见亦小，无足观也；《疡医大全》，辨症详明，集方妥善，其于诸书奥旨颇能发挥殆尽，是为外科必读之书；《外科金鉴》，缕析条分，最便初学，惟篇章漫衍，要领难寻，观者易厌，且药味幽僻，龙涎、狗宝购觅维艰，盖当乾隆初年诏纂医书，医院诸君博采群言以备参考，凡有家藏秘本，内外诸科，罔不搜罗殆尽，是以参苓溲勃，并蓄兼收，细大不捐，惟求其备。学者当师其长而舍其短，看书勿为书泥也。其余外科诸书，或仆有未寓目者，不敢妄加逆亿，贻笑大方也。

病有医误有自误说

古人云：天有不测风云，人有旦夕祸福，岂不信然。夫症发之暴，医药不及，固无论矣，倘不至死，而为庸医所误，卒至不救者，不亦重可悲乎！人生寿夭穷通虽有定数，不能尽咎夫医，然亦有不能不归咎于医者。凡病之善恶，察形观色，本可预决死生，无奈初学茫然，识见猥浅，往往阴阳倒置，轻重失宜，如病轻势重，医者胸无把握，恫以危言，破坏病人心意，错误仓皇，欻然祸至，此一误也。又或病重势轻，医者自骋聪明，视为小疾，病者漫不经心，养痈贻患，时不待人，此又一误也。是不能不归咎于医者也。亦有不误于医而自误者。每见病人信医不坚，轻于更易，或轻身重财，或亲友滥荐，或求治过急，医药杂投，或稍解方书，任意增减，此中情态今时尤甚，自绝生机，其谁之咎？纵幸不死亦危矣殆哉。此又不得归咎于医者也。总之病人托信于医，医者尽心于病，庶不至于两失矣。

医非尽人可学说

且天下有理极微，道至奥。从事有年，未窥门径，未得旨归，至难而不易学者，其惟医乎！夫医者分门别类，虽十有三科，总不离乎内外两字。伤寒、温疫、妇人胎产、婴儿痧疹，此病之属于内者；痈疽、肿毒、眼症、咽喉以及跌扑损伤，此症之见诸外者。学医固难，而于外科为尤难。盖明乎内不谙乎外者，尚无关系，第辨夫外不知夫内理，犹盲人骑瞎马，动罹颠踬，可不惧哉！昔徐洄溪先生尝曰，医之为道，乃古圣人所以泄天地之秘夺，造化之权，以救人之死，其理精妙入神，非聪明敏哲之人不可学也；黄帝、神农、越人、仲景之书，词旨古奥，搜罗广远，非渊博通达之人不可学也；病名以千计，病症以万计，脏腑经络，内服外治方药之书，数年不能竟其说，非勤读善记之人不可学也；病情传变在于顷刻，真伪一时难辨，稍或执滞，生死立判，非虚怀灵变之人不可学也；内经以后支分派别，人自为师，不无偏驳，更有怪僻之论，鄙俚之说，纷陈错立，淆惑百端，一或误信，终身不返，非精鉴确识之人不可学也。故为此道者必具过人之资，通人之识，又能屏除俗事，专心数年，更得良师之传授，方能与古圣人之心潜通默契，其难也如此。岂尽人所能学哉！然则学医者必何如而后可？亦惟天资、学力、家学相承三者而已。夫得于天资者，性质聪明，识见敏捷，更得名师传授，先使之熟读内经、本草，复将古今诸书取精舍粗，汇为一帙，勤读善记，如是数年，无少间断，再令随师临症，讨论寻求折衷至当。故学医者必使熟之内经以求其本，熟之本草以究其用，熟之诊视以察其证，熟之治疗以通其变，触类旁通，夫然后医道成矣。而又博熟群书，采择众议，参互考验而施治之。每治一病，必将用方宜忌反复推求，贯微洞幽，不失细少，如此可为良医。倘具天资，而无学力，浅尝辄止，一曝十寒，纵有名师传授，则亦庸医而已。其由于学力者资禀中人，能勤攻苦，其从师读书，临证诸端，循序渐进，一同前论，惟较有天资者多费几年工夫耳，如此亦可勉为中医。倘聪明自是，不肯深求，终亦庸医而已。其家学相传者，无论其人资禀如何，即中人之资，亦不难精于其事。盖积习明教，更得心传，目染耳濡，有事半功倍之功。再能精习经方，参以实验，纵不能为良医，亦必中医也。而今时医者，既无天资，复无学力，又无家学相承，稍能诵药性，读《回春》者，辄尔悬壶，且署曰内外两科。及视其方案，语多不经，非曰人迎浮滑，即曰气口弦劲，其为弦劲乎？浮滑乎？果能辨之否乎？甚有药肆之流，仅解黄芩祛热，枳壳宽中，便自诩为知医，阴阳莫辨，表里不分，当攻不攻，当补不补，视方药为儿戏，以身命为试尝，此在三江两湖或不多见，燕齐晋豫所在有之。偶堕其术，辄惨同撄刃，展转戕生，可胜诛哉！

痈疽阴阳总辨

痈者，壅也，疽者，沮也。《经》曰：营气不从，逆于肉里，乃生痈肿。营气者，血气也，言气血为邪所阻，逆于肉里，不得流通，致成痈肿耳。夫人之身体原有五层，皮、脉、肉、筋、骨也，以言肉里而不言皮里者，皮脉筋骨四者总不离乎肉者也。此五层本无同异，如人家之门户有内外而已。五层生五症，痈疽疮疡疖，其发于筋骨者为疽，为阴，发于肉者为痈，发于皮里肉外为疡，为阳，发于肤腠者为疮，为疖。阴症有数种，阳症亦有数种。有纯阴纯阳，有阴阳相等，如发背、脑疽初起，未老白头，形同粟粒，但麻痒而不疼，疮口似腐非腐，似溃非溃，色紫黯不华，根盘散漫不收，顶仍平塌，寒热往来，神昏谵语，坐卧不安，十四日后渐溃腐，二十一日大溃，疮口像似蜂房，无脓流血，外皮坚硬不化，浑似牛领之皮，顽腐欲脱未脱，腥臭异常，难溃难敛，此阴症之逆症也。如症属阳，初起亦同粟粒，疼痛有时，根盘松活，疮顶高尖，色鲜红。纵有寒热，朝发夕止，饮食有味，坐卧如常。初候渐见溃腐，势如带子蜂房，两候亦可大溃，脓稠无血，有腐亦易化除，毫无臭秽，易溃易敛，此阳症之顺症也。疔疮亦有阴阳两种，诸书谓五脏疔生五色，此未可泥。初如黍米，或似蚊瘢，或似（虫蚤）蛟，既麻且痒，疮顶焦黑，四围木肿，而疮头坚硬，依旧塌平，寒执如疟，疼痛刺心，昼夜呼号不止，此毒发心肺两经也。如发肝肾脾经，但觉木痛而已。欲腐不腐，欲溃不溃，四围亦有数孔，浑如带子蜂房，挤之无脓，微有紫血，纵挤有脓，仅如目眵，腥臭难闻，青蝇丛集，更复内热，神昏谵语，烦躁不安，便闭溺赤，饮食不进，其死必不出七日。有不及七日者，如系食肉饮酒走黄者则不在此例。甚有朝发夕死，而三日五日而不死，一月半月终死者，是观受毒之轻重浅深，脏气迟速也，此为疔疽险症，其病多发在虎口、眉上、眼角、颧骨、印堂、鼻梁等处，若顺症初起，亦如粟米，未老白头，遂觉痒痛焮肿，虽肿势蔓延，而头必高耸，三日疮头已有脓意，四围有十数窠旋绕，亦类带子蜂房，惟出脓易且脓厚，其色黄白，疼痛有时，寒热即解，肿易消，食有味，或生口角、上唇、鼻旁下侧，或手足指掌，手足指了，且两处生疮，治法稍有区别。如或初起微痒微肿，渐次加大，四五日成脓，有六七日成脓者，此当辨明阴阳两经。如在阳经，皮薄易溃易敛；如属阴经，皮厚难溃，难敛，至溃烂后，有似带子蜂房者，有非带子蜂房者，乃受毒之浅深轻重不同，此疔疽之顺症、阳症也。若生在手足指了，三四日成脓，六七日即可完功者，此即前论类疔疮是也。又有一种阴症，生于大腿环跳、伏兔、箕门、股阴等处，初起骨间隐隐酸痛，不甚经意，或一月，或两月，渐渐痛剧，伸不能屈，屈不能伸，外面渐露形象，或一方漫肿，或通腿漫肿，按之但觉疼痛，全无根盘，内则寒热如疟，或仅内热口干，二十八日成脓，渐现一点微红，如此时急用火针刺破，尚可挽回，迟则内膜溃伤，虽有善者，亦无如之何矣。如或脓出稀污，或如败浆中有白沫，此为附骨疽阴症，亦有露形象，后经二三月始成脓者，溃后流稀水，中有粉渣，即败浆脓，此阴症之至阴，百不活一。有生于腰俞、肋间或大腿，初起漫肿无头，根盘大如覆盆，或如覆碗，皮色不变，但觉酸痛，如蟠腰流注、贴骨流等，总系阴虚，寒湿注聚，或湿痰凝结于空穴，间二十八日成脓，即用火针刺溃，十全八九。迟则溃伤内膜，亦百不救一。间有后天足者，或不即死，亦带疾延年耳，此为阴阳相等症也。如或初起寒热交增，随焮红高肿，根盘收束，但不能伸屈举扬，疼痛有时，三四日寒热已清，肿渐高大，七日成形，十四日成脓，溃后脓稠且黏，色或黄白，或是血花，或如豆汁，二十一日完功，此则为痈阳症之顺症也。又有三四日成形，七日成脓，初起于前情形仿佛，惟成脓后不刺，一二日即欲自溃。其时如用刀刺，二三日即可收效，否则不过多延几日耳。此为疡毒阳中之至阳症也。至若暑令，热毒小疖，不足为患，可勿论也。

辨痈疽肿痛虚实

《经》曰："营气不从，逆于肉里，乃生壅肿"。又云："痛则不通，不通则痛。"其间肿势痛状固非一端。前论已言其大概，惟虚实之分，阴阳之判尚未逐细剖明，且虚中挟实，实中带虚，尤宜详加分别。红肿高大，根盘收束，阳也，肿之实也。设肿虽高大，根盘散漫，界限不清，似实而挟虚矣，根盘平塌，顶不高尖，此肿之阴者，虚者。设疮头虽不高耸，四围根盘收束，界限分明，此又虚中带实也。若论疼痛早间重者，阳也，实也；旁午痛者，实又挟虚；午后痛者，阴也，虚也；寅丑时痛者，虚中挟实。凡病酸痛，虚也。然流注一症，始终酸痛，不能尽指为虚。无论如何疼痛，凡拒按者为实，喜人抚摩者为虚；与人谈笑时觉痛减者实，恶闻声者虚；食后疼觉剧者实，食后痛能忍者虚；日夜疼痛，不拘时者实，日轻夜重者虚。至如冤孽怪症，变化多端，莫能名状，是在临证者随机应之，无定法也。

辨痈疽致肿原因

《金鉴》辨肿歌云：虚漫实高火焮红，寒肿木硬紫黯青。湿深肉绵浅起疱，风肿宣浮微热痛。痰肿硬棉不红热，郁结更硬若岩棱。气肿皮紧而内软，喜消怒长无热红。瘀血跌扑暴肿热，产后闪挫久瘀经。木硬不热微红色，将溃色紫已成脓等语，所论虽是然，亦不可尽泥。如虚实相兼，风寒交并，湿痰凝滞，风火同侵等症，仅此寥寥数语，殊未足尽，其病情初学亦难领会。爰取斯义而详释之。虚漫实高火焮红者，此指虚漫肿实高肿焮红，火肿而言也。然流注半系实症，且均漫肿，医者须详辨病之久暂，体气虚实而后施治，不可一见漫肿，即定为虚也。寒肿木硬紫黯青者，此说亦不尽然。余常见疔疮恶症多紫黯木硬，究其病原，大都脏腑积热所致，所谓火极似水，此寒肿又宜细心辨别也。湿深肉绵浅起泡者，此论湿深着肌肉筋骨之间，按之如泥，不随手起，如棉花团。如湿浅袭皮肤即起白疱小瘰，甚至脂水淋漓，此但论湿之深浅，至如湿挟寒、挟火、挟痰，病状各自不同，寒湿互阻，痛而不移。肿木硬色白，湿火并着有起白疱，皮色鲜明者，有起粟瘰。皮色淡红者，有红肿一片，忽而青紫，皮破流脂，人则憎寒发热，此又当辨湿火轻重之分，受病先后之别，歌语简略，兹特补明之。风肿宣浮微热疼者，系肿势宣浮，根盘松活，忽起忽消。如风挟热，色淡红，时疼痛，有寒热；如挟痰，色白，根盘收束，结核大小不一；如挟湿火，遍起粟瘰，或生潦泡，时痒时疼，寒热如疟。以上诸状，头面、两耳前后、脖项居多，四肢间亦有之，不甚多也。痰症硬绵不红热者，此则纯乎痰结者，然假令痰兼风寒湿火，其情形岂能一致？盖风痰者肿势散漫，有核形同瘰疬，色微红，患一处数处不等，多在腮颐脖项间。寒痰者时有形，时无形，与瘕癥仿佛，第疼痛莫可名状，多患在胸肋、少腹。湿痰者有形大如覆碟，小如鸡卵，状如流注，毫无疼痛，随在可生，难消难溃，痰火者形势红肿顶平，根盘不大，如李如桃，生在脖项、耳侧，妇人小儿居多，是数种病情，不可不辨也。郁结更硬若岩棱者，此专指乳岩、舌疳、肾岩翻花、筋疬、石疽而言，未溃坚硬，如石已溃，则若岩棱也。气肿皮紧而内软，喜消怒长无热红者，此乃专指气阻而言。若系挟痰，状虽类是，惟不能随气消长耳。如气兼湿阻者，按之如泥，不随手起，有时酸痛，用针刺仅流清水，如气为湿阻，又兼瘀血胶滞，皮色略带淡红，亦按之如泥，患在两腿居多，如气兼寒湿交阻，漫肿无头，亦在两腿里外，或腰俞、髀臀一带，不能反侧动转，如风寒湿三气互阻，乃通肿无头，入夜疼痛，不能转侧伸屈，歌语二句殊未详尽，此不得不辨也。跌扑瘀血暴肿热者，此言发之骤，故肿而且热，此暴字之义极宜体玩也。产后闪挫久瘀经者，此闪挫两字不能专指产后而言，如妇人产后恶露未尽，流注关节之间，亦能作肿成疡。或上下床时偶用力闪挫，因而血瘀者，如男子担轻负重，或从高跨低，以致闪挫血凝，其肿势必缓，是久瘀经三字亦当细玩。其肿状木硬不红，及至成形，则色紫黯，脓熟矣。余见有被物绊倒，触损皮肉，亦有外皮不破，其血已凝结络管，霎时青紫肿痛，手不可近，又见有皮破血流，漫溢皮膜之间，日渐青紫，由破处延开，血水淋漓疼痛，彻夜不止，非俟青紫坏肉去净始能生长新肉，此义亦不可不知也。

脓干气绝症辨

此症予幼时习闻其说，迨长阅诸书并未提及，岂著书者目中未见是症乎？抑又叙入阴症、虚症中不复叠论欤？然此症关系甚重，何可置而不讲？忆仆初出诊时即留心是症，后果屡遇，亦多不治。大凡此症，生于季胁、腰俞、少腹等处为多，以是处与内脏仅隔一膜，溃后每见气血沥尽而亡。大腿、胫骨、肝脾部分间亦有之。其症初起隐隐疼痛，皮色不变，生季胁、腰俞不能反身动转，生少腹亦妨于转侧，腿且屈而不伸。如症在腰俞、季胁，宜用补肝肾药宣通络脉，在少腹者，宜用温通及消瘀和络之味可冀消释。如至二十一日始露形，微肿，根盘散漫平塌，势已不能消散，二十八日内脓已成，其时急进《正宗》黄芪内托散加肉桂，去银花。俾疮头耸起，再用刀刺破，破后仍用前方服数剂，亦可收敛。若因循失治，或听其自溃，则不可收拾矣。又或初起类似流火、脚气，少腹毫无形状，第大腿屈伸不舒，外候憎寒壮热，甚至神昏谵语。病家但知内症，延专科诊治，愈治愈剧，迨热退身凉，胯间已结肿成形，脓已熟矣。急速刺破，破后进补托之剂，尚可十救四五，如或听其自溃，或脓挟水泡，或脓自内溃，或从便泄，当此之时，疾已不可为矣。此皆类脓干气绝症也。如真脓干气绝症，或大腿近胯，或腰俞，或颈骨两侧，初起漫肿无头，按之如泥，有按之如水豆腐者，散漫无边，不随手起，腰胯不能动转，腿则伸屈不利，甚至反侧需人。皮色不变，日晡潮热，口渴少液，饮食少进，疼痛不时，入夜转重。初服附桂八味、阳和等汤颇效，再服病遂加剧，用滋阴养胃等方一二剂，不见动静，多服则大便溏泄，状益委顿，攻补两难，至二十八日或三十五日、四十二日，始由肿处微露一头，破之脓出清稀，日流一二碗不等，流七八日或十余日，脓忽截然而止，点滴皆无。越一二日后脓忽有，又两三日病仍不减，而其精神益惫，不能支。此症自始至终，不出六十日必死。间有多延数日者，胃气强弱分迟速也。此病亦百不活一，得自积劳之体，风寒湿邪盘踞骨骱之间，较附骨症、贴骨流尤重。

论痈疽成形莫畏刀针

凡治痈疽大要，不外初起、将成、已成三者而已。初起宜内消，将成须托化，已成用刀或针，量其浅深而施治之。脓浅用刀当头刺破，脓出肿消，不过六七日或十余日脓净而愈。脓深用火针当头针溃，轻则十余日，重则廿多天脓净收功，断无淹缠不愈之弊。无如病家畏惧刀针，每有内脓热极，不肯延医刺破，听其自溃，遂致轻变重而重转危者，良可悯也。亦有医者不谙刀针，虽遇内脓热极，逡巡畏缩，反饰言此处不宜擅动，迎合病者之心，或外用烂药蚀破，内服托药自溃，惟图敷衍目前，不计贻患日后，此等医者最可痛恨。须知内脓既成，若不即刺破，势必日渐套大，轻则熟极自溃，缠绵时日，重则溃伤筋脉，残废终身，甚至穿透内膜，脓从内泄。肺痈、肝痈每由咳唾而出，肠疽、胃痈脓从二便而流。气体壮实，调养得宜，十中间活一二；若体质素亏，无不日见羸弱，气血沥尽而亡。更有青年体壮，患在腰俞、胸腹诸要害，内外穿溃，有时脓从外流，疮口开大，有时脓从内泄，疮口不流，似乎结痂，屡犯屡痊，有绵延三五六年得不死者，至十年八年而终死者。噫！危矣，殆矣。回溯致危之由，系谁之过欤？惟此等疮症，阴症居多，脓熟与否极不易辨。初起骨内隐痛酸疼，或刺痛跳跃，一二月外象似乎漫肿，皮色与好肉无异，疮头并不高尖，仅露一层毛头纸厚，远看如此，细细捺遂无影踪，惟觉微微引手。脉象滑数，斯时内脓已成，急宜用刀刺破深五六分，刺时刀略带斜，不可直戳，防伤内膜。如刺后脓仍不出，可用开关散嗅鼻令嚏，脓即出矣。医者细心考察，放胆为之，则破后可十全八九。倘自家辨认不真，当荐贤同治，或使其内溃，用黄芪透脓散加大黄、元明粉或由外泄，详加讨论，必斟酌尽善而后已。当以救人之命为心，不可稍存嫉妒，自能眼力渐高，手法渐熟，便无太过不及之弊矣。若病家患此疮症，急宜放胆受治，勿稍存畏葸，以致噬脐莫及。总之痈疽既已成形，非刺破不克奏功，倘因循胆怯，听其自溃，鲜不轻致重而重转危者。医家病家各宜省悟，无负余苦口婆心也。

辨脓深浅刀针手法

书谓：薄皮剥起知脓浅，头不高阜脓必浓。又云：皮薄针深伤好肉，肉厚针浅毒犹存。其薄皮剥起脓浅，诚然。若头不高阜，脓必浓者，语殊含混。凡痈疽肿毒至薄皮剥起，或起潦泡，内脓熟极，不用刀破，亦即自溃，此疡毒小。疖症本纯阳，破固佳，不破自溃，亦无大害，不过完功有迟速耳。如用刀刺，仅二分深足矣，切莫刺深，深则反妨好肉，且恐伤及血络，血流不止。盖痈疽成形，外皮自然壳起，所以刀深即伤血络，血流不止。设或遇此，切弗惊惶，急令病家以粗草纸蘸凉水贴之，一次不止，再换再贴，至三次无不止者。若脓深之症，辨之较难。医者用左拇指没食指、中指同按患处如半月形，再以右没食指，四指齐下，微微着力，脓头自然悬起，觉中空引手，仿佛水在内泛，此系内脓已熟，若用刀宜轻轻刺破，刀深四分，若用火针，深刺六七分。缘动刀，稍一不慎即伤络脉，波及筋骨，致成残废者有之。火针虽深戳不伤筋络，故无此害。虽辨脓之法极难体验，每有膝湾、腓腨、大膀里侧等处有患处通肿，脓头反不在肿处，在旁侧或下侧，且距肿处一、二、三、四、五、六、七寸，或尺许不等，其脓荟聚豁谷故也。有患处并不甚肿，第筋脉牵强，时或酸瘤跳跃，脓头并不外露，须从酸跳处细心探索。有脓头仅如黄豆粒大，按之引指，仅深四五分，则火针刺深七八分足矣，每见同道竟谓脓深一二寸许，此乃妄言欺人，以为居功炫奇地步，病家切莫误信。遇用刀针时，大法则左手照上，辨脓式微着力，向里挤紧，脓头自然凸起，且中间发空，右手执刀针，必须心、手、眼三者相应，刀刺抵脓处，刀必落空，针亦然。初学辨此固属不易，然久练自熟，脓之深浅有无，不难一望而知，是在学者临机应变，切不可胶柱鼓瑟也。至若刀针刺戳部位，脓头所在之处如决水，然使其易净易泄。如头顶、耳下、眼瞠、手足指掌俱不能用针，用刀须视其纹路，顺刺容易取效，如乱刺则新肉叠出，收功便费力矣。再腰俞、肚腹、胸肋、肾囊等处用刀针时均宜微斜，直戳恐伤内膜，此要诀不可不知也。

《外科三字经》

外科三字经小引

童子初读书时，每以三字经为之启蒙者，以其易于成诵也。古今医书浩繁，至难竟读，若非篇章简要，词理通明，则学者茫如望洋，于何取择？陈修园医书虽著有《三字经》一种，洵便初机。惜于外科阙如，至今未有著者，余窃憾焉。四子建藩拟传斯业，苦无教法以速其成，爰仿陈氏之意，纂述是经，别类分门，言浅义显，俾之熟诵，易记不难，一旦豁然于斯道，不无小补云尔。是为引。

光绪三十一年岁在旃蒙大芒洛暮春望日

澄江高思敬憩云氏题于析津差次

三字经概略

医之始　医之始祖

推岐黄　咸推黄帝岐伯

内外科

分析详　论病原委甚详

理极奥　深奥已极

鲜留方　无甚方法

至汉代

长沙张　长沙太守张仲景

阐厥旨　内经真旨阐发无遗

医道彰

此内科

且勿讲

兹将外

细阐扬

门虽别　有内外科之别

理则同　理与内科一也

迨汉季　汉献帝时

有华公　华佗，字元化，沛国谯郡，人有谓直隶任丘县人

得真传

术乃宏　其道盛行时号神医

善剖割　破腹洗脑其术流诸泰西各国，中国失传

用刀针　脓浅刀刺，脓深针戳

惜流俗

骇听闻　北方畏惧刀针如畏猛虎，病家毋怪，医亦不知刀针为何物，失传矣

所著书

鲜遗存　相传为其夫人焚化，惟骡马驼经是其遗稿，未知确否，阅《中藏经》序言，陀在狱，授之狱卒，狱卒见华公技高遭难，学之奚益，遂失传

所传者

中藏经

年湮久

失其真　自汉至今两千余年，板不知几易，难免无错讹

疔疮症

尚可宗

晰五色

各见功　用之极有效验

内照辨　辨生死关头分颜色显晦，决死期迟早，言简意赅，尤为后人所不及

法极妙

能熟读

自深造

《外科问答》

外科问答引

甚矣！医学之难也。立一方，看一症，与人身命攸关，虽曰小道，其责任不亦重且大哉！我国医学腐败极矣，而于外科为尤甚。推其致败之由，皆缘世少专书，病多污秽，人皆视为小道，薄而不为。所以高尚者不屑学，迂拘者不能学，心粗者不可学，胆小者不敢学，明敏者不专学。即有一二学者，类都家传衣钵，或袭取成方为衣食之谋，鲜肯深造，

遂成今日腐败之势。而我国民性质咸喜新恶旧，见西医之涤肠剖脑，莫不惊为神奇，不知我上古俞跗以及扁鹊仓公诸子即有此法。汉之华佗亦精斯术，惜其书失传，其弟子吴普樊阿辈复继述无闻。晋唐迄今遂无传者，致让西人独步今秋。丁君子良存胞与怀，明合群益，创医药研究会于津门。仆也猥蒙不弃，滥厕其间，学浅才疏，曷胜歉仄。夫研究者，研究受病之原因与夫疗病之方法。仆于医学苦乏师承，莫探奥窔，自谓于外科一门少有心得，幸诸君子聚集于斯，缘不惴谫陋，纂成《外科问答》一书，就正有道。虽词粗意鄙，未免贻笑方家，然由浅入深，于初学不无裨助云而，尚祈。

子翁诸君考错指疵，匡我不逮，则幸甚。是为引。

时在光绪三十二年冬至澄江高思敬憩云氏识于

天津蝬居草堂之南窗下

正　文

一问：方今寰球，交通东西。医士或立病院，或设药房，方挟其术以行于吾国，而吾同胞性质，凡百道艺咸以外至为新奇，以致患病者多舍中而就外，求治日多，信从愈众，将来我国医士不几无人过问乎？

答：我国人民号称四万万，岂仅数千西医所能毕治耶？如彼技能果出我上，乃我同胞幸福，亦何虑其多哉？第恐来只未必皆良耳！

二问：东西医书分外症为外炎症，为脓疮，为溃疮，为死肉症、骨症、瘤症，仅此数项能赅括一切痈疽乎？

答：不能。此特指其大纲，彼国必有专书，惜吾国无人译行耳。

三问：西医治内症全仗药水丹丸，外症善用刀割锯断，其药水能统治百病否？

答：药水不能统治百病。要知症有千般，方有万变，仅藉丹丸药水岂能包括病情？若外症应用刀锯，亦视见症何如耳。若动用剖割，恐于经络有碍。

四问：西医治内外诸病，竟有立时见效者，亦有绝不奏功者，其故安在？

答：医之用药，如将用兵。用之当则破垒擒王，否则譬如广设虚围，以冀一遇，欲其奏功难矣。虽中西医治疗各异，其理则同。

五问：中医有醉心西法，有訾议西法者，不知孰是？

答：西法于剖割一术最精，亦颇多可采处，余亦有为中医所不能者。其醉心与訾议者均属偏见，宜采其长补吾不及，奚可舍己从人？惟并重之，不宜偏焉可也。

六问：西人称医为格致一门，至尊且贵。我国人薄为贱役，以为熟读汤头，略通灵、素便可出而问世，何我国视之如此之易，彼视为如此之难？其故安在？

答：医本渊微，此中奥旨实毕生不能殚之业。吾闻西人最重卫生学，故视此道最为尊贵，非如中医略读汤头，率尔操觚者比。

七问：西医解之学其来已久，其论人身内脏部位悉从实验得来，较中医意揣而得者自胜。如左肺右肝，西医确有切实凭证，中医反指为不经。三焦为无形之气，上焦如雾，中焦如沤，下焦如渎，许多谬说西医目为痴人说梦，中医奉为玉律金科，遗误至今，无人驳正。将来迷途不返，愈传愈讹，不几如万重云雾，永无见天之一日？吾观西人《全体新论》一书，其于人身骨节脏腑部位论之綦详，较吾国旧有之铜人图何如？请辟旧说之谬而正其是。

答：吾闻西国有活物献祭之事，乃解剖学治之肇端。故其时解剖者多用兽，而解剖人身之事则起于吾国周赧王时。哀及国王令二医者解剖人尸，并于亚力山大城内立一解剖医学，而天下学医者皆赴之。后五六百年其学中衰，而医之一道惟寄于游医与神父之手。欧洲医学约有千年，人皆在黑暗中，后因亚洲天方国之学，始明医道。厥后意大利名医辈出，精研其术，日进无已，后经各国古今多数医者讨论研求，所有人身内外精微之处，无不发明尽致。每治一症，不得其法，必于其人死后解剖之，详究致病之处，复以化学验其病之喜畏。后遇此等症，即以其药治之，其精研也如此。似彼治法，宜无病不瘳矣，而死者仍不少，何耶？岂于感变盈虚之间尚多未得其法欤？予故谓人身脏腑部位以及西医所论之脉管血管等说，宜师彼长而补铜人图中之所未备。吾国古今医书浩瀚，虽于脏腑部位不无逆臆之说，贻误后人，而于七情六淫以及受病原因发挥至为详尽，有非泰西医学所可企及者。尝考中国诸书所论脏腑经脉与西医之全体解剖图所说，似较中医透彻，然行血之动脉支脉并命门之发源，以及回肠、直肠、精虫等均为我国所未发明者，此宜增改其所未有也。至若吾人左肝右肺之说，本内经肝气从左上升，肺气从右下降。后人误解，以为肝必藏左，肺必居右也。不知内经但论此中气化，并未说形，何可浑解？其实肺果偏左，肝原偏右。予非随声附和，动人听闻，要不外有至理在。若称三焦为无形之气，本属揣测之辞。上焦如雾，中焦如沤，下焦如渎，尤为无稽之论。夫三焦者，即五脏六腑上之网油，脏腑藉此互相联络，互通声气。若无此，则尔为尔，我为我，其三阴三阳不几隔绝，无处交通乎？王勋臣辨之切而言之详矣。况手少阳三焦与厥阴心包天然配偶，何以故？心包即裹心君之黄脂膜，三焦乃连各脏腑之黄网油，而且各有功能，各有俞穴，何得谓无形之气？后人误解经文，错谬处不止一端。有令人指不胜屈者，殆亦非一时所能尽辟耶？现在西医之解剖图说并各种医书译行于世者甚多，学者荟萃中西，参观而互证之，自不致擿埴冥行，将大放光明于医界。鄙人之一知半解，亦何裨于高深？总之破坏其所固有，不如修改其所本能也。古云：能知变法，始曰良师。学西医者不可谓今医不良，并诬古人；学中医者，亦不可固执己见，以为彼不足道。庶两无所失矣。况西人之解剖尸身，虽部位无讹，而人死则血凝，其于感变盈虚消息又从何考察耶？且病情万变，如伤寒传经之症随气而化，无迹可寻。此类非读仲景诸书者不能详辨，此中消息亦岂可阙而不讲欤？是在善学老取彼之长，补我之短焉。

八问：中西医者于外治一门，孰难孰易？

答：西医治疗均有定法。凡遇症之必须剖割者，或用催眠术，或用蒙汗药，令病者昏沉不知，以施剖割。西人信医最深，更服从其命令，罔敢或违，虽死无怨，医者故有得心应手之效。而吾国病家既不信医，医者亦不识病。平时不知讲卫生，病急犹乱投医药。一医不效，更延他医，其症之非割疗不为功者。则病家复多方迁就，迨至无可如何之时，始肯受割。而养痈贻患，已不可收拾矣。世人动曰庸医杀人，谁其辨之？此中医之难为胜于西医也。

九问：西医技术果胜中医乎？

答：西医之剖腹、涤肠、割手、截足以及论脑筋、回血管、甜肉汁等说，实开辟千古之奇，可为吾中医取法者。至论脉、切病、查形观色、辨别生死，则不如中医之详尽也。

十问：西医言血管有三种，一曰血脉管，一曰回血管，一曰微丝管，其说信否？

答：西医剖割之术极精。血管等说彼由实地考验得来，绝非逆臆。余常于病之开刀烫火针时细心体验，如碰伤微丝管，血每后脓而出，或脓出时稍带血丝。碰伤血脉管或回血管，血必先由脓旁流出，较脓犹涌，其血常多脓两倍。然吾中医知此者甚鲜。

十一问：碰伤微丝管故无妨碍，设碰伤回血管并血脉管，血流不止，当用何法止之？

答：无碍。倘刀针拔出时血如泉涌，切勿慌张，速令病家取凉水半碗，随取草纸蘸凉水贴刀口，一次不止，连易三四次，无不止者。取水能制火之义。倘听其自流，人必昏厥，慎之。

十二问：西医称血由心经左房发源，入脉管流布周身之内，行至尽处即由微丝管过回血管，由回血管返心右房，周而复始，其说信乎？

答：闻西医有照体镜，能洞垣窥脏，故知血由心经左房发源，返右心房，昼夜不息，此说可补中医之缺。

十三问：西医称炎症有发于外体，有发于内藏，此炎字当作何解？

答：西人热症统称为炎。外体结肿为炎，内脏疼痛亦为炎，大概以血瘀不得流通，因而结肿作痛也。

十四问：西医称大便闭结，小溲黄赤，脉至洪数，舌苔黄，此系热症，与中医无甚差别。第称其症在肝，痛应肩膊；在心，痛应左臂；在髀臼，痛应于膝；在膀胱，小便频数；在肺，呼吸咳嗽皆痛；在喉，失音气促；在胃，食物呕吐；在舌，肿痛不知味；在目，朦胧赤痛；在肠，则泻痢急痛；在脑，则昏乱失性，此说可全宗乎？

答：此说未可全宗。盖西医认定众血管昼夜轮流不息，有一处其血运流更急，微丝管发大血之内，轮叠聚愈聚愈多，壅塞管径之内。此管被停血所逼，血内明汁肉丝等物渗出管外，其肉渐红渐肿渐觉热，故统名为炎症，与《内经》所说诸疮痛痒皆属心火一语相似。惟因何有一处不安，血不运流，为何所阻，因何发炎作痛均未发明。其于七情六淫亦概置之不讲，此中疵谬指不胜屈。至论症在肝痛在肩膊，在心应在左臂等说，均注重在血发源在左心房，血管回管由上而下先走肩臂，未免偏见，阅者当舍短从长。

十五问：西人云，炎在内部，多方医治不效，用洋轻粉三四厘同鸦片二厘，共作一粒，每服一粒，日三服，服后齿肉浮肿，口臭流血，乃炎与药相应，此法是何命意耶？

答：此法不过搜毒止痛，无甚深意。所说内部炎症如肠痈、肺痈、肝胃等痈，内脏结肿，外必现微形如咳吐血沫，沫极腥秽，人皆谓肺痈，其实肺叶焦烂，名为肺痿，非肺痈也。如系肺痈，胸膺两乳之上或左或右必微微隐肿。及至成脓，有高起一二三四分不等。有大如手掌，有大如中碟，惟色白无头，脓最难辨。予在养病医院治过十余岁小孩两人，脓成刺破，脓出数盏，不半月完功。肝痈亦见过两人，在左右肋骨，脓成疮头不大，仅如钱许，刺破出脓数盏，亦十余日完功。大小肠痈亦见过数十，均从外破得愈。前后用药悉遵古方，从无贻误，此可不必取法于西也。

十六问：西医善用割，中医善用刺，割善乎？刺善乎？

答：同一治病，应割则割，应刺则刺。此中本分轻重。中医古时亦有割剖一法，惜其术失传，致令西医独步。若论刀刺以及辨脓诸法，本各有短长，互有偏胜也。

十七问：中医用刀、用火针，西医未闻有火针一说

答：脓浅用刀，脓深用火针，所谓因病而施。西医不知此法耳。倘其知之，亦必从而效之。

十八问：开刀针有无分寸深浅？抑任意戳刺乎？

答：开刀不过三四五分足矣。若火针深自四五分至七八分、一寸不

等。临时量疮深浅用之，不能预定分寸。

十九问：同一破头，用刀与针之疼痛孰轻孰重？

答：只论下手之快慢与刀针之锋利否。疼痛尚无甚轻重，手快则不甚痛，慢则病人吃亏多矣。至用刀针手法，具载《医镜》。

二十问：用刀较火针省事，何不尽用刀，而用火针者，曷故？

答：病应用刀者，用火针亦可；若应用火针者，用刀则不可。盖用刀者脓必浅，皮必薄，改用火针，疮口不致开大，用火针者改用刀，稍一不慎，碰伤筋脉，必致溃烂淹缠，难以收功。故刀与针当因症而用之，未可偏废也。

二十一问：开刀时有碰伤血络，或伤筋脉，血流不止，用火针亦有此害否？

答：开刀碰伤络脉在所难免。若火针则无此害。盖火针烧热戳之，络脉见热则让，纵对准络脉下针，亦不致伤筋断络也。

二十二问：近世外科，有不用刀针亦能奏效者，此又何故？

答：病者多怕疼痛，医复不善刀针，惟用咬头膏或降丹蚀破，外掺提脓药，内服补药调理，得宜亦能收功，惟稍迟慢耳。鄙意以为阳证不用刀针可也。若阴证用此法，恐蚀烂肌肉，溃伤筋脉，因循坐误，此不毙于病而毙于医。

二十三问：王洪绪恶用刀针，仅凭阳和汤、犀黄丸统治阴阳两症，陆定圃亦诋外科擅用刀针，累人残废，是二说可宗乎？抑否乎？

答：外科分阴阳两症确是痈疽主脑。其阴症用阳和汤，阳症用犀黄丸，阴阳相等症两方并用，法极简便。然症之千变万化，如谓两方可以包括痈疽一切，鄙人殊未敢信。至王、陆两公恶用刀针，乃胆怯识浅者流，且不明刀针妙用耳。

二十四问：西人称皮肉红肿热痛为炎，不论内外体皆有，炎结蓄脓则为疮，此中有何分别？

答：无甚分别。即诸书所称痈、疽、疮、疡、疖五者是也。

二十五问：西医治脓疮先服泻药，或用鸦片膏、元明粉、朴硝等药调以沸汤，日服两三次，谓能去邪止痛，其法如何？

答：此法治实症原无不可与，吾国医书之承气、内疏黄连等汤同意，推荡里邪，邪去病除，自属正治。若虚人万不可用，似宜补泻兼施较为妥当。

二十六问：西医用刀刺割患处，用布带缠扎，不令病人多束缚之苦乎？

答：此法甚妙，可使脓水不致开套，且令皮与肉容易贴连，此吾中医最宜取法者。但须视患者部位何如，易缠不易缠耳。

二十七问：西医论：所割脓疮久不收口，宜服培补，或令人迁移别处，更换水土，用意何在？

答：痈疽初溃，治宜补化兼施，如四君、四物，量气虚血虚而用，若血瘀壅肿不复，不妨佐以穿山、皂刺、泽兰、红花、桃仁等；若气滞，又当佐以广皮、香附、枳壳等；若久不收口，即宜峻补。至今迁移、更换水土，此技穷之说也。

二十八问：西医论新脓疮热痛红肿，旧脓疮不热不红，有微痛、有不全痛者，其说是否？

答：此即中医所称阴阳两症。惟须分清界限，辨明表里虚实，则得之矣。

二十九问：西医论旧脓疮重者，割一次不能愈，数日后脓多再割，须以脓净为度，其理是否？

答：此西医不善辨脓之故。如果辨脓真切，从脓之下流尽头处刺割，譬之水之就下，脓易干净，何至一割再割，致伤筋脉？

三十问：西医称大脓疮生于背脊最多，或生于腰腹等处，此症在中医应名何症？

答：此即脑疽、发背、搭手、腰疽、腹疽是也。初如粟米，日渐开大，口如带子蜂房。如属阴证，疮孔时流鲜血，脓不多，或溃烂一片，味极臭秽，木痒不疼；若阳症，流脓无血，日夜疼痛。虽以阴阳两字括之，其中大有分别，已详论于前书，兹不复述。

三十一问：西医谓此种症须用弯刀横直深割，十字相交，使其溃裂脓出，是说可从乎？

答：西医不论何症，动言刺割。此症原非割不可，惟不宜深，且不宜早，更不宜开大，波及好肉。且割时纵横均不得过四寸，深不得过一寸，开大深割，好肉受伤，每致不起，可不惧哉！

三十二问：西医称溃脓疮分五种，一曰易治疮，二曰痛疮，三曰弱疮，四曰透穴疮，五曰恶毒疮。患在小腿以下，肢节交关筋络等处。此在中医应名何疮？有无同异？

答：有同有不同。其易治疮即中医称为痈疽者，周身皆有，不仅小腿交节筋脉等处。痛疮即湿火下注，或风湿上侵及湿瘀交阻等症；弱疮即内外臁疮，或在脚跟、内外踝骨，可因地呼名，不必拘执；透穴疮类似漏疮，随在可生，不定脚上；恶毒疮即杨梅结毒等类。统按中医治法，有湿则利湿，有寒则温，有热则化，有毒则祛，有实则泻，虚则补，不拘部位，只要经脉分清，按经调治，不限成法，谚称相体裁衣。

三十三问：西医论死肉症分干湿两种，此症在中医应称何名？

答：人身不论何处，初起小潦泡，疮头渐发青紫，身发寒热，甚则神昏谵语，滴水不入，逐渐延开，势如奔马，仿佛走马牙疳。破时渐变紫红，又像不落水猪肝，无脓，惟流血水。其青紫逐渐腐烂，有秽气喷人者，有毫无臭味者。此症产后最多，亦有男子平日饮酒嗜腥，积久而发者。盖产后瘀血凝滞，或脏腑原有积热，以及跌扑损伤，擦破浮皮，加之原有湿火，多成此病。名曰蜒蚰毒。即西医所谓湿死肉症、干死肉症之类，或有手指足跗平日喜热水烫洗，洗后又入冷水，遂致气血冰凝，亦有跣足熬夜失睡，或冰天雪地行走，寒凝血管，不得周流而成此症者。又有喜食肥鲜炙煿，消烁津液，或行房过度，或误服兴阳等药，肾水消涸，心火炽甚而成。此症者初起木不知疼，疮形如煮熟红枣，渐变青紫，日渐延大，斯时痛不可当，日夜呼号。医者初见，即当用刀切去坏肉，犹可保全好肉，不致残废，重则丧命。仆行道以来，此种症仅见十数人，大约生死参半。

三十四问：近来外科不用刀针亦能奏效，其故安在？

答：外科刀针万不可缺。若止内服外敷，敷衍塞责，其不致误世殃人者几希矣。

三十五问：西医称大脓疮溃后剪去死肉，用胆凡水抹之助生肉牙，是否于病有益？肉牙究系何物？

答：胆凡水抹与中医用葱汤溻洗、猪蹄汤淋洗同一用法，可使疮口血脉周流，毒腐涤净，易生新肉。肉牙即谚称嫩肉、石榴子肉是也。

三十六问：西医称一种旧脓疮症，有专在一处，或患兼数处，发于背脊、大腿居多，此名何症？

答：此名流注。不仅大腿、背脊，随在可生，有阴有阳，种类甚多，难以枚举，其详已载《医镜》《三字经》内。

三十七问：西医论年老之人患病，久卧床褥，两腿、腰肋等处仅破薄皮一层，少有脂水，无脓，色紫黯不华，大如烧饼，有大如制钱，亦命为死肉症。中医名何症？用何法治之？

答：此名印疮，不独年老之人有之，即年轻人亦有患此者。凡患痈疽症，或有半身不遂等类，多侧重一边，睡难于动转，积久而成此症。初觉当用玉红膏摊油纸贴之，久患则用旧红缎绣鞋瓦上焙焦，研末掺之，再用油纸罩面，先以新棉花擦干患处，勿用水洗，亦不可多换，结痂自愈。

三十八问：中医于烫火伤一症颇不经意，而西医论之甚详，分沸汤热油，熬炼胶漆，熔化五金并竹木、煤炭、硝黄、火药等类，均能害人，且分久暂轻重，并详细辨四肢、腰身、头面、内皮、外皮以及筋肉要害，未免太涉繁琐矣，高明以为何如？

答：此等辨法较中医审症周到，正不嫌其繁琐，此中医不及西医处，当取法焉。

三十九问：西医论被烫火伤自顶至踵，全体皆伤，必死。设吾人惨遭此祸，竟体皆伤，中医尚有良法以救之否？

答：此视烫火之轻重浅深，年岁之老少，体质之强弱。如仅皮毛受伤，虽全体无妨，若灼伤筋肉络脉，虽一手一足亦不易治疗矣。

四十问：西医云：烫火伤重，脉数无力，乱动者死，面青唇黑，手足抽搐者死，恶寒战慄，谵语神昏，喘促惊颤者死。其死期则远近不同，此何故欤？

答：此不难辨。脉数无力，乱动者，虚火内炎也；面青唇黑者，血不周流，诸阳将绝也；手足抽搐者，肝风内动也；恶寒战慄者，正不敌邪也；谵语神昏，喘促惊颤者，热逼肺与心包也。其欲不死也，得乎死期远近，须视其禀赋如何，胃气强弱，不能执一而论也。

四十一问：西医谓人病谵语死者，其脑房内有水较常加多，脑包脑肉红色；喘促死者，其人肺内必有痰水满塞其窍；若伤及肚腹者，其初大小肠热，死后红肿。以上情形皆由剖割死尸而知，未识吾中医有知之者否？

答：中医未练剖割。此症死后之形状不能妄加臆说。惟谵语神昏，书称火邪内陷心包，相沿已久。西人称谵语病在脑房，内有水比平常倍多，且脑肉脑包红色。夫脑为髓海，属肾，属水，火旺水必竭，何以脑房偏又多水？良由水火交战，水不敌火，求救邻邦。凡脑肉脑盖精华悉化为水，以与火战。所谓城门失火，殃及池鱼，故死后脑房多水，非水也，乃脂膏灼竭，惟剩残脂败汁耳，所以脑胞脑肉现红色。譬之吴魏鏖兵至今，山石俱赤也。西人谓人心之灵机通脑，其说甚是。喘促死者，肺内痰水满塞其窍。夫肺主周身气化，肺窍内有痰水满塞，以致外现喘促，至于伤及肚腹致大小肠发热，死后红肿，亦火毒内逼之象。此死后之真实形状，吾中医不可不知。而受病之原因不可不细加研究焉。

四十二问：西医论凡人在屋内，猝被火焚，衣裳烧热，切莫急忙外出，宜在原屋内取水浇灭再脱。倘屋内无水可取，衣裳缠裹于身，仓卒不能解脱，急宜取地面所铺毡毯之类附身包按，火自熄灭。其法果妙否？

答：衣裳被火烧热，出外见风恐益助火势耳。至附身包按，使被烧之衣裳不见空气，自然熄灭。极妙法也。

四十三问：被烧处外皮破损，用石灰沸汤倾化，澄去渣滓，取最上一层清水，再用芝麻油或落花生油两味等分，搀入石灰清水内，不停手搅一刻之久，使油水融合，用鹅翎扫搽患处，此方中医有用者否？

答：中医亦常用此方。

四十四问：此方之外，尚有别法治之否？

答：有。取獾油、狗油搽之最妙，或用大黄、地榆炭等分研末掺之，或用麻油调搽亦效。

四十五问：以上皆外搽之法，设被汤火伤后发热神昏，疼痛呼号，饮食不进，又当如何施治？

答：多服蜡矾丸或护心散，不致火毒攻心为第一要着。然后有热清热，饮食不进用广皮、竹茹泡水代茶。疼痛不止用乳香、没药各二钱煎服，或用鸦片丸一二粒开水送下，均能定痛。其内本无他病，不必节外生枝，反致增剧。

附鸦片丸方：用真鸦片膏三钱，炙乳香、没药各三钱，共和为丸，如桐子大，每用一、二丸，开水送下。

四十六问：西医论咬伤有三类，分人咬、兽咬、虫咬。谓人咬最轻，兽分狼虎犬马之属，虫有蛇蝎、蜈蚣、蜂虿、蜘蛛、斑蝥等类。凡被咬者，伤处必有毒，治法口吮伤处，吐去口沫，频吮频吐，数次后，毒随口沫尽去。若虑毒留染口内，用水或酒漱净即无碍也。此法吾中人亦多知之者，或别有治法否？

答：治法甚多。余曾见两舟子互殴，一壮一弱，弱者吃亏，猛咬壮者，食指中断。适余道经是处，命伤者将断指急用人溺浸洗一宿而瘳，并无痛楚。夫人被咬伤，其齿涎留沾咬处较虎狼毒尤甚，急用人溺浸洗去齿涎，故易全愈。后用此法治愈数人。至蛇蝎、蜘蛛、蜈蚣、蜂虿、斑蝥等咬伤，方用明雄末，水调搽之即效。若虎狼咬人，殊不多见。余曾治过一人，被野猪咬伤手掌面多处者，经久不痊，当用龟板，瓦上焙黄，研末掺之，数次而愈。惟被犬咬伤者最多，其法用连皮、杏仁五七钱，红糖三五钱同打烂，涂在伤处，停一二日揭开，用温水洗净擦干，再用玉红膏摊油纸上，量疮大小贴之。油纸须针戳数孔，使毒水有路而泄。如果稍有内热，饮食减少，用二陈汤加银花、山栀，煎服自愈。如被咬处经久不痊，脓水淋漓不断，用香油二两，先以木鳖子二枚油内灼透，去木鳖，加入水飞炉甘石钱半，黄柏末一钱，甘草末一钱，调敷患处，旬日即愈。倘系疯犬咬伤，急服究原汤。缘疯犬多由嗅受毒蛇毒虫气味而得，须用化湿败毒之味，故名曰究原，亦探本穷源之义。方用木鳖三枚，苍术、防风、川朴、黄柏、银花、赤苓、泽泻、通草、神曲、甘草等各三钱，滑石一两，水煎连服三剂，决无后患，幸勿轻视。

四十七问：西医谓脉管跳血囊症。脉管分外中内三层，有时内中二层自裂，血行至此，欲由裂处旁出外层。虽尚完好，但为血所逼，渐渐松薄而大，遂成囊形。初起小如粟，渐长渐大，积极而裂。有大至数寸，或周四围，或偏一边者。中医知此症否？

答：如上所说情形，中医从未闻有此症。余前在养病院见有数症颇与相类。一人肩井穴中其大如拳，漫肿色白，与好肉同。初按如人手向上乱拱乱跳，势甚凶猛，按捺不住，似有物在内乱啄，即登高用猛力揿之，始觉中空无物，当用无名异、赭石、磁石、陀僧等镇药研面醋调，无效，嗣用刀割开，流出黑血碗许，始见鲜血。急用湿草纸贴之，血随止，当用膏药贴其上，未下药捻，内服舒筋活血，桃仁、红花、归尾、陈皮、秦艽、延胡、苏木、刘寄奴等味，数剂而愈。又一人左腿腓腨微肿不红，行动如常，患已四年余，忽觉肿处跳跃不止，延余诊治。细揣病情，无非瘀血凝阻，惟不知痛，并未酿脓。用刀向跳跃处割开，流出黑血两碗，人几昏厥，随用纸捻沾百草霜，下在刀口，外用凉水在刀口频泼，血遂止住。奈其人体质素亏，非补托不为功，遂用八珍汤加牛膝、桂枝与服十数剂，平复如初。又有两人，一大腿跳痛，一肩臂跳痛，痛时如针猛刺，病者出声呼号，脉象弦数有力，沉按尤甚，尺部无神，两手一律。知系水亏木旺，胆火内搧，用桑叶、龙胆草、芦荟、山栀、羚羊角、钩藤、丹皮、菊花、杭白芍等令服十数剂，其病若失。此数症与西医说脉管跳血囊情形虽有未符，然由此推参，亦开后学无数法等。

四十八问：西医论此病原因，系脉管软弱不坚，或平素不惯劳动作苦，骤用猛力所伤，或因管内生骨牙阻塞，血性不畅，易于停滞，且称初本不痛，曾觉挣裂后跳动而痛，请言其故。

答：西医所说原非逆臆而得，恐亦未必尽然。盖人之气血每日周身流行，本无停息，偶因用力过猛，气血乖违，或担轻负重，血管阻遏，外体结肿；或肾水亏涸，不能涵养肝木，木失调达，胆火内搧，所以跳跃而痛。此当究其受病原因，随证施治，未可尽泥西说也。

四十九问：西医又称血囊凸出，骨外渐裂，皮肉筋骨皆不能拦住。

生肉面者，一裂即不治，生颈者，恐防血囊压住气管食管，虽不裂亦危；又有回血囊所压而肿，脑气筋为血所压而痛，且有一裂血标出即死者；有一裂血出，人必昏倒，血稍停塞，裂口复苏，如是三四次始死者。有一人两处并生此症者。此在中医应名何症？若何治法？

答：此即医书所称血箭，又名肌衄。由心肺火盛，逼血从毛孔中射出如箭。内服凉血地黄汤。方用生栀、元参、黄芩各三钱，黄连、甘草各钱半等药。外用桃花散掺冒血口上。

附桃花散方：石灰一两，大黄三钱，入锅同炒成桃花色，去大黄，俟凉用之。

五十问：西医称有种血囊凸出胸前偏右，其头如蛋，面青唇黑，且喘数月后暴裂而死。此症闻西医谓无治法，不知中医有法以治否？

答：有法可治，不尽死症。余昔在养病院治一九岁幼童，胸膺偏右凸出如蛋，不知痛痒，气喘干嗽，声如曳锯。面青唇黑，目珠青紫，舌亦发黑，手足十指尖微肿，形如小枣，终日喘促，每大解后经凉风则喘促益甚，稍停气平。平日饮食如常，有时喘促，夜不能卧。浑身青筋暴露，喘促时益显，面目唇舌青紫黑尤剧。病已五年，询系疹后而得，诸医束手。初来求治，无法着手，始疑内有虫积，继思病已五年，如果有虫，何能延至今日？于是遍考方书所载奇病怪症，竟无一与之相仿佛者。更究心三四日，默揣其浑身青筋暴露，目珠青紫，以及面青唇黑，全由瘀血凝滞所致。大约内脏瘀血塞满，肺窍、肝络、脾系无处不为瘀血所阻，故喘时青紫益显。且肺与大肠相表里，大解后为风所袭，故喘益剧，最为此症关键。因思王勋臣消瘀三方颇合病机，姑试用之。先用通经活血汤，方用川芎一钱，赤芍一钱，桃仁四钱，红花三钱，老葱三根，姜三钱，红枣七个，台麝五厘绢包。用黄酒半斤，将前七味煎一钟去渣，将台麝入熬好酒内，再煎一沸，临卧服。按：此方芎、芍、桃红活血宣瘀，姜、葱宣通肺气，开通周身络脉，佐之以酒麝窜走经络，应无处不到矣，而服后竟无效。次日复用血府逐瘀汤，方用当归三钱，生地三钱，桃仁四钱，红花三钱，枳壳二钱，赤芍一钱，柴胡一钱，甘草一钱，桔梗钱半，牛膝三钱，水煎服。按：此方妙处全在桔梗、牛膝两味。桔梗载诸药上行，牛膝领诸药下达，一上一下，一开一合，其血管渐可无阻矣。而服后乃无效，病情亦无增减。第三日更用隔下逐瘀汤，方用五灵脂炒二钱，当归三钱，川芎二钱，桃仁三钱，丹皮二钱，赤芍二钱，乌药二钱，延胡一钱，甘草三钱，香附一钱半，红花三钱，枳壳钱半，水煎服。服后次日喘促即止。嘱其连服三剂，其病若失。按：方内芎、归、桃、芍、丹皮、灵脂、红花、元胡等药均能破瘀生新，加之香附、乌药、枳壳宣通气分，甘草调燮其中，俾气血各无偏胜。夫理血必须理气，气疏自能活血，有互相维系之妙，故能效如桴鼓。复又治一妇人，平日经水不调，参差前后，胸前偏左凸出如手掌，骤然结肿，气喘，面青唇紫，时或跳跃疼痛。病已两月余，始就予治。仍用以上三方，令其次第煎服，周而复始，各服五剂，其病亦愈。又一男子，右胸膺凸出一核，大如核桃，三角嶙峋，不时跳跃，喘促难卧，面青唇黑，颇似恶鬼。病已两年有奇，日渐加剧。予仍以三方与服，每方服十剂，次第轮服，三十剂瘳。

五十一问：西医称瘤类甚多，其生无定处，无定形，其大小多寡无定限，其中藏蓄无定物。请详述其受病原因与夫诸瘤之情状，并应何法施治？

答：就予所见而论，厥类甚多。一曰渣瘤，生在背脊、手臂等处，初起如豆，日渐长大，有形如桃者，有长如番茄者，经年累月，毫无痛痒，用刀刺破，流出臭脓与腐渣无异，挤净随插三品一条枪（方详《医镜》）。连插六七日，疮内衣膜渐渐松开，用镊钳出，换掺白九一丹（方载《医镜》）。疮口必流黏水，日渐减少，约计一月可以完功。此病多生于藜藿之体，由于平日乱食生冷，有伤脾胃，或渴饮凉水，水内微生物随气窜入血络，积月经年而成斯患。一曰水留，患在两腿，有两腿生者，有一腿生者，大概一腿居多。初起小腿肚或足跗、踝骨左右结核，漫肿色白，按之中空无物，日渐长大，如茄如瓢，甚至如坛如瓮。用刀割开，流水半筲，水去肿消，精神疲怠，急宜内服扶脾利湿大剂。用白术四两，茯苓一两，炒薏仁米四两，土炒山药二两，半夏（制）三钱，广皮二钱，桂枝七钱，泽泻三钱，甘草三钱，牛膝一两，姜三片，红枣五枚煎服，外不掺药，惟以布膏罩刀口可矣。此症多得自苦寒乞丐之流，缘其久卧寒冷潮地，腹内空虚，外无盖覆，以致寒湿之邪乘虚内袭。一曰筋瘤，多生脖项、腋肋等处，初起如豆，渐如桃如茄，漫肿色白，按之石硬，类似三角嶙峋，不疼不痒，喜消怒长，从无溃破，亦无愈期。此宜内服加减逍遥散，或香贝养营汤，然非多服不可。（两方均载《医镜·选方·瘰疬门》）。此症得自郁怒伤肝，忧虑伤脾伤肺，劝其戒嗔怒，节烦劳，或可带病延年，否则无方可治。一曰脂瘤，又名粉瘤，多生腮颔、额角、耳后、耳前、手臂、肩胛等处。初起如黄豆粒大，渐如粟如桃，亦无痒痛，用刀破之，内惟灰色腻粉，挤净后搽三品一条枪末少许，六七日后钳出瘤内袋衣，改用升丹少许，日掺一二次，渐流黏水亦少，不十日完功。一曰痰瘤，生下腮两旁，或肋腹等处，初起如桃如李，渐大如茄，按之绵软，不痒不疼。予治一人，在右腮牙床骨下，形如带颈葫芦，询其起病已两年余矣。乃从舌下门牙前用刀刺破，流出蛋清半大碗，其外现葫芦登时瘪去，外用布条兜扎，使脓不致下坠。刀口不用掺药，惟用不沾药纸捻插上，防其堵塞。刀口日流蛋清一二酒杯，至七八日后蛋清渐少，渐变稀水，每日内服半夏、陈皮、茯苓、甘草、海粉、贝母、桔梗等药十数剂而愈。又治一妇人，生在右肋骨，病状与前无异。询其起发已四年多矣，当用刀割开，流出蛋清痰涎半碗许，刀口上升丹纸捻纸膏盖贴，内服半夏、陈皮、茯苓、甘草、党参、柴胡、白芍，姜枣引。前后共服四十剂。此症颇淹缠，诊治两月余始平复。又治一女孩，患在少腹旁，大如核桃，毫无痛楚，按之绵软，询其起病已一年有奇，用刀割破，掺升丹，内不服药，念余日完功。

五十二问：西医论有骨瘤一种，或生骨衣，或生骨面，或生骨里。生骨衣者最多，其质有全骨，有半骨半肉，有脆骨。其全骨一种，多附着于骨，其半骨半肉一种，多生于骨衣之上，其脆骨一种，无毒，故不痛。骨瘤有实有空，实如象牙，空如蛋壳，其中或有血水，或有黄水，或有脓，或有肉似脑、似筋、似油、似胶，生于大腿骨者更多，系疔毒瘰疬并过饮酒而得。此说是否与中医相同？抑别有致病之原因否？

答：此名多骨疽，又名骨胀。有由胎元而得者，有由痈疽溃后，疏于调摄，寒凉外袭，气血冰凝日久，渐生多骨，或脓流不净，坏脓盘踞，亦生多骨，俗说臭脓。成多骨者，其所以致病之原良由先天不足，骨缝空虚，寒凉易袭，治法已载《医镜》，兹不复赘。至西医所说系疔毒瘰疬并过饮酒而得，殊未可尽信。

五十三问：西医称有一种肉瘤生在颈项，或正中，或左右，不热不痛，以手试似乎有水，以半管针探试，并无流出。此在中医应名何症？因何而得？

答：此名气卵，非肉瘤。不必治，亦无人求治。缘其症不疼不痒，毫无芥蒂，两山夹水处，常饮泉水易生此病，或其人气量狭窄，易生气恼，大概妇人居多。曩年予赴遵化州治症，道经唐峪一带，妇人患此者十有二三，询其情形，并无所苦，惟外观不雅耳。

五十四问：西医论血瘤不可轻割，割则血流不止而死。中医如遇此症，有治之乎？抑听其自溃乎？

答：我国患血瘤者颇多，大概听其自然，不甚医治，亦无甚痛苦。目击西医，割死者数人。予前在养病院时见一人生血瘤在左脖项，状如有颈葫芦，周围血丝缠绕，西人所谓微丝血管是也。瘤头似溃非溃，形似破开石榴，无脓，惟流鲜血。其人面黄肌瘦，纳谷不多，来院求治。予实无法下手，嘱其姑往某处西医院一试。去后四日，病人复来求治，见其瘤已割去，狼狈情形不堪言状。盖西医误认为脓疮，询知被割时毫无痛楚，次日仍不觉苦，至第三日刀口鲜血迸流，疼痛浑如刀刺，求予设法，投以独参汤。次日病家延予前往诊视，见其呻吟床褥，无法可施，惟有令其速备后事，次日果卒。又有一人，肩胛下患一血瘤，头大蒂小，询其起病亦有七年有奇。予用甘遂膏圈瘤根四围，俟干套圈甘草膏，惟圈甘草膏时须离前圈韭叶许，勿令两膏相混。次日洗去，仍照前法，如此半月余，渐觉瘤根收缩，约计两月已泯然无迹矣。此方甚验，幸弗轻视。甘遂膏方：甘遂、大戟、芫花各一两，用水泡一宿，次日文火煎熬，去渣收膏听用。甘草膏方：甘草一味四两，亦如前泡一宿，照样煎熬收膏，另罐存贮。各分罐装，万弗掺混，致无效验。随用笔注明备用。予前因事至奉，同寓有男女两人，均五十上下，询系夫妇。男子肩连脖颃患一血瘤，日夜呼号，疼痛不止，询知起病已两年有奇，瘤头似溃非溃，频流血水，医药罔效，特来沈求西医治之。细查病状，的系血瘤，由郁怒伤肝而得，嘱其不必着急，予有治法。彼固不知予能医，故不深信。予方为配甘遂、甘草两膏，冀救万一。次日天明已赴医院，向午抬回。予询之，其妻喜告予曰：洋人真有异能，一见病人，不假思索，即将药水洒在白手巾上，令病者连嗅三下，即昏沉不醒人事，随即用刀割去，后用药水灌洗，流血不多，用白布膏扎缚刀口，毫无痛苦。予窃怪之。是夜阒寂无闻。次早又往医院，依然换膏扎缚而已。夜间忽闻病人呻吟之声。至三日鲜血迸流，暴痛而亡。

五十五问：西医论：痈疽亦瘤类。又言：瘤无毒，痈疽必有毒，有时瘤亦变化成毒者，其说可从否？

答：“痈疽亦瘤类”五字开口便错。夫痈疽有痈疽之病状，瘤有瘤之情形，迥然各别，乌可混而为一？至言瘤有时变化成毒，甚不可信。此当考其致瘤之原因，非瘤能变毒，实则毒早寓夫瘤之中也。由此推参，方为合法。

五十六问：西医谓痈疽有软硬两种。硬者按之实重，不高不圆，初生时推之略动，后则不动如石，经年累月不愈，多生肚皮里、外肾、乳房、胎胞等处，在中医应名何症？

答：此名痰疽，确有软硬两种。硬者色白，结核累累，凹凸不平，多生四肢节骱等处。有一二枚，有十数枚不等。虽无痛楚，筋脉牵强不舒。有三年五载不成脓，有一二年即成形。疮头稍露微红者，则脓已熟矣。斯时用火针当头针破，数月后即可收功。若听其自溃，时流蛋清，中多白泡，如此经年累月，靡有愈期，遂致体日羸弱，饮食减少，妇人经闭，日晡潮热，渐成痨怯。因而毙命者多矣。软者结肿平塌，略带红色，与风痰瘰疬相似。有一二年成形，有三五月、六七月成形者。若用火针针破，一二月即可收功。若听其自溃，日流清涕黏水，亦有水泡，有上面穿破，下面套开者，有此方穿破，彼又溃烂，肿仍不消者，有数年不愈，疮口出蚕豆粒脆骨，出之不已者。病人则面黄肌瘦，日晡潮热。在手臂生者尚可行动，如生腰胯背脊等处，则背驼腰折，终身残废矣。以上两症大概妇女小孩居多。

五十七问：西医又称：剖视内有水泡，与筋带肉丝间杂，泡极细，目力不能见，以显微镜照之，积水泡成大泡，中有毒水，此系何故？

答：此无他。水泡即痰之明证。

五十八问：两种痰疽因何而得？

答：平日好食肥腻，易生痰涎，或脾胃素亏，饮食不节，融化不周，嗜饮茶水，多易生痰，或坐卧潮湿，湿侵肌腠，亦能生痰。总由脾胃升降失司，肺气亦因之不畅，则痰涎凝滞筋络，遂成此症。

五十九问：西医又称：此症疮边屈曲不齐，将溃烂时，必有一处先红软，溃处由小而大，由浅而深，周围肉牙坚硬翻转，脓水稀淡，臭味令人不可近，此又何故？

答：此系痰疽之挟毒者。缘平日本有咳嗽吐痰等症，偶染花柳毒疮，庸医施治，不问其平日有无他病，辄以薰顶劫药，疮症虽痊，毒留筋骨肉络，痰为毒阻，致成此症。亦有先患毒疮，误服薰顶劫夺，脾胃受伤，不能胜湿，湿胜生痰，与毒互结成疽。所以露此疮边屈曲不齐，周围肉牙坚硬翻转之怪象，而脓水稀淡臭秽也。

六十问：此症有治法否？

答：惟有辅正托毒，平胃、二陈、八珍、十全等方参用，稍加白芥子、土茯苓等味以治之。

六十一问：两种软硬痰疽用何法治之为宜？

答：两种痰疽在初起辨之最难，色白不变，形同瘰疬，不痒不疼，病家亦不甚着意。医者或误作瘰疬治之，不究病之原因，敷药贴膏，鲜能奏效。果能认真，病情亦不难着手。始起用甘遂为君，吴萸、白芥为臣，半夏、陈皮、茯苓、厚朴、草果等为佐使，病在腿加木瓜、牛膝，在手臂、肩臑加桂枝、片姜黄亦能使之消化。若溃久不痊，宜用补托，芪、党、当归、龟鹿二胶、白芥、茯苓、白术、枸杞等药，量病酌用，兼服子龙丸或控涎丹六七丸，早晨姜汤送下。

子龙丸方：紫蔻仁三两，川朴四两，姜汁炒，甘遂四两，醋炒，红芽大戟二两，白芥子四两。上药共研细面，炼蜜为丸，如桐子大，每服五分，姜汤送下，忌有甘草药同日服，因丸内有甘遂故也。按：此方治痰之本。痰之本水也，湿也，湿气与水则结为痰，大戟能泄脏腑水湿，甘遂能行经络水气，直达水气结聚之处，以攻决为用，白芥子能散皮里膜外痰气，厚朴泻满温中，能去瘀生新，紫蔻仁开胃健脾，温中顺气，惟善用自有神效也。

控涎丹方：甘遂半斤，用甘草四两煎水泡两日，然后将甘遂捞起，另用净水泡六七天，日换清水一次，晒干研面，加制川朴四两，白术米泔水泡，四两，半夏姜制，四两，紫蔻仁四两，白芥子六两共焙研细面，炼蜜为丸，如桐子大，每服六七丸，早晨姜汤送下。小儿服一二丸，量年岁大小，视身体强弱用之。服后腹中觉微疼，泻稀水或溏粪一二次，痰即从此消化。

六十二问：甘遂苦寒有毒，人皆畏用，虽逐水圣药，并无驱痰之功，而此方用之，何也？

答：以猛药逐水，乃治痰之原。人不敢用者，仅知其害而不知其利也。

六十三问：甘草、甘遂两味相反，此方用甘草水泡甘遂，毋乃自相矛盾乎？

答：此方出自陈无择。甘遂甘草看似相反，不知甘遂得甘草以激之，感应甚速，殊有奇效，此须视用之当不当耳，如仲景治心下留饮，与甘草同用，亦取其相反以立功也。

六十四问：西医所论血瘤者，按之浮软，剖视之形色如脑，多生眼窠、鼻内外、肾交节等处，发生至速，日大一日，内有多条血管，手触血即流，颇与血瘤相似。但血瘤不痛，眠食如常，此则痛剧不安，为易别耳。此症易溃，溃后浮肉堆聚，形如芝栭，有因血流过多而死者，有因痛患不安而死者，其说如何？

答：治症不难，辨证略难，此种症虽不多见，就予所见者而论，有起下眼胞脖项者，有生胸前、乳上、腋下一带者，有生肋骨及男子阳茎、妇人阴户等处者。有二三枚并连一处，有六七枚结成一窠，外面似分界线，内里根盘通连，或胸膺结核，腋间亦隐隐有形，疮头微露紫红，坚硬如石，破后无脓，仅流血水，疼痛澈心，日夜呼号，疮口破开如翻花

石榴，与乳岩无异，味极腥秽，名为翻花岩。古今诸书并未论及其起病原因，治法并按乳岩门。（详《三字经》）

六十五问：妇人患乳痈，腋下有核，牵扯而痛，此系何故也？

答：此不难知。夫乳头属肝，乳房属胃，腋下亦肝脾部分。脾胃本属一体，内惟阴脏阳腑有别耳。

六十六问：西医谓乳症必须剖割，究竟此症宜割否？

答：乳上生痈，除真乳岩不能治外，其余乳癖、乳痰、乳疡、乳发、乳痈、乳疽、乳疖尚不难治。余四十年来所见已两千有奇。初则消化，将成辅托，易溃疏肝和胃，脓成刀割或火针针之，从无死者。如不照此法施治，惟剖割是从，恐未妥也。

六十七问：乳症割后，病未割净，留芥子一粒，终须反复，此又何也？

答：此即乳岩，割固死，不割亦死，死一也，不过稍分迟早耳。如不割，能怡情调摄，尚可带疾延年。

六十八问：西医亦言：此症医者有三难。不割必死，割未必即愈，一难也；割不净或致反复，二难也；虽割尽，尤恐毒发别处，三难也。其说是否？

答：西医知此三难，乃阅历有得之，言彼以剖割为专门长技，割死者甚多，盖彼之造诣未臻绝顶也。

六十九问：方今喉症时行，传染甚速，而幼孩尤重，甚至延及合家，朝不保夕。或三五天，或八九天毙命。间有喉虽疼痛，竟勿药而痊者，有先患痧疹，疹毒攻喉，或并无痧疹，仅发寒热，因而攻喉者，亦有合家传染，有愈有不愈者，有传布一方，患喉轻重不等，大同小异者，以上各种病原可得而详欤？

答：喉症多端，非数言所能尽。内有喉痹、喉痈、喉风、喉蛾之别。经云：一阴一阳结而为痹。一阴者，手厥阴心包之脉气也，一阳者，手少阳相火三焦之脉气也。二脉共络于喉，气热则内结，结甚则肿胀，甚则气痹，痹者不仁之谓，此喉痹之所由名而乳蛾、喉闭、缠喉等症皆属痹类，亦有风、寒、火、湿、毒、虚之分。或风火相抟，或寒湿相聚，或湿热熏蒸，或风痰蕴结，或火为寒遏，或热被风侵，或值天行疫疠，里巷流传，其症变幻不一，至险至危。治宜审其受病之原因与人之老少壮弱，气候之燥湿寒暄，然后量病浅深久暂，对症发药，庶无贻误。否则有毫厘千里之谬。

七十问：有人咽喉或左或右忽然结核，大如半栗式，呼吸咽物较痛，饮水亦呛，身发寒热，或无寒热，此名何症？何法治之？

答：此即喉蛾，俗名乳蛾，有单有双，双轻单重。有破头者，名烂乳蛾。系风热侵于肺胃，如发寒热，宜用辛凉表解六味汤加元参、象贝母，或用甘桔牛蒡饮酌服一二剂，外吹冰青散（方均详《医镜·选方》）

七十一问：有人咽喉关外或左或右连及上腭焮肿无头，大如半鸡卵，疼痛夜剧，寒热往来，汤水难下，甚至二便闭结，此名何症？当用何法治之？

答：此名喉痈，左边居多，初发寒热时宜六味汤、牛蒡甘桔饮两方参用。外用喉枪戳肿处一二下，放出恶血，吹以西霜散（方载《医镜》）可以消散。如过五六日不消，势必成脓，用手指按之微软，认准脓头用刀戳破，流脓后吹冰青散。倘未溃已溃时二便闭结，用凉隔散（方详《医镜》）。溃后肿消，内热口渴，宜养阴清肺汤（方详《医镜》）酌加石膏、花粉、苇根、鲜石斛等。

七十二问：天行时疫，身发瘫痳或出痧疹，忽然咽喉堵塞，滴水不能下咽，牙关不能开阖，颃颡浮肿，喉间痰声漉漉，宛如曳锯，恶寒发热，谵语神昏，二便闭结，此名何症？当用何法治之？

答：是名缠喉风，病极凶险。此由肺胃痰火蕴结所致。速刺两大指少商穴出微血，随吹消痰散探吐痰涎。牙关不开，用巴豆纸捻燃着，在颊车骨频照数下，或在鼻窍使病人闻烟，牙关即开，可以吹药。如形寒发热，二便闭结，宜合六味、大承气两汤同进，一面扬汤止沸，一面釜底抽薪也，甚有奇效。予屡验，不敢密秘也。

附消痰散方：牙皂面二分，五倍子五分，明雄黄二分，冰片二分。共研细面吹喉，吐出痰涎，立即轻松。

附巴豆纸捻方：用巴豆去壳五钱，用铜罐捣烂，用火纸包上三四层，用重物压之，其油尽沾纸上，去渣弗用，即将此纸收存，临用卷成纸捻，燃着照之，或取其烟闻鼻。

七十三问： 有非天行时疫，并未发痧疹，咽喉左右亦不肿，微有红丝密布，忽觉咽物梗塞，登时汤水不进，喉间漉漉有声，不数时而毙命者，此名何症？有何治法否？

答： 此名紧喉风，俗名快喉风，病极危险。此系平日嗜酒，肺金受伤，或身体肥胖，更多食肥腻，积久生痰，痰胜生火所致。宜速吹消痰散，或用鲜杜牛膝根连茎叶打汁灌之，尚可十救四五，内服大承气汤（见《医镜》）加浙贝母、花粉、旋覆花布包煎解之。

七十四问： 有一二岁幼孩，初则少有咳嗽，次日喉间漉漉痰声，有发烧，有不发烧，不半日竟毙者，此系何症？何法治之？

答： 此名马脾风，系风温侵肺，春令最多，或乳母体胖，好食肥腻生痰，令儿均能患此险症。初起用鲜杜牛膝根叶打汁灌之，探吐恶痰，或吹消痰散。但小儿不能吐痰，甚是难事耳。附方麻杏甘膏汤，亦不过勉尽人事而已。

附麻杏甘膏汤：麻黄、杏仁、石膏、甘草。

七十五问： 有五六岁小孩，或十一二岁幼童，耳后忽起小核，状如小枣，不数日喉间堵塞，核或不见，或增大，汤水难下，牙关不能开合，命在须臾。此系何症？何法治之？

答： 此名锁喉风，系平日性急，爱哭爱闹，肺气中伤，肝胆火旺，加之风温外感，或触时邪所致。速服羚羊散（方详《医镜》）二三剂，如二便闭结，或口渴身热，承气汤、凉膈散量病参用。

七十六问： 咽喉两旁微肿不高，咽物微觉妨碍，音哑声嘶，并无寒热，日久不愈，亦无大害，此宜何法治之？

答： 此名喉痹，系迎风高叫，风邪吹入肺胃两管，致成此症。先服牛蒡甘桔饮一二剂，再用养阴清肺汤三四剂，不用吹药即愈矣。

七十七问： 世称白喉难治，其症何时始有此名？请详言之。

答： 白喉咙症，道光年间湖南张善吾先生善治此症，始有白喉咙名目在。张君当日曾言目击是症，传染甚速，变幻甚多，极危极险，著有十难之议。谓：十二经惟太阴之脉上挟咽，连舌本，散舌下，少阴之脉，循喉咙，挟舌本，厥阴之脉，循喉咙之后，上入颃颡，人络舌本。凡病此者，两关及左尺脉多沉数而躁，以此观之，病属足三阴明矣。时未传及他经，不察其源，治以他经之药，其难一也。初起恶寒发热，头痛背胀，周身骨节疼痛，喉内有极痛，有微痛者，初无形迹，可见似伤寒、伤风表症，若投以麻黄、细辛、羌、防、升、柴、苏叶之类，致毒涣散，无可挽回，其难二也。彼其恶寒发热，乃毒气初作于内，至二三日，喉内现白，现后寒热自除，或者不悟，反以表药为功，岂知白现后即不服表药，而发热亦止也。初起误服羌防、麻、桂，非徒无益，而又害之，其难三也。按：此病热症多，寒症少，有以色白为寒者，不知此症初发于肺，肺属金，其色白，为五脏六腑之华盖，处至高之位，毒气自下熏蒸而上，肺病日深，故其本色日著。治宜解三经之毒，使之下行，勿令蓄积于肺。若因色白疑为寒症，以桂、附、炮姜投之，犹恐抱薪救火，愈炽愈烈，其难四也。即有知为火毒，不可轻用升提开散之品，辄用大黄、芒硝下之，不思此症业已传至上焦气分，与中焦无涉。既上焦气分受伤，又以硝黄攻发太过，使中下焦有损，元气愈伤，其难五也。见症确服药当守方，有火毒甚者，初起用消风散毒，引热下行之剂，治法良是。乃日服二三剂，白不退，连服十数剂，而白愈加，是犹杯水车薪，与事无济。治者当详审病源，或舌苔黄黑，或喉干唇焦，小便短涩微黄，大便泄泻带黑，是为火毒凝结，内病不除，白何能净？愈发白，愈守方，久久投之，自有效验。若另更别方，必生变故，其难六也。察之，既精图治，益不容缓，此乃瘟毒之变症，杀人最速，过七日不起。庸医辨症未明，投以平淡之剂，不求有功，但求免过，是优容养奸。迨延至五六日，毒气重矣，元气伤矣。善治者不得不以猛剂攻之，然病已垂危，成则无功，一旦不起，病家不咎优容之过，反云猛剂非宜，此非误于后，而实误于前，其难七也。有非白喉而转为白喉，初起喉痛红肿，或恶寒发热，或不恶寒发热。一边肿名曰单蛾，两边肿名曰双蛾，治之稍缓，则气闭不起。宜用生杜牛膝引热下行，大便闭用大黄，否则不必用。此与白喉症异治同，倘不预防，转为白喉，为害甚烈，其难八也。又有痨症白喉，阴虚火燥，痛极而水米难下，渐至朽烂，形容枯槁，两目憔悴，必须补剂，使元气充满，而喉痛自愈。若以时行疫疠白喉，误认阴虚，差之毫厘，失之千里，其难九也。更有一种白喉，无恶寒发热等症，喉内起白皮，随落随长，的是寒症，非桂、附不愈。即误服消风败毒亦无大损。若以时行疫症白喉认为此症，为害不浅，其难十也。以上十难，乃张君阅历既深，确有心得之语，当日亦必确有此种白喉咙症，恐后学不识误治，故不惮告诫谆谆，亦救弊补偏之意。特此症系天行疫疠，毒发咽喉，时不常见。既见之，传染必广。倘医者不识，仍作寻常喉症治之，鲜有不误者。学者当于十难中悉心考察，因病而施，虽不中，不远矣。思敬谨识。

七十八问：近有《白喉忌表抉微》一书，无论喉蛾喉痹，悉以养阴清肺、神仙活命、除瘟化毒三方，并定镇润消导分上次中下，谓遇病酌量轻重参用，且痛诋时人误用羌、防、麻、桂、射干、豆根、马勃、僵蚕、前胡、桔梗、苏叶、桑皮、蝉蜕、升、柴、牛蒡、花粉、杏仁、黄芩、荆芥、紫荆皮等二十一味，为时人常用而误用者，千万不可一试，即于前列三方中偶搀一二，祸害不可胜言。遂致阅是书者将忌表二字横亘胸中，牢不可破，一遇喉症，茫无所措，用辛散恐犯戒忌，用养阴清肺杳不奏功，卒致因循坐误，轻变重而重转危矣。其忌表二字究竟是否耶？

答：此症果系白喉，或当忌表。张善吾不有十难之戒乎？第喉症名目甚多，有缠喉、锁喉、紧喉、慢喉、毒喉、虚喉等症，乳蛾有单有双，喉痹有左有右，有上有下，有在关前，有在关后等部位。夫喉有二孔，左为咽，属胃，纳食之关，右为喉，属肺，纳气之关。口内上腭属胃阴，下颚属脾阳，舌之中属心，四围属脾，舌根亦属心，小舌又名帝丁，属胃，喉之左右舌根属肝，外两耳垂下亦属肝，此经络外行之部位。其内有因风寒湿火，有因毒、因虚者，且有风为火激，热被风搧，更有湿胜生痰，痰胜生火，火胜生风，其受病原因固非一律，其发病情状亦各自不同。若概以养阴清肺、神仙活命、除瘟化毒三方治之，未免过泥，姑无论别种喉症，此方有不宜处，即天行疫疠，毒发咽喉，未必确有把握，况四时气候不齐，燥湿寒暄各异。如春当和煦，反寒冷异常，凉气逼人，人身阳气遏而不扬，蓬蓬勃勃之时转为抑郁不舒之象，夏当炎热，腠理开张，酷热固非所宜，温和亦嫌不适，且恐凉风飒飒，雨水绵绵，从外入里，化火化痰，亦所时有。秋令燥金司权，时宜滋润，最恶狂风怒号，赤日炎蒸，清凉之候转成炎热之时，肺为娇脏，何能受此摧残？抑或雨水过多，太过犹之不及，冬应严寒，反若春时和煦，或久旱无雨，阳不潜藏，或久雨不晴，湿寒阴受，水亏木旺，一有不慎，病症丛生。人身即小天地也，随气候为转移，学者当于此中着意，竭力推敲，自无所失矣。至麻黄、桂枝、紫荆、升、柴等药，固非喉症所宜，然有时亦有不得不用者，岂可因其升提辛烈遂视为杀人之具哉？牛蒡、桔梗、马勃、僵蚕以及豆根、射干、荆芥之类，在喉症颇著奇勋，他如花粉甘寒，杏仁苦降，前胡苦寒辛甘四性俱备，用之亦有功而无过也。总宜见病临机，细心定方，切弗胶执死方。若果风寒重感，麻、桂、羌、防何害？前胡、苏叶犹轻。如系湿热熏蒸，栀子、芩、连万不可少，茵陈、苓、泻亦所必需，平胃、二陈何妨搀入？若谨恃元参、麦、地、贝、芍、甘、丹为至中至正之方，岂非执死方以治活病那？轻则优容养奸，用之不当，反成助邪，必因循坐误也。轻变重而重变危矣。仆非固执己见，掩抑人长，实目击受此害者指不胜屈，故不得不详言之。

七十九问：《白喉十难》著自湖南张善吾，《忌表抉微》出自奉天耐修子托名洞主仙师，该两书何如？

答：张善吾论白喉十难，确有至理。此乃一时疠气传染，断非随时随地皆有之症，所以不敢立方，其言颇有可采之处。若《忌表抉微》一书，想该省当时有患此者，治而获效，遂视此三方为独得之秘也，然在阴虚火灼者用之亦可奏功，却不能施治一切喉症也。当究喉症种类，名目甚多，不可执方而统治也。

八十问：此种症何湖南、奉天有之？其致病原因何在？

答：湖南人好食辛辣，如胡椒、辣椒，为每饭必须之品；若奉天人嗜关东烟叶，日饮烧酒，以致肺胃受有积热，发白喉固与寻常喉症不同。

八十一问：他处所患白喉，其人平日并爱食辛辣，亦非天时疫疠所致？

答：此必阴虚火旺，发为假白喉，非真白喉也。当分别视之。

八十二问：假白喉其状如何？用何法治之？

答：咽喉两边淡红，微肿不疼，上罩白屑，咽物微觉妨碍，宜滋阴降火，养阴清肺汤或知柏地黄汤，量病酌进可也。

八十三问：有小孩头面骤然浮肿，其色或红或白，游走无定，肿处似乎光亮，内则憎寒发热，每由肩胛延至胸口即毙，此名何症？用何法治之？

答：此名游风，又名游火、赤游丹毒，不独小孩患此，大人间亦有之，系三焦蕴热，兼外感天行时毒，或受风热所致。内服羚羊角散（方载《医镜》），外用溺碱或溺桶沉底砖瓦摩水敷之，极效。如游走已定，不可再敷，恐气血冰凝，易成痈毒，只可用二味拔毒散（方详《医镜》）凉茶调敷亦效。

八十四问：有小儿初发丹疹，未能透尽，随即腮颐发肿，喉间漉漉有痰，憎寒发热，不时啼哭，此系何症？用何法治之？

答：此名发颐。万勿用凉药围敷，以致逼毒入里。外用二味拔毒散凉茶调敷，内服羚羊角散或用防风、天麻、荆芥、白芷、象贝、旋覆花等疏风化痰，脓成刺破可愈。若用凉药围敷，疮头发紫，无脓流水，人则昏迷谵语，毒已内陷，便无法挽回矣。

八十五问：有小孩并未发现痧疹，偶因寒疟或咳嗽、泻痢等病尚未愈，腮颐忽而发肿，面色枯黄，饮食少进，身发寒热，不数日腮颐紫黯，略津血水，因而毙命者，此名何症？有法治乎？

答：亦名发颐，因多服凉药，邪遏未泄，过服攻消之品，元气大伤，急宜辅正托毒，或可挽回万一。内服芪、党、鹿胶、当归、肉桂、炮姜、枸杞、萸肉、红枣、炙甘草等，外用玉红膏油纸摊贴，亦十救一二也。

八十六问：小儿头顶生疖，有一二处，有十数处者，经久不愈，脓水淋滴不断，或此处刚破，彼又肿起，或三四枚串连一处，或始终一枚，脓去疮瘪，次日仍然肿高，此名何症？用何法治之？

答：此名蟮拱头，又名蝼蛄串，系因胎毒而起，或感暑热而生。因胎毒起者仅一二处，皮厚难破。如已成脓，即须刺破，用纸捻滚月石面插入疮口，外贴蛇皮膏自愈。如系暑热，必七八处、十数处不等，甚至此孔与彼孔串连，有经数月不愈，有经年余不愈。初起将成未成时，用二味拔毒散凉茶调敷，或用丝瓜叶打汁调上亦好。内服藿香正气散加银花、连翘、六一散等煎服。经久不愈，阳气必衰，人必面黄肌瘦，少进饮食，当用扶阳健脾之药，如四君子汤加肉桂、山药、莲肉、炮姜、金银花等四五剂亦易收功。

八十七问：人有不论何处生疮，开刀后疮已平复，忽然疮口叠出努肉一块，于偶碰触则流血水，此名何疮？用何法治之？

答：此名翻花疮，宜用熟地、乌梅、轻粉各少许打烂和涂疮口，数易即平。

八十八问：有人胸膺、肋腹、脖颃、眼下胞等处忽起小核，色红自破，日渐开大，形如劈破石榴或如图画灵芝，无脓，惟有臭水，触之则鲜血流，疼痛夜剧，此名何病？用何方治？

答：病名翻花岩，与乳岩仿佛，由肝郁不疏，木火鸱张而得，甚不易治。内服化岩汤（方载《三字经》）或逍遥散，外用蛇皮炙灰，香油调敷，或用血竭、藤黄、黄蜡、香油等熬膏贴之。宜令戒嗔怒，怡情自适，或可望痊，否则无法可救。有经西医刺割，眼见无一活者。

八十九问：有人发际暴起粟瘰十数窠，初微痒，继痛，淡红一片，外则憎寒壮热，头疼项强，转侧俯仰均不方便，喜饮热汤，舌苔薄白，此名何症？用何法治之？

答：此即类脑疽，系由风湿内侵膀胱经脉。初起宜荆防败毒散（方载《医镜》）去参加苏叶、姜、葱汗之，外用如意金黄散，葱汁和白蜜调敷，汗后或仍寒热，或惟热不寒，照原方加连翘、银花服之自愈。

九十问：有人耳后连及发际头顶遍起燎泡，日渐延开，灼痛不痒，头项发沉，筋脉牵强不舒，外则微寒壮热，口不渴而觉苦，此属何症？用何法治之？

答：此亦风湿侵入膀胱络脉，势将化火，初起宜荆防败毒散加连翘、川连、白蒺藜、桑叶，两剂热退，接服荆芥、羌活、黄柏、桔梗、桑叶、钩藤、丹皮、川芎、甘菊等药，外敷如意金黄散，白蜜调敷，可愈。

九十一问：人有不论左右耳后，膀胱经脉连及头顶一条，大如手掌，漫肿色白，不疼不痒，脑项如压重石，不能俯仰转侧，微有内热，口不渴，饮食减少，形神困怠，此名何症？用何方治之？

答：此亦阴脑疽一类。虽由风湿内侵，湿已化痰，故木瘸不知痛痒。用阳和汤（方载《医镜》）加僵蚕、附子、细辛、半夏、陈皮等连服二十剂可以消散。此症不易成脓，有脓亦不易辨。倘有脓，当刺破，再用十全大补或八珍汤（方载《医镜》）即可收功。

九十二问：有人紧贴耳后或左或右结肿，颇软，核不甚高，色白微疼，有时寒热，不思纳谷，时或眠，食如常，此系何症？因何而得？用何法治之？

答：此名鱼尾毒，亦系风湿，兼有郁火，最易成脓，初觉用荆防败毒散加炙山甲、象贝母、郁金消之，不效用透脓散（见《医镜》）加桔梗、羌活向外托之，脓成即刺破，用升丹纸捻二三易，四五天完功。破后即不用服药。

九十三问：有人耳后膀胱经脉形同上鱼尾，无软核，微肿无根，疼痛夜剧，外则憎寒壮热，口腻不知味，此名何症？用何法治之？

答：此名后脑痈，系由暴怒伤肝，风邪乘势里袭，或膀胱经脉原有风湿，因怒触发。初起宜用荆防败毒散汗之，两剂寒热止，再用仙方活命饮或神授卫生汤（方详《医镜》）加桔梗、羌活消之，如三四剂后疼肿依然，则势将成脓，当用透脓散参入羌活、桔梗为膀胱引经，三四服后脓成，用刀刺之，刀口用纸捻滚文八将散（方载《医镜》）插入刀口，用纸膏罩之，前后约计四十日即可完功。

九十四问：有病势同前，因多服神授卫生汤或仙方活命饮，正气受伤，遂致疮头并不起发，疼痛夜剧，精神疲怠，不思纳谷，口渴唇干，夜卧不安，应用何法治之也？

答：此症乃误投药饵，正气受伤已极，如在年轻尚易施治，若年老之人则难着手。速进大补气血之品，须重用参、芪各一二两，白芷一钱，羌活一钱，寸冬四钱，花粉三钱，当归四钱，整广皮一钱，广郁金钱半，桔梗一钱，川芎钱半，甘草一钱，忍冬藤五钱，桑枝五钱，丝瓜络一段煎服。如从前过服凉药，或凉药围敷，气血冰凝，不易起发成脓，酌加肉桂一钱，角刺二三钱，俟脓成，用刀刺破，再服八珍或十全大补汤，量病轻重用之，外用八将散纸捻，统计四十日亦可完功。

九十五问：有人后脑生疮，宛似风粟，白泡两三窠，渐增十数窠，蔓延一片，疮头平塌，微痒不疼，饮食如常，并无寒热，医视为风湿小疮，不甚介意，病人亦漫不经心，不慎口腹，忽然病势加剧，不二三日而死，此何故欤？

答：此名脑疽，乃假阳真阴症。缘其人酒色过度，体质本亏，外强中干，病中不知禁忌，或不慎口腹，致伤脾胃，或妻妾侍侧，相火易升。况痈疽不疼最为大忌，虽死由自取，亦医者之不察耳。初宜服阳和汤加桔梗、羌活，服后知痛，疮头发高，方有转机，随加芪、党、角刺、当归、白芷助其成脓，若三五剂后仍不知疼，疮头不高，不妨加重治之，即日进二三剂，亦无不可。总期疮高知痛，便有生机。如至病势增剧时始服阳和等重剂，则已不可救药矣。人每忽视此症，良可慨也。

九十六问：有妇人鬓边连及发髻骤然发肿，按之木硬，隐疼，疮头并不高发，亦不甚红，昨在上，今又移下，明日又移上，游走无定，此症因何而得？用何法治之？

答：此系肝胆原有郁热，偶因烦恼触发，或因风热外侵，内外鼓搧，致成此症，宜服栀子清肝汤（方载《医镜》）或羚羊角散相间服之，外用紫金锭或蟾酥锭（方载《医镜》）水摩敷之，可不致成形也。

九十七问：有妇人额角连及眼胞上下忽然浮肿，势极迅速，外则憎寒壮热，浑身牵绊不舒，此系何故？用何法治之？

答：此因平日爱生气恼，默不发言，兼外冒风热，宜以蟾酥锭水摩圈之，内服桑菊饮一剂即痊。

附桑菊饮方：桑叶五钱，白菊花四两，钩藤一两，丹皮三钱，炒山栀三钱，连翘五钱，黄芩三钱，甘草钱半。水煎服，忌动风发物。

九十八问：有妇人额角初起粟粒，不甚经意，骤然浮肿，腮颧、头面、眼胞一带麻木不疼，外则憎寒发热。此名何症？用何法治之？

答：此亦类疔疮，系时行风毒内侵，宜掺八将散，纸膏罩住疮头，四围用紫金锭水摩敷之，或束毒金箍散白蜜调敷，内服河车饮两剂即痊，惟须避风数日。

河车饮方：草河车三钱，菊花二两，地丁草四钱，桑叶五钱，钩藤一两，丹皮二钱，炒山栀三钱，连翘四钱，蒲公英三钱，甘草钱半。

九十九问：人有足跟疼痛，牵及大腿经络，逐阵麻木，夜间尤甚，不能踩地，踩地益剧，此系何故？用何法治之也？

答：其人大腿成患疮，经久收敛少迟，致气血内伤，加以汗后经风，风湿入络，或因急走远道，汗后腠理疏松，风湿乘虚入里，均能患此。宜内服追风逐湿汤，外用麻黄一两，桂枝一两，透骨草一两，乳香、没药各五钱，大葱两根，水酒各两大碗煎透。先薰后洗，每日一料洗药，一剂煎药，约十数天病已愈矣。随用追风逐湿汤五剂泡酒饮之，清澈病根。

追风逐湿汤方：桂枝钱半，白茄根三钱，牛膝三钱，防己钱半，秦艽三钱，橘络一钱，木瓜一钱，天麻，钩藤，当归各三钱，独活钱半，桑枝五钱，丝瓜络一段水煎。泡酒时加入寻骨风、钻地风、千年健各三钱。

一百问：有人初生脓窠疥疮，虽治得愈，后见手腕及掌渐觉漫肿，有一手，有两手者。色白不疼，惟筋脉牵强，不能转动伸握，经治数月不愈，甚至经年不愈，并不成脓，亦无寒热，此名何症？有法治否？

答：湿毒积久生痰，可名痰疽，用鲜山药、打火石各等分打烂涂之，内服桂枝、白芥子、羌活、片姜黄、威灵仙、制半夏、煨草果、茯苓、陈皮、制朴、桑枝等，连服一二十剂可以消散。

百一问：有人手臂结核二三处，大如核桃，按之似在皮里，色白不痛，惟筋脉不舒，时常嗽吐痰涎，经数年不愈，此名何症？何法治之？

答：此系痰窜气分，可名痰串疽，用甘遂饮一二十剂必可消散。

甘遂饮方：醋炒甘遂二钱，煨草果二钱，炒白芥子三钱，制朴钱半，吴萸五分，制半夏二钱，橘络一钱，香附钱半，桂枝钱半，片姜黄钱半，桑枝五钱。

百二问：有妇人手臂曲池一带色白漫肿，自破数孔，脓水淋漓，数年不愈，人则面黄肌瘦，纳谷不多，经水亦闭，有时入暮发烧，浑身疼痛，将成痨瘵。此名何症？宜用何法？

答：此亦痰疽，宜分前后调治，惟功效较慢耳。先服通经活血汤（方见前）一二十剂，重加黄芪一二两，每日一剂，使其血脉周流后，当用党参、黄芪、白芥、川朴、茯苓、陈皮、桂枝、片姜黄、醋炒甘遂、白术、桑枝、丝瓜络、络石藤等二三十剂，再用十全大补、归脾汤、补中益气汤量病轻重用之，此须缓缓调治也。

百三问：有人肘尖、内外膝盖、胸膺等处同起漫肿，色白无头，日夜疼痛，夜间尤剧，发热口干，不能伸屈动转，形容消瘦，纳谷不多，服舒筋活络之剂时效时否。此名何症？应用何法？

答：此名毒挟痰流注，其人必素嗜烟酒，过饮茶水，湿聚成痰，或曾患毒疮，服过顶药，遂致毒痰同串筋脉。此症甚不易治，先用阳和汤加醋炒甘遂三钱，牛膝三钱，桂枝一钱，片姜黄一钱，秦艽三钱，桑枝五钱，土茯苓一两，络石藤等十数剂，外贴姜葱膏（见《三字经》），必可肿消痛止，随用桂枝、秦艽、虎骨、川断、杜仲、熟地、五加皮、桑寄生、独活、当归、木瓜、陈皮、半夏、红花、乳香、松节等泡酒服，二三月后可获痊愈。

百四问：有高年人忽起燎泡于两耳边，日夜灼痛，憎寒发热，饮食不进，神色昏蒙，诊其脉则弦大无伦，此系何故？用何法治之？

答：此人必平生志愿不遂，肝胆郁久不舒，偶因暴怒引动肝火而成。此症宜速进羚羊、胆草、芦荟、杭芍、桑叶、丹皮、元参、山栀、川连、甘草等，一剂即愈。外用青黛、黄柏、人中黄、银花、煅甘石、梅片等研面，香油调敷。

百五问：脑疽、发背、搭手、腰疽等症，有阴阳，有善恶，有逆从，宜如何辨法？可否详细剖析，俾后学有所遵循？

答：以上诸症，乃外科中最有关系，非数语可以阐发无遗者。第一要明白周身三百六十穴道确切所在，牢记于心，一遇病症便知毒发何藏何经；次按望闻问切四法，悉心体会，四面推敲。入门先看病人面上气色是青、是白、是红、是黑、是黄，目睛颜色如何，面上气色是否一律，或有红黄相间，亦有青黑混淆，且有显明晦暗，浮浅深沉；再看天庭、地角、鼻柱、印堂以及两耳上下，颧骨、眼胞、水沟等处。五脏六腑部位分明，某部见某色，是为生，某色见某部，即为克。如两眉中间属肺，两颧属大肠，两处如见赤色，即为火克金，若露黄色，即为土生金；两眼中间属心，准头稍上两旁属小肠，两处如见黑色，即为水克火，若见青色，即为木生火；两眼下山根正中属肝，两旁属胆，是处如见白色，谓之金克木，若见黑色，即为水生木；准头正中属脾，两旁鼻观属胃，是处若见青色，即为木克土，若见红色，谓之火生土；耳前两颊车下属肾，上唇正中水沟穴属膀胱，是处若见白色，为金生水，若露黄色，为土克水。如病发何经某部，色见生者则生，色见克者则死。内经曰：论色不过青黄赤黑白，然五色中各有正色，各有败色。白者如鹅羽，正色也，如枯骨、如食盐，败色也；黄如白裹雄黄，正色也，如瓜蒌、如黄土，败色也；赤如白裹朱砂，正色也，如赭石、若土朱，败色也；青如苍壁之泽，正色也，如蓝靛、如草滋，败色也；黑如重漆，正色也，如烟煤、若地仓，败色也。此五色者，不但病人可决其休咎，即遇平人，亦可预断其吉凶。又曰：面黄目青，面黄目赤，面黄目黑，面黄目白，面上有黄色不死；面青目赤，面赤目白，面青目黑，面黑目白，面赤目青，面上无黄色必死。以黄为中央土色，土生万物，百病以胃土为根本。胃气独存，病虽重而不死，若无胃气，病纵轻而必亡。《灵枢·五色》篇曰：色者，青黑赤白黄，皆端满有别乡，赤者，其色大如榆荚，在面王为不日。此言邪气入藏而为卒死之征。别乡者，如小肠之部在面王，而面王乃心之别乡也；胆之部在肝两旁，胆部者，肝之别乡也，诸如此类。大如榆荚者，血分之聚色，如拇指之状，不日者，不终日而死也。以上就面上气色而言，病之吉凶祸福已昭然若揭。细听病人声音是清是浊，气短气长。语言清爽，出自丹田，气足神完，病房毫无气味，五脏未坏，病虽重而无妨。音低气促，言语支离，上下不续，病房臭味熏人，不堪掩鼻，五脏已坏，纵不重而堪虞。察其起坐行动，有神无神，翻身转侧，体重体轻，逐一了然于心。随问病起几日，初起如何情状，现在若何情形，是麻是痒，是痛是疼，或痛痒相兼，或疼痛不一，或朝轻暮重，抑早重晚轻，询其翻身转侧是否灵便，常有如负重石，不能转掉丝毫，又有起坐照常，有病若无者。再问有无寒热，二便是否调和，小溲见何颜色，饮食能进多少，肚中饥饿不饥，夜间能否安睡，口渴不渴，渴时喜热喜凉，五中有无难受，逐细问明。然后再看患处如何，初起疮头粟粒或如脓泡，根盘束拢，肉色鲜红，宛如白裹朱砂，四围红晕不大，形寒身热，热过身凉，转掉便利，疼痛有时，二便调和，饮食有味，精神爽适，言语清醒，夜能稳睡，已成易于起发，疮头高耸，四围根盘与好肉界限分明，溃脓在十四天前后，脓出稠黄，肿旋消释，肥人脓多，瘦人脓少，脓净腐肉易脱，新肉易生，疮口易敛，此阳症、顺症。若初起形如椒粒，或如水泡，状似湿疮，忽疼忽痒，根盘散漫，与好肉界限不清，疮头平塌，皮色紫黯不华，项背宛如绳缚，身体发沉，转掉不便，起坐艰难，疼痛不止，或杳不知疼，二便闭结，或溺数便溏，声嘶音哑，饮食不思，形神困顿，寒热不时，神昏谵语，夜卧不宁，或睡中惊惕，或手足抖擞，已成疮色发紫，动辄流血，迄无正脓，纵有稀脓，疮口莫定何处，溃脓在二十一天外，既溃顽腐不脱，新肉不生，疮口塌陷，臭味满房，午后身热，言语不清，大便溏泄，纳谷不多，口干唇裂，舌苔灰黑，或如活鼠剥皮，干涸液竭，夜不成寐，转掉气促，起坐不能，此阴症、逆症。阴阳顺逆已得其大概，然后再考脉象是浮是沉，是迟是数。浮数表热，沉数里热，浮迟表寒，沉迟里寒。左寸洪数，心火必大，右寸洪数，君火刑金，左关弦急，疮必疼痛，右关弦急，肝胃不和，两尺浮大，虚火上炎，两尺沉细，肾水必亏，两手脉长，中气必旺，两手脉短，中气空虚，病初起脉见浮沉有力，病易起发，收功亦易，若浮沉无力，起发殊难，收功莫望。若初起疮头未显，脉见滑，当询有无咳痰旧病，如无，定必有脓，脓泄滑数自退，不退颇非善象。溃脓后脉宜和缓无神，若见浮沉有力，脉病不符。酿脓时应畏寒身热，脓泄后当热退身凉，反此即非佳兆。

百六问：脑疽发背，谚称为阴谴冤孽症，无法医治，是否冤孽？有何凭证？究竟有无治法？乞明白剖示。

答：患脑疽发背而死者，世不知凡几，第不能悉指为冤孽，亦不能说世上竟无因果。人都因阴谴而死者百中一二，因医药失调而死者十有二三。类如脑疽，俗名砍头疮，初起隐有刀痕围绕后项，溃后有如用刀砍割之状，至临危头颈欲脱。发背初起，紫红一片，如汤泼火燎，痛如火灼，疮口隐有钩迹，谚称阴间用钩挂起是也，溃后臭水淋漓，临危洞见脏腑。以上二症如延医，初次必好，二次无功，再延他医亦复如是，或医来即好，医去则凶，日轻夜重，乍见鬼神，恍惚言语迷离，或背人语多，见人默无一语，或昼夜呼号，疼痛不止，或杳不知疼，自觉毫无痛楚，病房臭味熏人，不堪向迩，怪状奇形，变幻莫测，非冤孽而何如？问治法确有良方，虔诚默祷，力解悭囊，作种种善举，济世利人，自然逢凶化吉，遇难吉祥，舍此别无良法也。

百七问：脑疽发背有先难后易，先易后难，变幻莫测，究不知其所以然，可否辨别情形，详述其故欤？

答：此二症固极重极险，变化多端，治之不当，立陷危机，非寻常痈疽可比。如脑疽初起，后发际仅如黍粒，微痒不疼，偶不经心，即指尖抓破，遂觉疼痛项重，寒热频随，疮头大如钱许，平塌不高，四围红晕，挤之无脓无血，疼痛昼夜不安，甚至内热心烦，舌干口苦，二便闭结，脉大无伦，如此者十余日，疮口略见脓血，势甚危险，乃忽疮口旁隆然肿起，或一边，或两边不定。不三日，肿起处居然成脓，用刀刺破，竟流稠厚花脓。又数日，脓净肿消，瘀腐脱出，原疮口已泯然无迹。此脑疽先难后易者。如耳后左右常患湿疮，治之辄愈，嗣又复起，宛如前形，窠粒较大，病家毫不介意，医者漫不经心，以为湿疮小疾，决无大害，照前法内服外敷，杳不奏功，脓泡日渐蔓延，愈起愈多，忽然脓泡中陡出一头，频流鲜血，按湿疮治之无效，按脑疽治法不伦，因循一半月，形神困败，饮食不思，莫辨病之阴阳，不识疮之善恶，不明不白，竟致不起，此脑疽先易后难者。至发背初起，形同粟粒，根盘大如覆盆，回亘尺许，皮色红紫相兼，形寒身热，疼痛夜剧，不能翻侧转掉，便溏溺赤，脉小无神，疮头如带子蜂房，孔有数百。当此情形，病颇危殆。

乃忽从疮之下侧居然溃破，脓极稠黏，每日约流碗许。不三日脓少肿消，顽腐从疮口脱出，渐流稀水，所谓带子蜂房者，悉归无何有之乡，此发背中先难后易者。若初起两肩下或背脊中，上下先起几个脓泡，根盘大仅寸碟，皮色鲜红且界限分明，旋于脓泡中见黄白稠脓，初少渐多，甚至日流碗许，脓尚不稀，肿势已消。自起病至今从无寒热，饮食照常未减，以为脓出肿消，收功极易，不料脓出多，疮口渐大，疮口深坑，不露新肉，忽然疮口塌陷，色黯不华，旋见痰生气促，不半日已地下修文矣。此发背先易后难者。

百八问：脑疽、对口、发背、搭手等症，到溃烂时臭秽不堪，令人掩鼻，此系何故？当用何法避之？

答：此病本毒发五脏，及至外边腐烂，其蓄积之毒从此外发，其秽味即毒气也，当点安息香或焚檀香、降香可避秽气。

百九问：焚檀、降诸香仅能避其秽气，其五脏蓄积之毒总得设法除去才好。

答：欲除五脏蓄毒，非用大剂托化不可。如参、芪、忍冬藤、当归、紫草、白芷、川芎、甘草等煎服，外用乌金膏或化腐紫霞膏香油调涂烂肉上。不沾好肉，二三天后自然腐烂渐脱，佐以手术镊之剪之，腐肉脱净，秽味即无矣。

百十问：痰痈、痰疽有何分别？

答：痰痈发在两项、胸膺、手臂、腋下、大拇指、虎口等处，痰疽发在肩胛、肘尖、臂腕、背脊、足跗诸骨骱关节等处。且痰痈皮红，容易成脓，容易溃破，收功亦易，痰疽皮色不变，成脓较难，不易溃破，破后势极淹缠，收功杳无时日。

百十一问：痰痈痰疽治法是否一样？

答曰：痰疽治法前册说过，兹不赘。痰痈治法总以二陈为主，炒白芥子、制南星等，随时量病酌添他药，不能拘执。

百十二问：痰痈溃后过午寒热食少，便溏溺赤，应服何药？疮口应上何药？是否与痰疽同？

答曰：痰痈溃后，午后寒热食少，便溏溺赤，宜用青蒿、地骨皮、银胡、淡芩、制半夏、橘叶、茯苓、芡实、萹蓄草、甘草等退其寒热。寒热止后，再就病说病，那有一定治法？至疮口上药，初溃用地字药，溃破日久，当用化痰追毒，或用纸捻插入，或掺疮口相机而行。

百十三问：痰痈症本不疼，设或痰聚血管，疼痛难忍，应用何法治之？

答：痰痈疼者甚少，倘有疼痛难忍者，大都痰阻关节，气血乖违，疼痛作焉。当用消痰活血，顺气舒筋，如二陈加丹参、茜草、当归、赤芍、秦艽、丝瓜络等即可舒其关节，化其痰涎。

百十四问：倘服此方，疼痛依然不止，又有何法？

答：如仍不止疼痛，可用乳香定痛饮加引经药，疼痛自止。

百十五问：痰痈疏于调养，日久不痊，应用何法治之？

答：痰痈如经年累月不愈者，气亏当助气，血虚当补血，气血两亏是当满顾。然始终必插入二陈汤，方为正治。

百十六问：痰痈日久不痊，是否可按痰疽治法？

答：痰痈经久不愈，按痰疽治法固是，然身体壮实者，控涎丹也可常服，然不可过剂，三五丸，七八丸，十四五丸，循序而进，才算妥当。

百十七问：近年患气痈、失荣症者甚多，治法是否一律？抑各有分别，请分析言之。

答：气痈、失荣名虽不一，而治法无甚区别。最要者先论病者年岁大小，气血盛衰，然后察因何受病，再论其病发何经何脏，考病在皮里膜外，抑在血管，逐一分辨明白，了然于心。再询起病远近日期，现在如何，初起如何情状，然后分经调治，自然有条不紊。

百十八问：气痈、失荣见病无甚区别，然初起应用何方？溃后当用何法？日久不敛又当用何方？务请逐一剖析。

答：此二症当初起时，根盘不大，用化坚膏贴之，内服逍遥散加浙贝母、橘叶、香附等疏肝理气，连服三五十剂可自消，或用阳和汤、小金丹参进，亦令内消。若溃后，疮口掺地字药，阳和纸膏罩之，内服香贝养荣汤或人参养荣汤临时酌进。至溃久不敛，可用河车大造丸或天王补心丹、生脉饮等，疮口可掺人参、川贝细面，松香膏罩之，铅粉、玉红两膏掺和摊贴亦可。

百十九问：此二症初起时，是否可用毒烈攻消，令其消化？

答：此二病初起，万不能攻消，若用毒烈攻消，徒伤元气，于病无济也。

百二十问：此二病究竟因何而发？发自何经？发于上体者多，抑发于下体者多也？可否详细说明？

答：此二病大多由先富后贫，既得意复失意，或得意时陡遭无妄，情志抑郁，郁怒伤肝，思虑伤脾，从此起病，名曰失荣。或其人意气自高，遇事辄不满意，或与人竞争，暴动肝火，或受人压制，肝气不舒，居恒郁郁不乐，因而致病，名曰气瘤。起病俱在两项、两太阳、颧骨两旁、额角下、眼胞等处，少阳胆经脉络为多，在肋骨、大腿内外，肝胆部位者甚少。

百二十一问：有十二三岁童子，两膝、两肘漫肿无头，皮色不变，忽轻忽重，忽肿忽消，上下发瘪，不痒不疼。重时伸屈不利，步履艰辛，轻时与常人无异，有五六年不愈者，有七八年不愈者，此名何病？因何致此病状？应用何法治之？

答：此名驻节风，大都先天不足，骨骱柔脆，邪风着于节骱之间，亦有久坐湿地，再袭凉风，风湿盘踞经隧，日久化痰，痰涎留滞皮里膜外，成此疲顽痼冷之疾。除觉可用麻黄、生川草乌、桂枝、苏叶、羌活、防风、艾叶、浮萍、姜、葱等煎汤熏洗，务使患处出汗，俾邪从汗泄。熏洗一二月不间断，当可奏功。若三年五载不痊，可用附子、肉桂、吴萸、丁香、硫黄、麝香、木香等共研细面，用艾绒拌和，用粗布两层将绒药铺在布上，做成护膝、肘套式，每日用热水壶向套布上熨之，日久方见功效。

百二十二问：用以上二法准能治愈此病么？抑尚有别法么？

答：用此二法未必准有把握，但日久不使间断，自然大见功效，内服亦可用阳和汤加桂枝、牛膝、羌独活等。内外夹攻，自无不愈者。

百二十三问：此病有独发两膝者，有专发两肘者，有发一肘一膝者，均可称驻节风否？

答：不能，如发于两膝者，名鹤膝风；发于两肘者，名驻肘风，若两肘膝同发，或一肘一膝并发，方可名驻节风。

百二十四问：膝盖始由跌伤，骨骱膝盖肿势颇大，经整骨科拿骱，肿亦渐消，惟步履艰辛，年余不愈，嗣又跌挫受伤，肿势较前倍增，仍请前整骨科治之，医治半年之久，迄未奏功，肿亦不去。此系何故？当用何法治之？

答：此系瘀血留滞络肉之间，整骨科仅整骨骱，不知活血通络，以故年余不愈。嗣又跌挫，前瘀尚未之净，又积新瘀，新旧交凝，所以肿亦不消，迄无效果。治当按跌扑损伤门，根本上究治。外用消瘀散搀八味散，醋糊调敷，内用刘寄奴、苏木、泽兰、归尾、桃仁、红花、上血竭、天仙藤、煅自然铜、土鳖虫等煎服，临服兑入黄酒一盅尤妙。少则十数剂，多至二三十剂，耐心服之，自无不愈者。

百二十五问：一少年男子忽两足胫骨无形，酸痛，昼夜呼号，起仅六七天，已骨瘦如柴，面色枯白，了无生人气，此病名何？因何受病？当用何法治之？

答：此名痛痹，因房事后不知保养，风寒湿三气乘虚入里，外用雷火针针烫，内服附、桂、白茄根、大熟地、首乌、枸杞、防风、独活、牛膝、海风藤、鹿角胶、炙虎骨等，连服数剂即愈。

百二十六问：有一二十二、三岁男子，四肢节骱稍觉浮肿疼痛，足难步履，手难举扬，饮食照常，并无寒热，此名何病？因何而得？当用何法疗治？

答：此名历节风，其人必系湿体，夜受凉风，当用搜风渗湿、通利关节如制川草乌、桂枝、羌活、茅术、秦艽、防已、寄生、紫苏、厚朴、橘络、威灵仙、当归、木香、甘草、桑枝等酒水煎服，连五六剂必愈。

百二十七问：此病服前方愈后，忽两手腕、手面浮肿疼痛，夜难稳卧，此系何故？当用何法治之？

答：此必病后不知调摄，夜受寒风，用羌活、麻黄、桂枝、紫苏叶、白芷、浮萍草、桔梗、甘草、姜、葱等临卧时服，盖被汗出而愈。

百二十八问：有一男子年近六旬，秋间左肩胛起前至胸乳及腋，后至背膊过腋，长计一尺五六，宽约三寸有奇，冒起青紫，初小渐大，大如豆，小如黍，蔓延一片，窠粒不分，疼痛难忍，日夜呼号，发热谵语，神昏连日，汤水不下，粒谷不入，二便不通。此名何病？因何所致？应用何法治之？

答：此名丹毒，乃肝、胆、心包、三焦四经毒火所致，外用柏叶散香油调上，内用芦荟、胆草、胡连、淡芩、木通、泽泻、银花、连翘、柴胡、丹皮、鲜生地、山栀、甘草、酒军等连进两剂则愈矣。

百二十九问：有年四十上下男子，春初始头痛，继四肢节骱疼，难以言语形容，怕寒内热，口苦舌干，用疏风清解，浑身疼痛稍减，怕寒内热不除。忽觉左胫踝骨上至膝盖，下逮足跗鲜红一片，不甚肿，疼痛颇剧，不能转掉伸屈，夜不能卧，头目昏旋，便闭，溲赤如浓茶，且茎管刺痛。此系何病？因何所得？应用何法可愈？

答：此名湿火流经，又名湿火下注，因平日好吃厚味浓茶，或冬天冒雪行走，或偶被雨淋，身受寒风潮湿，就炉火烤烘，湿火逼入经隧，致有此病。外用金不换醋调涂，内服桑叶、甘菊、刺蒺藜、川萆薢、黄柏、泽泻、猪苓、赤苓、生薏仁、防己、甘草、篇蓄草、木通、通草等，清上澈下自愈。

百三十问：有一三十六七男子，身体极肥，约重一百八十余镑，夏令后项患白疱小疮，初数粒，逐渐蔓延肩胛、背膊、腰肋一带，大小密布，数难屈计，炽痒不堪，抓破流脂，则痛如火燎，寒热如疟，寒时欲覆重被，热至灼手，旋汗出涔涔，热退身凉，不半小时寒热如故，如是者一日夜至少五六次。每寒热一次，身上白泡增加，现在体无完肤，头面、肚腹、两腿为最。病已月余，医药罔效，究不识为何病，群莫识其致病原因，应用何法可治？

答：此名浸淫疮，虽偏重受潮湿而起，然必内挟毒邪，缘其人从前必患过瘙疳片白或鱼口便毒，医用顶药冀其速痊，致毒邪伏于骨髓，加之愈后不知避忌动风发物，任意乱啖，又兼肥人多湿，湿久生痰，痰久生火，内外夹攻，致生此病。治用麻黄三两，当归半斤，黄芪半斤，银花半斤，土茯苓五斤，甘草四两，用水二十碗煎成五碗，一日夜服完，嗣必臭汗淋漓，衣衾湿透。先预备衣衾，俟汗出透后，病人已四肢疲乏，不能动弹，赶速将里衣脱下，重换新衣，其换下旧衣置无人处，用火焚化或埋诸土。明日细看，浑身白疱均已结痂。一面淡薄饮食，谨避风邪，耐心调养，一面清解余邪，如一枝蒿、忍冬藤、生口芪、土茯苓、当归、白鲜皮、连翘、甘草、绿豆衣等连服十余剂，不出半月已脱痂而愈矣。

百三十一问： 有一年轻男子，两足掌、两足跟无故皮肉发厚似埂，不能踩地，一步不能行走，强行一步，痛彻心肺，两泪直流，眠食如常，此系何病？当用何法治之？

答： 此病系行走远道，两足大汗毛孔大开，撩衣涉河，凉水寒风交集，遂致气血冰凝，致成斯患。当用艾叶、大葱、麻黄、桂枝、羌活、紫苏、防风、白芷等酒水各半煎开，先薰后洗，三四次即愈。

百三十二问： 有一男子，年近知命，平日嗜酒，爱吃肥腻，身体极壮，每日两餐，非先喝酒则饭食不能下咽，历三十年如一日。近数年每届立秋前后肛门旁必生痈毒，根盘仅如桃李，七日成脓，延医刺破，净流臭脓，不出三五日脓水已净，疮口完好如初。此名何病？因何所得？应用何法可以除根永久不犯？

答： 此名盘肛痈。因平日嗜酒，酒湿稽留直肠，肠属阳明，多气多血，且其人身体健壮，别无嗜好，所以溃破收功极易耳。如欲其永久不犯，劝其断酒绝欲，自然永无后患，别无良法。

百三十三问： 有张、赵两男，年均二十三五，同时娶亲，同时肛门结痈，大如鸡卵，成脓亦迟早无几，延医刺破，前后不过二三日，脓出均有碗许，味腥秽不堪掩鼻。张姓溃后不两旬完好如初，赵姓破已百余日，脓水淋漓不断，现在五心烦热，形容枯槁，纳谷不多，已成劳怯，大约不久人世矣。论者咸不解其故，谓张姓赵姓同一病也，年纪不相上下，身体无甚区别，何以愈者如此之速，不愈者竟致不起？其中果有甚关系？请先生明白剖示，藉释群疑。

答： 此无他病，与年纪虽同，而性情智愚必不同也。度张姓人必谨厚诚笃，听医士指挥，且自知病之利害，善调摄，远房帏，自然奏功神速。若赵姓必轻浮放荡，自作聪明，不纳医者之言，不明病之利害，劳动早，昵房帏，两相比较，生也死也已判于此矣。此理甚明，有何疑团之不可解哉？

百三十四问：有人手掌中心或旁侧，初起大仅半片黄豆，有独发左掌心，或发右掌心，或左右并发，微红微痒不疼，三四日后渐觉疼痛，夜重日轻，畏寒内热，手面掌指旋见焮肿，不能转动，至七日后肿处渐见脓泡，挑之仅流黄水。至十日后始流稠厚花脓，脓出三日渐流稀水收功。自起至结痂不过二十余日，此名何病？发何经？当用何法治之？

答：此名掌心毒，又名穿掌毒，又名托盘疔。系心包积热所致。初觉宜外敷金不换，内用蟾酥丸或梅花点舌丹五七粒，葱白二寸泡水送下，得微汗可转重就轻，移深居浅。若已形寒内热，肿势渐大，可外敷束毒金箍散，内服银花、连翘、赤芍、川连、丹参、公英、草河车、甘草节等清化之。如不奏效，可用加味七星剑大剂化之。方录下：

白菊花三两，豨莶草三钱，银花二两，代半枝莲，桔梗钱五分，苍耳草三钱，麻黄一钱，草河车三钱，甘草三钱，连翘五钱，地丁草五钱，丹参三钱。连服两三剂，已成当头刺破，疮口用八将散捻，或单掺八将散，纸膏罩之。溃脓后仅用清心解毒可矣，不杂补剂。如搀用芪、党则毒邪留滞，反收功迟慢。清心解毒方录后：

元参三钱，银花五钱，当归钱五，桔梗钱五，连翘三钱，赤芍钱五，川连钱五，甘草钱五，白芷钱五，地丁草三钱，丹参钱五。

百三十五问：有人先患疟痢，或患时瘟等病后，或并无他病，仅发寒热一二次，忽然颈项、腮颐左右青紫一方，初如钱大，渐大如碟如掌，或四肢、腰腹、肛旁等处初小渐大，蔓延四散，先青后黑，溃破仅有死血溃烂一片，毫无正脓，味极腥秽，此名何病？发于何经？当用何法治之？

答：此即西医所称死肉症，是中医所称蜒蝣毒也。此症变化多端，不能专指何经，有上中下三部之分，有手足三阴三阳之别，如发于胸膺、脖项、臂腕、肩臑等，大都发自心肺两脏居多，以心肺居上部也。发于肚腹腰肋等处发自脾胃肝胆居多，以脾胃处中州，肝胆在腰肋两旁也，若发于两臀、大腿、胫腨、足跗、肛门两旁先后等处，发自膀胱与肾及大肠居多。无论上下左右诸经，不外湿热熏蒸兼肝胆郁火，气血乖违，毒火上犯心肺，中犯脾胃肝胆，下犯肾与膀胱及大肠，才有是恶症。治法在上部宜清心肺蓄毒，如黄连、黄芩、犀角、丹皮、连翘、生地、桔梗、银花、甘草、绿豆衣等，中部宜用柴胡、赤芍、薏仁、泽泻、银花、茯苓、连翘、公英、地丁草、白芷、甘草等，在下部宜用黄柏、泽泻、川萆薢、猪苓、忍冬藤、赤苓、生薏仁、防己、牛膝、通草、六一散等。初起将溃，照此服之万无一失，若正气不充，黑肉迟脱，可加芪、党、白术、当归、茜草、紫草等助其气，活其血，自然死肉易去，新肉易生，收功亦颇容易。外上药初起掺海浮散，用松香膏摊纸贴之，死肉脱净，新肉已生，用松香、铅粉、红玉三膏掺和，摊纸贴之。

百三十六问：南人患流注者多，患贴骨流甚少，北人患贴骨流多，患流注甚少，且南人患流注大半青年男子，儿童患者不多，北人患贴骨流者大半幼小儿童，青年男子极少。共处一洲，同占温带，何以发病不同？如此岂体质刚柔之不同欤？抑天时人事之不齐欤？此种底蕴请详言其故。

答：南北虽共处一洲，同占温带，相去似乎无几，不知天时地利大有悬殊。风气人情显有区别。夫南方距热带较近，冬少严寒，夏多酷暑，热多寒少，人必腠理疏松，北方距寒带不远，冬有奇寒，夏鲜酷暑，热少寒多，人必皮肤致密。南方地势卑下，夏秋阴雨连绵，河流纵横连贯，甚至田禾交接，宛似汪洋。北方地高风燥，夏秋阴雨不多，河道寥寥无几，甚至沙漠平原茫无边际，此天时地利之不同也。南方常睡凉床，北地恒眠热炕，南方食稻米为大宗，面食尚不多觏，北方以面食为主脑，且兼稷米、高粱，此饮食起居，肠胃厚薄之不同也。南方身本薄弱，寿古稀者极少，北方体质坚劲，享耄耋者綦多，此体气强弱之不同也。南人能受辛苦，年壮农民足胝手胼，刻无暇晷，盛暑耘田戽水，汗出涔涔，汗未收而纳凉阴处，或当风睡卧，图快一时，风寒湿邪乘虚而入，先皮毛，渐逼络管，此青年患流注之所由来也。且患之者必在夏末秋初所发，不论四肢上下，随处能发。迨初发时寒热频随，浑如寒疟，周身只觉酸瘤，并不知疼，及患处露形已有十天上下，皮色不变，无甚根盘，看似阴症，非阴症也。自初起至成脓不过十四天左右，如果刺破至二十一天可以全愈。间有患一三五七多处，接续起发者，亦相继告瘳。此南方患流注均在青年男子之实在情形也。北人不耐劳苦，一举一动非车即马，甚至数十斤轻物须藉驴驼马儎轻步缓行，玄府不开，外邪难入，所以男子患流注不多见也。至小儿筋骨本甚柔脆，有系先天不足，有系后天不充，夜卧热炕，热时玄府开张，过此寒凉易入，由皮毛而入络管，由络管渐入筋骨，日积月累，气血因之不通，遂患贴骨流大症。其病每发大胯内外，或大腿胫腨、腰俞等处，受病日浅，必发一处三处，其病根在络管，未入筋骨也。受病日深，只患一处，已在筋骨也。以此验远近浅深，丝毫不爽。初起毫无形象，惟觉时常酸瘤，小儿无知，不能露诸口吻，或偶因摔跌，或偶因磕碰，非真摔跌磕碰也，实因腿中乏力摔跌，不意间也。病家医家不察病之所以然，开口动手便错。延访伤科整治正骨无功，改延内科立方，方不奏效，从此渐渐露形。重者腰胯不能掉转，髀胺不克动弹，轻者步履艰辛，势甚狼狈，或时发寒热，昼夜呻吟，饮食乏味，虚汗淋漓，种种不足之象，暮重早轻。到此地位，病家始觉患痈疽外症，如是一年半载，始能溃脓，脓出腐渣败汁，逐渐五心烦热，面白神劳，纳谷不多，疮口流脓不减，已成疮痨败症，如有力延医早治，十中仅救一二，亦难免残废终身。若因循坐误，百无一生，此北方儿童患贴骨流之实在情形也。

百三十七问：贴骨流、附骨疽二症究竟有何区别？其受病原因与夫治法可否逐一详示？

答：此二症一而二，二而一，无甚区别。惟附骨疽多系负困穷民居多数，贴骨流自三五岁至十四五岁男女儿童为最多，大人系房事后不知避忌，盖覆单薄，寒邪乘虚而入，或系困苦穷民，平日栉风沐雨，为衣食计，东走西驰，担轻负重，大汗淋漓，汗后风寒湿邪乘虚入里，初觉环跳无故酸楚，毫不介意，每年仅一二三次不等，行走尚无妨碍，厥后日渐加剧，每月酸疼二三次不等，步履渐觉艰难，及至环跳露形，通计自初酸楚至今已七八年，万难消释。至儿童患此者，大都系先天不足，坐卧湿地，或睡热炕，每夜热气熏蒸，腠理开张，风寒直入，起病时每因摔跌蹬筋，渐至大腿肿起，不红不疼，若觉疼痛，脓已成矣。以上二症，初起当用阳和汤加牛膝、羌独活、附片温化，连服三五十剂方能奏效。觉病势见松，接用大防风汤补正逐邪，或可消释，纵不能消释，亦可移深居浅，转重就轻。然以上两方须服百剂左右，少则恐无济也。如服前二方百余剂后漫肿依旧不消，病情无甚松减，可用托里透脓汤连服十数剂，使其早日外溃，或用刀刺，或用针溃，溃后用十全大补汤或人参养荣汤斟酌参进，十中可救三五，然残废总不能免。

百三十八问：有二三月或七八月婴儿，忽然大腿通肿，不多日按之中空，内脓已熟，皮色不变，刺破脓出碗许，有十数日收功。有一二月不收功者，病家医者辄指为贴骨流。究竟与上述贴骨流受病原因是否一律？治法亦相同否？请明白示之。

答：此症并非贴骨流，乃寻常流注症也。皆由落草后疏于卫护，致成此症。盖小儿初落草后，毛孔疏松，肌肉柔嫩，或因住处潮湿，或感四时不正恶厉之气，由皮毛袭入肌络之间，所以易成易溃，溃后七八天即可敛口。若迟至一二月收功者，由婴儿怀母腹中之时，其母受潮湿之气，或感四时不正之邪，儿在腹中吸受母气，病根较深，收功较难耳。治法初觉宜搜风渗湿，活血通络，如防风、厚朴、羌独活、当归、秦艽、橘络、牛膝、赤苓、六一散等，脓已成，当用托里透脓，脓熟刺破，溃后亦宜活血通络，稍佐扶气托毒如当归、秦艽、羌独活、黄芪、丹参、牛膝、橘络、忍冬藤、甘草等临时相机酌进，决无淹缠不愈者。

百三十九问：有幼稚小孩疹后患疮，头大蒂小，一在左腋，大有寸碟，高有五六分，如大麻菇样，色淡红无皮，终日脂水淋漓，触之痛如针刺。一在右耳前后，亦头大蒂小，耳前大如合桃，耳后大如馒首，色紫黯，状如破开石榴，按之不疼，割之惟流鲜血，用水纸沾即止。越日肿大如前，再割亦复如是，每日仅津血水，诸药罔效，半载不痊，小孩则面黄肌瘦，纳谷不多，日晡潮热。此二症究竟名何？系何经受病？应用何法治之？

答：此名翻花疮，乃疹后余邪未净，留滞络管。其腋下属肝、脾两经，耳前后属胆与三焦，是数经均有相火，治之颇难奏效，亦最缠绵。

惟用苦杏仁炒研去油一两，净轻粉五钱，共研细面，香油调涂，日两次，纸膏罩之，翻花日渐缩小，内服疹后化毒丹。如是者须两月之久，定能告痊。若用刀割，今日割去，明日复长，非但于病无济，第恐血水流多，变生他病危矣。

百四十问：脱疽、死肉症有何区别？受病是否相同？治法是否一律？请明白剖示。

答：此二症迥然不同。脱疽仅发在手足十指，有初起一指，蔓延众指者，有一指蔓延足跗、手面者；死肉症随在可生，不论部位，只分经络，其受病原因以及治法前已分别详述，兹不赘。

百四十一问：痘疹后死肉症与前死肉症治法是否相同？抑另有治法？亦请明白剖示。

答：痘疹后死肉症与他死肉症不同，即痘后疹后尚有区别，兹约略言之。痘后死肉症毒发先天，疹后死肉症乃感当时疠气，治法当用疹后化毒丹，每早晚用银花露各送丹一二分，连服三四天必能奏功，不必服汤药。若病家愿服汤药，亦可相兼并进。痘后须扶正，如芪、党、当归、忍冬、连翘、绿豆壳、人中黄等。疹后则用清解化瘀如银花、连翘、泽兰、紫草、茜草、丹参、当归、甘草等，此两方须连服十数剂方克奏功，少则与病无济也。

百四十二问：迩年就先生治外疡者指不胜屈，何以一诊脉决其无妨，有一诊脉即断其必死，推之不治，病家复延他医，竟曰无妨，病家因兹诽谤者不一而足，乃因循时日，卒至不起，始信先生之神断。岂生死见于脉而露于面欤？抑他医不明此中妙义，信口开河欤？务乞明白剖示。

答：此中奥义有可意会不能言传者。若凭三指断吉凶祸福者，吾恐毕世不能尽其蕴，若论面色固有可凭者在，亦不能仅此一端决人生死，必也细看疮色有无败象，听其声音病系内伤或系外感，察其神色显明沉暗，询其饮食起居，从前何若，现在何如，再考脉象，辨明表里、阴阳、寒热、虚实，复察五善七恶，四面合参，自然祸福吉凶了如指掌矣。

百四十三问：人患痈疡顺症如发背、搭手、脑痈等，初起红肿高耸，根盘收束，十四天已见正脓，脓出黄白稠厚，不数日脓渐少，肿势全消，二便通利，眠食如常，先生许其收功在迩，决无变端，乃忽疮口塌陷，变症叠生，竟致不起。此系何故？令人不解，请明白剖示。

答：此症变端殊出意料之外，大都疮口将敛未敛，病者即近房帏，或素有梦遗，近复触发，肾水顿伤，相火蜂起，不可遏抑，遂致不可收拾。若口敛痂脱，纵遗精房事。不过精神难以复旧，断不致陡生变故，竟尔不起也。

百四十四问：有患前症，自起发至溃脓，脓净疮口将敛，俱称平顺，忽患吐泻交作，肚腹拧疼，四肢厥逆，脉迟苔白等症，以致疮口塌陷，饮食不思，精神困顿，势极危殆，当此之时，应用何法可以力挽危机？

答：此病变故非梦遗房帏者比，必系病者漫不经心，外受寒凉，内伤饮食，当以温中下，燥脾阳，稍佐宣导如丁香、肉桂、附片、吴萸、白术、茯苓、补骨脂、炮姜、肉果、神曲、楂炭、木香等水煎温服一剂，明日诸病悉愈，接用芪、党、鹿茸、白术、忍冬藤、紫草、当归、甘草等连服三五剂，疮口依然红活，再服八珍汤连服七八剂，诸病可霍然矣。

百四十五问：蜒蝣毒与死肉症有何分别？

答：中国人称死肉症为蜒蝣毒，西医以蜒蝣毒为死肉症，亦一而二二而之义也，无甚区别。

百四十六问：同一患死肉症者，势极凶险，竟有不及两月居然全愈，亦有病势不甚凶险，不满一月因而毙命，此中关系究因何故？

答：患此症者诚然不善，大都年轻气血壮旺，医者治之得法，自然可以奏功。若年过六旬，气血衰颓，患此恶症，虽卢扁复生亦难挽救，且常见患此病者大半寒苦之家，无力医药，焉有不束手待毙者？

百四十七问：儿童瘟诊后发颐，经医治愈者固多，因而毙命者亦复不少，同一病也何以生死不同如此？敢问其故。

答：诊后发颐本极凶险之症，若儿童先天本足，后天亦充，发颐容易外现，加之医者辨症详明，用药得当，脓成从速刺破，脓不内套，自然唾手奏功。若先天原本不足，后天亦不健旺，发颐不易外现，加之医者认症不清，立方不当，补泻乱投，及至脓成，疮头隐伏不高，脓向内溃，甚至套至胸膺，秽脓灌入胃口，遂致粒谷不入，面目干枯，皮肤甲错，肺胃化源已绝，病势到此地位，焉有生机可望？

百四十八问：肚角痈与肠痈、脐痈、盘肠痈等有何区别？治法是否一律？

答：此二症看似无甚区别，其实大相悬殊。夫肚角痈宜分阴阳两种，生在少腹之下，腿根之上，皮里膜外，初起大如鹅卵，不痒不疼，皮色不变，虽不能步履如常，尚可勉强行走，少则二三月，多则四五月方能成脓，脓出如粉渣，亦有如黏痰，溃后收功颇不容易。此本湿寒注于肠胃，积久生痰，乃成此逆症。初觉当用二陈加苡仁、丹皮、白芥子、大蓟、附片等温化，或佐扶气药助其消化，成脓当早日刺溃，免溃伤内膜，最好将成未成之际，多服护膜丸预防内膜透伤，十中可救三五，若透穿内膜，百不救一也。此肚角痈之属阴者。亦有肚角焮肿，大如手掌，疼痛不时，寒热如疟，自起至成脓不过十一二天，至多十四天左右，内脓已熟，用刀刺破，脓稠腻花红，或如豆汁，过五六天已结痂敛口，此肚角痈之属阳者。医治得法，百不失一。若肠痈初起，右足屈而不伸，大便闭结，此即大肠痈症。左足屈而不伸，小溲涩滞，此即小肠痈症。初起少腹无论左右，漫肿坚结，色微红，大如手掌，疼痛有时，亦有绕脐四围，名盘肠痈，当脐肿起名脐痈，亦有当脐下一二寸红肿坚结，名少腹痈，更有脐外两旁红肿坚硬，大如五寸覆碟，均可名肠痈，良由湿热注于肠胃，气血乖违，乃成斯患。亦有产后恶露未净，滞留肠胃，致成是症者。初觉总宜大黄汤下之，产后加红花、归尾、五灵脂、益母草、泽兰、肉桂等化之，十四天外不消不溃，可用附子、苡仁、小蓟、黄芪、山甲、角刺、甘草等托其成脓。患处皮色微红，按之引指，内脓已成，可用卧刀刺之，破后用八珍汤加丹皮、苡仁、丹参、白芷等和养之，即可收功告愈。若初起始终不知疼痛，迁延日久，脓从大小便出者，即名肠疽，却无治法。

百四十九问：疔疮有朝发夕死，有三日五日而不死，有一月半月而终死。同一疔也，何以迟早不同？如此且能治与不能治之关系有何分别？可否详细剖析？

答：疔疮一症最险最恶，有如迅雷不及掩耳，病家毫无觉察，竟而丧命者，此中关键当详陈之。其要先分五脏五色，发于心经名火焰疔，所发多在上下两唇，或中指小指内外，初起如蚊跡蛏瘢，只觉麻痒，不知疼痛；发于肝经者名紫燕疔，多发于手足十指，初起紫红燎疱，破流血水；发于脾经者名黄鼓疔，多生于两唇上下或口角左右，颧骨、手面、足掌、足了等处，初生黄疱，四外红丝旋绕；发于肺经者名白刃疔，初生白疱，顶破根突，易腐易陷，每发于两唇、鼻窍、额角、眉尖等处；发于肾经者，名黑靥疔，初生黑瘢紫疱，坚硬如钉，每生尾闾、尻旁、前后腿湾、腋下等处。以上五疔应五脏，分五色。又有红丝疔，多生手指、虎口、足趾等处，势更凶恶，初起红丝由手指上走腋下，横走至胸膺即死，足趾红丝上走胫腨、股阴，横走至毛际即死。然诸疔初起皆出于不自觉，不但病家不知防范，即医家亦难辨识。其初起时无论手指、虎口、颧骨、眉间两唇、口角、足趾、足底等处冒然麻痒一阵，细察其麻痒处已见红黄紫黑白五色，燎疱大如粟米，或大如绿豆，并无根脚，病家全不介意。有怕寒发热，医家认作风寒，误用辛温表散者；有并无寒热，病者误餐荤酒，于是毒势外散，竟尔不可收拾者；亦有不戒房帏，毒火乘虚内陷，无法挽回者。大都疔疮根盘束拢，三四日内见正脓者可治，若如蚊跡刚起，似有形迹可凭，越日疮头已泯然无迹，四围散开，肉肿疮不肿，麻木不知痛痒，昏愦烦躁，呕吐不纳，毒已攻心，挽回乏术，此能治不能治之大概也。

百五十问：穿裆发、跨马痈、骑马痈三症同在肛门上下左右，何以有如许分别？且起发时同一焮肿疼痛，溃后则不然，有旬日告痊，有数月不愈，甚至脓水淋漓，经年不愈，且有愈而复发，发而又愈，经年累月，展转不痊，致成漏管，终身不愈者。病在一方面，相距不远，其难易判若天渊，此中奥理，真令人不可思议者，可否详细剖析，藉释狐疑？

答：此三症虽同在肛门左右，相距无几，第经脉各自不同。穿裆发在前阴之后，后阴之前，名会阴穴，乃冲、任、督三经发源之所；骑马痈在肛门两旁，骑马着力之处，又可名盘肛痈，乃大肠与肾二经交会之所；跨马痈在肛门之下，两旁大腿里侧褶纹中，乃肝、肾、膀胱三经毗连之处，在左可名上马痈，在右可名下马痈，病名无足重轻，经络务要明白，凡病寓目便有着手处，否则汪洋大海，何处搜其根据？大都此三种病总由三阴亏损，湿热注聚，聚积日久，气血因之不通即成斯症，其容易收口者，必其人善自保养，且病在肉分之间，病根尚浅，收功较易，若病在血管筋络，病根已深，加之病人不善调养，或纵情酒色，或有滑精梦遗诸暗病，鲜有不酿成漏管，为毕身之累者。

百五十一问：妇人患内吹，有先患左乳，串至右乳，有患右乳，串至左乳，淹缠不已，数月不痊，诸药罔效，及至分娩后居然不治自愈，此系何故？当用何法治之？

答：妇人内吹总在怀妊六七月间，虽由气郁不舒，大半胎热所致，胎在母腹，口含血管，与母同呼吸，母热胎即热。肝主血，乳头属肝，胃生血，乳房属胃，血热极无出路致左右串发，淹缠无已也。分娩即愈者，胎热已解也。初起外敷冲和膏，内服柴胡、白芍、当归、白芷、石膏、淡芩、橘叶、芦根、甘草等，已成脓用刀刺破，内服公英、当归、银花、连翘、淡芩、砂仁、甘草等，溃后莫用参、芪、白术等补气药，盖阳明胃经多气多血，误用补托愈见淹缠也。

百五十二问：妇人产后不满一月患吹乳者，有四五个月患吹乳者，有左乳未愈，串及右乳者，有右乳刚瘳，及左乳者，甚至两乳溃烂，经两三月不愈，此系何故？当用何法治之？

答：此名外吹，与内吹不同。产后百日内患吹乳，大都瘀血停于肝胃，初起治当外敷冲和膏，内服生化汤加减，倘腹痛可加灵脂、乌药，如内热可加公英、银花、柴胡、青蒿，去炮姜。如成脓，用刀刺破。如溃后脓水清稀，日晡潮热，可用芪、党、当归、白术、青蒿、银胡、地骨皮、五味子、甘草、石斛等。若已过一百日，或儿已周岁，忽然乳房结肿，寒热往来，此必喂乳时小儿含乳头在口内，大人睡着，小儿鼻孔凉风吹入乳房，加之妇人肝郁不舒，因而结肿。初起亦外敷冲和膏，内服用荆防牛蒡汤加公英、白芷、浙贝母散风消肿，成脓用托里透脓汤，脓熟刺破，溃后用八珍汤加忍冬藤、公英、花粉、白芷等调理。

百五十三问：有人年将五十，肩胛下、缺盆中初起粟粒，抓破流血不止，甚至成碗盈盆，病人当即昏晕，面色纸灰，奄奄一息，此名何病？

当用何法治之?

答: 此名血箭，平日善饮或爱食肥鲜炙煿，积久化热，血热妄行，致成此病。盖缺盆乃诸经聚会处也，当用小蓟、蒲黄炭研细面，京墨摩汁调涂即止，内服川连炭、当归炭、党参、黄芪、丹参、丹皮、淡芩、连翘、侧柏等凉血扶气自愈。

百五十四问: 有人年已六旬，平日酷信热药如附子、人参、鹿茸、肉桂、巴戟、菟丝子等，配成丸药为卫生品，每早晚黄酒送下各三四钱，常年如此，永无间断，已十余年之久。一日茎管上陡起红色小疱，奇痒异常，抓破流血不止，嗣用金枪药罨之，血虽止，小便焮肿异常，色紫黯，势欲溃烂，昼夜呼号，疼痛不止，此系何病?因何而得?应用何法治之?

答: 此病亦名血箭，其平日爱吃辛温燥药所致，初似不觉，久久药毒鸱张，消耗肾液，相火妄行，遂生此病。治当外用黄连膏摊纸贴之，内服养肾阴、清相火如知柏地黄汤加胡连、青蒿、芦荟、青黛、元参等数剂即愈。

百五十五问: 有人头顶、胸前患豆大饭休两棵数载于兹，毫无痛痒，一日忽然奇痒非常，抓破血流不止，诸药罔效，改用百草霜罨之即止，嗣复流血，百草霜罨亦无效，此系何病?因何而得?当用何法治之?

答: 此病同名血箭，必其人平日耽于酒色，肾水亏耗，相火妄动，致有此病。当用鲜生地、丹皮、藕节、川连、黑山栀、元参、小蓟炭、侧柏叶、连翘等凉血清心，连进数剂，血不再流，饭休从此愈矣。

百五十六问: 有一人年纪五十上下，两腓腨生疮四五处，疮口状如牛眼，始终不大，口亦不深，仅二分许，色暗不华，不知疼痛，毫无脓意，仅有血水，年余不愈，两足漫肿，坚硬如石，甚至肚腹膨胀，肾囊若晶球，纳谷不多，形神困顿，内服外敷诸药罔效。此因何受病?病名为何?应用何法治之?

答: 此名牛眼疮，缘其人脾胃素弱，恣饮浓茶，浓茶多湿，脾为湿困，运化失司，气血因之阻滞，加之外受寒凉，致生此病。疮口可用肉桂、干姜细面掺之，纸膏罩温其气血，俟疮口红活，稍觉疼痛，改用铅粉、甘石、茅术、黄柏、烟胶、煅中白、冰片等研为细面，搀入松香膏搅和摊纸，量疮口大小贴之。内服初入手用桂枝、苓皮、大腹皮、厚朴、紫苏、苡仁、五加皮、土炒白术、泽泻、猪苓、牛膝、姜皮等健脾燥湿，连服四五剂，肚腹膨胀已消，肾囊亮肿见退，腓腨漫肿或略见消，接用黄芪皮、防风、土炒白术、冬瓜皮、炙升麻、柴胡、牛膝、苓皮、炒苡仁、五加皮等连服五六剂，如再不见消，或消之未净，可用补中益气汤佐山药、苓皮、炒苡仁、防己等连服十数剂，内外兼治，不出匝月必全愈矣。

百五十七问：医称独脚流注是何取义？请明白剖示。

答：流注称独脚者，谓独发一处，并无二处也。

百五十八问：独脚流注果发在脚上，不能发在他处么？

答：此不尽然。腰俞、大腿、背膊、肩臑等处皆能起发，岂能独发脚上？

百五十九问：医既分别之为独脚流注，其病当必不善。

答：无论风寒湿邪，或湿痰凝滞，或伤寒汗后余邪未净，留滞经隧，或着筋骨，或产后恶露未净，停滞关节，其邪荟萃一处，并未散开，一旦发作，焉有善症？

百六十问：独脚流注究竟属阴属阳？抑阴阳相等，按时令而发？抑四时皆有？有无性命关系？有何治法？亦请明白详示。

答：此病有轻有重，有纯阴，有阴阳相等。四季皆有，不拘时令。发于肩臑、背膊者轻，即阴阳相等症，发于腰俞、大胯者重，即纯阴症。肩膊初起，当用十六味流气饮，加减进退在医者临时斟酌。腰俞、大胯初起，当用阳和汤为主脑，小金丹亦可参进，得效继进大防风汤。此数处溃后总以十全大补或八珍、人参养荣等汤相机参进，慎弗拘执。

百六十一问：上中下三搭有左右串发，热极凶恶，居然全愈，有病本不凶，因兹丧命者。不知凡几此中关键，真令人莫解，可否明白剖示？

答：此串搭有阴阳表里之分，有脏腑俞穴之别，毒发六腑，势虽凶而无害，毒发五脏，病不重而堪虞。至上属心肺，中属肝胆，下属肾与膀胱，此仅指内藏部位而言，若论俞穴，五脏六腑各有要害。细察膀胱六十七穴中，便知俞穴关系。大都病发不在俞穴，虽凶无碍，果发俞穴，不重亦凶。盖后背与脏腑相距不远，如串搭溃破，疮口时津水泡，此内膜已伤，收功不易，或溃破脓极稠浓，病者能受补药，精神亦觉爽利，医者病家莫不视为顺症，以为唾手奏功，不料偶患梦遗，或犯房事，或并无房事，不过欲心偶动，精已离宫，忽然疮口塌陷，已绝生机，或脓水顿无，疮口深坑，不见肉芽，此病虽轻必死。如左搭从上串下，脓出两斗，嗣复串右，脓复不少，不第病家目为凶恶，即医者亦咨嗟叹息，莫可如何。那知病势虽凶，日见轻减，纵疮口四五处，却能挨次完功。

百六十二问：儿童夏天满头火疖，溃破脓水淋漓，至秋凉尚不能愈。此名何症？应用何法治之？

答：此名蝼蛄串，缘该童素有肝热，夏令暑热炎威，逼入头顶空窍，日久不愈，宜内服疡余化毒丹，每日二三分，银花露送下，外用化铜败罐研细，香油调搽自愈。

百六十三问：无论男妇大小，初生发内，状如粟粒，三五成簇，延及面目、耳项，渐起白屑，燥痒难受，脱去又生，经年不愈，甚至自幼至老终身无愈期者，此名何病？因何而得？应用何法治之？

答：此名白屑风，由肌热当风，风邪袭入毛孔，郁久燥血，肌肤失养，化为燥也。宜用《金鉴》祛风换肌丸方，用大胡麻、苍术、牛膝、菖蒲、苦参、何首乌、花粉、威灵仙各二两，归身、川芎、白蒺藜、甘草各一两。上为细面，陈酒泛丸如绿豆大，每服二钱，开水送下，忌鱼腥、动风、发物，外用当归五钱，紫草一钱，牛奶油二两，香油四两，将当归、紫草入油内炸枯去渣，兑入黄蜡五钱成膏，每日搽患处二三次，一料即愈。

百六十四问：小儿发内、额角、头顶、鬓旁等处起白痂如钱癣，炽痒不疼，亦无脂水，经年不愈，此名何病？因何而得？应用何法治之？

答：此名秃疮，俗名钱癣，多生小儿头上，瘙痒难堪，日久蔓延成片，良由胃经积热生风而得。宜用防风通圣丸，每服一钱，开水送下，连服一二月，外用番木鳖六钱，当归、藜芦各五钱，苦参、黄柏、杏仁、狼毒、白附子各三钱，鲤鱼胆二个，用香油十两入锅熬煎药至黑色，去渣再入黄蜡一两二钱，溶化盛碗内，凉则成膏，每用少许擦患处即愈，效验无比。

《五脏六腑图说》

自　　序

五脏六腑，诸书言之详矣，大都陈陈相因，并无一人敢为新说，揆诸作者之意，以为采《内经》，集诸家，自必确有根据，以致后之阅者每多非议，谓其语多逆臆，渺茫无凭。盖缘我国无剖解之学，难免以讹传讹，遂失脏腑真象。自玉田王勋臣先生出，考验人身脏腑，绘具图像，煞费苦心。然未经实验，无从征信，及阅西医脏腑图说，与勋臣所绘互相参观，始知古人脏腑图说纯为意造，未可为法。仆也不才，何敢妄议古人？爰取善善从长之意，特将《内经》、勋臣、西医三图逐一绘出，俾阅者细细考察，便知中西意解各自不同。然西医从剖解实验而得，固属确切不移，但中西风俗互异，我国人每多保惜尸体，是古人对于五脏六腑部位形象虽欲不尚理想得乎，故亦未可遽以为非也。惟中西人情风俗虽各不同，而脏腑形象要无区别，兹将中西脏象绘录并节录洪曼人脏腑能力功用逐条解说，以公同好。

脏腑图说

脏腑部位总说

今将五脏六腑的部位功能先说明白，再将生病的缘故一一讲解出来。人的身子好比自鸣钟一般，外面的五官四肢是自鸣钟的时针、秒针，内面的脏腑是自鸣钟内里的轮盘、法条。内面的轮盘、法条活动，外面的针就能应时候不差，稍有不活动，外面的针就不能照常应候报时，这个比仿却是丝毫不差的。脏腑的部位肺的位置最高，肺的下面就是心，心的外面有赤黄色脂膜裹着的，就是心包络，下有膈膜，与脊胁相联遮住，下面的浊气方不能上熏心肺，想就是膻中了。心的左边是肝，肝的短叶下面悬着的是胆，胃在心的右边，脾又在胃的右边稍下处。靠着脊下面第十三椎的地方，左右有两颗如豇豆形式是肾。再前面稍下处就是膀胱。小肠靠着脐上，从前面左边回转叠做十六曲，大肠也靠着脐上，却从右边回转叠做十六曲。只有三焦有部位没有形式，大约是一般真气通贯上中下三部。

肺说

肺是手太阴经的脏部，主人一身的气分。肺管有九节，上接喉咙，叫作喉管，又叫作气管，形象四面下垂，有六片大叶，两片小耳叶，中间有二十四个空窍分布散开，运动周身的气息。又有无数的细孔，叫作微气泡，凡人呼吸的空气就到这里。外面有一层薄膜，膜的外面又有无数的微丝血管。空气有二种，一种叫作养气，就是清气，是最好的，能补益人的；一种叫作炭气，就是浊气，是不好的，能毒害人。养气到了微气泡内可逼炭气，仍由呼出去，养气由微气泡透过薄膜到微丝血管，提净血质变腋成了赤色，就是血。血中的败质就由微丝血管透出汗孔到皮肤外面，肺主皮毛就是这个缘故。肺的位分顶高，肺的功能顶大，药书中称他是各脏的长，罩在心的上面，又叫作心的盖子，就是饮食入胃，由脾运动变化，津液朝上蒸到肺内，再由肺变化血脉，流散到各脏腑经络，外润皮毛，内通水道，凡声音出入，呼吸流行，都是肺的功能。

心说

心是手少阴经脏部，是人一身的主脑部位，在肺管的下面，隔膜的上面。凡人知觉运动的功能都是心作主，心的形式同莲花蕊头一样，心有一个大管子，三个小管子，大管子直接肺上，旁边三个小管子通脾、肝、肾三脏。

又有一说，心有周血、发血两个管子，一在心的左房，下面叫作总发血管，这总发血管分注到各小发血管，才散布人的周身；一在心的右房，上面叫作总回血管，也有无数的小回血管，这回血管是吸聚发血管的血转到回血管的里面，再回到心房，照这样一出一进，往来不息，这是他的功能。

肝说

肝是足厥阴经的脏部，他的形式有七叶，左边三叶，右边四叶，主人一身的筋。人的运动都要他作主，又与胆合做一体，能生消化食物的汁水，帮助肠胃消化食物的力量，人的性急性慢皆是肝气强弱的缘故，这是肝的功能。

脾说

脾是足太阴经的脏部，他的形式像镰刀一样，与胃膜相连，这脾听了外边的响声就动，动后那胃内食物就被他磨荡消化起来，这是人的后天根本。脾受了命门真火，又能蒸化食物，变成津液，上转到肺内，再由肺的功能流散到脏腑，人的存活都靠这，脾的功能最大。

胃说

胃是足阳明经的腑部，形式同皮袋一样，他的上口叫作贲门，谷食都从这门进去，到胃的里面才能腐化，他的下口就接着小肠的上口，叫作幽门。《内经》说人能吃谷食的就能活，不能吃谷食的就不能活，这样讲来，胃的强弱不是人的生死相关了吗？但是胃的功能全靠着肺的津液、肝胆的汁水、脾的运动，他不过如街市一般，无论何等饮食，都要在他这地方经过，才能运到别脏去。

膀胱说

膀胱是足太阳经的腑部，叫作水府，因他是水液聚会的所在。水谷到了胃里，泌出汁水，从下焦渗到膀胱，化作尿从尿孔出去。凡存放货物地方都叫作府，这膀胱故叫作水府，人的津液存在这个里，首要肾气充足才能够化出，肾气不充足就不能化出。进去的气不化，这个水就进

庄履严
姜　礼
缪　问
吴　达
吴士瑛
柳宝诒
方仁渊
曹惠昌
高憩云
吴文涵
曹颖甫
夏子谦
孙绳武
郭柏良
夏维祺
朱莘农
朱凤嘉
承淡安
章巨膺
王观泉
沈越儒
郁济煐
余冠伦
顾敦泉

到大肠，变了水泻；出去的气不化，这个水就闭在下焦，变了尿撒不出去。小便能通不能通都是膀胱的缘故，实在是肾气不足的缘故，这是膀胱的功能。

胆说

胆是足少阳经的腑部，同肝合作一体，内有汁水，主消化食物，与肝同助肠胃消化的力量，这个胆藏在肝的短叶下面，形如小瓶，部位在半表半里交界的地方，《内经》称它中正官，相帮肝脏用事。他的性质又来得刚，又有决断，凡一切担任的事体都是胆的力量。然亦要本人的气血足胆才能壮大，气血不足就要怯弱了。他的功能是这个样子。

大肠说

大肠是手阳明经的腑部，《内经》叫他是传道的官，怎么叫作传道？好比一件用物由这边传到那边的意思。这大肠的部位在小肠的底下，小肠泌别出的糟粕都要大肠传道出去。与肺金相表里，肺气不足，大肠就要朝下坠，人若无力气，大肠里面的津液就觉得有些干燥，鼻孔也觉得有些干得难过。大肠又实在是脾胃要紧的门户，大肠若不能尽传道的职司，各脏腑都要困乏了。这是大肠的功能。

小肠说

小肠是手太阳经的腑部，《内经》叫他是受盛的官，可以化水谷出去。因他的上口直朝着胃的下口，水谷由这个地方进去，他的下口就是大肠的上口，在这个地方泌别清浊，教水液流到膀胱去，渣滓归到大肠去，是极能分别清浊的，这是小肠的功能。

心包络说

心包络是手厥阴经脏部。战国时有个名医秦越人说心包络无形。元朝时代又有个名医滑伯仁说心包络叫作手心主，在心下横膜的上面，竖膜的底下，与横膜相粘，有黄脂裹着的是心，那脂膜的外面有细筋膜如丝，与心肺相连的就是心包络。这句话不错。那说他无形的恐怕有错了。

又考《灵兰秘典论》中说，十二官独少心包络一官，却多了膻中一官，细查膻中的部位功能，同心包络部位功能一样，想起来心包络就是膻中了。

肾说

肾是足少阴经的脏部，肾形有两颗，像豇豆式，并排生在脊骨的两旁，相离各一寸五分地步，外面有黄脂包裹，各有带两条，上一条系在心的小管上，下一条系脊下，中间一个穴孔就是肾带经过的地方，是人先天的根本。凡人寿高，耐劳，多儿女，都是肾气坚，肾水充足的功能。

三焦说

三焦是手少阳经的腑部，这个三焦，各书只说他的功能部位，未有说他形象的。上焦出胃口上脘，主进不主出；中焦在胃的中脘，凡水谷到这里全靠他的气化腐熟，蒸了津液，变化精微，上注到肺里，变化血液，才能奉养人的身体；下焦起阑门下面，专主出不主进的。大约三焦是人三元的真气，统领五脏六腑，营卫经络，内外左右上下的气，三焦通泰，内外左右上下都好，一有阻隔，就周身不舒畅了。这是三焦的功能。

——《高憩云外科全书十种》

吴文涵

吴玉纯（1865—1928），字文涵，笔名壶隐。江阴市顾山镇人。清末庠生，后从无锡张聿青习医，得其心传。学成后在顾山镇行医，治病多效。其深得仲景心法，融汇金元四大家之长。1903年，迁寓常熟县虞山镇。1905年，加入琴南医学研究社，积极参与医学研究及施诊给药事宜，颇具时望。1922年，其被推举为常熟医学会副会长，并与张汝伟编辑《常熟医学会月刊》①。著有《运气稿》数篇，载于《绍兴医药月报》②。又辑印《张聿青医案》六册。

伤寒衄证释义

考衄之一症，从春至夏衄者太阳，从秋至冬衄者阳明。以衄之来路，自冲脉直上，行于清道。太阳阳明之脉，皆上处额中，所以伤寒六经，惟太阳阳明二经病衄。在太阳症中，多由表热郁遏，血去而热亦随之以去。曰衄乃解者，可知其一衄而不复有再衄也。在阳明症中，必由里热蒸发，但云衄而不云解者，恐其尚有再衄三衄也。古人于衄，有“红

① 《常熟医学会月刊》创刊于1922年9月，由常熟医学会月刊社编辑发行，蒋星华担任发行人，吴玉纯担任编辑主任。

② 《绍兴医药月报》1924年1月由何廉臣、曹炳章在浙江绍兴合办，1928年10月停刊，由绍兴医药月报社发行。

汗”之说。然发现之状态，最足惊人，可预卜而知之耶，曰有之。太阳中篇第五条云“太阳病脉浮紧，无汗发热，身疼痛，八九日不解”，八九日已属再经，而麻黄证不解，是表邪之郁遏已深，服用麻黄汤不过微除，而其人反发烦。烦者阳之象也，阳盛者目必张。方书谓“开目病阳，阖目病阴，瞑者，半开半阖之象”。阳既盛而烦矣，目又瞑而属阴，适成相反之比例。所谓阳热郁遏于营阴之分，既不能从玄府发泄，势必从清道上行，剧者必衄。直可预决而无疑也，衄乃即解，更不必过事惊惶也，不审乎此。漫用凉血止血之品，致可解者反不能解。仲圣之训人，可谓深切着明矣。后第十四条，又云“头痛者必衄”，其理更难索解。夫始不头痛，不大便六七日，而头痛有热，是不关于表邪。《金匮要略·宿食病篇》曰：“脉紧头痛风寒，腹中有宿食不化。”是可证头痛之属于里热，故与承气汤。其小便清者，知不在里仍在表也，然亦非风寒之表，乃表热久郁，无发泄之路，反上蒸为头痛，头痛乃由热扰清窍，故亦必衄也。若夫阳明篇第二十四条云“阳明病口燥，但欲漱水，不欲咽者，此必衄”。口燥为阳盛之象，不欲咽水，又为阴盛之象。亦如发烦之与目瞑，成相反之比例。知其热深伏于营络之中，必动而为衄。又四十九条云“脉浮发热，口干鼻燥，能食者则衄”，此则阳明之热，充溢于本经之中，而致上越，与太阳经由于表邪者不同，必投清解阳明之剂，庶可不至复衄也。至于少阴经中，无汗而强发之，必动其血，或从口鼻，或从目出，此则下厥上竭，至危至险之症，非太阳阳明二经之衄，所可比例也。

——《绍兴医药月报》1925年第2卷第9期110～111页

痰饮源流论

或问痰饮大症也，为害最烈。何以《内经》不载，然《灵枢·痰饮始生篇》曰：肠外有寒汁沫，汁沫非痰饮之谓乎。《素问·咳论篇》曰：贮于胃，关于肺，所贮者，非痰饮乎。仲景发明其义，分之为四。曰痰饮者，水走肠间，沥沥有声；悬饮者，水流肋下，咳吐引痛；溢饮者，水归四肢，身体疼肿；支饮者，咳逆倚息短气不得卧，其形如肿，则是脾肺肠胃肢节肌腠之间，无处不为痰饮之所居矣。更详列水在心肺脾肝肾之形证，是五脏之中，痰饮皆得而容积矣。是以四饮之留而不去者，谓之留饮。四饮之伏而不动者，谓之伏饮。《金匮》之论，精矣详亦。后人引申其义，分稠浊为痰，清稀为饮。论痰者曰：脾为生痰之源，肺为贮痰之器。论饮者曰：饮食水寒，酝酿于脾，谓之外饮；津液水涎，泛动于肾，谓之内饮。论痰之详，莫如朱丹溪。其言曰：痰之源不一，有因痰而生热者，有因热而生痰者，有因气而生者，有因风而生者，有因惊而生者，有多食而成者，有嗜酒而成者。盖痰属湿热，乃津液所化。因风寒湿热之感，或七情饮食所伤，以致气逆液浊，变为痰饮。或吐咯上出，或凝滞胸膈，或留聚肠胃，或客于经络四肢，随气升降，遍身上下，无处不到，其为病也。为喘为咳，为恶心呕吐，为痞格壅塞，关格异病，为泻，为眩晕，为嘈杂怔忡惊悸，为癫狂，为寒热，为痛肿。或胸中沥沥有声，或背心一点，常如水冷，或四肢麻痹不仁，皆痰所致。故曰“百病怪症，多属于痰也”。至论饮之详，莫如喻嘉言。其论曰：《金匮》所分四饮，一由胃而下流于肠，一由胃而傍流于胁，一由胃而外出于四肢，一由胃而上入于胸膈。痰饮之患，未有不从胃起者矣。其深者，由胃上入阳分，渐及于心肺，由胃上入阴分，渐及于脾肝肾。又有痰饮结聚于隔膜，而成窠囊者，如蜂子之穴于房中，如莲实之嵌于蓬内，生长则易，剥落则难。究巢囊之来，始于痰聚胃口，满而作呕，数动胃气，胃气动，则半从上出于喉，半从内入于络。胃之络贯膈者也，其气奔入之急，则衔透隔膜，而痰得以居之。痰入既久，则阻碍气道，而气之奔入者，复结一囊也。喻氏此论实为《金匮》而后第一创解，发人所未发矣。再考之医源云：痰脉多怪，痰症多奇。何也？盖伦其常，痰为腻滞之物，能塞气道，于气不利，其脉当涩。涩者，气滞之征也。然痰之质属火炼，为阴中之阳，随气升降，不若水饮之纯阴，止而不流也。故有时阻塞气道，而见涩脉；有时气为所闭，而见伏脉；有时气与痰争，而见搏指之脉；有时显湿象，而见迟缓之脉；有时气不得升，而见沉脉；有时气不得降，而见浮大之脉；有时气塞之久，忽遇痰移他处，如水遇塞得通，其流必疾，故气行疾而见滑脉。故曰“痰脉多怪也”。然则何以知其为痰，以其眼胞上下必见黑滞之色而知之，以口角有流涎而知之，以呼吸声粗带急速而知之，即以脉之时大时沉，时软时搏，时涩时滑，连诊而知之，又以余脉平和，独关脉变异而知之。故痰之为病，更甚于饮，言痰而饮在其中，既详悉乎痰饮之原委，然后可推求痰之治法矣。

——《三三医报》① 1925 年第 2 卷第 31 期第 1～3 页

温病源流论

考温病一症，《内经》言之最详。《阴阳应象大论》曰：冬伤于寒，春必病温。《热论篇》曰：热病者，皆伤寒之类也。人之伤于寒也，则为病热，热虽甚不死。又曰：凡病伤寒而成温者，先夏至日为病温，后夏至日为病暑。《难经》因之，以伤寒为提纲，合之中风热病温病湿温为五种。盖即本于《内经》热病皆伤寒之类一语，发明其宗旨也，质而言之，伤寒也，温病也，热病也，一而二，二而一者也。言伤寒者，就其受病之原因言也；言温病热病者，就其发病之现象而言也。犹之伏羲八卦，干南坤北，先天之学，易之体也；文王八卦，离南坎北，后天之学，易之用也。仲景本《内经》《难经》之心传，作《伤寒论》。首刊太阳病，发热汗出恶风，脉缓者为中风。次刊太阳病，或已发热，或未发热，恶寒体痛，脉阴阳俱聚者为伤寒。第六七条，即继之曰：太阳病发热而渴，不恶寒者为温病。又曰，发汗已身灼热者，名曰风温，寒之与温，显已成为对峙之势。盖中风温病，皆统与伤寒，而热病湿温，又皆统于温病。观五十八难，分列五种伤寒之脉，独于温病申言之曰，其脉行在诸经，不知何经之动，是其注意于温病，可以显见。特其中奥旨，尚未有人发明。章虚谷独窥其秘，谓温病一症。实系寒邪久伏于五脏之中，

---

① 《三三医报》1923 年 5 月创刊于杭州，由绍兴三三医院院长裘吉生创办，三三医报社发行，于 1929 年 4 月停刊。

从内发出。《素问·刺热篇》，详列五脏热病之现象，条分缕晰，越人故曰“各随其经所在而取之”，此言明有所指。盖实与《内经·刺热篇》诸条，相为表里，即可作此二语之注脚。至太阳之脉色荣颧骨，少阳之脉色荣颊前，两条更属玄妙所在。金针度人之处，慨自方中行作前条辨，创三大纲之说。喻嘉言窃其意而推广之，割裂经文，痛诋叔和，将第六七条，划出伤寒之外，而伤寒温病之真旨，反为之混淆，第其议论横放，独出新奇。程郊倩后条辨继之，风行一时。柯韵伯变通其说，议论颇多可采。《医宗金鉴》亦从三大纲范围，采集诸家，要皆各任己意将仲圣经文，颠倒篡改，而《伤寒论》之真面目，不可观矣。尤在泾《贯珠集》，始剥去三大纲，立论较为纯正，至张隐庵张令韶，一返叔和之旧，专遵成无己本，陈修园亦从其说编为浅注，陆九芝发明伤寒为五种之总名词。凡温病等皆统括于其中，源流最为明晰，王朴庄本千金日数部而校正之，考据独精，着有《回澜集》，痛詈喻氏之处，更甚于喻之詈王，可谓爽快极矣。不意有叶香严者，创三焦营衔之说，谓温病始于上焦，在手太阴，达传心胞，翻千百年之成案，自作聪明，炫人耳目，天下靡然从之，医统之乱，其殆由于此乎。

按南阳《伤寒论》，经世之法言也，叶氏《温热篇》，通俗之时方也。不读伤寒书，不足以明道，不阅温热说，不足以行道，特是桑菊银翘，安宫复脉，轻灵稳健，习而用之，忘其本来面目，窃恐神昏劫液之变，开口先防，存阴熄热之方，摇笔即至，执于老派者，每以麻葛害人。熟于新派者，地斛胶麦，贻误又不知凡几，利之所在，弊即随之，殆灵胎徐子所谓劫运使然者欤。考五种伤寒，分列六经，太阳为首，轩岐秦越，南阳千金，一脉相承，系统之学，于是乎在。叶氏乃谓始于上焦，在手太阴，不知太阳统主一身之表，太阴皮毛，亦其所属，白虎通有云，肺与膀胱为表里，观于麻黄汤方中，麻黄杏仁皆肺经药。然不言肺而必言太阳者，此即大匠之规矩绳墨所在。所谓引而不发跃如者也。近日各地医刊，风起云涌，《山西中医杂志》费泽尧，论神经原理，独推陆氏九芝一论，且证诸西医各藉，检得神经系统中，脑神经第十对，迷走神经之起止。确信陆氏之说非诬，详列西医学理，及陆氏全文，比照对较，至为详悉。鄙人亦有读叶氏治温学识之辨论，驳正首先犯肺，逆传心胞说诸篇刊入。又《上海中医杂志》曹颖甫，论《温病条辨》，历举其疵谬之处，《三三医书》载澄江名医柳宝贻遗着，论伏气发温，与暴感风温，病原不同，论伏邪外发，须辨六经形证，中多指摘叶氏之语。盖时至今日，急宜发明有系统之学识，不揣谫陋，敢贡一二，还祈高明赐教。

——《三三医报》1925 年第 2 卷第 27 期第 4～6 页

读《金匮》产妇郁冒呕不能食小柴胡汤主之解

论曰，新产妇人有三病，一病痉，二病郁冒，三病大便难。按此三病者，既不由于外感风寒，亦非由于劳力伤食，乃新产妇人身体不足者，自然应有之病，否则如痉如郁冒，洵属惊人之症，而又并未出方。如大便难者，亦何足为病，乃并列于三者之中耶？读第二条曰：产妇郁冒，其脉微弱，呕不能食。夫郁冒者，产妇之本病也，其脉微弱，则是产后正脉；呕不能食，病之甚者也；大便反坚，是又产后应有之象，不足怪也。可知其呕不能食，非因感寒及伤食也，若因寒而呕，或伤食恶食，则大便亦不免有或痛或泻之候矣。合之脉微弱，是有产后胃虚之象也。但头汗出，则其虚乃是血虚，产后不宜大汗，而亦不宜无汗，产妇喜通身微汗，得热饮食则汗溱溱出，而断不宜头汗。所以血虚致冒者，得汗则阴阳乃和，然而用小柴胡汤，殊非对症之方，其中必有精义，当深思而切究之矣。夫大便坚，非产后危重之病，呕不能食，则可危矣。二陈之类，病轻者用之，必可取效。今大便反坚，而陈似嫌其燥，考呕吐门有云：服小半夏汤不愈者，大半夏汤立愈。大半夏汤者，人参半夏白蜜是也，小柴胡方内，有人参半夏，以治胃虚之呕，岂非极合。然而柴胡黄芩，又何故也，夫血虚阳盛，若用归芍之类，有形之血，不能速生，必反碍其胃气。今有人参，益气以生血，即用柴胡黄芩，直清少阳之火，平肝胆之热，肝胆既平，胃不受克，阳气下降，阴血不至煎灼，取效之速，无有过于此者。盖人参为养胃之圣药，胃气得参之扶持，而芩之苦寒，可以无碍，且能领参之力，直达血分，而不至有壅气之虞，况柴胡能散少阳之邪火，鼓舞少阴之生气，开关有权，中气得以输化，营分已暗受其荫。故小柴胡汤，实治血虚有热之专方，所以伤寒门中，经水适来适断者，无不宜于此方也。

保真子曰，予为此论，似乎剖析微芒，洞窥底蕴矣。然遇是症而投是方，其骇俗误人，败名偾事，有不崇朝而可立致者，岂古方之果不足以治今病耶？曰：是虽未必尽然，而亦未必无因也。盖古之时参价轻而力厚，今之时参价昂而力反薄，价昂则病之轻者必不议用，至于用参，而病体支离，又不能任柴芩等药，古方金并之枘凿，或以是耶，况小柴胡方下注云“去渣再煎”，与他方独异，可知古人慎重将事。隐寓有防其僭越，不可轻用之意。曾谓生今之世，可执一说而孟浪妄投耶，然则如之何而后可，曰：《金匮》之书，本多残缺，求之《金匮》而不得者，必取则于后贤。《济阴纲目》云：产妇郁冒，即俗所谓血晕也。《大全》云：产后血晕，其由有三：有用心使力过多而晕者，有下血过多而晕者，有下血少而晕者。其晕虽同，虚实各异，或补血清心，或破瘀行血。方如清魂散，黑神散，皆可取用，而以热童便引用为最佳，外佐以醋炭等法。《医通》云：产后有三急，呕吐盗汗泄泻也。若产后昏晕，呕逆不能饮食，此胃虚挟痰所致，用抵圣散，以赤苓换赤芍。即二陈加人参泽兰，最为合法。或加炮姜，慎勿用芎归血药腻膈。准此数法，出入用之，好学者更读其全书可矣。

——《绍兴医药月报》1926 年第 3 卷第 10 期第 126～128 页

伤寒三大纲刹论

三大纲之说，始于方中行，继之者喻嘉言，雄辩高谈，横绝一世，数百年来，无不奉为圭臬。然桂枝本入营分，以其能和营而解卫中之风，主治风伤卫可也。麻黄本入卫分，以其能开玄府而达营中之寒，主治寒伤营可也。唐容川反之，谓风当伤营，寒当伤卫，于理殊有未合。盖成氏风伤卫寒伤营之说，原非杜撰，其说在《辨脉篇》中，曰寸口脉浮而紧，浮则为风，紧则为寒，风则伤卫，寒则伤营，营卫俱病。骨节烦疼，当发其汗。孙真人独将此节，编入正文，而加宜麻黄汤四字。从前之疑窦，于此顿释。个中之穷妙，于此举宣。明乎此而大青龙主风寒两伤营卫之说，可不攻自破。然则大青龙之方治，果以何者为表准耶。夫大青龙方，麻桂而合石膏，表里并解之方也。伤风兼寒，伤寒兼风，何以必须此表里并解之剂。盖大青龙之表准，在不汗出而烦躁也。夫寒为阴邪，风伤阳化，阴寒外束，风阳内郁，实有勃勃欲动不能久留之势，若不急从外解，必致反从内窜。烦躁者，热势炽张，欲从内串之象也。石膏质重气轻，能解皮毛内第二层肌肉中之郁热，其性辛凉，故南阳用之于太阳经，直接麻黄桂枝，为第二层化热必用之要药。麻黄专于温散，石膏专于凉解，实能制麻桂之太过，而成安内外攘之功也。故大青龙者，实表里双解之重剂也。下节伤寒兼风阴症者，见少阴症则忌服大青龙，明其所当用，又申言其所忌用。论病制方之妙，直跃然于纸上矣。其后刘河间三黄石膏汤，脱胎于此，用复方之制，减去辛温，增入苦寒之品，而防风通圣散，又复入硝黄，均为治热病之峻剂。然药品庞杂，殊难取法，惟仲圣之方，实为有制之师，足以定千古之法程，而不可变易者也。

——《绍兴医药月报》1925 年第 2 卷第 3 期第 79～80 页

痢症刍言

痢之一症，难言之矣。《内经》曰：肠癖便血，身热则死，寒则生。又曰：肠癖之属身不热，脉不悬绝滑大者生，弦涩者死。至仲景则曰："下利脉数有微热，汗出今自愈"，又曰："下利脉反弦发热身汗者自愈"。似此两说显相反背，学者将何所适从哉。后嘉言俞氏曰：《内经》云"下利发热者死"，此论其常也。仲景云"下利手足不逆冷，反发热者不死"，此论其暴也。语能破的圣经贤训可贯通矣，然尚有未尽者。盖《内经》所言，专就肠癖言之也；仲景所言，合泻与痢而言之也。古无痢疾之称，难经分为五泄，其中小肠泄大肠泄二者，即今之所谓痢疾也。观《金匮》开首即云“五脏气绝于内者，利不禁”，明明与肠澼滞下后重之现症不同，惟条内又有下利脉沉弦者下重，下利寸脉反浮数，尺中自涩者，必清脓血，则是肠澼之症，亦统于内。惟仲景所言之下利，总以伤寒为主体，未可与夏秋湿热郁蒸之痢同日语也，独是夏秋间之痢。古人以赤为热、白为寒，河间非之，立论专主湿热，颇为近理，而不免偏重于热；丹溪以大小肠分主气血，无甚深意。近贤石顽、张氏谓血色鲜紫者，信乎为热，若瘀晦稀淡，或如鱼脑、如紫草汁，或如玛瑙色者，为阳虚不能制阴。又曰痢初起时，便见脓血者，宜调气和血，气分药必不可少，若但见白脓，宜调气消积，不可用血药引邪入于血分，必变脓血。故理气如炉冶分金，最为捷法，即噤口五色诸痢，妇人妊娠之痢，皆可以调气之法，操纵而进退之。诚因当世咸以痢属于热，峻用若寒攻下，张氏此论，救弊补偏，反复详明，可谓扼要清道咸间。江阴吴甫恬先生著有《痢疾明辨》，云：痢为湿暑时邪之疾，不可与泄泻混同论治。其论以伤寒六经为纲要，而分陷邪。（外感亦经陷下之邪）秋燥时毒（即疫痢）滑脱四门，实能为痢症揭开黑幕，特开生面，其稿由私家传抄，今附登常熟医学会月刊中，且俟同志浏览而再详之也。

——《江苏全省中医联合会增刊》① 1922 年第 3 期第 2 页

咳嗽纲要

咳嗽一症，最为繁剧，《内经》著有专论。后世治咳方书，如石顽医通渊源，悉本王氏准绳美且备矣。然其编次之法，先列《内经》，次以《金匮》递及，于诸家之论着，虽以时代先后为序，而抄胥X杂，毫无端绪，徒令人伥伥无所适从，此亦医书之通病也。考《金匮》咳嗽一

① 《江苏全省中医联合会增刊》1922 年创刊于上海，由李平书主编，是《江苏全省中医联合会月刊》的增刊汇编。

症，分隶两门，一在痰饮之下，一在肺痿肺痈之下，马迹蛛丝大有研究讨论之处。盖一则病端在肺，一则病本于胃，即《内经》聚于胃、关于肺之明训也。细验咳嗽一症，其在喉管与在咽管，医者闭其声而厘然可辨。咽属胃，喉属肺，浅深轻重大相悬殊，前人微露其端，而未明白宣示咳嗽症中透此一关，可以悟上乘好谛。综《金匮》两门而汇参之，其大纲不外三端，一曰风寒遏郁，一曰痰饮阻结，一曰燥火燔灼。风寒之感，属乎外病之实者也。痰饮之生，由于内脾阳不振，则阴浊迷漫，其标实其本虚也。燥火虽属六淫，然阴液先亏，阳热蒸逼，亦系半虚半实之症，而关于虚者为多。虽七情内伤之症，略焉未详要，亦不外乎是医治失当，往往以皮毛之病，戕及生命。良以肺本娇脏，而咳尤足震动百脉，最多失血之候，稍一不慎，七日不愈则半月，半月不愈则一月或至两月。病患转深，每致延成损怯，或终身之痼，此徐洄溪氏，所以有伤风难治之论也，独是著书立说曰寒、曰热、曰虚，界划可截然分明。而患病之人则又虚实错杂，寒热纠纷，其标本先后之间，苟非胸有成识，何以能因应而咸宜哉。今拟另编课本，以《金匮》为纲，诸家为纬，悉统于三法之中，屈麻黄汤、越婢加半夏汤、小青龙加石膏汤，而后人之华盖散、金沸草散、三拗汤、九宝汤、葳蕤汤，皆统于是矣。治痰饮者则有十枣汤，最重者则千缗汤，轻则三子养亲汤，而桂苓五味等方，本即统于小青龙中。至于燥火之症，则有麦门冬汤，又有千金麦门冬汤、千金五味子汤。综论咳症，惟伤燥为最重，喻氏引经谓“秋伤于燥，冬生咳嗽”。盖燥近于火燥，先入肺，阳热蒸逼，阴液被灼，最易伤及肺体而成损怯。治此症者，苟能别其病之在肺在胃，再以三纲为主，融会而贯通之，庶乎可得其端倪矣。

——《江苏全省中医联合会增刊》1922 年第 5 期第 2 页

疟症抉微

恶寒而发热者，病之常也，先寒而后热者，亦病之常也，而惟疟之一疟，则有往来寒热。其寒之来也，颤慄鼓颔，汤火不能热，厚衣不能温也，及其热也，冰水不能寒也，如火之热，如风雨不可当也。所以然者，夏日汗出，腠理空虚，邪气乘隙而入，腠理者，少阳募原之内，为半表半里之界，乃内外枢转之要道也。从少阳内入即为阴，从少阳外出即为阳。邪在少阳之地入，并于阴则阴实而阳虚，阴气胜则寒出，并于阳则阳实，而阴虚阳气胜则热。故经曰："疟者阴阳上下交争，虚实更作，阴阳相移也"。至有间日早晏之不同者，盖疟之为病，其邪受于夏令，伏于分肉之内，当是时也。阳气尽浮于外，至秋则阳气内入，正邪相争发为疟。故邪气与卫气同度，则日发其间日者，由邪气之行不循常度故也。夫卫气之行，必昼夜各行二十五度，而邪气之中人者，留伏有地，其在肠胃之外膜原之间，每附营气而随之俱行，但不能如卫气之有度，而其行较迟行愈迟，则与正气之相遇亦迟，故有间二日或至数日发。盖与卫相遇，则邪正交争、阴阳相并而疟发，不与卫遇则不发也。夫风寒之中人也，或在头项，或在腰背，其客于风府者，日下一节与卫气之会日远，故其作日晏下极，而上则与卫气日近，故作日益早也。然从上而下者，必过二十四节，历二十六日而后，下至骶骨，以注于伏冲之脉，从冲上行则又九日而出缺盆者何也，盖冲脉者，直冲而上，无复关节之阻隔，必至九日始出，可见邪气之流连不易遽散，其已达于阳分者尚如此，其迟则深伏于阴分者，岂易望其即愈乎！《内经》之论疟，较诸症为独详，曰"肠胃之外，营气之舍，肌肤分肉之间"，脊背膜原之内，总系风寒暑湿之邪客于少阳，半表半里之界，与卫气并居而不能与卫气并行，或与卫相合，或不与卫相合，或与卫相遇而递迟，或与卫相遇而递速，其邪匿于隐僻，动作有时伏于罅隙内外可至。治此病者，胡可不于邪之浅深，及在阳在阴而明辨之也。近贤王孟英，谓疟有正疟，有时疟。时疟者，感风寒暑湿不正之气，类于疟状，当各随时感法治之，心思最为灵敏。此外论疟有谓在山林者，多感风瘴之气，居原湿者成于腐草之毒，西人论疟谓系微生虫及微菌布满微丝血管之中，原由蚊蝇传染而成，亦足补中说之未备也。

——《江苏全省中医联合会增刊》1922 年第 4 期第 1 页

心痛说

心痛一症，《金匮》与胸痹并列，而其专方仅有九痛丸，至为简略。后世则以心痛胃痛混列，方法甚繁，读者难得要领。夫心脏也，心下地位也，就脏而言，则心之外有包络，其中清旷之区，不能容邪，故曰真心痛者，旦发夕死，夕发旦死，此亦症之不经见者。若就地位言，上则近胸而连乎肺，下则正当胃脘，而肝脾两脏，皆附乎其旁，中有隔膜遮之。《内经》论脏腑诸经淫邪之气，皆能干于包络而为痛。然胃者阳明土也，万物之所归，五脏六腑之海，诸邪无所不容，曰饮曰食曰风曰冷曰热曰气曰血曰虫，停阻于胃脘之中，注于膈俞之间，胃脘当心而痛，或满或胀或食不下或呕吐或吞酸或便难或泻利，面色浮黄者，皆胃之本病也。胃脘逼近于心，经肝，胃主容纳而性冲和，肝主生发而性横暴，肝病必致乘胃，多怒多郁，横暴过甚，胃之冲和，遂失其常胞络之脉，因以受伤。经曰厥心痛，色苍苍于死状，终日不得太息，肝心痛也，此症最为烦多，尤以和平之人，与横戾之人同居，和平者断无不受其累也，妇人病此尤多。盖肝性升生而妇人多气多郁，不克舒散所赖血养，而妇人月事去多，失其涵濡，是以撑胀结块，甚则厥逆者是也，职是之故。世人于痰饮胃痛之症，往往混以肝病治之，故灵胎徐氏曰“痰饮之症，十居三四”，患之者无不胃疼呕逆，乃普天下医家无知之者，亦可慨也，窃谓胃病之与肝病，固自截然不同。然胃有痰饮，则肝木必致屈抑，肝多郁结，则痰饮尤易滋生，此所以立论者必须界划分明，而治病者又当权衡通变也。经又曰：如以锥针刺其心者，脾心痛。盖脾之脉，上膈贯心中，心与脾合化为生血之源，气道有阻，脉络不通，故痛如锥刺也，曰卧若徙居，溶溶然不能自主，动作痛益甚者，肺心痛。盖肺叶垂包络左右，心阳为之束缚也，曰心与背相控、善瘛，如从后触其心，伛偻者肾心痛。盖肾脉由肺入心，心肾为水火之脏，一气相通，任脉贯乎其间，若从脐下上攻心而痛者，即肾疝之属亦名心疝是也。综论心痛之原委，亦可知其大略矣。

——《医学杂志》① 1924 年第 18 期第 39～41 页

论传经

传经一说，言人人殊。南阳《伤寒论·太阳篇》中，有二阳合病，三阳合病之例。然太阳篇中，又有汗出热不解，头眩身瞤动振振欲擗地之真武症，又有书曰，烦躁不得眠之干姜附子汤症，又有厥逆咽干两胫X之四逆汤症。此皆太阳症，为罢而已，骎骎乎陷入少阴之分，若夫三阴经中少阴之麻附细辛汤，脉沉反发热症，是病在少阴而仍夹有太阳之表也，此条四逆散症，是病在少阴而仍夹有少阳之半表半里。少阴为阴枢，少阳为阳枢，阴与阳不同，而柴胡为枢转之剂，则无不同，凡一经之中俱寓有各经之兼症，此实伤寒传经之证据。其端倪毕露于此，故有以此经传至彼经者，亦有以彼经转至此经者。六经中交易之点，具有易之八卦参伍错综，以成六十四卦之妙。所谓一三五六日者，皆言其理之常，尚未穷乎病情百般之变态也。故太阳一篇，头绪纷繁不善，读之似乎凌躐杂乱，不知六经之传变并合以及各种误药之坏症，其中本经病之主体，传变病之客体，条理分明，线索贯串，正如神龙鳞爪或隐于彼或现于此，虽夭矫变化万绪千端，而其主脑益无纤悉之絮乱也。前人有谓太阳为开者一篇，故方论较诸篇独译，此言殊为蒙混读《伤寒论》者，能于各篇中本经病之主体，传变病之客体，分析而会通之，则可以得入门之阶级矣。

——《江苏全省中医联合会增刊》1923 年第 7 期第 10 页

① 《医学杂志》由山西太原中医改进研究会于 1921 年 6 月创办，至 1937 年停刊，共发行 95 期。

中风论略

中风一症，古人虽有经络府脏之分，然是症之始，往往猝倒无知及其渐苏，然后见半身不遂，口㖞舌短诸症，有治之而渐愈者，有愈后经年复发者，有迟至一二年不愈者，有昏仆不醒二三日或六七日不治者，未闻其由经而络而府而脏。如伤寒之太阳阳明少阳，循序以传也。然风之轻者，亦由经而渐入，如实◆云，凡人初觉大指麻木不仁或不用者，三年内定有中风之疾也，其风之重者，猝然昏倒，内风与外风相会，周身之气不想顺接，气血悉皆扰乱，邪气充斥，中气无权，所谓入脏而闭脱者，六淫之变皆能致是，不独风为然也，谓之中厥。《金匮》云脉脱入脏即死，入府即愈，此为卒厥，何谓也。师曰，唇口青，身冷，为入脏即死，如身和汗自出为入腑即愈，此数语者实，诸暴厥症，生死之大总也，是故历一二时，阴阳之道路稍通，不见闭脱者，邪之或在经络或在于府，乃始得而分之。其醒后无㖞斜偏废等症者，谓之类中；醒后而㖞斜偏废者，谓之中风，自来立言垂训惟《金匮》之论最为精确，后贤挟痰、挟气、挟火、真阳虚、真阴虚诸论，悉属至理名言，要皆中风之兼症，非中风之正路也。近世西学盛行，但以脑血管破裂统括中风之症，其法过于简单。西书之言，脑经分十二对，其大略曰嗅神经、视神经、动眼神经、滑车神经、三叉神经、外旋神经、听神经、舌咽神经、迷走神经、副神经、舌下神经等种种名目，较之中医，三阴三阳，手足十二经络，精粗悬殊。考《素问·五脏别论》，有方士以脑髓为脏之说，是古书于脑部未尝不从事研究，故以脑、髓、骨、脉、胆、女子胞六者名曰奇恒之府，义理至精。今人於轩 X 学问，未窥一二，坐井观天，抑中 X 西世界潮流之所趋，虽孔孟之教且将有渐灭之虑，遑论医学之一端，不揣愚陋发明一二，所谓商蚷驰河蝼蚁负垤聊尽其力之所能及而已。

——《江苏全省中医联合会增刊》1923 年第 8 期第 1 页

《伤寒论》发明

伤寒热病者，外感病症中之最重者也。《内经》谓之“热病”，仲景名曰“伤寒”。曰热病者，就其发病之形而言也，曰伤寒者，因其受病之源而言也。犹之，伏羲八卦，乾上坤下，先天之学，易之体也，文王八卦，离南坎北，后天之学，易之用也。《难经》详伤寒之症有五：曰中风、曰伤寒、曰温病、曰热病、曰湿温，亦既彰明较著矣。后人必谓温病大异于伤寒，伤寒法不可以治温病。且云：大江以南无真伤寒，议论卑鄙，何足齿数。近代明贤辈出，皆知长沙之书为不刊之，则争相注释，无虑数十家焉。然聚议愈多，意旨愈紊。不知长沙《伤寒论》辨证察脉，审慎精详，伤寒有伤寒之脉证，温病有温病之脉证，凭脉定证，凭证定方。中风与伤寒且不能混而同之，何况温病热病，岂不各有相当之方法。今以《伤寒论》为五种，伤寒之书又难以桂枝麻黄为五种伤寒之方，宜其枘凿，不入动辄乖谬，卒之废然，自返谓伤寒者，不能治温病也，岂知白虎、承气、五苓、栀豉皆治温病之要方。自后贤所传防风通圣散、活人败毒散、葱白豆豉汤而外递降至于近世，类皆奉《温病条辨》为圭臬。若银翘、若桑菊、若清宫、若增液活人，在是而耽误时日，以鼓害人生命者亦无不在是所以然者。伤寒书难读，温病书易读，伤寒之书，穷年累月有莫得端倪，温病诸书，稍事翻阅便能立案书方，不知一入其门，则终身无复有精进之日。存阴熄热之方遥笔而即，至神昏劫液之变，开口而先，防究之病情之浅深，经脏之传变，毫无定识于胸中也。故欲研究温病之法，必先精于伤寒之方，诚以南阳《伤寒论》为五种伤寒之主脑，且其规则森严，变化活泼，学者诚能于三百九十七法触类而旁通之，非但可以治五种伤寒，即以治诸杂病，当亦可得心而应手矣。

——《江苏全省中医联合会增刊》1923 年第 7 期第 0 页

论带下之证多属于火

带下之证，妇人最多之病，而最不易治者。谚云“妇女之中十人九带”，是以扁鹊入邯郸，闻赵贵妇人，则为带下医。《千金论》：“带病有三十六疾中，分十二症、九痛、七害、五伤、三痼不通，其所下之物曰状如膏、如黑血、如紫汁、如脓痂、如豆汁、如葵羹，或阴中淋漓痛、或如虫啮痛、或腰胁相引急痛，详且尽矣。”《金匮》则曰“气冲急痛，膝胫疼烦，奄忽眩冒，状如厥癫，或有忧惨，悲伤多瞋，此皆带下，非有鬼神。”观此则妇女之病，于经癸外可以带下为重要矣。夫带脉为奇经之一，束于腰而系于肾。带病之由于肾处，不言可知。《内经》云：“任脉为病，男之内结七疝，女子带下、瘕聚。”任脉为至阴之交，亦不离乎少阴肾本之虚也。然而带症既成，必至于虚，致带之源半属于火。盖淫欲过度，则火起于肾，忧思愁烦，则火起于心，膏粱醉饱，则火起于脾与胃，恼怒抑郁，则火起于肝。火郁之久，湿寒乘之，气机阻塞，浊液凝聚。任脉无统任之力，带脉无束带之权，肥白之人则津液尽从湿化，而转为虚寒，清瘦之人真阴尽被灼炼，而渐成损怯。带病之变端，如此可不畏哉，可不畏哉。若夫丹溪云：经漏带下，皆是胃中痰积下流渗入膀胱，无人知此良方。云：妇人带下，其名有五，因经行产后不慎，房室风邪入于胞门，传于脏腑而致之，伤足厥阴肝经，色如青泥，伤手少阴心经，色如红津，伤手太阴肺经，形如白涕，伤足太阴脾经，黄如烂瓜，伤足少阴肾经，黑如衃血。此皆老成阅历心得之语。惟在复症者，博采众长，因应咸宜耳。

——《江苏全省中医联合会增刊》1923 年第 6 期第 2 页

《伤寒》三大纲辨

三大纲之说，始于方中行，继之者喻嘉言，雄辨高谈，横绝一世，数百年来无不奉为圭臬。然桂枝本入营分，以其能和营而解卫中之风，主治风伤卫可也。麻黄本入卫分，以其能开玄府而达营中之寒，主治寒伤营可也。唐容川反之，谓风当伤营，寒当伤卫，于理殊有未合。盖成氏风伤卫，寒伤营之说，原非杜撰，其说在《辨脉篇》中曰："寸口脉浮而紧，浮则为风，紧则为寒，风则伤卫，寒则伤营。营卫俱病，骨节烦疼，当发其汗"。孙真人独将此节编入正文。而加"宜麻黄汤"四字，从前之疑窦，于此顿释，个中之妙窍，于此毕宣。明乎此而大青龙主风寒两伤营卫之说，可不攻自破。然则大青龙之方治，果以何者表准耶？夫大青龙方，麻桂而合石膏，表里并解之方也。伤风兼寒，伤寒兼风，何以必须此表里并解之剂？盖大青龙汤之表准，在不汗出而烦躁也。夫寒为阴邪，风从阳化，阴寒外束，风阳内郁，实有勃勃欲动不能久留之势。若不急从分解，必致反从内窜。烦躁者热势炽张，欲从内窜之象也。石膏质气轻，能解皮毛内第二层肌肉中之郁热，其性辛凉，故南阳用之于太阳经。直接麻黄桂枝，为第二层化热必用之要药。麻桂专于温散，石膏专于凉解，实能制麻桂之太过，而成安内攘外之功。故大青龙者，实表（里）双解之重剂也。下节伤寒兼风，虽但云脉浮缓，身不疼但重，然必有不出汗而烦躁之症可决也。云无少阴症者，见少阴症，则忌服大青龙，明其所当用，及其所忌用，论病制方之妙，直跃然于纸上矣。其后刘河间三黄石膏汤，脱胎于此，用复方之制，减去辛温，增入苦寒之品，而防风通圣散，又复入硝黄，均为治热病之峻剂。然药品庞杂，殊难取法，惟仲圣之方，实为有制之师，足以定千古之法程而不可变易者也。

——《医学杂志》1924 年第 21 期第 31～33 页

厥逆说

厥之一症，考之《伤寒》，训厥为冷，曰阴阳气不相顺接，便为厥。厥者，手足逆冷是也。然轻重之分，则大不同，曰指头寒、曰手足冷者，最轻也。曰厥曰逆、曰手足厥逆者重也，而尤以四逆为最重。四逆者，由手足过肘膝，统乎腕臂踝胫而言，故其症多属不治。《内经》又以手足寒者为寒厥，手足热者为热厥。论寒厥之由，则以秋冬夺于所用，下气上争不能复，阳气衰不能渗营其经络，故手足为之寒。论热厥之由，则以饱醉入房，气聚于脾中不得散，内热溺赤，肾气日衰，阳气独胜，故手足为之热。

王太仆、张戴人皆云：古之所谓厥，即今之所谓脚气。名词既混，义理愈淆，此读书者所以目眩心迷而转增望洋之欤也。夫厥者暴病也，故今人以猝然昏晕不省人事为厥，其在伤寒温病门，则有口噤目窜手足掣引者，谓之痉厥。《伤寒论》云：风温为病，身重鼻鼾，语言难出，直视失溲，剧则如惊痫，时瘛疭，即此候也。其在中风门，则猝然昏倒，口眼㖞斜，舌蹇流涎，谓之中厥。其属于虚者，少年色欲过度，肾真内亏，五络俱竭，脉虽动而形体皆无所知，其状如尸，故曰尸厥。《金匮》谓肾气微少，精血奔逸，使气促迫上入胸膈，宗气反聚，血结心下，阳气退下，热归阴股，与阴相动，令身不仁，此为户厥，即扁鹊所云，上有绝阳之络，下有破阴之纽是也。《内经》云：阳气者，烦劳则张，精绝辟积于夏，使人煎厥，目盲不可以观，耳闭不可以听，此皆因虚致厥之类也。经又云：阳气者大怒，则形气绝而血菀于上，使人薄厥，即血厥也。妇人产后最多此症，亦名郁冒。以上四者，乃厥症之大纲也，其余暴怒得之为气厥，喉声拽锯为痰厥，手足搐搦为风厥，身强直如椽为肝厥，骨痛爪枯为骨厥，两足指挛急不得屈伸为臂厥，因醉得之为酒厥，喘啘狂走为阳明厥，呕逆吐蛔曰蛔厥，与痿痹合见则曰痿厥，曰痹厥。

厥证多端，总不外乎阴阳气血上下混乱，要在辨其寒热、分其虚实以治之而已。《内大奇经论》曰："暴厥者不知与人言。"《调经论》曰："血之与气，并走于上，则为大厥，厥则暴死，气复返则生，不返则死"。《厥论》曰："厥或令人腹满，或令人暴不知人，或至半日，远至一日，乃知人者，何也"。岐伯曰："阴气盛于上则下虚，下虚则腹胀满，阳气盛于上，则下气重上而邪气逆，逆则阳气乱，阳气乱则不知人也"。《金匮》云："脉脱，唇口青，身冷为入脏，即死，此为猝厥。如身和，肝自出，为入腑，即愈"。《内经》又有十二经厥状病态。古人之论至精至详，苟能会而通之，则治之之法，亦可得其端绪矣。

——《医学杂志》1924 年第 18 期第 41～43 页

疝证论

历考《内经》论疝，难分言六经，而总以任脉为主，兼及冲督二脉，足厥阴肝隶之。皆该乎小腹而言，天攻于腹内，则为脏腑之疝，会于阴器，则为睾丸之疝。后世泥于七疝之名，巢氏有厥症寒气盘腑狼之说，戴人有寒水筋血气狐癞之名，穿凿附会。巢氏尚从《内经》腹中之症为多，戴人专主睾囊立论，归之肝经，既不及于任脉，又谓与小肠膀胱肾了不相干，斯则谬矣。夫六经之邪，尚能干任脉而为病，然犹曰病气之旁涉，不足以为据也。若夫实处于小腹之地位者，于奇脉则有督任冲，于脏则有肝肾，于腑则有小肠膀胱，岂有同处一隅，而病机竟绝不关涉者乎？尝疑《内经》七疝之说，言人人殊，无所考证，以为属于名词，不妨在阙疑之例，由今思之殆即合督任冲三脉、肝肾二脏、膀胱小肠二腑而名之乎！难者曰：冲脉为疝。前贤未有明训，不知经云肾脉生病，从少腹上冲心而痛，不得前后为冲疝。病生于督，而所见之症，实在于冲，又直以冲名之，岂非以督任冲三脉，一源三岐，亦犹肝肾小肠膀胱相为比邻，而有患难与共之势乎！虽然《内经》七疝之名，系之肾子，可知疝症必关于外肾矣，再按《内经》而后，惟《金匮》《千金》最为近古。《金匮》以寒疝归腹痛门，而别出阴狐疝气条，其论脉尤精。

曰状如弓弦，按之不移，疝之本脉也；曰数而紧，热中有寒也；曰弦而数，寒中有热也；曰紧大而迟；曰大而紧；皆阳中伏阴也。至疝气条曰：阴狐疝气者，偏有大小时，时上下数，语已括疝气之全。《千金》一遵仲景，不云七疝，义最稳括，而别出阴㿗一种，分析尤清。至巢氏厥癥寒气盘腑狼无甚意义，多与腹痛相混。狼疝近似狐疝，亦欠明晓。戴人专指外肾，其气疝可统于狐疝，寒水血三者，即是㿗疝之一类，而血疝则是外疡，筋疝又近淫浊，医通附之赤白浊门颇合。惜未曾标明，初学难晓其源耳。今拟分各疝为三，而贯通之。

一曰狐疝。经云：足厥阴所生病为狐疝，卧则入腹，立则出腹，入则相安，出则坠痛。世俗有带铁钩钤之法，名为小肠气者是也。考巢氏于七疝外，又谓阴疝亦名㿗疝，其种有四，肠㿗气㿗卵㿗水㿗也。寒气连于小肠者，小腹控睾而痛，阴丸上下，谓之肠㿗。由此观之，肠㿗即是小肠气，小肠气即是狐疝，狐疝与小肠气虽各有分辨，然不类而类，必分立多门，令人目眩心乱矣。

二曰冲疝。经云：督脉生病，从小腹上冲心而痛，不得前后为冲疝。夫狐疝之出腹则坠入腹则安者，以其入于小腹近阴际也。若过小腹而上心下，则与奔豚冲心、脚气冲心相仿佛。常有浊阴上逆，顷刻告变者，此疝症之最重也，亦曰厥疝。（又偏坠症中亦有一丸上缩，痛不可忍宜用外熨法助之。）

三曰㿗疝。经云：足厥阴病，丈夫㿉疝。㿉与㿗通，有睾囊肿大如升如斗者，有肾核肿痛者，有偏大偏小或下坠或上缩者，有结硬如石者，有中脏秽液，阴汗瘙痒，光亮如晶者，又有膀胱气坠有声如蛙者，其小腹偏肿而痛小便不通者，方书谓之膀胱气，即经之所谓㿗癃疝是也。

综是三者，各种疝症，俱已包括。至论受病之源，丹溪先生云：睾丸连小腹急痛者，人皆以为经络得寒收引，不行而作痛，不知始于湿热互结，又感外寒，湿热愈被郁遏而致病也。夫大劳则火起于筋，醉饱则火起于胃，房劳则火起于肾，大怒则火起于肝，火郁之久，湿热乘之，气机阻塞，浊液凝聚，并入血隧，流于厥阴。更有肾虚之人，饮食不节，喜怒不时，湿热乘虚下注，其大要有三，曰寒则痛、起则纵、湿则肿、痛则收引、纵则肿且重坠。至于治法，在气则通之，血则和之散之，寒则温之，热则清之，湿则燥之渗之。而其宗旨，则以温清相济为妙用，以厥阴肝经，为阴尽阳生之脏，其病源则又寒湿热相为纽结，标本互异也。明乎此而治疝之方，可知所趋向矣。

——《医学杂志》1923 年第 15 期第 51～55 页

脉学刍言

夫望而知之之谓神，闻而知之之谓圣，问而知之之谓工，切而知之之谓巧。切脉之道，由来尚矣。《内经》之论诊法，有天地人三部，上中下九候，故其诊法，有自头至足之说。自越人独取寸口，法至简便，后世宗之。不知越人本《内经精义》以发明之，并非创说也。考之《内经・五脏别论》曰："脉气流经，经气归于肺，肺朝百脉，气口成寸，以决死生，气口独为五脏主。"《经脉论》曰："经脉者，常不可见，其虚实也以气口知之"。《五阅五使篇》曰："脉出于气口，色见于明堂。"《动腧篇》曰："胃为五脏六腑之海，其清气上注于肺，肺气从太阴而行之。"又《脉要精微论》曰："尺以候肾与腹，中附上左以候肝与膈，右以候脾与胃，上附上右以候肺与胸中，左以候心与膻中"，则是独取寸口，以分寸关尺三部之说。《内经》皆已凿凿言之。迨汉张氏仲景论脉："于寸口之外，又有趺阳和少阴。"成氏注释，皆以足上之脉为解。夫趺阳少阴动脉之穴，诚在足上，不知趺阳者，即右关脾胃脉也；少阴者，左尺肾脉也。何以言之，偏考南阳脉法中，每以寸口与趺阳并举，而从未有言左寸关右寸关者；或寸口与趺阳少阳并举，未有言寸关尺者。犹之《内经》论脉，多言寸口，而无分左寸口右寸口，故脉口、人迎两诊，《内经》即为左右之分。仲圣之心法与《内经》相印合。泥于寸关尺之左右者非，泥于动脉之穴者亦非。活法推求，所谓引而不发跃如者，未可以片言尽其蕴也。迄今西人医书流入益广，谓脉是血管，其跳动应心，与呼吸之数不合，以此驳中国诊脉之非。不知心主脉，肺朝百脉，一呼脉行三寸，一吸脉行三寸，一呼脉再至，一吸脉再至，呼吸定息。脉合五至其跳动之机与呼吸难不相关，而跳动之数，与呼吸自相印合。又西医言心左房发血，行于周身，血受炭气则紫，入于回血管，更由肺动脉吹去炭气，吸入氧气，紫色转为纯赤，乃仍入于心中。中国则云寅时营气始于肺，行于周身，周身脉十六丈二尺，约历水漏二刻，得五百四十呼吸，即二百七十息，行十六丈二尺为一度，复返于肺，昼行阳二十五度，夜行阴二十五度，至五十度而复大会于肺。肺气从太阴而行之，出于经渠，是曰寸口。故曰寸口者脉之大会，脏腑之所终始也。今考西法，每分钟当得十八息，壮者之脉动，以七十至与八十至为中数，由是算之，每刻得二百七十息，每一句钟四刻，合一千零八息。昼夜二十四小时为九十六刻，子午之交，漏水下百刻，当得二万七千息证之。《内经》凡一日一夜合一万三千五百息，恰得半数。然则当是一日一夜各一万三千五百息矣，以“合”字作“各”字，则《内经》之义，即可贯通而无歧义。以后诸家之说，尚未有实行参考，不知鲁鱼亥豕，实一“合”字之误也。

——《医学杂志》1924 年第 22 期第 51～53 页

读《伤寒论》妇人中风发热恶寒经水适来三条和解

挟经伤寒一症，南阳书中连出三条，读之每苦简略，不得其详。其第一条经水适来，则血方行而未多行，血为热滞，故宜刺以泄之，血泄则热亦泄，尚易明也。二条经水适断，遍关从前注解，心中摁难透澈，果然经断血结，则与首条无异，尽可仍用刺法，何故易用小柴胡汤。玩一适字，苔中风寒热，适值癸期，值其期而经果来，则血行而热亦即解，三条之自愈者此也。若来而不畅，则虽脉迟身凉，经中之热得泄，而血室之热，痞结胸胁，刺以泄之，其效无有捷于此者。今刺法不传，会其意而处方，则海藏之桂枝红花汤，加海蛤桃仁，或陶氏血结胸例，小柴去参加生地桃仁楂肉，或延胡归尾等，挟寒加桂心，诸方可以采用。至若适值癸期，而经水当来不来，是为适断。或癸行初过，而即起病，亦为适断，其血必结者，乃营络之中，为热蒸灼，而不能流畅，非实有留结也。肝为藏血之所，与少阳为表里，血室热则里必热，邪欲传里，先起少阳。邪势既起少阳，营液愈被灼燥，而经愈无自望其行矣。柴芩半三味，皆少阳专药，柴之苦平，以达经中之邪，芩之苦寒，能泄热而破结，半之辛温，能疏豁痰气，而泄胆腑之热，故柴胡能宣少阳之经，芩半直清甲胆之府，治少阳之法，无余蕴矣。然木喜乘土，而动扰阳明，徒与清泄邪热，则营血之为热所灼者，尚未有资生之路，深恐血枯肝横，凌贼中土，诸变发生，所由来也。参以养之，甘以和之，姜枣以调之，然后曲折周至，丝丝入扣，更观三条谵语见鬼，如此之症，而可自愈。岂非适来而营血流行无阻，则热随血去，勿误治以生枝节耶，徒适字中玩出意义。三条经文，向之不能了然者，始觉言简意洽，反复精详，所之高明，未知以为何如也。

——《绍兴医药月报》1926 年第 3 卷第 10 期第 125～126 页

读叶氏治温病说之辩论——逆传心包辨

叶氏逆传心包之说，参考内经，从无此解，有心病而传肺者矣，有肺病而传肝者矣，有肾病而传心者矣。若论五贼之邪，则从所胜来者为微邪，火本克金，金不足以害火也。又有七传间传之说，则七传为传其所胜，是肺传肝，肝传脾，名为逆传。七传则一逆而再逆，故不治，间传为传其所生，则心传脾，脾传肺，是为顺传，可治。说出难经，叶氏天资过人，其书多有可采，惟于此处不免自作聪明，荒经侮圣。然则心包之病，何自得乎？王安道云，手少阴者心也，手厥阴者心包也，里热极，神志狂乱，亦有君相二火。反泰然清净者哉，东垣事难知曰，伤寒传至五六日间，渐变神昏不语，或眠中独语一二句，目赤唇焦，舌干不饮水，稀粥与之则咽，不与则不思，六脉细数而不洪大，心下不痞，腹中不满，大小便如常，或传至十日以来，形貌似醉人状，虚见神昏，不得已用承气汤下之误矣，不知壮热邪传手少阴心经也，导亦泻心汤主之。

与食则咽者，邪不在胃也，不与则不思，以其神昏也，既不在胃，误与承气必死。今伤寒温热传变，多有此症，不可不察也，东垣之论，明晰如此。自足补前人之未及，毫无矫揉造作之处，然则谓之热传心包，岂不明豁，岂不真确，何必名之曰逆传哉。

——《医学杂志》1924年第22期第22～24页

读叶氏治温病说之辩论——温邪上受首先犯肺辨

《内经·热病论》曰，热病者皆伤寒之类也。越人“五十八难”曰，伤寒有五，有中风，有伤寒，有湿温，有热病，有温病。病论又曰，凡病伤寒又成温者，先夏至日为病温，后夏日为病暑，经义昭然。仲景本内经难经之意作伤寒论，处处皆关扬经旨，未尝杜撰一议，独立门户，以表异也，论伤寒而五种之伤寒自无不括于其中，不过详于言寒，略于言温耳，然亦未尝略也。盖人之病，无论伤寒温热其始无不因着寒而成，除夏日暍病外，难伏暑内发之病，亦必借外感为之引动，故暍病独不在五种伤寒之中也。苟于伤寒论言温之处，为之分析，务使奥者显之，略者详之，亦何六经传遍者，乃天地六经之气化，非人身手足之六经，斯言实超乎传手传足之上，而独得其真髓者也。不番此义，乃别温病于五种伤寒之外，且复舍六经而言三焦，舍太阴而言首先犯肺，故春月伤风咳嗽，病之在肺者至轻至浅，本无庸以毛皮毛者肺之所主，皮毛有病，肺气内应，是以伤寒麻黄汤症亦有欬，嗽其病虽兼及乎肺，而总以太阴经为纲也。

考叶氏之说，原于河间，河间以伤寒六经义蕴精深，故主三焦立论，谓病始起于上焦，继及于中焦，重则入于下焦，词义虽浅尚无纰缪。至叶氏申之曰首先犯肺，又曰逆传心包则未免变本加厉，不几令人误入歧途乎。仲圣原书中风伤寒提纲之后，第六条即揭出温病，继云发汗已身灼热者曰风温，以下罗列种种见证。凡温病险重之象，均已包举无遗，明乎伏温内动，太阳与少阴表里合病，其变端之迅速，变幻不测。更有甚于伤寒者，自三大纲之论出，而此两条几无人细心研究矣。

——《医学杂志》1924年第21期第29～31页

读叶氏治温病说之辩论——入营辨

考之南阳书中，太阳有血结膀胱症，阳明有蓄血症，少阳有热入血室症，若热陷于营，即当神昏，何以深入血室而尚不死耶，况寒伤营用麻黄汤，未闻其化热而后陷也，未闻所伤之营为心营也，内经谓营行脉中，卫行脉外，营出中焦，卫出下焦，营卫皆经脉中流行之气，未闻指营为心也。心虽主血，不得以营当之也，伤寒论太阴阳明二经，皆有衄乃解之症，是实热薄于营之的候，自有犀角诸凉血之品，衄者不复为衄，势不得不移其热于心，而逆传心包之症，竟从此成矣。或有侥幸发为斑疹，逃九死于一生，谚所谓全靠命根者也，然治温者，则又诧为清透之功，以为非我莫能活之矣。

再考《伤寒论》中，桃仁承气汤、黄连阿胶汤、猪苓汤等，皆清营之药也。热入血中，亦云如狂，狂并非入心包，亦未闻有不治之症也，至于谵语神昏之症，多属阳明内实。盖太阳主表，阳明主里，阳明热则里热，里热则熏蒸于脏腑之中，惟心包是其近邻，心包被其蒸围，自校别藏为甚。况胃络之脉，本通于心也，内经热论云，阳明者十二经络之海，其气血盛，故不知人，金匮中风篇云，邪入于府，即不识人，赵以德注胃为六腑总司，诸府经络受邪，必归于胃，胃热炽盛，津液蒸壅，结为痰涎，闭塞隧道，堵其神气出入之窍，故不识人。徐忠可注，谓将颈两人迎脉按住，其气即壅遏不识人，人迎者胃脉也，夫所谓不知人不识人者，非即神昏而何。裴兆期医谈曰，人谓神昏之病原于心，心清神乃清，胃气一有不清，即不能摄神归舍，是神之昏不昏专在乎胃之清不清，不观酒醉之人乎，醉酒之人，醉胃不醉心也，何以神昏而言语无伦耶。独是阳明有实热有虚热，虚热者无形之火，实热者燥屎也，而虚实之中，多兼夹痰治虚者以白虎治实者以承气，清其阳明之热，则心包之围自解。若不治阳明而治心包，非但舍本逐末，无益病情，且芳香之品，尤能助热，势不至将阳明之热，尽并人心不止，其有偶然见效者，则是温邪夹湿蒙阻，以芳香开之，湿开而热得有出路，或始先过服良剂，热遏于内，亦藉开达而出，然合诸伤寒温病，总属于理法未合耳。

夫风伤卫，寒伤营，谈伤寒者所共认也，卫之后方言气，营之后方言血，此叶氏之名论，又为言温病者所共信共遵也。故叶氏所言之营卫，非仲景所言之营卫也。伤寒六经之分，重在阴阳，仲圣所论之阴阳，即叶氏所论之营卫也，叶氏以营卫易阴阳，天下靡然从之，喜其明确而简捷也。夫卫为阳，营为阴，以阴阳易营卫，何不可者。特既遵营卫之说，遂不复知有阴阳，且渐并六经而不知之矣。盖温病之始终万变，皆可以营卫包举之而靡遗矣。然太阳阳明二经皆有衄，病确摄动营络，究之仍在阳经，谓之入营可乎，谓之内陷营分可乎。盖自叶氏主营卫三焦立论，吴鞠通氏继之，竟谓温病始终于上，在手太阴，直欲推翻数百年来太阳为六经之首之说，使近日之所谓时医，只知有银翘桑菊，治之不效，只知有牛黄至实，其高者乃侈谈三甲定风复脉而止，此医道之所以日趋于卑者也。

（附）刘蔚楚曰，自金元刘河间王安道明尚书张凤逵诸贤，即发明温暑学说，有清叶天士大加开发，至王士雄演绎已详，中间经百十贤明补苴不少，姑观吴医叶讲，可知大概。西学有发明，有演绎，有反对，有比较，有拆衷，有调和，有归纳种种。而仍有相对论之出版，辨亦何妨，惟遵之有效，则愿大志士留有用之精神，勿于叶公过加攻擎也。

——《医学杂志》1925 年第 23 期第 25～29 页

论妇女以调经为主，调经以理气为先

善乎，孙真人之言曰，妇人者，众阴所常集与湿居十四以上，阴气浮湿，百想经心内伤五脏外损，姿颜月水去留前后，交互瘀血停凝，中道断绝，加以慈态，爱憎嫉妒，忧恚染著，牢情不自抑，所以为病，病根深疗之，难瘥。金匮又曰，妇人之病，因虚积冷，结气为诸经水断绝，至有历年是知。妇女百病无非由于经癸之不调，盖经者，常也，如海水之潮汐，不失其时故，又曰，月信准时云，女病皆是月经乍多乍少，或前或后，盖阴气与阳则包藏寒，气血不运，行经所谓天寒地冻水凝成冰，故会乍少。而在月后若阳气乘阴，则血行过疾流溢无度，经所谓天暑地热水波涌而陇起，故会乍多，而在月前准乎前后多少，阴阳寒热，以为治经癸之方针，再合之腹痛不痛，色之红紫暗淡以定虚实补泻之治，调经之法，似乎可得其概要，而无余蕴矣。然凭此用药，往往有枘鑿不相合者，盖以多而前者为热，少而后者为寒，则夫多少前后错难不定者，将以为寒热相兼乎，殊不知气为血帅，血随气行，气顺则血亦顺，气乱则血亦乱，而妇女者性热多偏不足，于血有余，于气肝木失其涵养肝气尤易横逆，气既横逆，则经室之颠倒错乱诸变百出有不待，言可预知者是以欲治，其病必调，其经欲调，其经必理，其气虽未能执一端，以该万病要亦可为治经之秘旨矣。

——《江苏全省中医联合会增刊》1923年第6期第1页

内经生理学

——征集名人注解，拟编教科教授法

《内经》一书，精深宏博，读者每有望洋之叹，涵昔年课徒曾仿学堂课本分出生理教科若干章，约合半学期之用，惟随文讲解未能详加注释，今读平日先生精彩旧本，启迪新知之论，又星期日会议先编课本之议案，爰将第一课《内经》原文刊登，倘有宿学名师赐以注释，汇集成帙，编为教授之法，或可为医林之助。区区私见，未知有当于高明否？

——《常熟医学会月刊》1922年第3期第1页

第一章　论人生之原

《灵枢·本神篇》:“天之在我者德也，地之在我者气也，德流气薄而生者也，故生之来谓之精，两精相搏谓之神，随神往来者谓之魂，并精而出入者谓之魄，所以任物者谓之心，心有所忆谓之意，意之所存谓之志，因志而存变谓之思，因思而远慕谓之虑，因虑而处物谓之智。”

【按】内经此论同旨显，豁义蕴精，确儒家之言，七情尚无如此真切，若再恭之西学增以新解其特开牛面，当有不可思议者也。

【注】天之在我者德，德者得也。朱子云:“人物之生，各得天赋之理，以为健顺五常之德，所谓性也。性即理也，亦即仁也。”凡果核之中皆有仁，仁中具有发生之意，即性是也，《易·条辞》曰:“天地之大德曰生。”盖自生成以后言之，则谓之性，谓之仁，而就发生之原言，则谓之德也。地之在我者气，气轻清而无形者也，地重浊而有质者也。然重浊之质，必得轻清之气以统运之，其实乃为生动之质，而非灰死之质，故朱子曰:“气以成形，天德下流，地气上薄，二五之精，妙合而凝”。易曰:“天地氤氲，万物化醇，男女媾精，万物化生。”惟人为万物之灵，所以得于天者独全。刘钟衡曰:“精者血脉所生，液之精奇者也。”以显微镜照验，见精内有活物甚多，状如蝌蚪而长尾，游行甚疾，一日尚生，禽兽众类亦然，但形差别耳。男子未成丁之前，血不生精，丁年以后，赤血运行至外肾，即由微丝管摄入众精管，由精管渐运而出，藏聚于精囊之内。夫精者化生甚难，耗失甚易，少年血气未定，百体未坚，若纵情恣欲，轻则有虚劳之忧，重则有夭（不行）之患，戒之在色，养身莫善于寡欲也。

两精相搏者，男女真阴，皆称天癸，丹家以阳精为天壬，阴精为天癸，天一生水，成于地之六，地二生火，成于天之七，所以万物之生，未有不因阴阳相感而能成其形者。形成而神寓于中，虽一草一木，皆各有滋生发育之精神。张介宾曰:“神者，灵明之化，无非理气而已，理依气行，气从形见，凡理气所至，即阴阳之所居，阴阳所居，即神明之所在，故曰，阴阳者，神明之府也”。

——《常熟医学会月刊》1922 年第 4 期第 1 页

《灵枢·天年篇》：“黄帝曰：何者为神？岐伯曰：血气已和，营卫已通，五脏已成，神气舍心，魂魄毕具，乃成为人。”《千金》述徐之才养胎法：“十月五脏俱备，六腑齐通，纳天地之气于丹田，经为三十七七日，母腹中有风起，通其七窍，三十八七日，随其宿世善恶，分香臭二种风以定容貌骨节贵贱。”此即《内经》所谓：“神气舍心，魂魄毕具，乃成为人，而为万物之灵也”。若夫魂魄之设，惟朱子之注，最为明晰，朱子曰：“魂神而魄灵，魂阳而魄阴，魂动而魄静，生则魂载于魄，而魄检其魂，死则魂游散而归于天，魄沦堕而归于地。运用动作的是魂，不运用动作的是魄，魄盛则耳目聪明，能记忆，老人目昏耳聩，记事不得者，魄衰也。”又曰：“人生则魂魄相交，死则各相离去。月之黑晕是魄，其光是魂，魂是魄之光焰，魄是魂之根柢，火是魂，镜是魄，灯有光焰，物来便烧，镜虽照见，却在里面，火日外景，金水内景，火日是魂，金水是魄，阴主藏受，故魄能记忆在内；阳主运用，故魂能发运出来。二物本不相离，精聚则魄聚，气聚则魂聚，是为人物之体，至于精竭魄降，则气散魂游而无所知矣。”心何以任物？朱子曰：“心者人之神明，所以具众理而应万事。”则心之任物明矣，心者至灵动至活泼者也，孔子曰：“人心险于山川，难以知天。”老子曰：人心其热焦火，其寒凝水，其疾俯仰之间，而再抚四海之外。故孟子言学问之道，首在求其放心，惟人为万物之灵，所以异于禽兽者，心而已矣，朱子曰：“心者身之所主也，意者心之所发也，大学正心之功，必先诚意，意既诚矣，而有定向，则谓之志。”《经》云：“肾藏志，心与肾交合，乃有指定之方针，不至如猿马之无归。”然志字从心，凡七情之中，无有不关乎心者，故癫狂之症，皆因痰窜心胞，乃至失其知觉也，如思虑属之于脾，而运用之者仍在乎心，曰存变，曰远慕，剖析微芒，解释直超乎晦翁之上，思虑既审，因应咸宜，智周乎万物，而道济天下，大学所谓“虑而后能得也”，曾迟工夫，实与定静安虑得，发为表里，内经之论，圣贤之学问也，岂特言医而已哉。

——《常熟医学会月刊》1923 年第 5 期第 1 页

第二章　论十二脏之官

心者，君主之官也，神明出焉；肺者，相傅之官，治节出焉；肝者，将军之官，谋虑出焉；胆者，中正之官，决断出焉；膻中者，臣使之官，喜乐出焉；脾胃者，仓廪之官，五味出焉；大肠者，传导之官，变化出焉；小肠者，受盛之官，化物出焉；肾者，作强之官，伎巧出焉；三焦者，决渎之官，水道出焉；膀胱者，州都之官，津液藏焉，气化则能出矣。

心者，君主之官，论之民国，君臣之伦虽废，元首主宰之义自在，心者，性所成之形，如莲房中之青心，如果核中之仁，具有滋生发育之机，故孟子曰："仁人心也，心者神明之舍，良知良能之所存在也。"西人但言心中上下左右四房，发血回血，其形可见，而不知神机之运用于无形者，非西人所能推测也。人之知觉运动，无一不本于心，而百体皆为之臣，然心主脉，而肺为百脉之总司，五脏之华盖，位乎心上，通乎天气，以保护之而辅助之，故曰相傅之官。西人言心房发血回血，必经过肺管，吹出碳气，收入氧气，呼之气不足，则血浊而紫，于是有错乱之患，吸之气不足，则血清而淡，将必有贫弱之忧，且肺与皮毛，一呼一吸，周身八万四千毫，无不贯通，故曰治节出焉。呼吸稍有失调，邪气渐以侵入，咳嗽失血，轻病致重，重病致死，西人之所谓"肺痨"，即金匮之所谓"肺痿"，近时患者日多，或亦因于煤气太甚，空气不洁之所致也。肺藏魄，肝藏魂，魄属阴而主宁静，魂属阳而多灵变，凡一身之动作云焉，皆出于肝，故昼日之所奔走纷纭，夜间每形诸梦寐，而未来之事机，亦或先有所觉，盖勇往直前者，将军之性，好谋而成者，将军之案也。至于胆之为用，全在其汁，有分尘澄水、降浊开滞之功，其性喜洁，故曰清净之府，凡人之精明决断，皆其所主，关于醉后酒气入胆，则胆汁热而昏浊无知矣。肝得其汁而润，心得其汁而静，肺得其汁而肃，土得其汁而敛，肾得其汁而坚，中正之官，决断出焉，职权于是而可见矣。其汁潜为灌输，从肝而始，又复从子后一阳升发，化汁而注于中，故人彻夜劳而不睡，清晨日必苦，因不静而气未能注于胆也，若曰胆无输泻，岂从出生时至老死，即此胆汁无增减而瘀腐其中乎，西医谓胆汁，注于大肠，然后大便润泽，故胆亦为消化器之一种，此理可以互恭。

——《常熟医学会月刊》1923年第6期第1页

膻中者，位于肺下，包于心外，为心之护卫，故曰心包络，供心之驱使，如仆役然，为喜乐之所自出，若大喜则动及君主，而心神为之受伤，凡一切痰火狂妄之证，病皆在心包络，若涉及心之本脏，则不可救矣。脾胃者，仓廪之官，五味出焉，然脾为阴土，胃为阳土，脾喜刚燥，胃喜柔润，脾主运化，胃司盛纳，一脏一腑，体用各殊，故阴阳异位，更实更虚，更逆更从，内经早有明训，而近世喻叶诸家，议论尤精，西医有甜肉汁及脆脏之说，实即属于脾脏，盖脾之形如刀镰如钟表中之摆，附于胃之左旁，以膜相连，闻齿啮声则动，动则能输出津汁，磨化食物，故平常纳食时，最宜细细咀嚼，齿动于上则脾应于下，道家叩齿之理，亦是动荡其脾，以运化浊滞之意，《内经》云："脾与膜相连，而能为之行其津液"，早已洞明其理，然此皆从生人气化，理想推测而得之，若剖解尸体，而期求脾脏磨动之形，不可得也。至于大小二肠，回环屈曲，盘旋腹中，同为传化水谷之腑，究其所以分大小者，必有不同之点，盖小肠上即胃之下口，饮食在胃，虽经磨化，而菁华尚未尽出，惟小肠属火，为手太阳经，合于手少阴心，能化食物之精汁达于各脏，注于经脉，滋助血液，故小肠之职，实能辅助胃腑之输化，而非如大肠之仅足以供传导也，然大肠属金，为手阳明，与手太阴合，而主燥化，故小肠所化之精液，尚有未尽，大肠复从而泌别之，精泄尽出，变为糟粕，排泄于外，此大肠之功用，亦能助小肠之未及，而受盛之与传导，各有攸宜焉。至于小肠属血，大肠属气，小肠属左，大肠属右，皆有经旨可证，然研究西说者，必窃笑为理想之谈耳。肾属北方癸水，为天一之源，真阴之宅，内藏直肠，其主在骨，其精为髓，填于骨而充于脑，骨髓充足，则骨力强，脑髓充足则脑力强，人之灵机巧思，似乎发于脑，而其贮实本之于肾也。至若三焦膀胱，同司水道，而其功用亦复不同，盖三焦专主行水，膀胱则主泄水，故决渎者，如运河流行之道路，膀胱则如积水之渠，启闭之闸，苟非气化有权，安能缩张无碍，启闭自由，更非剖解之所能窥察者，窃谓输机制造之法，其中设有大锅，满贮水量，煤火燃于其中，蒸汽上腾四围之机轴，无不由此发动，燃蒸既久，水中空气，渐渐消少，一面进以清水，一面泄去宿水，由此观之，非特可以悟膀胱贮水化气之理，即人身百骸曰体，律气灌溉，运动转输之妙，无不可罕譬而喻矣。

——《常熟医学会月刊》1923 年第 7 期第 1 页

第三章　论五脏之现象

心者生之本，神之变也，其华在面，其充在血脉，为阳中之太阳，通于夏气。

【注】前言心者性所成之形，如莲房中之青心，如果核中之仁，具有滋生发育之机，关于百卉之心，尚因蜂蝶之探酿，和合其雌雄之蕊，易种而改良，则知生之本在心，而变化之机缄，更属鬼神莫测，所谓“至人入水不濡，入火不热”者，胥此神之所贯注也。涵养既深，太和元气，充溢流行，自有华色发现于面部天庭，如白玉之润，如苍壁之泽，精彩内含，英姿外露，子曾所谓心广体胖，孟子所谓睟然见于面，盎于背，施于四体者，皆圣贤阅历有得之言，而与《内经》之理贯通者也。血之生化由于心，心旺则血自充，脉之跳动应乎心，心平则脉自和，人身中之心阳，如天之有日，天元正午，离照当空，阴霾不尽散，经云：日中而阳陇，为重阳，孟夏四月，为正阳之月，曰阳中之太阳，通于夏气与六经中种君火为少阴，所以不同者，彼则就其体而言之，此则就其用而言之也。

——《常熟医学会月刊》1923 年第 8 期第 1 页

肺者气之本，魄之处也，其华在毛，其充在皮，为阳中之太阴，通于秋气。

【注】肺者，华盖之藏，呼吸之橐籥，位于上部，与太虚之元气，息息相通，顷刻无间，周流一身，八万四千毫孔，无不有呼吸之气，运行乎其间，故曰：肺合皮毛也。人身之气有三：一者先天命门之元气，

即两肾中间之动气，藏乎气海、丹田；一者后天饮食之中气，即胃之宗气，应于左乳下虚里穴；一者肺之大气，属于上焦，其质轻虚，其体空旷，中二有十四窍，满贮清气，一翕一闭，一张一缩，周身之气，由是分布，生生不穷，皆本于此，故气空洞无形者也。而肺禀乾金之质，而阴精之所舍，譬如太阴之月质，本是黑晕，得日光之对射，而后光明洞澈，肺以清虚之体，覆于诸藏之上，而心中之阳，脾中之阳，肾中之阳，无不蒸汽上潮，肺乃为之嘘而布濩之，譬如锅炉机轴，蒸汽腾达，总机飞动，四旁之机皆动，故肺实为蒸汽发动之总机也，肺气和调，治节得所，毛之华泽，皮之充盈，即其外可以知其内矣，至阳中太阴之说，此等文义，最为谈西医者所指摘，岂知西医于血输形质，发明甚详，而无形气化，末有揣测，肺何以为气之本，又何以为魄之处，何以合于皮毛，何以为阳中之太阴，通于秋气。此则医道通乎易理，更非形迹所可求也。夫形上者谓之道，形下者谓之器，今日器械之制，精奇已极，而伏羲文王周公孔子，阐发河图之精蕴，剖析夫人之精微，愚妄无知之辈，反以为谬悠荒唐而不足凭。呜呼，中国之形骸，虽尚存在，中国之心理，早已沦亡。秦越人氏所谓行尸焉耳，尚何言哉，然曾子曰："人之将死，其鸣也哀。"仆为中国之将死而发一哀鸣也，苟凡医界、非医界，聆吾言而稍有觉悟，则仆亦中国一分子，庶几中国之暂存，而不至于果死也。

《常熟医学会月刊》1923 年第 9 期第 1 页

肾者主蛰，封藏之本，精之处也，其华在发，其充在骨，为阴中之少阴，通于冬气。

【注】肾有二，精所舍也，生于脊膂十四椎下，两旁各一寸五分，形如豇豆，相并而曲附于脊，外有黄脂包裹，里白外黑，各有带二条，上条系于心包，下条过屏翳穴，后趋脊骨左右，两肾俱属于水，中即命门，一阳藏于二阴之间，是为元阳，即是真火，人无此火，肾无以作强，心无以神明，脾胃无以腐熟水谷，化精微而传糟粕，西人察见外肾精管，与内肾决不相通，故谓内肾但能泌水，不能化精，岂知人之始生，胚胎初结，天一生水，肾脏先成，命门相火，位居两肾之间，两肾属阴，通任脉而主水，相火属阳，通督脉而主火，合为坎卦，以总司下焦水火之

气，而下焦之精血溺诸管，得此水火之气主宰，而后各尽其用，犹如火车，一切诸机轮之运转，皆水火之气所鼓动也，人身水火之气，非剖验所能得者，又西人谓精系血之所化是也，然非血自能化精，必借肾与命门水火之气，以酝酿而成之，即保护而藏之，孙真人曰：肾者后宫之官，犹人家之房闼，为精华蓄聚之所，故曰主蛰封藏之本，其华在发，发为血之余，精足则血足，而发自华泽，其充在骨，肾藏精，骨藏髓，精充则髓充，而骨自坚强，曰阴中之少阴者，肾虽属水，中含微阳，阳生于子，其令为冬，亦万物蛰藏之候。凡此皆气化之玄微，与西人之化学，二而一，一而二者也。

——《常熟医学会月刊》1923 年第 10 期第 1 页

肝者罢极之本，魂之居也，其华在爪，其充在筋，以生血气，此为阳中之少阳，通于春气。

【注】古人云："户枢不蠹，流水不冰。"精神因懒而愈倦，筋力以用而愈出，凡肝胆用事之人，其作为之果敢强毅，虽至于十分困惫之时，其气仍不少衰，其力犹胜于人，故曰罢极之本。若夫魂力之所居，乃属无形，显微镜不能窥也，又属无质，理化学不能考也。盖灵魂之说，见于医经，而详于道家丹经，丹经与内经皆始于黄帝，内练家当内视功深之候，实能洞见脏腑，窥察微妙，非臆说也。肝主筋，爪者筋之余，肝血充足，则爪自华泽，筋自壮强，肝属木，其位在东，于卦为震象，一阳初动，于令为春，故曰阳中之少阳，通于春气也。

脾、胃、大肠、小肠、三焦、膀胱者，仓廪之本，营之居也，名曰器，能化糟粕转味而入出者也，其华在唇四白，其充在脉，此至阴之类，通于土气。

【注】脾胃为仓廪之官，第二章既已详之，兹则合二肠三焦膀胱并一脏五腑言之者，凡水谷皆从食管纳于胃中，胃形弯曲如袋，其体三层，有经纬两纹斜交，故能舒缩拥动，以匀转食物，周围有小穴以生津液，与百体相关应。其中口联接小肠，食物至小肠头，即与胆汁、甜肉汁会合，渐落渐榨，榨出精汁，色白如乳，众管吸之，初甚稀淡，渐入渐浓，从抽膜中运至微丝血管，化合为血。《灵枢·决气》曰："中焦受气，取

汁变化而赤，是谓血。”盖小肠之精汁，实能化血以奉心脏，故小肠为心之腑，大肠分上中下三回，上中为两回，犹有精液管吸其余液，递传渣滓，至下回则精液以竭，尽属糟粕，从直肠而出，此皆谷食转输之道也。若论水饮，胃本无化水之功，亦无出水之路，然茶酒入胃，少选即行摄去者，盖肠胃有微丝管甚多，按微丝管即三焦之属，能吸摄茶水，运行周身，由肺升而为汽，由皮肤挤出为汗，余走膀胱为溺，西医谓胃之四面，皆有微丝血管，散走膜膈，达于连网油膜之中，而下入膀胱，此则水所循行之道也。夫水主化气，食主化血，五腑者皆消化之机器，而脾脏实为之总司，以一脏而统五腑，谓之为器，所以别于神脏也。然五腑诚可谓器，脾则属于脏而为五腑之管辖，诸器之总机，故盛衰虚实之见端，均由脾而决之。其华在唇四白，其充在肌，脾土健旺，则五腑之消化，无不可卜其健旺也，脾脏象地，于《易》为坤卦，六书皆耦，为阴中之至阴，黄中通理，上之德也，万物资生，土之气也，主柔而动也，刚，牝马地类，行地无疆，其真足以称脾之职而无愧矣。

——《常熟医学会月刊》1923年第11期第1页

再论肝者魂之所居，肝象木，于时为春，春为四时之首，肝为五脏之长，魂者，先天之神也，徐之才《养胎法》曰：“十月五脏俱备，六腑齐通，纳天地之气于丹田，三十七七日，母腹中有风起通其七窍，三十八七日随其宿世善恶分香臭，二种风以定容貌骨节贵贱，故魂者虚空神灵之所附丽，魄者身中血肉阴精之所凝结，人之生也，魂交于魄，其死也，魂升魄降，魂之升也，随风飘荡，关于人之寝梦，魂亦或时外游而无知识以其与心离也，人同此心而聪慧智愚之异者，皆奉于宿世之魂，佛家因果轮回之说，道家天仙地祇之分，皆此魂之所为也。肝开窍于目，魂出于目，故寄于肝，徐洄溪有游魂失魂之症，甚为奇特，而近时研究灵魂学者言之灵附录数请以资质证云耳。”

凡十一脏皆决于胆也。

【注】胆为甲木，肝为乙木，同禀东方生气，肝为五脏之首，胆为六腑之首，紧连右肝叶内旁之下，肝之余气，溢入于胆，则为胆汁，西医发明其功用，为能榨取含物之精液，消化食物之渣滓，性主下降，润

泽大便，一有不调，则胆汁多而上溢，吐苦涎，下泄则泻绿木粪，胆管闭，则其汁横渗血管，为黄疸便赤，胆病有火症，无寒症，是火之府也，夫脏者藏而不泻，腑者泻而不藏，变化食物，以滋养全身，胆实为诸腑之领袖。凡十一脏，第取决于胆，诚以无胆汁，则脏腑皆不通调矣，是以胆为六腑之首也，且为诸脏腑之首也。

——《常熟医学会月刊》1923 年第 12 期第 1～2 页

第四章　论五脏之生化

东方生风，风生木，木生酸，酸生肝，肝生筋，筋生心，其色为苍，其味为酸，其志为怒，怒伤肝，悲胜怒，风伤筋，燥胜风，酸伤筋，辛胜酸；

南方生热，热生火，火生苦，苦生心，心生血，血生脾，其色为赤，其味为苦，其志为喜，喜伤心，恐胜喜，热伤气，寒胜热，苦伤气，咸胜苦；

中央生湿，湿生土，土生甘，甘生脾，脾生肉，肉生肺，其色为黄，其味为甘，其志为思，思伤脾，怒胜思，湿伤肉，风胜湿，甘伤肉，酸胜甘；

西方生燥，燥生金，金生辛，辛生肺，肺生皮毛，皮毛生肾，其色为白，其味为辛，其志为忧，忧伤肺，喜胜忧，燥伤皮毛，寒生燥，辛伤皮毛，苦胜辛；

北方生寒，寒生水，水生咸，咸生肾，肾生骨髓，髓生肝，其色为黑，其味为咸，其志为恐，恐伤肾，思胜恐，寒伤血，燥胜寒，咸伤血，甘胜咸。

【注】五行甲子之说，为世所訾诟深矣，然天以六为节，六者六气也，风寒暑湿燥火也，地以五为制，五者五行也，木火土金水也，五六相合，以成四时，生长化收藏之机缄，全在于是。人身一小天地，凡身中之构造，无不与之吻合，一呼一吸，与太虚之精气，息息相通，故《礼运》曰："人者，其天地之德，阴阳之交，鬼神之会，五行之秀气

也。”圣人仰观俯察，以四时合六气，以五方合五行，而即以推求人身之五脏，故曰：东方生风，风生木，木生酸，酸生肝。四方皆有风，生而独言东者，一阳初动于震，为风之所自始也，风主吹嘘，万物之发育，皆从于风，惟木独有气之先，木曰曲直，曲直作酸，人秉此气以生肝藏，合于春令，其德敷和，其性条达，其气温煦，其用畅遂，故肝之一脏，实为吾人发生之本也。肝主筋，筋之精华，团结于上而生心，乃人胎在母腹中相生之序，即五行自然相生之次第也，夫五行之生克非旧说可泥也，木焚则为火，绞则为水，是木生火者，亦可谓木生水也。更有海中发火，古井生烟，木自土中茁，培土木始荣，是又水克火者，反为水生火，木克土者，反为土生木，如是论生克，在在可以附会，方今科学昌明，焉用此游移之说为哉。夫古人之论总非凭空泛造，理想悬揣者也，盖合之于天时，验之于人事，如春日之温和生夏日之大热，春木之生荣，生夏令之蕃茂，一遇秋风，则草木萧索，此木之生火，金之克木，合之于天时而确然者也。人当亢怒之时，其心火必与俱动，如遇有悲哀之事，则怒气由之以消，此木之生火，金之克木，验之于人事而确然者也，故人谓西法重实验，中医凭理想，不知古圣人之理想，皆从实验推得之也。由是推之，南方离火合于夏日之热，属于人身心脏；南方夏热生中央湿土，旺于长夏，合于人身脾脏；中央湿土生西方燥金，合于秋令，应于人身肺脏；西方燥金生北方寒水，合于冬令，应于人身肾脏，其理皆可一以贯之矣。

——《常熟医学会月刊》1923年第13期第1页

曹 颖 甫

曹家达（1868—1937），字颖甫，又字尹孚，号鹏南，晚号拙巢子、拙巢老人。江阴市澄江镇司马街人，祖籍为江阴市周庄镇，乃江阴卓墩曹氏第18世。曹颖甫出生于书香门第，其伯祖父曹毓瑛为清朝大臣，慈禧太后曾赐予匾额“砥砺廉隅”。其养父“深通中医，家人患疾，从不延医，自家处方服药，无不霍然病痊”，因此曹颖甫在业儒之余亦略通医理。1902年，曹颖甫中为举人，两年后应征选知县不应，于是弃儒从医。后受丁甘仁之邀，任教于上海中医专门学校，主讲国文及《伤寒论》《金匮要略》，教学之余在慈善团体广益善堂、同仁辅元堂坐诊。其善于书画，尤爱画梅，上海期间亦贩售字画补贴生计。1937年“八·一三”事变后，曹颖甫由沪回澄。是年12月4日，曹颖甫为保护一被日寇施暴妇女，痛斥贼兵，被日寇刺中腹部，三日后（12月7日）去世，终年七十岁。

曹氏一生授徒众多，著有《金匮发微》《伤寒发微》《经方实验录》等医书，并有《梅花诗集》《气听斋骈文零拾》《评注诸子精华录》《汉乐府评注》等诗文集。其学生当中，章次公、秦伯未、程门雪等均是中医界栋梁之材。

论少阴三急下证答丁甘仁先生

予今年秋七月，谒丁甘仁先生，承问少阴三急下证，疑及“自利清水”一条，且曰承气汤一方，于阳明为宜，少阴病而不见阳明脉证，何以决其为承气汤证乎？予当时匆遽，无以应也。今特援急下之理，总其纲要而畅言之。

少阴为阴极，阖则从足少阴寒化，寒化者水盛，故于法宜温；开则从手少阴火化，火化则土敦，故于法宜下。今观三急下证，一则得之二三日，口燥咽干；一则曰口干燥；一则曰腹胀不大便，是皆燥土用事，为火逆土敦之象。固知少阴三急下证，为手少阴君火用事，延及阳明之候，其不谓之阳明证者，以病机发于少阴君火，而非阳明本病也。若世俗所谓急下以救阴，犹臆说也。然则自利清水，色纯青者，见证略近太阴，得毋疑于脾湿下陷乎？曰：此即世俗所谓热结旁流也。少阴君火不自用，少阳相火，实代司其权。少阳之火炽，则胃中胆液，以土燥不容而迫注于大肠，火逆土敦之象。正当于“心下痛”三字辨之。夫心下为胃脘，心下痛，即《阳明篇》“胃家实”之变文。以是知自利清水、色纯青，正胆火承君火下行，为阳明化燥之原。陈修园以纯青为肝木之色，火得木助，一水不能胜二火，犹非实论也。且《经》不云少阳善泄乎？自利清水，其色纯青，非即善泄之明验乎？盖少阴为病，水胜土虚则下利，甚则恶寒身倦，手足逆冷，而为不治之证。又其甚，则脉不至，不烦而躁，而为必死之证。若夫恶寒倦卧同，而手足温者可治。脾主四肢，四肢温，则脾阳犹未绝也。时自烦，欲去衣被者可治。盖烦出于心，心烦而身热，则君火虽盛，中宫燥土，尚有生化之原也。可见少阴一证，从寒化者难治，从火化者易治。虽当火逆土敦之候，急下即可以全生，不似独阴无阳之绝无生理。是即《平脉篇》所谓“少阴负趺阳为顺”也。敢布刍言，希高明裁度焉。

——《中医杂志》1923年第5期第2～3页

温病实始于肺辩

六淫之邪从表受，不从内发。从内发者，谓始于肺可也。从表受着，谓始于肺不可也。仲景“太阳篇”既列中风、温病，复于卷末列痉、湿、暍三证，每条提纲皆冠之以太阳病，则是六淫之邪皆从表受，断可信矣。自吴鞠著为《温病条辨》，始巧立太阴温病标目。考仲景有自创之麻黄汤证，有发热之小青龙汤证。仲景之心，夫岂不知肺开窍于鼻，五脏六腑皆有咳，莫不关于肺乎？仲景独不曰手太阴者，为其邪从表受而肺从内应也。今有人晨起，裸而趋庭，风从表受，则鼻流清涕，饮以苏叶、荆、防，则汗出而清涕愈。治以杏仁、桔梗，清涕或不愈。所以然者，病机由太阴袭肺，仍宜从太阳解也。然则鞠通非欤？曰：是又不然。善谈仲景书者莫如鞠通。盖人之一身，惟冬三月，皮毛腠理最密。故寒邪中人，传经为难，虽曰日传一经，正有一二候未离太阳者。若夫春、夏、秋三季，皮毛腠理淖泽不密，故有表病初起，而即入肺胃者。鞠通恐人误与冬月之伤寒同治，故篇首即论列手太阴。手太阴者，足太阳传入之初步也。蜀人张子培知其然，故于温病初起于桑菊、银翘二方中加入麻绒一二钱，以为较灵于本方。此真善谈鞠通书者矣。近世以来，聪明子弟不多见，庸工口授，变本加厉，甚欲废《伤寒》《金匮》，以为宗法鞠通，至今善学仲景之鞠通，蒙不白之冤也。悲夫！

——《上海中医专门学校恒星社医报》① 1923 年第 4 期第 1 页

伤寒一日二日为一候二候解

《内经》云：伤寒一日，太阳受之；二日，阳明受之；三日，少阳受之。《伤寒论》亦云：伤寒一日，太阳受之，脉若静者，为不传也。二三日，阳明少阳证不见者，为不传也。则是仲景立说，明与《内经》无别矣。然何以下文又云“太阳病至七日以上自愈者，以行其经尽故也。若欲作再经者，针足阳明，使经不传则愈”，明与前说违异。不知上文之一日、二日，为祖述《内经》之文；下文之七日，乃为仲景解释《内经》之言，

① 《上海中医专门学校恒星社医报》1923 年 5 月创刊于上海，不定期发行，于 1924 年 4 月停刊。该社由上海中医专门学校学生组织，社长为汤逸民，编辑有王慎轩、李天球、张燕谟等。

使人知《内经》所谓一日，即病之一候；伤寒发于太阳，以七日为一候，过一候即传阳明。故第二候欲传阳明，使当针足阳明趺阳，以泄其气，使二候不再传阳明。故知《内经》之一日，即《伤寒论》之七日，二日为十四日，三日为二十一日。农政以三十日为一候，故《豳风》“七月篇”称十一月为一之日，十二月为二之日，正月为三之日，二月为四之日。伤寒以七日为一候，故《内经》以七日为一日，十四日为二日，二十一日为三日，此即《豳风》诗言一之日、二之日之例也。自来伤寒家，是《内经》则非《伤寒论》，是《伤寒论》即非《内经》，皆坐不读书之过也。

——《医界春秋》① 1929 年第 33 期第 8～9 页

验方三则

治跌打损伤方

柴胡　草乌　红花　毛姜

上四味，等分，煎洗患处，随时定痛。

疔毒一一散

墙丁瓦上焙灰，存性一两　冰片一钱　麝香一分　瑙砂一厘

上药共研细末，用瓷瓶贮，勿出气。凡疔毒上部暴发者，以膏药贴之，随出毒水，水尽则愈。惟足底水疔，由寒湿凝结而成者，无效。

治怀子妇人吹奶方凡小儿食乳，乳中忽有核作痛者，便是

白芷　山柰　蒲公英　胡芦巴　鬼馒头果取子另炒

上药等分为末，每服一钱，酒调，并以酒下之。服药胸中若绞，其核即消。重者，二服无不愈者。

——《中医杂志》1922 年第 2 期 173 页

① 《医界春秋》创刊于 1926 年 5 月，由上海医界春秋社创办，于 1937 年 3 月停刊。

夏　子　谦

夏子谦（1878—1948），名尊光，字维新，号子谦，以号行。江阴市云亭镇南街人。其祖父耿丁于清道光年间行医，其堂兄弟夏维祺、夏维源，子夏羲伍，侄夏奕开、夏奕钧等亦从医济世。

夏子谦自幼聪明好学，熟读四书五经，后考中秀才，希望读取功名。后因常年刻苦学习，以致肺腑受伤，一遇风寒则诱发哮喘，故而无意仕途，乃弃儒从医，拜名医邓养初先生为师。1926年，夏子谦于江阴城内三元坊悬壶济世，后担任江阴县中医协会理事，与马泽人、蒋镜寰先生等共同管理中医学会的日常事务。1937年，日寇侵华，战火波及江阴，夏子谦先生因此签回云亭南街老家继续开业行医。

夏子谦一生授徒众多，有章巨膺、曹永康、焦少鸿等。现存有《实验临证医案》两卷，为其门人整理之作。

疟疾与伏暑病之研究

疟疾一症，寒热往来，按时而发之病也。有日作一次者，有间日一次者，有三日四日一次者。发之时，有或早或晚者，先寒然热，汗出乃解，饮食起卧，不稍变常。内经曰：先伤于寒，后伤于风，先寒后热，病名曰疟。以疟邪必客于风府，风府在项骨第一节。荣卫行到，邪阻不通。疟之发与早晚，与间日三四日，是邪之入浅入深，道之远近使然。邪之浅者，随卫气为出入。卫气一日一夜，与邪气会风府，疟即相应而发。邪之深者，留着于内，不能日随卫气出入，须俟卫气周流，适与邪气相值，故发无一定之日，亦无一定之时耳。原其疟之由来，内经曰："夏伤于暑，秋必痎疟"，又曰："痎疟皆生于风"，疟之因，由乎夏暑，疟之发，因于风寒。前贤治疟，有汗欲其无汗，养正为先；无汗欲其有汗，散邪为急。其大旨不越乎是也。

夫伏暑之病，粗视之与疟相若，细审之，自与疟悬殊。倏寒倏热，汗出不楚，或作痞烦呕吐，或为蒙闭昏谵，变动不一而足。伏暑由口鼻而入，迷漫三焦，蒸淫之气，蕴结难化，荣卫两郁。荣卫即郁，寒热纠缠，脾胃必伤，每至经月不得告痊者。医家遇此病，有如油入面，所以有伏半年之说，西医称之为"恶性疟疾"。然既曰"疟疾"，何有善恶之分，其非疟疾也明甚。西医每用注射法，而病不应者，岂疟疾之类乎哉。然医者治疗，无一定成法可遵，历代名贤，叶氏香岩，用法清灵，治暑最得其要，但有医案而无专书；王孟英《温热经纬》，专于治温病，而不专于治暑病；章虚谷《医门棒喝》，以为六淫之邪，暑乃火湿两气合化，发明阴阳升降之原、火湿所以合化之理，意义独超，实为可宗；黄氏《四圣》《悬枢》论伏暑病云：汗之不可，攻之不可，下之不可，补之不可。随症施治，活泼泼地，绝不可拘泥，病变多端，治法亦变多端，贵在临证时权衡焉可耳。

——1936 年《江阴县国医公会五周年汇刊》第 33～34 页

孙 绳 武

孙绳武（1882—1962），字邦彦，号绳武，以号行。江阴沙洲（今张家港）人。幼习儒业，能做文章，然仕不得志，故弃儒从医，受业于江阴名医张宿辉，独得薪传，于是踵门求治者无不着手奏功。孙氏临床用药，力主养阴、强阴，主张“疾无分何类，病不论何经，皆以护阴为首”。擅用三鲜汤，以鲜石斛、鲜沙参、鲜生地治疗温热病，并以此化裁对内伤杂病亦颇有治验，因此民间传有“孙三鲜，服一帖”之称赞。孙氏生前桃李盈门，门人有南京中医学院中药学教授孙鹤年、名老中医江振济、江阴市医学系统工会副主席郑湘荣等。

疟疾论

江阴孙绳武稿　丁武奇录

疟者虐也，如暴君之虐民也，故“疒”从“虐”。古人论疟，有寒疟，有温疟，有瘅疟，其发时有日作，有间日而作，作日移早移晚，虽为不同，要必视其体之强弱，病之浅深第一义。请申论之。夫疟多生于痰，亦多生于寒，故先伤于寒而后伤于风，其作时必先寒后热，名曰寒疟；先伤于风而后伤于寒，其作时必先热后寒，名曰温疟；至于瘅疟，则阳盛阴衰，火来乘金，所以但热不寒也。汪昂注：邪入于阳，则感浅而道近，故日作；邪入于阴，则感深而道远，阴邪与热气相争，不能与热气俱行，故间日而作；作日移早，阴分传出阳分也；作日移晚，阳邪传入阴分也。治法不论其时之移早、移晚，要必以“寒温”二字辨之矣。盖温疟，阴分必伤，每用人参、鳖甲、知母、花粉以济其阴。若寒疟，脾有湿痰也，每用槟榔、半夏、桂枝、草果以化其痰。此其大较也。讱庵虽谓疟甚而不至于杀人，试看染疟一二年，木气犯胃，成块成臌，亦治非易。

——《中医杂志》1927 年第 22 期第 6～7 页

郭 柏 良

郭柏良（1884—1967），别名郭纶，号闲云居士。江苏江阴人。光绪二十三至三十三年（1897—1907），在苏州名医盛亮臣及无锡名医叶杏村处学医。1913 年，在上海天潼路挂牌行医；1923 年起，任上海粤商医院医务部主任；1929 年，其在反对“废止旧医”案期间，积极参与中医药界的抗争活动，担任全国医药团体代表大会干事；1932 年起，任上海市国医公会常务理事。1936 年，国医公会推举郭柏良自筹资金在上海天通庵路创建中国医学院校舍，郭柏良任院长。“八一三”淞沪抗战期间，校舍被毁，郭柏良先后于贝勒路（今黄陂南路站）、重庆北路等地租借房屋，恢复办学。1956 年，被聘为上海市中医文献研究馆馆员。

郭氏临床擅长内科，对类中风、眩晕、哮喘、黄疸等疾病的治疗具有丰富临床经验，著有《哮喘除根新说》《哮喘病因与治法》等。其在担任上海市中医文献研究馆馆员期间，将收藏的 170 余册中医古籍捐赠上海市中医文献研究馆，以供研究。

腹 痛

腹，当肠之部分。通常之腹痛，大多为肠部疾患。肠为消化器官之一，腹痛之由来，与消化上有极大之关系焉。有消化迟钝，强使纳食，以致愈形迟钝而胀痛者；有多食无节，不能消化，停顿而致胀痛者；有生冷杂投，漫无节制，以致腹痛而泄泻者；亦有自恃消化力之健旺，互相竞食，积不能容，不及消化，以致胀痛者。常人一见腹痛，即用消导之剂，非无故也。然原因不同，证有轻重，名为消导，而消导之剂，亦有缓和、剧烈之不同，当相机进行。

除上述各种腹痛原因而外，痢疾腹痛亦为一普通之症。惟其流行，有一定时间，以七八月为最盛。然此症虽属流行病，与消化上亦颇有关系。如消化力强而饮食之间又有节制者，亦不易发生。不幸而传染，即减少其饮食，或竟不食，使消化力移作抵抗病邪之力。同时因食物之减少，不使囤积，使病邪失所凭借，则其平复，可指日而待。谚虽有“吃勿死的痢疾”之说，然终以少食为贵。

肠痈一症，近日发生甚多。其显著之征象，亦为腹痛。食积之痛，满腹胀痛；多食生冷之痛，多见绕脐作痛；痢疾之痛，里急而后重；肠痈之痛，痛在腹之右部，当盲肠部位，故一名盲肠炎。

霍乱有寒、热二种，寒霍乱即真霍乱，腹不作痛；热霍乱为假霍乱，发作时，即发生腹痛。真霍乱其势剧烈，易于发生危险；假霍乱虽多一腹痛证候，为一种胃肠病，多由饮食不慎所致，较诸真霍乱为轻。然有二症并发者，真假混杂，亦有腹痛现象，若视为假霍乱，则遗误非浅。

《康健周刊》① 1933 年第 14 期

胃　痛

胃痛，俗称胃气痛，意谓疼痛之发作，以气在内攻撑之故。然一般之胃痛，其证状并不一致，故不能概谓由于气之作祟。有痛势不甚，而绵绵不已者；有猝然大痛，以致面色苍白、冷汗淋漓者；有痛而得食即停者；有食后反痛者；有痛而喜按，按之即觉减轻者；有痛不喜按，按之愈形疼痛者。盖病有轻重，原因又非一端，故其见证亦不同。

---

① 《康健周刊》由陈存仁主编创刊。

前人论胃病有九种：一为胃痛，二为寒痛，三为血痛，四为气痛，五为食痛，六为疾痛，七为疼痛，八为虫痛，九为悸痛。大凡各种胃痛，泰半有疼痛之感觉。盖胃之神经，受疾病之刺激，即发生疼痛之警告，以备预防或治疗。

近世之患胃病者，日见增多。良因近世民智进化，人事繁复，生活程度增高，人类无论贤智愚不肖，无日不在忧虑困难之中，营其生活，用脑则胃神经疲弱，遂起消化不良现象。消化不良，则食入即胀，胃壁细微神经紧张，遂觉悠然而痛；或肥甘不节，饥饱失常，久而久之，成为胃癌、胃痈等症，其痛愈甚。

胃痛，有呼谓肝气痛者。盖肝胃邻近，容易混误，或谓肝气犯胃，而成胃病。此虽为假定之术语，虽似空泛，实含至理。缘“肝”之一字，大多指神经而言；调肝之品，大多有镇静神经之剂。故胃痛用调肝舒气之剂，确有奇效，如左金丸、金铃子、延胡索、小青皮、香附、瓜蒌皮、薤白头、香橼、佛手、橘叶、煅瓦楞等，皆为必用之品；其他如新绛、没药、春砂仁、白蔻仁、荜澄茄、高良姜、公丁香、茴香之类，亦可酌量采用。

——《幸福杂志》① 1934 年第 7 期第 43～44 页

胃气痛与肝气痛

胃气痛与肝气痛，每易混合。故医籍之谈胃气痛者，往往牵入肝气痛。肝气痛所列之方，往往牵入治胃气痛之药。甚者，因二症之不易辨识，不察病因，遂贸然谓胃气痛即肝气痛，肝气痛亦可称为胃气痛也。

常人以胸胁作痛，甚则泛恶呕吐之症，谓之胃气痛，亦谓之肝气痛。盖作痛之部位，正在肝胃之间，方书又以疼痛为肝气横逆之影响，而泛恶呕吐又为胃病之的征。故病因之在肝在胃，不易分辨，遂有此模棱两

---

① 《幸福杂志》1933 年 10 月创刊于上海，主编为朱振生，由幸福书局发行，于 1937 年 2 月停刊。

可之名称。

按之实际，胃气痛与肝气痛并非一症，不容混杂。所谓肝气作痛，由于神经之感受刺激，丁仲英先生已先我言之矣。然神经散布周身，无论何部感受刺激，即可发生痛觉，不一定在胸胁之间而已。故乳部胀痛、肩背作痛、少腹作痛，皆以肝气名之。惟以发于此数部者，不若胸胁部之较为普遍，于是肝气痛之名，遂为胸肋部分作痛所独专，以致与胃气痛牵连纠缠，不可分别

所谓胃气痛者，其原因亦甚多：如胃炎、胃癌、胃溃疡等症，皆能发生此种现象。故同一胃气痛，其证状往往不同；同一治胃气痛之方，有宜于此而不宜于彼者，有宜于彼而不宜于此者。此非体质之各异与夫病势之转变，实由于病原之不同耳。

痛觉之由来，乃一种保护作用，因神经之刺激，发出警告，得以抵制而防御之。故胃气痛之作用，亦无非表示其胃部之发生患害，以谋救济之法。至于肝气痛，实泛指某部分之有痛觉之疾患而言，所包者广，不仅指胃气痛一症而已也。

——《康健周刊》1933 年第 29 期

胃病虫痛之治法

胃病之证，方书谓有九种：一曰饮痛，痰饮内积，脉滑而实，恶心烦闷，时吐酸水，腹中漉漉有声而痛；二曰食痛，饮食过多，胸腹胀满，胃呆不欲食，按之愈痛；三曰气痛，肝气横逆，胃当其冲，消化机能停滞，气机不得流通，食入作胀，泛恶吞酸；四曰血痛，平日酷嗜杯中物，过于辛热，致死血留于胃口作痛，脉必涩或芤，饮下作呃，口中或作血腥气；五曰冷痛，感受寒气，绵绵作痛，无增无减；六曰热痛，或剧痛或止痛，口渴便秘；七曰悸痛，痛而烦躁，发热作悖；八曰疰痛，昏愦妄言；九曰虫痛，即本节所欲言者。九种痛证，其分类法是否可靠，姑置不论，兹就虫痛一症言之，其痛阵阵，陡然而来，截然而止，发时肢冷唇白、面黄形

瘦、腹部特大，多发于童年。因童年无知，只知贪食，不知清洁，因而传染；虫伏于内，时动时伏，动则痛作，伏则暂止，故阵阵作痛也。

各种寄生虫症，大多附存于肠部，良以肠之形状，迂回曲折，适宜于虫之生存，曲部宽大而胃液又能阻碍其生存，故胃痛之因于虫者，亦不甚多。大约虫痛之发生，胃力不振，即分泌减少，以贻虫类以适存之机会也。

法治以灭虫为主，虫去则痛自平。杀虫之品，如乌梅丸、川楝子、鹤虱、使君肉、白雷丸、芜荑等，均可采用。以余之经验，用鹤虱一味，研末服之，或用川椒十数粒，煎汤下乌梅丸或黄连、槟榔煎服。其较为简便而有效者，莫如捣葱白，取汁一杯服，随服小磨麻油 杯，少顷即愈。如脾胃不健者，可酌加白术、山药、扁豆等健脾之品。

——《幸福杂志》1934 年第 8 期第 48～49 页

剧烈之胃痛

胃痛之原因甚多，胃之本身患器质变化时，易于疼痛；其邻近有关系之器官发生变化，亦能引起胃痛；即全然无关于胃之其他疾病，如狭心症、肋间神经痛，亦往往引起剧痛，一若从胃部痛起者。有时胃病专家，亦莫知其痛之由来。痛之原因既不一，痛之情状亦不一。胃痛之剧者，猝然而起，有正在谈笑之间，或工作紧张之时，忽然作痛，面色苍白，四肢发冷，额上出冷汗，一时意识昏乱。察其胃部，则向内微凹，腹之坚硬；间亦有胃部如球状隆起者。剧痛之时间，仅数分钟者有之，继续至数小时者亦有之。痛止后，隔不久又复发作，反复不已，甚者呕气、头疼、便秘、尿出，但少见有发热者。

痛作时，第一宜求精神与肉体之安静。其病原如与神经之兴奋有关系者，宜用暗示或安慰之，使其精神能尽量得达安静之状态。较轻者，可以将身体拳曲，或用硬物紧压部，其痛亦可减轻。或故意呕吐，能得吐去胃内容物，亦可稍舒。普通用热水袋置于胃部，其法亦佳。

药物疗法，可用淡干姜五分、高良姜五分、淡吴茱萸五分、小川连五分、金铃子钱半、延胡索钱半、青陈皮各一钱，煎服。习惯上因痛之不能耐，多有吸鸦片以止之者。然初虽有效，多吸亦误用，反易成瘾。最要之法，首当诊求其病原，能从根本治疗，则易于奏效，且一劳永逸，可以不再复发。

——《长寿》1934 年第 132 期第 251 页

最难图治之膈气

（一）何为膈气

食物经齿牙之咀嚼，与津液和匀，而入于胃。胃内分泌胃液，同时胃之中部筋肉，作波形运动，拥逼食物，俾与胃液互相接触，辗转达于胃之末部，经幽门而入小肠。成人之胃，大约有三十二两至六十两之受量，故可容纳多量之食物。胃部健全，则消化力强盛，饭量洪大；胃弱者，消化力亦弱，纳食亦不多，然尚不至感受大碍。如进食之后，胃中发生奇痛胀满，或泛恶欲吐，即胃部已呈病象。此种胃病，症情尚轻；甚者，食物不能下咽，如有物隔于胃口者，此症最为危险，即所谓膈气是也。

（二）膈气之二大原因

古籍谓膈气之症，属于阳虚气闭者，十中一二；属于津枯热盛者，十中八九。推其原因，或谓外感风寒，肤表充实，失于疏散，邪陷化燥而成者；或谓内伤七情，五志火炎，灼烁津液，酝酿成痰而成者；或谓由过食厚味，偏助阳气，积成膈热而成者。其所言，虽不无一部分之理由，然皆属偏见，未能道着肯綮。此症之原因，不外为二：其一因身体衰弱，老年机能减退，胃部萎缩，以致胃口狭窄，不利饮食；其二胃口积有瘀血，或生胃癌等症，以阻塞其饮食之道耳。

（三）膈气之调治

治膈气者，不问情由，每以辛香燥热之剂投之，虽然见效于一时，而投之既久，脾气耗散，胃液尤枯，症势加增，必致不可救药。故当辨其虚实，对症而下药。其属于身体虚弱，机能减退者，可用党参、沙参、麦冬、川贝、柿霜、蒌皮、丹参、枳壳、谷芽之类投之。更宜时时进以富于滋养料之食品；其由于瘀血阻塞者，可用郁金、归尾、赤芍、红花之类选用之。如生胃癌等症，一面扶正，一面消散，二法可参用之。

——《康健周刊》1933 年第 36 期

呕吐酸水

吐酸之症，其说不一。《内经·至真篇》云："诸呕吐酸，皆属于热。"刘河间亦主此说。李东垣则又以为属寒。是皆言之偏者。主热之说，似近乎理。然食物在釜中，煮之百沸，何以不能使酸？而反可以免去酸化，则又何耶？若起置器中，久则发热作酸者，非酸因热致，乃作酸而酝热耳。

然则吐酸之症，何由而致？其一：因饮食过多，或饮食不时，消化失职，食物停积不行，以致吞酸嗳腐，当用消导，使之下行，如枳实、槟榔、山楂、六曲、陈皮、蔻仁、谷芽、炙内金之类，或参用元明粉、制军亦可。其二：胃中时或痉挛作痛，时欲进多，而不能多下，动辄吞酸吐酸者，或谓赋秉薄弱，脾胃气虚之故，实即胃酸过多之现象，西药治以双灰鏀养有捷效，或健胃片亦佳，古法用平胃散，即苍术、厚朴、陈皮、甘草。余意宜加入滑石，因滑石内含镁质最多，酸镁合化，即能发生排泄作用，以减少胃酸之量，功效甚确。他若牡蛎、文蛤、瓦楞子等，皆有反酸作用，亦可酌量加入。

吐酸一事，常人以为轻微之症，虽明知为胃病之一征，然皆漠不注意，不加调理，迁延误事，减少其消化之力，营养失常，成为重症者，所见甚多。或者误于主热之说，一味以苦寒之药投之，苦味虽有退热消炎之作用，过其量，或不中病情者，服之皆能发生流弊，以致败胃，阻碍其消化机能，是在医者用药之有权宜矣。

——《幸福杂志》1934 年第 8 期第 49～51 页

胃病之调理

横居膈下之内脏，为容纳食物之总器者，其名曰胃。胃之形，纡曲如囊，头大向左，上述食管，尾小向右，下属小肠，专主消化食物。《内经》云：“饮入于胃，游溢精气，上输于脾，脾气散精，上归于肺，通调水道，下输膀胱。”又云：“食入于胃，浊气归心，淫精于脉。”此即指胃腑消化作用。

胃主消化，故与全体之关系甚大。如发生疾患，则消化失职，将影响于各器官之营养。然世之患胃病者甚多，非吞酸呕吐、胸闷不舒，即疼痛隔食、作胀难支。而患者之中，妇女尤占多数，当推求其理，有二故焉：一由于终日家居，无户外之运动，致消化机能迟钝；一由姑妇勃溪，家人龃龉，时多郁抑，心境不畅，阻碍其消化机能。有此二因，则妇女胃病之多，亦固其所。

一般之患胃病者，皆由饮食失宜，而速食之人，尤易罹此。故胃病之人，食物宜择易消化而清洁者，宜咀嚼极细，徐徐咽下。油腻煎炒肥甘，不化之物，不宜食之。即食亦不可多，食时又宜有定；食后非隔四五小时，不宜再进食物，与其过饱，无宁忍饥。

精神之过劳，足以遏制消化之力。脑之与胃，依迷走神经为极密切之联络，当头脑清爽、精神愉快之时，食物顿觉甘旨；反是则食而无味，难于下咽，此其明证。故患胃病者，切忌劳心费神，重耗其脑力，使胃部复受不良之影响。

运动与胃病亦有关系。食后运动及剧烈之运动，皆足以伤胃。患胃病者，尤宜慎之，然不可绝对禁止。若于适当之时间，作适当之运动，则足以助长胃之机能，使渐返于康健之境。

——《康健周刊》1933 年第 45 期

泄泻与下痢

泻痢同为肠胃病

饮食入胃，下输于肠，吸其精华，其渣滓即由直肠排出，而为粪便。饮食有度则便下如常，如饮食不节，或食生冷及腐败之物，则不利于肠胃，消化上发生影响，成为泄泻或下痢，故泄与痢同为肠胃病。

泻痢不同之点

泻痢虽属肠胃病，二症截然不同。论其原因，泄泻为消化不良，肠壁失其吸收之作用，肠内不能容积，或不及消化，此多量之容积物，存于肠中，甚感困难，故发生蠕动，驱之外出。下痢多由食不洁之物，感染微菌，在肠中蕴化，贼及肠膜，肠部为自卫计，频起蠕动而下痢。论其证状，泄泻则暴注洞泄，或溏薄，或纯属水分，有时腹痛，有时亦不觉腹痛；下痢则腹痛频频，里急后重，及如厕又不爽利，所下多黏腻如腐冻之物，其色或白或赤，或杂粪便，或竟纯下黏物。

泻痢治疗上之不同

治泻有五法：一曰淡渗，分清降浊，使水分从小便而去，如农人治沟，导其下流，虽处低洼，不受巨浸；二曰清凉，如热泄而暴注下迫者，投苦寒之剂，以去燔蒸；三曰疏利，痰凝气滞，食积水停，肠胃不能容而成泻者，宜随证祛逐，勿使稽留；四曰健运，肠胃机能薄弱，消化不良，则促起其消化机能，克奏其运化之功，前人有“温肾”“燥脾”等法，皆此理也；五曰固涩，泄泻日久，幽门道滑，须用涩剂，则变化不愆，揆补合节，所谓“滑者涩之”是也。

治痢之法，以清热导滞为最要，清热含有消炎与扑减微菌意义，导滞则祛瘀达邪，清肃肠部，庶无后患。

——《康健周刊》1933 年第 50 期

新秋多痢疾

痢疾四时常有，为传染病之一种，而以新秋为最盛。此症初起，先见泄泻，后即成痢，腹痛，里急后重，频频如厕，滞下不爽，所下皆黏腻物，或白或赤，或赤白相间，亦有初起即痢，不见泄泻者。古名滞下，又名肠癖。滞下者，指如厕不爽，所下物甚为滞迟而言；肠癖者，直言此为消化器疾病，其结癥为肠部也。

病之属于消化部分者，与饮食一项，关系甚大。不洁之食物，既能酿成本病，而多食伤其肠胃，减少其消化作用，增进病邪之潜势力，又能引起本病。夏季因炎热之关系，饮食减少，一入新秋，凉爽宜人，饮食亦为之增进，偶一不慎，即能发生痢疾。且新凉之后，夜睡不慎，往往感受寒凉，发生泄泻之症。泄泻之后，肠部之抵抗力大减，病机即于是发动。

无论何种传染病，皆病菌为患。有种病菌，四时皆能发育，则其病于无论何时，皆能传染。一种病菌，仅适宜于某种气候下发育，则其病仅发生于一时，成为流行性疾病，甚至阖家满巷，为之传染，人人受其苦累。且流行性之传染病，其势最盛，其害最烈，往往变生不测。新秋痢疾，其传染力颇强，大约亦为该病菌发育适宜之时，加之饮食之关系，故成为新秋最流行之病症。

痢疾治法，以清炎解毒、导滞利气为最要。清炎解毒者，扑灭病菌，清化病菌所发生之毒质，与其刺激肠黏膜所发生之炎症：如川连、白头翁、银花、地榆、黄芩、赤芍、神曲等是；导滞利气者，促进肠壁之蠕动作用，排去积粪及炎性渗出物，病菌亦同时除去，不使留着为患，大黄、元明粉、枳实、瓜蒌、楂炭、桃仁等是。

——《末世牧声》① 1934 年第 14 卷第 15 期第 29 页

① 《末世牧声》创刊于上海，具体创刊时间不详，属于基督教刊物，由史约翰、蔡书绅任编辑，上海时兆报馆发行，于 1950 年停刊。

胃病与睡眠

睡眠为恢复吾人精神之唯一方法。吾人工作终朝，心身俱疲，端赖睡眠以休息。以一般人而论，一昼夜廿四小时内，八时工作，八时休息，八时睡眠，最为适度。虽或因年龄、职业之关系，不妨稍有差异，然欲维持康健，不能不有充分之睡眠。

睡眠不足，精神疲乏，兴味索然，而食欲亦为之不振，胃不思食，古之味觉亦不灵。盖食欲之发生，虽出生理上之需要，而其机枢亦由神经为之主动。睡眠不足，脑部未得充量之安息，呈疲劳之态，于是舌之味神经及胃神经常失常态，食而不知其味矣。偶一发生，固不必调理，能补偿其睡眠时间足矣。如频频如此，必致胃力不振，消失其消化作用，发生种种之胃病。

反之，胃有不快，亦不能安睡。《经》所谓“胃不和则卧不安”也。如胃有浊痰者，呕吐泛恶、胸膈不利而不得眠，即为胃炎，古用半夏秫米汤，余常用川连、黄芩、半夏、陈皮、苡仁、广郁金等品，多能获中。胃有食滞者，可用通导之品，如神曲、瓜蒌、枳实、山楂、莱菔子等，甚则用大黄、元明粉。胃病去，睡眠自安。

胃不得饱，亦不能成眠。盖中无物消化，胃液空闲，遂由神经报告于脑，因而睡者醒寤，不能再眠。此时稍稍进食，如饼干、干果之类，细嚼而使易消化，则遂可复睡矣。

——《幸福杂志》1934 年第 6 期第 18～19 页

又将流行之脑膜炎

脑膜炎，原名惊。惊者，状其发病时之现象。脑膜炎者，指其结癥之所在。命名不同，其病则一；非于惊之外，另有脑膜炎之一症也。惟近年流行之脑膜炎，与普通所称急惊、慢惊之脑膜炎，虽同有急、慢之分，其病原则大异。其最著之点，在流行与不流行之别。普通之急惊、慢惊，虽间有因传染病而起者，并无流行性；此则传染迅速，顷刻生变。

脑膜炎以二、三月及九、十月为最流行，大约此时之病毒，酝酿最盛，故易于流行。病发时，往往突然而来，亦有于先一二日间呈恶寒、不安、头痛、背痛、四肢痛之现象者。通常之证候，卒然头部剧痛、呕吐发热，同时颈项强直、角弓反张；若欲使向前方屈曲，或转动其头部，则发剧痛而叫唤；知觉有时模糊，有时清晰，甚者于短时期间，即失其知觉。

急性脑膜炎，往往不及救治。在普通人家，因治疗本病之药品，不论国医或西医，皆甚昂贵，无力医治，迁延误事。其清轻浅者，生命上之危险，略为减少。多数之证候，则亘数星期乃至数月，其间或轻快，或增重，互相交代，反复无常，此亦一特异之点。在此种征象之下者，皆易施治。

流行性脑膜炎病势虽骤，不必惊惶恐惧，如急于医疗，危险甚少，且痊愈后身体上所留之残疾亦不多。至于预防之法，当本症流行之时，流行区域，固不宜涉足。而剧场、游戏场等多人屯集之所，亦宜少入，以防传染。口罩一事，尚属理想，能否可防止该病毒之侵袭，尚未可必。其在平日，宜节饮食、健肠胃，营活泼之运动，锻炼身体，得使强壮，致病毒无侵袭之路，亦预防之一法也。

——《康健周刊》1933 年第 30 期

关于惊风之常识

惊风，即古之所谓痉厥。惊风有急、慢之别，大约痉即急惊，厥乃慢惊。《伤寒论》云：“下利清谷，里寒外热，汗出而厥者，通脉四逆汤主之。伤寒脉促，手足厥者，可灸之。大汗，若大下利后而厥者，四逆汤主之。”用药及证情，皆与今之所云慢惊相似。《金匮》云：“病者，足热足寒，头项强急，恶寒，时头热，面赤，独头动摇，卒口噤，背反张者，痉病也。”又云：“太阳病，发热无汗，反恶寒者，名曰刚痉。太阳病，发热汗出而不恶寒者，名曰柔痉。”盖痉者头摇，手足挛拘，背反张；厥则四肢必冷。而急惊之证，亦有四肢厥冷者，如《伤寒论》云：“伤寒一二日至四五日而厥者，必发热。前热者，后必厥。厥深者，热亦深；厥微者，热亦微。”即慢惊之证。亦有其来缓骤，其发暴急者，亦难于作严密之判别也。

急惊风之名，古籍所不载，但曰阳痫。其症之由来，前人谓皆由保养失宜，有时汗出抱于当风，或逼近于烈日之地，亦有因食时厚味太多，睡时多盖衣被，邪热郁蒸于心，心传于肝，加以外感惊触，神明不安所致。实则夜卧不宁，身热烦躁，便秘溺赤，咬牙咬乳头，忽而痉厥，目直牙闭，四肢抽搐，面红，脉浮数洪紧。

急惊之治法，以清热解毒为要，如牛黄清心丸、紫雪丹、琥珀抱龙丸、犀角、羚羊角、天竺黄、陈胆星、龙胆草、石菖蒲、远志、钩藤、蝎尾，为必需之品，随证情而施用。痧痘未出之前，亦有因热而惊者，宜用透达之剂，妄用清热之品，反有害焉。此不可不辨也。

慢惊之由来，以吐泻得之为最多，或久痢，或泻后失于调理，或风寒饮食积滞，过用克伐戕脾，或赋秉本虚，或误用寒凉之药，以致吐泻无度，角弓反张，唇口痿白，面黄或青，目光昏暗，啼声如鸦。治当温中培脾，治急惊之清热解毒者大不相同，回春丹、太乙丹、神犀丹、万应锭、至宝丹、紫雪丹、鹧鸪菜、牛黄清心丸等套药，切忌乱投。

慢惊治法，以壮一夔《福幼篇》之逐寒荡惊汤（伏龙肝三两、丁香十粒、炮姜一钱、胡椒一钱、肉桂一钱）、加味理中地黄汤（熟地五钱、当归三钱、萸肉一钱六分、杞子三钱、炮姜一钱五分、条芩二钱、炙草一钱、枣仁二钱、肉桂一钱、味子一钱、补骨脂二钱、白术四钱）二方为最佳。方中多为温热之品，若误用之于急惊，为害实大，故辨证之时，最宜注意。

——《长寿》1935 年第 4 卷第 25 期第 71～73 页

肺胀与痧子之关系

肺胀，一名肺炎。胀者言其外候，炎者言其内候。本症因风寒挟邪，入于气管，或肠部，以致内膜发炎。其证状为咳嗽、呼吸困难，或则体温加高，其甚者因呼吸困难而发为喘促之状，胸胁扩张，故有肺胀与肺炎之称。本症之患者，以小儿为最多。

肺胀之原因甚多，而于痧子期，最易酿成。当痧子初见之时，口腔、喉头、气管等黏膜，类多发炎，故发为咳嗽等证。如痧子顺利，见点以后，邪向上达，炎症逐渐消退，外候亦渐次转轻。如于痧子初期，将护不慎，以致不能发见疹点，或一现而即隐伏，则邪无外达之机，炎症不能消退，势必咳嗽加甚，渐至呼吸不利、气急鼻煽、欲哭无泪，甚则因肺之呼吸而缩小，体内氧气缺乏，口唇及指甲呈青蓝色，四肢厥冷，两脉频数，陷于不治。

春秋两季，为痧子流行之时；旧历二、三月之交，流行尤广。痧子之顺利者，原可不必服药。为父母者，缺乏此种常识，防护不周，往往发生变化，转为危笃之症。在痧子流行之期，变症最多，而肺胀一症，尤为首屈一指。本症治法，以顺气平喘、化痰治咳为最要，如炙麻黄、葶苈子、白芥子、炙苏子、杏仁、半夏、陈皮、瓜蒌皮等，可以量症之轻重而施用之，甚者用消肿膏涂按胸部，病势亦可减轻。

——《康健周刊》1933 年第 31 期

痰喘与气促

喘促者，气难接续，呼吸不利之象也。痰喘与气促，虽同属呼吸不利，而其原因与症候，则大不相同。如分别不明，遽尔投药，必致愤事。

痰喘之原因，乃肺部蕴痰太多，壅于气管，阻其呼吸之道，吸气不足，呼出亦难，故短而频数，于是成为喘象。气与痰浊相磨冲，故同时发为小鸡声，或如曳锯声。此种现象，多见于肺炎及气管支炎者，即痰饮喘咳是也。其慢性者，淹缠留恋，久而不愈，遇天时剧变，再易发动，即老痰风喘之症也。

气促之原因，有由于循环加速，呼吸太过，不及吸入，成为迫促之象；或由悲哀之情绪紧张，神经之刺激过甚，呼吸失其常态，短促急收。斯二者，偶然发生，非病象也。其见于病中及虚弱之人，以致为呼吸机能减退，肺部之扩张与收缩，失其自然，吸入之气，供不应求，遂成气促之象。

以命名而言，痰喘者，喘之由于痰壅者也，祛痰则喘可平矣。气促者，促之由于气迫者也，补气则促自止矣。然祛痰可以见效于一时，而补气则功力迟缓，往往卒然生变，不及救治。以症情而言，痰喘属于实证，宜用化痰平喘之法；病之初发者，其来势似较慢性者为甚，用药宜取其峻急，譬诸用兵，迎头痛击，贵在速战，一举而定之，大患自此消减；胆怯则误事，往往生变，否则亦延为慢性症候，贻害于将来。气促属于虚症，宜用补中益气之法。然一病至此，危险万分，非用大量之补剂投之，恐难图效也。

——《康健周刊》1933 年第 32 期

痰饮浅释

“痰饮”二字，虽常联络用之，实非一症。一般医家，以痰之与饮，其质虽有稠黏与稀薄之别，而同出于一源，故相提并用。然久则成习，习而不察，往往混为一谈。如哮喘病原为痰症，即以痰饮名之，而一切饮症，又每以“痰”字加于其上。此种称谓，最易发生误会。本篇所谈，乃“痰”“饮”二症，非通俗所称之“痰饮病”也。

痰出于肺，此常人所尽知者，毋庸赘述。然习惯上所谓之“痰”，包含甚广，吾人姑置不论，即就出于肺之痰而言之。痰之发生，乃呼吸器部内膜发炎而产生之渗出物。伤风鼻塞时之浓涕，亦其类也。如在气管及肺部，有阻呼吸，故必咳嗽之力，祛而出之。其在喉头部者，祛之较易，不必藉肺部震动之力发为咳嗽，哈之即可出矣。

饮为胃病，与痰之出于肺者不同。《金匮》云："凡食少饮多，水停心下，甚者则悸，微者短气，脉偏弦者，饮也。"又曰："先渴后呕，水停心下，此属饮象。"一般医家皆以饮病由于多饮积聚不化所致，实则饮为胃膜发炎而所生之渗出物，非饮水过多之故。故患饮症者必胃呆纳食、泛恶呕吐，所呕多稠黏之物。饮之范围亦甚广，有支饮、悬饮、伏饮、流饮等症，病源多不在胃，与饮水愈无涉矣。

治痰以化痰为第一义，其次则为宣肺。所谓化痰者，包括消炎、祛邪而言；所谓宣肺者，助其咳嗽之力，使浊痰易于吐出也。如久咳出血、久咳伤气，化痰之外兼用止咳之剂，并参止血及利气之品。古法治饮病，多用探吐，惟流弊甚多，故改用平胃逐饮之法。平胃治本，所以健脾消炎；逐饮治标，为渗出物求一去路。较诸探吐，似为稳当。

——《康健周刊》1933年第33期

吐血不要慌

（一）吐血不尽属肺痨

吐血之症，患者甚多。常人一见吐血，惶恐非常，一若失去无价之珍宝者。有人且以吐血为肺痨之重要证候，生命之危险，即在目前，此实大误。吐血出于口，其来源有肺、胃二途：胃血与肺血，证情截然不同。以肺血认胃血，必因错而延误；以胃血而误认肺血，则担心过度，必致弄假成真。

（二）吐血宜安静

一见吐血，无论出于胃，或出于肺，第一宜安静，须卧床静养，不特禁止动作，且不宜谈话。动作则伤口震动，不易凝固，难于痊愈。而谈话之间，神经兴奋，血流失常，创口亦不易平复。至于烟、茶、酒类，亦当禁止，因其含有兴奋作用也。安静时间，愈久则创口凝结牢著，愈为佳妙。大吐血当遵循此条件，小吐血亦当履行之，切不可因轻微而忽视。须知大患之来，多半忽于所微之故也。

（三）吐血切忌慌张

胆欲大而心欲小，处事然，应付疾病亦然。未病之先，宜小心预防；不幸而患病，亦宜小心，以防增剧。所谓小心者，指衣食起居之有度，延医服药之宜早等而言。心境则宜放宽，泰然处之，切不可亘于心，横丁虑，推波助澜，增进其病势。杞人忧天，寝食俱废，杯弓蛇影，以疑成疾，无病尚能成病，矧有病之人耶？吐血既以安静为第一要义，慌张急遽，大非所宜。

（四）吐血不耐安静易于反复

患吐血者，痊愈以后，或一周，或一月，或半年，往往复发。此盖因体质与生活上之关系。体质脆弱，卫生上偶不注意，易于引起旧疾，此人人所知者。而生活之压迫，不能得充分之休养，不论劳心与劳力者，皆易发生此弊。又有急性之子，不耐长期调理，稍见转机，即不愿静养。不知吐血一症，治标易，断根则不易。常人以为血止不吐，即可无虑，而不知创口未平，随随有破裂之虞。吐血之易于复发，非无故也。

——《康健周刊》1933 年第 39 期

吐　血

吐血之原因

血出于心，行于脉内，灌注五脏六腑，周流全身，循环不息。如脉络破损，则血溢于外，上逆而出于口者则为吐血。其破损之原因，或内部溃疡，或跌打损伤、剧烈之运动及饮酒无度，皆能诱起咯血。此外，如咳嗽不止、精神兴奋，亦能诱发此证。

吐血与年龄及气候

患吐血者，以十五岁至三十岁为最多，十五岁以下较少。身体高者较低者易于吐血。以气候而言，春初易于发生吐血。医籍谓春初木旺，肝气当令，肝旺则血逆而易溢，故往往发生吐血。此说不免欠妥，大约春初为气压动摇不定之故。五六月之间，吐血亦易发生。黄梅时节，湿气充盛，则吐血一症，与湿度亦颇有关系。

最多之吐血

吐血之最多数者，其原因为肺疾患，虽有胃出血，不若肺血之多。肺出血与胃出血，其证不同，肺血由于咳嗽，胃血由于呕吐；肺血有泡沫，而多流动，色鲜红；胃血则凝固，无泡沫，色暗赤；肺血胸部疼痛，呼吸稍迫促；胃血则呕吐恶心，胃部则痞闷。以此为别。

肺血尤以肺痨为最易吐血。如患者尚在壮年，无其他疾患，于吐血之前，并无跌打之事，则不能谓为与肺痨无关。

吐血之要着

吐血之要着，在于止血。一面宜安静，不特身体不宜多动，即精神方面亦宜镇静；一面宜服药，如鲜生地、仙鹤草、侧柏炭、茜根炭、丹皮炭、三七、牛膝、藕节等，皆可酌用，使损处凝固，血不妄行，而自止矣。

——《康健周刊》1933 年第 44 期

霉湿中最多疾病

时交芒种，地多潮湿，雨水连绵，湿气蒸腾，物皆霉朽，俗所谓黄梅时节也。“黄梅时节，家家雨”，湿气之盛，可想见矣。人在气交之中，苟不留心饮食，慎于起居，鲜有免于疾病者也。

以空气而言，因含有大量之水分，成冤郁烦闷之象，妨碍身体内之放散作用，水气不能外达，郁滞于内，故中脘痞闷，饮食无味，四肢重坠，倦怠乏力。

以饮食而言，因湿气之过多，微菌易于滋殖，易于变味发霉。不加选择，快意恣啖，必造成各种肠胃病，发为呕吐泄泻、腹痛痢疾。霉湿中所以最多疾病也。

素有劳伤及各种关节炎者，血流受湿气之影响，较为迟缓，每易呈郁血状态，使炎症加甚。于是，肢节疼痛，腰背难支，俗谓之“发劳伤”。染有花柳恶疾者，每遇天阴，周身疼痛难忍，在霉湿时期，发作尤甚。可见，霉湿中不特意于发生新疾，且能引起种种旧症焉。

霉湿中造成之疾病，其治法以化湿为最要，即促进其排泄机能也。如川朴、苡仁、滑石、猪苓、茯苓、车前子、泽泻、防己、冬瓜皮、赤小豆等。其由于饮食不慎所致者，当参用消导之品，如瓜蒌、楂炭、神曲、元明粉之类。热势增加者，又当消炎清热，如黄芩、黄连、丹皮、知母、连翘之类。

当此黄梅时节，虽成“熟梅天气半晴阴”之象，而空气之不爽，物品之易于发霉，未尝或减，吾人在此霉湿期中，当极端注意卫生，慎勿为病魔所乘也。

——《康健周刊》1933年第49期

安胎问题

妇女于妊娠期内，其变化甚多，最著而最普遍者，为脚肿及泛恶作吐。脚肿于怀孕六七月后始见，泛恶作嗝则见于一星期及一二月内。此外，如子嗽、子淋、子痫、子烦、子眩、胎漏等等，不一而足。原因不同，证情之轻重亦各别。轻者来势缓和，胎儿、胎妇亦无何等影响，产后即能自平；重者来势急骤，纵孕妇无生命上之危险，而胎儿之安全，实未可逆料也。

妊娠期内发生变化者，大多为不甚健全之妇女。如素有胃寒及泛恶作酸等症者，孕后必泛恶作吐，且较常人为甚；素有肝阳或肝气者，易于发生子烦、子眩；身体虚弱者，则有脚肿、胎漏等之现象发生。至于康健之妇女，可以危除此患，偶或发生，证情亦甚轻微。

所谓安胎，乃除去其病源，恢复孕妇之康健也。孕妇康健，胎亦自安，必得瓜熟蒂落之美满结果，决不致中途有流滑之虞。世人昧于斯道，事前既不实行卫生康健之法，妊娠期内，偶有变动，亦不推求其故，即以安胎为第一要着；甚至毫无变故，亦妄用安胎之法，妄服安胎之药，亦可谓庸人自扰矣。

世有所谓安胎良方、安产经验方者，一般无医学常识之慈善家，每附刊于善书之后，复为之颂扬称道。故神其方之灵异，或假造不经之故事以证实之，其志固堪嘉，其事实无益而有害。盖体质有不同，证情亦各异，安有一方而概治一般之理？当考各种安胎方中所用药品，大率为培补之品，非特有病者不可服，无故服补，亦恐有难产之虞。此不可不慎也。

——《康健周刊》1933 年第 38 期

调经之要义

女子经水，一月一行，不愆其期，故谓之月事，又谓之月信。至四十五岁以后，即无准期，嗣后即渐次闭止，此乃衰退之征，为生理上应有之现象。如青春或壮年，月经忽前忽后，忽多忽少，则为病象。月经不调之症，甚为普遍。其受病之因不一，或由行经不慎，或由房事非时，或由六淫之波及，或由七情之影响。其证状，约言之，为不调与不通二端。然不调、不通中，有兼疼痛者，有兼发热者，此分而为四也，细详之。不调之中，有先期而来，有后期而至者；不通之中，有血亏者，有血滞者；疼痛，有时常作痛者，有经前、经后作痛者；发热，有时常发热者，有经行发热者。故名为调经，方法不一，皆在临诊时之机变。

女子性情，恒多偏执，不善化解，偶有拂意，不易消释，故每由拂意而成烦恼，而忧郁，而疾病，逐步渐进，月经因以不调，此为最大之原因。最好为女儿时，由家长之指导，养成宽大之胸怀，将此不良之劣根性，力行祛除，凡事自寻快乐，行之日久，自无烦恼忧郁之发生。所谓忍一朝之忿，无终身之忧者也。

月经来时，最忌寒冷。下体须较平时为暖，忌冷物，慎风寒。偶犯之，宜饮热汤，或服和缓之药以调理之。此虽小事，而所关至重。因经期受寒，子宫易于发炎，往往久而不退，造成月经不调之征象。

年轻女子，以月经为秘事。苟有不适，耻于告人，又不愿问诸医生，实为大误。当知月经乃生理之一种现象，何秘之有？亦何耻之有？故一旦觉受不适，月经呈异常之状态，宜速告慈母，或就医生调治，不可自误。

——《康健周刊》1933 年第 41 期

月经落后

妇女之患月经不调者，以余经验之所得，最多者为后期而至。普通之人，以落后为虚弱现象，譬诸赛跑，体力充实者，皆捷足争先，不甘落后，惟虚弱之人，无力争先，往往落于人后。此种见解，不可谓全无理由。若以月经落后，皆由虚弱所致，则未免混糊。

月经落后，以经色而言，有鲜红者，有紫暗者，有黄淡如水者；以质量而言，有渐后渐少者，有忽多忽少者，有多而成小块者；以感觉而言，有但觉胀满者，有按之作痛而由块垒者，有痛而喜按者；且名谓落后，有渐渐落后者，有忽然落后者，落后之时日有多有少，差一二日为落后，差一二十日亦为落后，安可一概而论？

月经来潮，率以为每月一至，实际上每次相差之时期，为二十八日有余。通常计算，皆以废历一月为准则。月既有大小，每次又不足一月而至，如落后一二日，原非病象。惟落后之日期过多，则当加以注意，服药调理。

月经渐次落后，以至涓滴渐无，同时兼见潮热盗汗等象，身体日渐消瘦，而面色则又鲜艳红润，如泛桃花，即痨瘵之的确，俗名干血痨是也。此证初起，亦月经落后或减少，证情尚未波及全身，无显著之痨瘵征象，误认为普通之月经落后，投以培补气血，或温经通络，难于收效。

——《康健周刊》1933 年第 42 期

孕妇与便秘

（一）何谓便秘

吾人大便，宜每日排泄一次，使无宿积，则精神爽快，身体亦健全。反之，如大便不畅，则腹笥胀滞，精神不爽，或引起其他疾病。

二三日以上不大便，谓之便秘。有偶然便秘者，有成为习惯，时常便秘不通者。此症之原因甚多，而出于人为者亦占不少。常人以生活之忙碌，往往无暇顾及大便；或故意忍住，间日则便粪凝固，不易排出。隔日愈多，粪便愈结，排泄愈难；久后，将成为习惯。

（二）便秘之原因

孕妇便秘之原因有二，其一：因身体运动之不足（大多数之孕妇，恐运动有碍于胎，故多安逸少动），肠壁蠕动缓慢，以致便秘不爽；其二：直肠与子宫邻近，受孕以后，子宫逐渐膨大，压迫直肠，使排泄之道，为之紧窄，大便不易排出，成为便秘。

（三）习惯性便秘

通常之便秘治法，率用泻剂。患者以大便之困难，身体不舒，于是服泻剂以通便，数日后，便又秘，再服泻药。其结果，必致不服泻剂，不能通便，以后便愈秘，药量愈增，而卒不除。此种便秘，所以成为习惯者，皆由乱服泻剂所致。为之治疗，非一时可以奏效者。

（四）孕妇便秘之害

孕妊便秘，其害较常人为大。粪便久留体内，有毒物质，被吸收而入血液中。除引起头痛、眩晕等不快症状而外，且将影响及于胎儿。且粪块积滞肠内，压迫子宫，于胎儿亦为不利。故最好养成日日通便之习惯，否则数日一便，努力挣持，足以损伤胎气，且有流产之患焉。

——《康健周刊》1933 年第 43 期

孕妇须知

同一孕妇，在富家则恶劳好逸，保养唯恐其不周；在贫家则奔走操劳，一如平日。而其情意之苦乐，与精神上所受之影响，亦各不同。一则失之太过，一则失之不及，皆非正当之法也。

孕妇以重身之关系，一人之粮兼顾二人之用，往往感受不足，发生虚弱现象。又因胎儿生理上之变化，起一种胎孕期间特有之病症，故为孕妇者实较常人易于发生疾病。

孕妇有病，往往发生意外之变。病之属于急性者，大都有高热，易于损伤胎气。属于慢性者，体力易感劳疲，不能摄胎，皆有流产之虞。即不然，胎儿之发育，亦必蒙其大害。且孕妇有病，用药亦甚困难，虽《内经》明言“有故毋殒，亦无殒也”，然遇体质亏耗之孕妇，稍带利气达滞之品，即能发生危险。有用轻微利气之品，而测然生变者。虽有其他原因，而病家不察，往往听信谗言，归咎于医家。以此医家有许多顾忌，效力因之迟缓。故怀孕以后，最好防患未然，确遵卫生之道。

有孕之妇，血脉易受阻碍，故宜勤洗勤浴，俾去皮肤之污垢，而助血液之流行。过于运动，固非所宜；好逸不动，亦有流弊。宜少劳身体，使气血周流，关节松动，则胎前少病，临产自易。精神方面，宜求其愉快。睡眠时间，亦宜适度。饮食注意，尤为要点，偶一不慎，每致成疾，宜择易于消化而富于滋养之品。至姜、椒、芥、酒，辛热刺激之物，易耗胎元；生冷瓜果，坚硬难消之物，易伤脾胃；肥甘则壅气生痰，酸咸则耗血伤脾，均非孕妇之所宜。

孕妇有病，宜速就医，不可迁延误事，以致轻病转重，重病转危。亦不可妄服单方及成方，如保产无忧散及保胎良方等。盖药性分量，随人之气体而转变，成方则固定不变，未必人人适合，切莫妄试。

——《康健周刊》1933 年第 46 期

停经与干血痨

妇人月经，以时而下，稍有差忒，亦不过一二日间。如先至或后至，时间上相离过多者，则为病象。又有经止而不行，谓之停经，或谓经闭，亦属病征。

停经之原因，大多因色欲不慎、营养不良、七情之感动及操劳过度，以致引起子宫之疾患。其初则或停或至，或逐渐落后，经水减少，此时当从事调理，务使适宜而止，否则必至月信不来，涓滴全无。如停数月而不至者，当辨有孕与无孕，有孕则不必服药，无孕者当攻坚去瘀，弱者又当养血化瘀。前者以仲景之大黄䗪虫丸为最佳，可选用川军、归尾、香附、桃仁、牛膝、红花、木香、丹皮、丹参、青皮、乌药之类；后者须加入当归、熟地、沙参等。

干血痨为停经之一症，与普通之停经，虽同一月经不至，而其证候与原因则大别。干血痨由结核菌侵入子宫而起，即痨病之延及于子宫者也。其证为咳嗽、纳减、潮热、面泛桃花色、善怒、不喜群居，甚者多春梦，与男子狎亵，俗谓阴缠邪祟者，实即确凿之干血痨征象也。此种现象，于普通之停经则无之。

干血痨之治法，除养血通经而外，又当注意于日常之营养，多食滋养之品，以增加体内之抵抗力，庶能战胜病魔。对于七情方面，须达观一切，逆来顺受，笑颜常开，则心地光明，胸襟开豁，病邪自退，早复其固有之康健。

——《康健周刊》1933 年第 47 期

小产之预防

欲知小产之预防，必先知小产之原因；欲知小产之原因，必先知成孕之由来。女子于春机发动期后，卵子成熟，月事以时下，即有胎孕之可能。及男施女受，阳精与卵子会合，由而成胎，月事停止。如孕后而仍见经水者，大多为小产之预告，此非月事。盖由血管、阴户、子宫等处，因弛纵而不能摄收，以致血液溢出耳。其弛缓之原，虽不一致。小产之肇端虽繁多，而由于震动所致者，较为多数。

譬诸植物，开花结果，蒂熟则始落。如遇狂风暴雨，或加人力摇撼之，未熟之果，因以下落。小产之道，亦由是也。震动之因，厥有三端：一曰房事不节，二曰暴怒震威，三曰遭遇倾跌。故怀孕以后，首宜分床。在事势上，如不能断绝房事，亦当有节。四五有后，切不可再犯。

心地宜宽畅，凡事求其乐观，不便悲哀愤怒袭上心来，不特可免除小产，且为胎教之要端。

两手高举取物，则腹壁紧张，恐伤胎脉；俯身作事，则腹部曲折，恐伤胎气，皆当随时随地留意戒之。

登高临渊，越险携重，或履高跟鞋，或作跳舞之乐，皆易跌仆损伤，亦宜谨戒远避。至于过度之操劳、剧烈之运动，尤易振撼胎元，当行屏绝。

小产之发生，以怀孕后三个月内为最多。盖受孕之初，每以为月事闭止，不知妊娠，及将小产而见红，又以为月事复来，忽于求医。此种情形，尤以初次受孕者为最多。因无妊娠之经验，既失于卫生，又不知预防之法所致。

又有盲目之卫生者，毫无疾病，妄服安胎之方，或已见小产预告，而不求其原因，探求安胎成方以服之。药味乱投，毫不中肯，反致发生危险，求福而得祸，皆由于缺乏医药常识之故也。

——《康健周刊》1933 年第 48 期

衰弱与不孕

衰弱之人，未必不能怀孕。尝见身体瘦弱之妇女，食欲既不大，劳役又不能任者，其生殖能力则颇强盛，竟有每隔一年，生育一次，连产至七八胎以上者。反之，不孕之人，未必皆为衰弱之妇女，亦有身体肥大，外表之气血，颇形充盛，而亦无生殖能力者矣。所谓衰弱与不孕者，乃不孕中之一因，指不孕之由于衰弱者而言，非谓衰弱之人，皆不能生育也。不孕之由于衰弱者，其身体多不壮健，面色萎黄，纳食不多，头晕耳鸣，记忆薄弱，惊悸怔忡。其最著要之症状，则为月经不调。月经为成胎之要素，人所共知者。月经不调，为生殖机枢不健全之征象，故不能得胎。衰弱之人，月经多不调，其原因有二：一衰弱而致月经不调，一因月经不调而致衰弱。因果虽颠倒，而其不孕则一。

衰弱之妇女，因营养之不良，或劳动之太过，体力亏耗，气血不足，于是经来不足，或经汛过期，迟迟而至，或经来色淡，量又不多，或逐渐减少，以至于无，此因衰弱而致月经不调者；或因生殖器官发生疾患，以至日渐衰弱，如多白带、淋浊、干血痨等症，皆能亏其阴液，初则月经不调，身体亦因之而衰弱矣。

因衰弱而不孕者，以调补为先，四物汤、八珍汤、十全大补汤、归脾汤等，皆可采用。

——《现代家庭》1938 年第 11 期第 79～80 页

胎漏与流产

女子经血，原充满于子宫黏膜，预备养育受胎之卵子之用。如卵子不受胎，而排出体外，子宫内充血之黏膜，已无机能之必要，故即崩坏而出血，成为月经。受胎之后，充血之黏膜，即得其用，故月经停止。其于妊娠时期，仍有出血现象者，当辨其是否为胎漏，抑为流产之先兆。

胎漏者，有时阴道出血，毫无其他病状，不过稍流即止，对于孕妇，对于胎儿，皆无何种大影响。流产者，即胎儿未具有在母腹外生存之能力，而即堕落者。其最大原因，即胎卵生长力不坚，胎盘之血管太薄，稍经伤动，即致损破，因此出血，同时胎卵亦脱落而下堕。

出血而见腰脊酸痛，虽不能必其有流产之虞，然亦不能保其不致流产。若腰酸而垂重，少腹脉痛，虽为流产之先兆，此时投以安胎之剂，尚有固摄之望。安胎之品，如归身、熟地、人参、白术、杜仲、续断、黄芩、白芍、阿胶、南瓜蒂、苎麻根等，可以酌量采用。如腹痛阵阵，血出不止，流产即在顷刻，切不可再用安胎之药；若误用之，胎已脱落，反不能遽下；亦不可匆忙慌急，以防他变。宜相机进行，可安则安，不可安则促其速下，以减少孕妇之痛苦，得以早事休养。

流产多发生于孕娠三四月之前。普通之诊断，凡月经停止一二月或三四月而忽然出血见红者，必先疑其为流产。然月经停止，不一定为妊娠之特征，如血亏、肾病、痨瘵，以及因受生活及地方环境之特别变动等等，皆足引起月经停止一二月或数月之现象。迨其病稍愈，或生活及环境已转变，经血复行。凡此种种，颇易误诊疑为流产，临诊时当审辨之。

——《幸福杂志》1933 年第 1 期第 53～54 页

产后汗出

汗之为物，水饮之精，为阳气蒸发而泄于汗孔者也。盖饮入于胃，游溢精气，上输于脾，脾气散精，上归于肺，通调水道，下行入肾，输于膀胱而为尿。若天热衣厚，或劳动过甚，不待下行，已为阳气蒸发，逼其外越于汗孔，而为汗矣。

汗有二种：一为普通之汗液，一为因虚而来之虚汗。普通之汗，为一种自然之排泄作用，虽多出而无害于人体。虚汗则反是，尤以吐血、虚痨、产后、四肢厥冷诸证，一见虚汗，即非佳兆，故宜速为调治。

产后汗出，可分为二类：一为自汗出，一为但头汗出。但头汗出者，为产后常见之证，并无大害，自能收止。《金匮》云："产妇郁冒，其脉微弱，但头汗出。所以然者，血虚而厥，厥而必冒。冒家欲脾，必大汗出。以血虚下厥，孤阳上出，故头出。所以产后喜汗者，亡阴血虚，阳气独盛，故当汗出，阴阳乃复。"此言汗出为阴阳得平，身体康复之先兆，信不诬也。

自汗出者，乃血虚亡阳不能卫外，而汗自出，其证甚危。单养贤《胎产全书》云："产后虚汗，《经》曰：阳气者，精则养神，柔则养筋。产后既亡血，而又汗多，乃为亡阳。汗本血液，属阴，阴亡，阳亦随之而走，故曰亡阳。产后亡血多汗，阴阳两虚，极危症也。"用药与他症不同，以余之经验，可用当归二钱、黄芪三钱、党参四钱、麻黄根二钱、桂枝五分、炙甘草四分、煨牡蛎四钱、浮小麦二钱、白术二钱，并服。如血块痛，须去黄芪、白术；如虚脱手足冷者，加附子八分、姜炭四分；渴者加麦冬二钱、五味子五分。

——《长寿》1935 年第 144 期第 350 页

小儿测病法

坊间出版之儿科书籍，于小儿卫生各法及证治方法，甚为详明；独于诊断一门，非失诸简略，即属诸理想，无裨实际。而小儿有疾苦，不能自言；其能言者，言之又不能详尽，端赖保育者随时细心观察，故诊断一法，实不可不知。兹择其简单而又切合于实用者，得十六条，录之于后：

（一）初生儿之康健者，啼声雄壮，皮色微赤，筋肉与脂肪丰满，指爪与头发发生畅旺。反之，为未成熟及衰弱之征。

（二）小儿生后三四日，皮肤变黄色，此为生理上应有之现象，不足为虑。若三星期后，黄色不通，为疾病之征象。

（三）康健小儿，睡时常呈和颜悦色之态。若忽啼忽醒，或呻吟微声，或频频反复，现种种不安状态者，其身体必有不适。

（四）襁褓尿布，干洁无味，床褥安适，又非饥渴，而啼哭不能安然入眠者，其中必有何种障碍，宜留意观察。

（五）小儿之舌，以红润为良。若有白色厚苔，所下之粪，浓厚如糊，有强烈之臭气，乃消化不良而引起之肠胃病。

（六）小儿二岁以后，腮间顶骨犹未闭，或凹下不凸起者，系发育不良及有病之现象。

（七）小儿初生，其头围较胸围为大，日久则胸围发达，大过于头。若半年后，胸围尚不及如头围者，即属虚弱之征。

（八）小儿腹围较胸围大，及时腹痛，必腹中有虫，与消化器宽松，亦虚弱之象。

（九）婴儿尿之平常随食物而异，如质薄之乳，其尿必多；多饮水分，其尿亦多。若尿色浊而带酸气者，大半属消化器有病。大概无病之婴儿，尿常清而微带酸性。

（十）饮人乳之康健小儿，其大便之色，浓厚如蟹膏，均匀而少，每日约二次至四次。若作绿色或暗褐（初生三五天之胎粪，不在此例），或混黏液，或有凝固之粒块，每日在五次以上，即肠胃有病之征。

（十一）食指靠大指一面，有筋一条，现紫色而直上指之第三节者，内热必盛。

（十二）小儿食后即吐，多因食不消化（其在乳儿风后抱法不妥，亦能作吐）。若平时身体尚好，忽然作吐兼有发热者，必属传染病，即发疹之各种热病也。

（十三）呼吸之数，初生儿每分钟约有三十五次，周岁后减至二十六七次。小儿患热病及肺病，呼吸之数必增。

（十四）小儿脉搏，较成人为数。每分钟约有一百三十六次，至周岁后减至一百是十六七次，十六岁后同于成人，每分钟仅七十五六次而已。

（十五）小儿体温，在七八岁前，约为摄氏检温器三十七度八九分之谱。若降至三十五度八分以下，或升至三十七度八九分以上，其因啼哭运动饮食饥饿而至者，尚无妨碍；否则身体有变异，发生疾病之象。

（十六）每星期磅小儿一次，身体日瘦，体量日减，或身体过于肥胖，而皮肤少红润色者，均非康健之征也。

——《兴华》1933年第30卷第30期第17～19页

小儿泄泻之最大原因

（一）泄泻与伤食

泄泻一症，小儿最多。其原因虽非一端，以余临诊之所得，食饮不节，为占最多数。盖小儿发育未充，肠胃柔弱，食物不易消化，偶有不慎，则消化上发生障碍，即成泄泻。为养母者，不可不谨慎饮食，细心喂养也。然世之育儿者，皆忘“疾病从口入”“若要小儿安，常带三分饥与寒”之戒律，惟恐小儿饥馁，任意与之饮食。小儿啼哭之时，每以食物诱之止哭，以致养成贪食之习惯，消化不良，遂为积聚，转而成为泄泻；日久月深，脾气不振，身体衰羸，即变慢惊，不可救药。

（二）伤食之调治

泄泻之由饮食过多所致者，所泄之物，溏薄而又稠黏，色深黄或酱色，有腐臭之味，腹胀按之作痛，乳儿则吐乳，其便或作青绿色。一见此种证象，其为伤食无疑。一面节制其饮食，或竟不与食；一面用消导之品，助其运化，去其宿积，如麦芽、谷芽、枳壳、陈皮、楂炭、郁金、神曲、鸡内金、车前子、通草之类，可以选用。如因循失治，或治不得法，浸至成为慢惊，证情既大变，治疗亦较困难，往往发生意外之事。

（三）泄泻与慢惊

慢惊之因泄泻而起者，其初虽由于伤食，决不可再以治伤食之法施用，当以健脾扶元为主，人参或者党参、白术、扁豆、云苓、炙甘草为必要之品，甚则可加附子、肉桂。此时千钧一发，用药大有出入。如脾肠大衰、泄泻未已、脉细弱、肢冷厥逆，可投以大量健脾扶元之品。又有脾阳虽伤，宿食未安，脉已细弱，利下之物，尚有秽味，亦当用治本之法，以扶元为主，稍参消导之品。待其肢暖脉起，再舍末而从本，随机应变，惟在临事时权衡之。

——《康健周刊》1933 年第 37 期

儿童之胃肠病

儿童，最易发生之胃肠病，厥为呕吐、腹痛与泄泻。其主要原因，则为伤食。

食之一事，原属天性。盖生活力之来源，在于营养。食者，所以运输营养之物于体内也。吾人不能不生存，即不能不取食。童年为生活之开始，对于食物，尤宜审慎。惟儿童幼稚无知，对于食物，往往贪食无厌，不知节制，发生胃肠病。

吾人所食之物，第一须待牙齿之咀嚼，成为碎屑，则虽坚硬之物，亦易消化。童年牙齿未齐，又未坚固，不耐咀嚼，质坚者尤难。且儿童嗜食甜物，多发生蛀牙，对于食物，急于速吞，不遑细嚼，于是消化上遂感困难。童年时代，各部发育未全，胃之机能，亦未强旺，消化方面，亦有一定之限度，其限度亦不甚高。如饮食不节，或食不消化之食物，消化亦感困难。职是之故，儿童之胃肠病，所以易于发生也。

儿童之胃肠病，大都由消化不良而来。壅于上，则发呕吐；滞于中，则生腹痛；达于下，则起泄泻。证情虽有不同，其原因则一也。

欲免儿童胃肠病，饮食之有节制，固宜注意，而不消化之食品、腐败之食品、生冷之食品，皆当屏绝；生冷及坚硬者，在相当限度之下，食之，尚无妨，惟腐败者则绝对不可食之。其在乳儿，每多呕吐及泄泻，即哾乳过多所致。如饮牛乳及代乳粉者，处理不洁，最易发生胃肠病，尤当慎之。

——《长寿》1935年第147期第375页

小儿吐泻原因及治法

吐泻乃脾胃病也，其致疾之由，乃中州转输失司，饮食停滞，气机不宣，或寒湿伤中，或多食生冷，阳气式微，升降之权，失其常度，而吐泻作矣。夫脾胃为仓廪之官，属土而居中，乃万物之母，主腐熟水谷，而生营卫，灌溉百骸，故又为水谷之海。饮哺入胃，阳气助其消化，水谷传变得宜，绝无吐泻之患。只因六气未备，六淫易侵，兼因调护失宜，饮食不节，遂使清浊相干，酝酿而成。有先泻而后吐者，乃脾胃虚寒也。口气缓而神色慢，额前有汗，六脉沉濡，此寒之证；有先吐而后泻者，乃脾胃有饮食积滞，停阻化热也。面赤唇焦，脉数而洪，大渴引饮，此热之证。吐泻同时并作，四肢厥冷，即名霍乱，此中寒也；吐泻昏睡露睛者，脾胃虚热之证；吐泻昏睡不露睛者，脾胃实热之证；吐泻交作，脾胃大虚大寒也；吐而完谷者伤风也；得饮即吐者，胃有痰浊也；吐而烦躁者，暑邪伤胃也；咳嗽而吐者，亦胃有痰浊之证；吐酸者饮积伤胃也；至于腹痛泄泻，眉皱目慢，面白额汗，泻多白水，此脾胃有寒积也；泻下深黄水，心烦口渴，小溲黄而少，此热也；脾胃素弱，腹伤生冷肥腻，面唇俱败，泻下垢秽酸臭，身体黄瘦，此伤食之证也；清水泻（即洞泄）乃阴阳不和，水谷不分，泻下无度，清浊之气混乱，水谷交杂而下，加以乘凉饮冷，饮食杂感，最易肢冷，脉伏而致厥脱，有泻下，如青色，脾胃虚寒，木邪乘土也。以上种种病情，虽有虚实寒热之辨，然虚者多，而实者少；即有实而起者，经吐泻之后，正气告乏，稚阳受伤，阴津消耗，亦转而为虚矣。临诊者于其初病实证时，只可暂投苦寒消导一二剂，以后即宜注意脾胃，维护阳气，以为万全之计。

——《光华医药杂志》① 1935 年第 3 卷第 1 期第 63 页

健忘之故

（一）健忘与神经衰弱

同是一人，或穷年兀兀，学而不倦，且其所肄习者，能常存于脑，牢记不忘；或则治事未久，即生厌倦之生，精神昏昏，如欲睡眠，且其所肄业者，不能常存于脑，事隔数日，即已忘却，甚则于数小时后，已模糊莫辨。同具五官，同具四肢，何以其记忆力之强弱，其相差如此之甚？无他，神经之衰弱与健全之关系耳。前者之神经作用健全，后者则为衰弱之征象。

（二）神经衰弱之原因

神经之所以衰弱而造成健忘之证象，有由于先天之不足者，然大部分原因则在于后天，大约可分为四端：如营养不足、操劳过甚、疾病影响、性欲不节等是。四者之中，又以操劳过甚与性欲不节所发生之影响为最大。吾人受生活之驱使，因经济之压迫，欲求自身之出路及解决子女等等之教养及种种之问题，不得不用力挣扎，向前奋斗，于劳心焦虑，精力之耗费过甚，有妨脑力之发达。脑为神经之中枢，脑力不健，神经安得而不衰弱？又如一般青年，外受不良环境之影响，内为性欲所驱，发生手淫之恶习，沉溺不返，最易发生本症。

（三）年龄与健忘

健忘与年龄之高下，颇有关系。幼时脑力未健，对于种种事物，尚

① 《光华医药杂志》1933 年 11 月 15 日创刊于上海，由朱殿担任编辑，余济民为发行人，1937 年因淞沪会战被迫停刊。

不能留深刻之印象。及老年时代，日暮途穷，不特脑力减退，各种组织，皆呈萎缩之象，其机能亦日渐减退，因神经之衰弱而发生健忘，有所来矣。至于壮年时代，正蓬勃发荣，精力充足之时，精神决无衰弱之理，健忘何由而起？证诸事实，则又不然。神经衰弱，甚为普遍，此非生理之关系，即受上述四端之影响也。

——《康健周刊》1933年第34期

健忘者之卫生

健忘，既由于神经衰弱，而脑力之保养，当为要着。盖脑为全体神经之主宰，神经之衰弱与健全，与脑力有密切之关系。各部之神经，固不宜使受过重之刺激，以贼及于脑。而脑之本身，尤宜加意保养，不可过于劳碌，精神愈用则愈出，脑力愈用则愈灵。然用时贵在有节。若一劳而求永逸，则逸且不可得，反因劳而伤其脑力矣。

莘莘学子，治学过猛，于功课方面，固以出人头地，脑力必为之大伤。又有平日优游成习，置功课于不顾，临考之时，发愤忘食，夜以继晷，亦非所宜。如神经本已衰弱，浸成健忘之症者，脑力之使用，尤宜节制；否则，其证情必复加甚。

已忘之事，亦不宜勉强追忆之；当回溯而不能记忆之时，宜弃之不顾，或能于偶然之间。若强加思索，最为不宜，且有因此而更不能想出者。即幸而忆及，有伤脑力，非卫生者所当焉。

勿过用脑力，为健忘者消极之卫生法；充足其睡眠时间，为积极之卫生法。俗尚之三八制，规定工作八小时，休息八小时，睡眠八小时，乃指普通之健康人而言。如身体失于健全，则不能以为例。譬诸健忘之人，脑力之休养，最为紧要；八小时之睡眠，尚嫌不足，当必增加而使其充足。

然患健忘者，每有失眠之倾向，其睡眠时间不足八小时者有之。睡眠不足，精神恍惚，记忆力必愈减退，故睡眠充足之先决问题，为如何可以得使熟眠。

熟眠之法，最好于寝前做适宜之运动。运动之后，继以之沐浴；即不沐浴，亦当以温水洗足。洗后就寝，被褥以柔软为尚。睡后，运行精神，集于足之趾尖，又屈数两手之指，则脑间血液，自然流注于他部，由是一切皆空，渐入于涅槃之境，可以酣然入睡，一觉醒来，精神倍增。此健脑之良法也。

——《康健周刊》1933 年第 35 期

夏维祺

夏维祺（1888—1956），江阴市云亭镇人。夏维祺学医师从“心得派”名医陈协吉，擅长中医外科，曾于长寿义济施诊局行医。夏氏一门多工医学，其堂兄弟夏子谦、子夏奕开、侄夏奕钧等皆从医济世。

咽喉概论

夫咽喉者，水谷之道路，呼吸之门户，人身之总机关也。然咽与喉不同，咽者其系属胃，为饮食之路，主纳而不出；喉者其系属肺，为呼吸之门，主出而不纳。故咽与喉，名虽并行，而其实则异路也。至其患病，有名喉痹者，即《经》云：一阴一阳，结之症也。痹者，闭也。其因有风，有寒，有火，有湿，有毒，有虚，或有风火相搏，或有寒湿相聚，其因不同，其症不一，故变幻亦多不测。有漫肿而痰多者，风也；淡白而牙紧者，风寒也；紫色不肿而烂者，伏寒也；红肿而脉浮者，风火也；脉沉实，腐烂而不肿者，毒也；脉细数而浮者，虚火也；脉细迟者，虚寒也。风、寒、火、淫、毒、虚，各因其因，而致各患其症，而治之不可不穷究其状。此外又有阴阳之别，尤当细察。红肿外见者，阳也。若误服辛热之剂，乃以阳攻阳，助纣施虐，毒气愈甚，虽欲奏效，必不可得。如舌色黄黑，饮食阻碍，吞吐不利，疼痛难忍，不见红肿者，阴也。设骤进寒凉之品，乃以阴克阴，雪上加霜，其痰愈甚，致入绝境，百无一生矣。《经》云神圣功巧，不过望闻问切，凡我同道亟应注意！但刍见如斯，还祈明者有以指正，则幸甚矣。

——1936 年《江阴县国医公会五周年汇刊》第 41～42 页

朱莘农

朱莘农（1894—1962），江阴市峭岐镇凤戈庄人（现徐霞客镇新街村凤戈庄）。朱氏先人八世皆工医学，父亲朱鸿九与江阴周庄镇名医柳宝诒为同一时代人，兄长朱少鸿、少鸿子朱凤嘉亦为当地名医，故享有“一门三杰”之美誉。朱莘农幼承家学，晚年行医于无锡，其创立的“咽喉诊”“脐腹诊”法，现为江苏省非物质文化遗产，著有《夹阴证治》《朱莘农医案》行世。

夹阴证治

医道之难也，难于辨症，辨症之难也，难于验体，体质验明矣，阴阳可别，虚实可分，症情之或深或浅，在脏在腑，亦可明悉，而后可以施治，是医家不易之准绳也。夫感冒时邪，终以四季之时，分而名之，查考先贤方书，皆有定义。惟夹阴一症，四时皆有之，先贤未能立其名，畅挥其义。然在时病中，最难分别。其所以然者，盖缘先天少阴之素虚，偶一不慎，而寒邪直中虚处；再缘于入房遗精之伤肾，肾伤之后，或不避风寒，或饮冷水果，或入河水中，或寒热后遗精，皆能致是疾。足见少阴阴阳亏虚，寒邪才能深入，在脏而不在腑也。肾既伤矣，寒既伏矣，而真阳自无鼓舞之能。真阳既不能鼓舞，而脾气焉有输运之力，而阴寒于是日渍，其气益形衰馁，馁则不能御邪，邪即乘隙而入，与本有之寒相争，伏于虚处不达。此所谓“邪之所凑，其气必虚，最虚之处，便是容邪之地”。寒邪既郁不达，极则势必伸发，内热生矣，外寒作焉，其苔也白厚带腻，其脉也弦紧而濡，其渴也喜热，其腰也酸楚，其治也当与麻黄附子细辛汤，独从少阴撤邪，此宗仲圣、喻嘉言“温经撤邪”之义。但是症每每疑及伏邪湿温一门，而用栀、豉、蒿、柴、紫苏，以散其邪，或佐泻心、温中等汤，以泄浊热，或汗或便，而病即能觉减。殊不知是病寒热，非是表邪，乃属寒极生热，热是假而寒是真，非辛温发散，不为功也。汗则表伤，便则里虚，当斯时也，神气自馁，病似觉减，实则寒邪愈陷。若再不求其本，但取其末，一而再，再而三，正气焉得不衰，寒邪焉能外达。于是日伏一日，由少阴而传入太阳。太阳为膀胱，膀胱与肾表里，水气浸淫于腑，阴寒固沍于脏，脏病及腑，水寒泛溢，涉及于脾，脾土更弱，其气皆窒，窒而不化。气既不化，阴精焉能生长，阴既不能生长，阴火焉能独藏。自出窟宅，浮荡于外，夹寒逆上，互相并蒸，故溲黄难出，脐腹按窒而痛，躁扰时作，两颊或时红赤，肢渐冷而汗时出，苔质白而罩黄灰，灰上觉燥，燥而不干，脉濡滑而弱尺露，露而有神，重按不实，此是症之变也。宜投桂枝加桂汤、真武汤与白通汤加人尿、猪胆汁等法，以宣其阳，而逐其寒，以坚其阴，而导其火。此即“热因寒用，寒因热用”之法。再用以麝鸽覆脐，与暖脐膏，为外治等法。此即宣气散邪之义，并含有扶正撤邪之意。若见是症，而不用是法，再疑其浊滞交阻，热气内蕴，渐化为燥，津液受伤，或投辛凉甘寒，或进泄化消导，一以伤阳，一以伤气。阳气又复重伤，阴精益形亏虚，于是外更不能卫，内更不能守，阴中之火固升，而肝木之阳亦浮。以其肝肾同居下焦，内寄相火，又为风木之脏，皆赖精血以养也。肝肾精血既亏，中土阳气既衰，而冲脉无精气以涵，其气焉得不动。以其冲脉隶于肾，又隶于阳明太阴也。卫气既动，自夹阴寒阳火相引升浮，由阳明而侵及清空，脐腹固窒按痛，当脐又复筑动，直至于脘，脘部更时躁扰，两颧时红，面有油光，头昏目花，两耳鸣响，汗甚于头，肢冷不暖，脉得滑大，轻按有神，重按不甚应指，尺露更甚，舌苔黄而罩灰，甚于舌本，边白边红，视之中干边润，是阴盛格阳，下虚上实，变中之变也。宜投滋肾丸，变丸为汤，再合桂枝龙骨牡蛎救逆汤去蜀漆，一面釜底抽薪，逐其阴寒，一面救其冲逆，导其阳火，此即内守外卫之计也。若是症疑为浊滞与热熏蒸已极，而致热深厥深，激动肝胆风火，或进急下承阴，或投石斛、羚羊、清养等法，而阴反不生，阳反益衰，阴寒益凝，阳火与冲气益逆，形神日愈瘦疲，沉迷好寐难省，唤之醒后，神识甚清，舌干难掉，言语觉蹇，脐腹愈硬，脐跃甚急，渐浮于面，躁扰不安，气塞于咽，汗多冷腻，肢冷如冰，头耳昏鸣，脉细弱而小，是正气伤甚，阴阳将离，变之极者也。急当重用黑锡丹、桂枝龙骨救逆汤去蜀漆加独参汤，以培其元，而固虚脱。若汗收肢暖，躁定舌润，寐不沉迷，气不塞咽，脉得有神，阴能内守，阳能外卫，气能化津，津能上承，即有转危为安之希望。若能如是，即可增入温补血肉有情之品，以复真元，而收全功。倘前症中，再现腹瘪在背，脐突硬而如石，跳跃在面，舌灰黄干而裂，唇齿干燥，嗳呃徐来，气升痰鸣，水涸气散，阴竭阳绝，无药可救矣。然是症亦有舌红无苦而干者，切不可以阴虚论，当以体质脉症而断而治。此亦是寒遏气窒，窒则不化，不化则津不生，津不生则无露以溉于上，而承于舌也。余本无才，不能作此一篇，以贻笑于方家，但夏子谦岳叔曹惠昌先生，再三对余申说，故余不揣冒昧，略挥其意，以释是病之疑点。管见如斯，未识方家以为然否。但诊病之时，务须验体辨症，而后可以施治，此即宗先圣“慎思之、明辨之、笃行之”之义。而在病者有益，不致有害，在于为医者，心可专而业可精。吾故曰：医道难矣哉。

——1936 年《江阴县国医公会五周年汇刊》第 31～32 页

朱凤嘉

朱凤嘉（1896—1948），江阴市峭岐镇凤戈庄人（现徐霞客镇新街村凤戈庄）。祖上皆工医学，至凤嘉已传至第十世。祖父朱鸿九与江阴周庄镇名医柳宝诒同时代人，其父朱少鸿、叔朱莘农俱为名医，故享有“一门三杰”之美誉。其擅长伤寒和内科杂病。1934年10月，江阴县国医公会召开第三届会员大会，朱凤嘉与其叔父朱莘农同时当选为执委候补委员。

霍乱论

霍乱是疫之一种，而有火热寒厥之分。刘河间、喻嘉言、薛立斋等议论纷纭，莫衷一是，几成千古悬案。余以谓霍乱者，挥霍撩乱之谓也，既无表裹虚实之分，亦无阴阳寒热之殊，名之曰乱，岂偶然哉。古人之所以分冷热、别阴阳者，大都以来势有轻重，见证有异同，起即呕不泻，继或泻而不呕，特赅括之以告后之学者耳。至若呕泻交作，则上下二焦交病矣，病则输转无权，出纳失职，中宫痞塞，表裹不通，清浊混淆，阴阳漓脱，何冷热之可辩、虚实之可言哉？《易》卦鑿辞，天地否塞，阴阳无剥后之机，六爻无动静之变，上下不通，清混不分，于此病无间焉。而治之之法，清燥两种。燥则大渴大饮，阴津从呕泻而伤，无异抱薪以取火；清则肢冷脉伏，阳气从额汗而泄，譬之投井以下石，皆非所以中节也。《经》云：逆者正治，从者反治。又云：寒因热用，热因寒用。涤热于寒之中，袪寒于热之外，秽闭者芳香之味开泄之，浊蔽者地浆之水澄清之；呕重而泻轻者，来后丹通中焦之阴阳；呕轻而泻重者，甘露饮分下焦之清浊；阴霾密怖，寒气过甚者，仲景复立四逆白通理中等汤通阳以散寒。诸法具备，随症加减，则中宫之痞结可通，上下之呕泻可止，所谓否极泰来，拨乱反正，病自愈矣，何拘拘于阴阳冷热之分哉？

凤又按：霍乱一症，西医译者虎列拉，言其来势极猛，有畏之如虎之称。每遇此症，皆以盐水注射得奇效，而患此者亦以盐水可以急救。考盐水属阴，血为阴类，挥霍撩乱之后，血液从呕泻而去（中医谓之阴津）。故起即目陷形销，指纹瘪落，一经盐水入络填补血液，则脉续形充，其中确有至理。然鄙人会考丹溪之治霍乱，原有盐梅汤一法，想必梅能止呕止渴，食盐未始不是盐水之道。可见中医治病，处处皆是先觉，不过煎汤入胃，待其变化精微，再由脾脏输送四肢，其效较迟。西法以盐水液体注射入络，直接到达病所，其效较速，而结果未知不相同也。又仲景四逆汤治霍乱，往往重用姜附，其实以甘草为君，分量较姜附加倍，亦以甘草之甘，填补已竭之营阴，其理与前法盐梅亦无二致。今人皆异而不用，是喜新厌古，而不知先圣先贤傅心之妙诀也。惜哉！

——1936 年《江阴县国医公会五周年汇刊》第 38～39 页

脑膜炎猩红热与盲肠炎之我见

脑膜炎为脊髓受热发炎，西医施用手术，在背脊间抽去水分。中医各种方书，均无此病名。每遇此证，各是其说，各治其法。有谓伤寒，有谓肝厥，有谓惊搐，主张不一。而恽氏铁樵因此病流行各地，前年会在上海以犀、羚、生地黄、连、滁菊等特配专方，公布报端，备人采用。鄙见类似证状，唯男科痉病与幼科天钓可以概之。西医之手术，是否确当，姑置不论。而恽氏之法，亦不过治病之一种。欲以包括全文，未免失之简约耳。《金匮》原文谓“病者身热足寒，颈项强急，恶寒时头热面赤目赤，独头动摇，卒口噤背反张者，痉病也”，《伤寒》又谓“太阳证备，身体强，兀兀然，此为痉”，《内经》谓“诸痉强直，皆属于湿”，仲景后以无汗、有汗分刚柔，王肯堂以厥逆、不厥逆辨阴阳。足见痉之一证，兼病虽有不同，而其强直之貌，无痉不然。舍脑膜炎其何以哉？而其所以强直之故，皆因风寒温火外郁，气血不得宣通（在杂病言气血，在伤寒言经络）。大小经络被阻，以其气阻血郁之有异，故分刚柔阴阳之不同。刚痉表气充实，虽郁而无汗，仲景以葛根汤大发其汗，使邪从肌表而去。表之不去，必传阳明（杂病谓入营）。阳明总宗筋，以风寒湿火之邪入胃，而津液不行。宗筋无所养，仲景后以承气汤下湿热而行津液。余于陈君祖培之病仿用之而得效。柔痉表气虚弱，郁既化热，热蒸汗泄。仲景用桂枝加葛根，取其体轻而解肌之热，可生在表阳分之津，以润筋之燥急。加括蒌取其体重，可生在表阴分之津，使其邪从肌解，液自内复。余治东门潘紫腾之妻仿用之而得效。

阳痉必兼目赤、面赤，乃天气因八风之变，鼓舞六淫而入，外伤腠理，内触五脏。人气因五性劳役，感动厥阳君相二火，相扇六淫之邪而起。故治邪兼治风，必以犀、羚、连、地先治其火，以复火伤之气。余治月城桥赵巷头赵姓子，用恽氏之法得效。阴痉必兼肢厥脉沉，其内伤人气虽同，然感受寒邪，阴而主静，不比风火之阳而主动。先贤必以桂枝加芍药防风、防己汤、小续命汤、附子防风散等主之。余治云亭曹遇良之子仿用之而得效。

天钓，为幼科中惊风之一。发则头目仰视而强直，甚则手足搐搦，角弓反张。钱仲阳谓“小儿肌肤不密，风邪客于太阳，相火动于厥阴”，与脑膜炎有类似之处，故附带述及。不过治惊不比治痉，大都以犀、羚降火，蝎尾、天虫、蜈蚣等搜风祛痰而已。

综上以观，见证各有类似，治病各有专条。以类似之证，比拟类似之病则可。以执一之法，统治类似之病则不可也。先哲云：临床必审症，临症须变通。治病之要诀也，在医者会而贯之耳。

猩红热之证状：大热面赤，烦渴咽病，周身肌肤红如彩霞，成爿连

庄履严
姜　礼
缪　问
吴　达
吴士瑛
柳宝诒
方仁渊
曹惠昌
高憩云
吴文涵
曹颖甫
夏子谦
孙绳武
郭柏良
夏维祺
朱莘农
朱凤嘉
承淡安
章巨膺
王观泉
沈越儒
郁济煐
余冠伦
顾敫泉

片。西医谓“血液之中，被热毒传染”。变端颇速，稍一不慎，每致不救。得能及早觉察，注射血清，亦有得生者。中医方书亦无此病名，然与此类似证状有三：一曰麻疹；二曰发斑；三曰阳毒。而三者之中，与猩红热之证治，确切不可移者，鄙见厥惟阳毒。盖以麻疹浮小而有头粒，随出随收。北人谓之糠疮，南人谓之麸疮，吴人谓之痧，越人谓之瘖，古所谓麻，闻人氏谓之肤疹。春夏之间，小儿应有之通病，如痘疮然。无论何人，均须出发。痘发五脏之毒，疹宣六腑之蕴，只怕勿出，出尽毒亦净。而治之之法，起初务必发散，既发便当清凉。与猩红热之得于外感者，似属不同。至若发斑，皮肤如锦纹之成块成片，凸起微高，有伤寒、时气、温毒、阴症多种。不外热毒入胃，当汗不汗，当下不下（胃主肌肉，肌肉熏灼而成），或因房欲过度，真阴内竭，浮火伤肺（肺主皮毛，皮毛熏迫而出）。与猩红热虽同属外感，而亦间有内伤，且色泽鲜明而不紫黑者。治以凉营泄热，清胃救肺，十中可救四五。较之血清之专，似或有间。而独于阳毒专条，证治似无不合。按阳毒为病，仲景原文“面赤斑斑如锦纹，咽喉痛，吐脓血，五日可治，七日不可治，升麻鳖甲汤主之”。单言面赤者，以头为诸阳之首，头面先见，周身势必续发。毒者，邪蕴不解之谓。邪入于络，络属阴，藏血之器。升麻升发其斑，蜀椒宣导其热。妙在鳖甲为水旅蠕动之物，至阴之品，与当归有入络功能，领导雄黄、甘草搜逐血中之毒，与血清入血杀菌解毒，丝毫无异也。五日七日，为邪气深浅之期，等于猩红热之愈早愈妙，尤为不可掩之事实。余于此证，会得两次经过，去年章问坡之子患此三日，竟以升麻鳖甲汤愈；今年锡澄公司顾司机之弟，患此九日，用此已属无效而殒命。足见古人诊断如神，在学者之能神会耳。惟余又会见先咽病而后见斑者可治，以少阴之脉循喉咙，邪毒由阴入阳，是外达之象；先见斑而后咽痛者，虽五日之内亦难治，以邪热由阳入阴，是内陷之象，又不可不注意及之也。

盲肠为肠外之支肠，平时空无所有，不藏糟粕。一经积秽，腹中必痛，痛久则盲肠溃烂而死。西医于此证非常重视，往往施行剖腹而致殒命。鄙见中医既无此名，亦无此病，会考《铜人》图解“回肠全长二丈一尺，中经十六曲，第十一曲却有支肠一节”，然未明言能主何病，亦未载有何作用。而沈氏所言大肠源流，谓大肠是胃之化物之器，其脉与足阳明相接，不过供役动用，其府无灵，虽亦有阳明之名，而非当阳明之用。故全肠之病，不外虚实二字，虚则肠鸣泄利而痛，实者腹胀气满。肠风下血，以胃肠炎而为肠虚；则集污积秽，实象为多，以盲肠炎而为肠实，则腹肿气滞。肠风下血之病，理气宣风可愈，未必溃烂而至于死。现在往往有人径指谓即是肠痈。殊不知痈为病，古人以部位言之，并非以直接大肠之病言之。经曰：关元属小肠，天枢属大肠。是关元、天枢两穴肉上，渐起而痛者为痈。脓血溃壅，均于肠外隔膜之中，而不在大肠之内。且仲景谓肠痈为病，小腹肿，腹皮急，大便下脓血而反自愈。而盲肠炎则脓血溃烂而至死，岂不大相径庭乎？此又不能无疑也。况脏腑部位，《难经》又以脐之上下，分属心肾肺肝，膈下即为胃上口，曰贲门，胃下口曰幽门，计胃长二尺六寸，则脐腹为胃之分。胃与脾为表裹，土居中央，则腹之属脾，更属无疑。故腹痛之病，除气虚肠鸣、气实腹痛之外，仲景以脾胃为主，以小建中汤甲己化土为第一祖方。其余杂病中之寒痛、热痛、虚痛、实痛、虫痛、食痛、血痛、痰痛、疝气、奔豚、绞肠、寒厥等痛，随症施治，各有专方。虽有易治、难治之分，而病理均有来源，未必能以盲肠名之。若一经腹痛，即谓盲肠之炎，不免有穿凿附会之嫌。不才慎重民命，为世之轻言剖腹、轻信剖腹者，略述梗概。是否有当，尚待高明。

——1936 年《江阴县国医公会五周年汇刊》第 42～44 页

论伏邪伤寒证治之概要

淳于公有言曰：人之所病病病多，医之所病病方少。夫病多而方少，未有甚于伏邪者也。何也？伏邪为病，包括温暑，六气之中，暑湿同情，风火与燥，无不兼温，天下之病，孰有多于伏邪者乎。而治病方书，始于仲景，仲景之书，专论伤寒。寒者六气之一耳，其余五气，概未之及。

后之学者诚能究其文，通其义，化而裁之，推而行之，未始不可兼治六气。无如世鲜知十之才，不能举一反三，而唯按图索骥。自叔和以下，大都皆以伤寒之法治疗伏邪之病，御风以稀，指鹿为马。即如朱奉义创作《活人》，累言数万，于仲景心法，多所发明，而独于伏邪之与伤寒混杂其议论；陶氏编撰《六书》，以杜撰之伤寒，统治天下之六气；吴又可以一时之时疫，遍治常候之伏邪；方行中、喻嘉言虽列温暑于伤寒之外，而治则未离伤寒之法；刘守真虽知热病治分三焦，而不墨守六经，然亦以温暑作伤寒立论，而遗即病之伤寒，承其后者不能阐明其道；而张景岳之徒，复怪而非义之，于是其学不明，其说愈晦。迨至近世诸医，既不问其伤寒伏邪之为何病，更不问其六气之为何气所为伤，而唯豆豉、豆卷、青蒿、薄荷之是用。一若病起之始，为不易之成方而不可不服者，致令轻者以重，重者以死，幸免则自为己功，至死则不言己过，即病者亦知膏肓难挽，病绝致死。

伏邪本名“秋呆”，而不知药石误人，由渐转重，实则医者自呆，父以授子，师以传徒，举世同风，牢不可破，生民之祸，可胜慨哉！不才目击以往，策励将来，爰就见闻所及，约略陈之。夫天以五行之气而生人，人以六气之淫而生病。淫谓太过不及之差，差有即发、晚发之异。即发者，受邪而即病，发于所感之时也；晚发者，受邪而不病，过时而发者也。即病谓之伤寒，不即病谓之伏邪。伏邪与伤寒，同其源而异其类，论证或有通称，施治不得相混。伤寒感于霜降之后、发于天冷之时，寒邪在表，表气不通，非辛温大剂，不足以开腠理而散外感之寒邪。即或由经入腑，直中三阴，亦有先经吐汗而后救里、温里者，以所受之邪，自外自内，由浅入深，未经若干时日也。伏邪者，其所受之邪，先期而伏于内，及其病也，自内达外，邪不在表，即使营卫不和、寒热交作，非发散解肌可以达内蕴之邪也。经云：营卫出于中焦。中焦不通，非寒即热，寒热未必尽属表证也。亦有先见表证而后传里者，以其邪热自内达外，郁于腠理而不泻，遂复入里陷内，非如伤寒从表而始也。医者不察，误发其表，变不可言。若此在病同而通称其证，混治而伐人之生，毫厘千里，其可不审慎哉。古语云：木必自腐，而后虫生之。人必自馁，而后人侮之。伤寒也，伏邪也，即病也，不即病也，同为六淫之外感，而《内经》独以“气盛身寒、气虚生热”辨虚实之异，又以“冬不藏精”及“暑必挟湿”，论治暑之不同，足见伏气必先内伤，务在分别三焦。伤寒体实感寒，更须明察六经，伤阴者滋养其阴，伤阳者温运其阳，挟湿者渗泄其湿，挟实者下导其实。临病审症，随证变通，而独于发表之法，二者不可不异，断不能误治伏病而重伤其气也。或者曰：仲景之法，宜于古而不宜于今；伤寒之表，宜于北而不宜于南。非特邪伏之不得通用也。呜呼！仲景医中之孔孟也，《伤寒》医方之宗祖也。古今南北之异，可用不可用之理，其果如是耶。语云：作者谓圣，述者谓明，在学者明而通之，会而贯之，推而至于杂病以及时行异气，未始不可参酌其道而损益之，何来病多而方少也哉。

【补遗】伤寒首重六经，温暑须分三焦。六经之于三阳有在经在腑之别，三阴有急温急下之条；三焦之于温暑，有燥火伤阴、挟湿伤阳，头诸纷繁，非短编小品，可以包括尽净。而此编之作，不过略述概要，力辨伏病、即病之不可混治，即病重在解肌，伏病切忌表散，为时下纠正通病，读者幸勿误认伤寒温暑之证治止于此也。(凤又按)

——1936年《江阴县国医公会五周年汇刊》第30～31页

承　淡　安

承淡安（1899—1957），原名启桐、秋梧、澹盦。江阴市华士镇自由街人。中国科学院生物学学部委员、江苏省中医进修学校（现南京中医药大学）首任校长、第二届全国政协委员、中华医学会副会长。

出生于中医世家，19岁受业于同乡瞿简庄学习中医内外科，22岁参加西医函授，并至上海实习西医。1930年于苏州望亭创办“中国针灸学研究社”，次年出版《中国针灸治疗学》，并于1933年创办《针灸杂志》[①]。1934年10月至1935年6月，承淡安游学日本，先后考察了7所日本针灸学校，同时进入东京高等针灸学院甲种研究科学习。回国后，承淡安创办“中国针灸讲习所”，一年后改名为“中国针灸医学专门学校”，并开设针灸医院。1937年淞沪战争后，承淡安避难西迁，于西迁途中开设各种针灸培训学习班，出版多种针灸专著，直至1950年底在苏州恢复中国针灸学研究社。1954年，受江苏省政府邀请参加筹办江苏省中医院与江苏省中医进修学校，同年9月到江苏省中医院工作，同年10月受聘为江苏中医进修学校首任校长。

承淡安是现代杰出的针灸学家和中医教育家，一生著述颇丰，编撰了一系列针灸学教材及著作，整理校注了中医典籍中针灸相关文献，带领弟子门人翻译了一批日本针灸医籍，开创了具有科学学派性质的“澄江针灸学派”。

① 《针灸杂志》1933年在无锡创刊，由承淡安担任主编，罗兆琚、谢建明、邱茂良等担任编辑。

针灸在治疗上之价值

20世纪中国之医疗家，大别分为中西二派，中医侧重汤液治疗，历千载如一日，无其他之改进，西医则由药物内服疗法，进而行注射治疗，近今又趋重于紫光电，太阳灯等之电泡与生理疗法，彼医疗锐进，尚感治疗之穷，未能应付万病，而功效万能之中国针灸学术，中医界明知其有伟大功能而不与提倡，中国之西医界，追逐欧美医之后，步趋未遑，固无暇顾及祖国之精粹，大好学术，湮没不彰，良深可惜。今摘述针灸在治疗上之功能，以见其价值之一斑。

伤寒　西医名为阳窒扶斯，至今尚未发明特效疗法，中医则自诩善治伤寒，每引以自傲者，仲景《伤寒论》一书，为外感六淫之专书，医者奉为金科玉律之圣经，为汤剂之圭臬，然书中行用针刺之法有数进，足见针刺能助汤药之不及，仲景亦曾言之矣。昔许叔微治妇人伤寒入血室，如结胸状谵语，处以小柴胡汤，不应而叹曰：若有能针刺者，病即愈。观此，针灸之于伤寒，其重要为如何！治伤寒不外汗、吐、下、和四法，针无不可立致，其功效之迅捷，远非药石所能及，往往一一针下，沉疴立起，呈不可思议之奇迹，有令人惊叹不止焉。

中风　西医谓为脑充血，中医则为厥阳暴逆，或肝阳上升，俱为险恶之症。西医除安静其神经外，无治疗方法；中医虽有镇逆熄风、填窍诸治法，效果盖亦迟缓，若施以灸针，往往得获神效。百会一穴，实为治中风之捷径。一针甫下，其疾若失者有之。

肺劳　中医名曰传尸痨，西医名曰肺结核，亦为医界束手之坏症。苟初起有善灸者，于膏肓、肺俞、鬼眼、三里穴等频施之，较之汤药、注射、人工气胸术之效多多焉。

痹痛　一切五痹疼痛，施以汤药，功效迟缓；西医注射、电疗，功力之稍佳，总不如针刺之捷效。故民间患是症者，仍多就针医受治之。

外疡　外疡之险恶也，莫如疔，灵台、合谷等穴立能平之。外疡之难愈者，莫如痔漏，局部灸法能愈之，远非药物与其他手术所及其万也。

霍乱　霍乱急症也，亦危症也。善针者竟能十全，固无须乎盐水之注射与樟脑针之强心。故针灸之于霍乱，中国民众殆无不知之。其他如迎香之治目疾，少商之治喉症，合谷之治齿痛，大椎之治疟疾，三疗疗脚气，计中胱疗胃病，期门治胸胁病，阴交、至阴治难产，皆应手奏效，捷于桴鼓者。昔秦越人刺维会起虢太子之尸厥，徐文伯刺合阴交下妇人之胞胎，狄仁杰刺恼坚而鼻瘤坠，甄权刺臂臑而臂痛祛，史册所载，医家所谈，至若散见于历代名医之治案者，更不胜举矣。

针灸之治效，已略如上述，则其在医疗上之价值，远胜于汤药无疑，亦更非紫光电、太阳灯之迂缓治疗所能企及，毋怪东西各国有设专研究者也。

——《国医求是月刊》① 1941 年第 1 卷第 1 期第 65～66 页

与陈伯范论针法

原函

淡安夫子大人函丈：

夙仰盛名，识荆愿切。所以于去春摒挡行装，从游无锡，冀附门墙，面聆训诲。何期事与愿违，适值我夫子困于二竖，养疴旋里，拜见缘悭，怅惘曷极。斯时屡欲造府叩问痊安，而社中诸师友咸谓病已就痊，缓日即可到社，无庸投拜，以扰我夫子之清神，是以未亲道范。光阴荏苒，速成班期满，闽南风云紧张，家信频催，骊歌逐唱，归来后河山修阻，虽曾屡函同学，查询吾师病况，而覆函类多语焉不详。顷阅《针灸杂志》第三届同学研究会摄影，始悉我夫子早已喜占勿药，欣忻无似。惟念前后两届同学，均得亲受我师耳提面命，何其幸也！而生则千里从游，未谋一面，又何缘之悭也！兴念及此，良用憾焉。生厕身医界，于针灸

① 《国医求是月刊》1941 年 9 月创刊于北京，由陈书贤担任主编，同年 10 月出版至第一卷第二期后停刊。

一道，醉心有年。今虽蒙社中诸师谆谆训导，而微妙之理，犹未十分明彻，谨陈于后，伏乞夫子俯鉴愚忱，详为晓谕，使久悬不决之疑团，得以涣然冰释，庶针灸术得以顺利进展于闽中。此当为吾师所乐为，而受恩感戴者，亦非生一人已也。倘得吾夫子亲笔赐函晓谕，则尤为荣幸。生当视同拱璧，什袭珍藏，盖以千里从游，未闻謦咳，得亲笔权作面授耳，兹将问题罗列于下。

一、补泻手法，针灸书多郑重言之，惜多语言焉不详，未能畅明其义。观赵师尔康多用平补平泻法，辄能奏效。则“补”“泻”二字，似系针家神秘之术语矣。而吾师特异聪明，不囿邪说，于补泻以新学理解释之，言简意赅，令人五体投地，但谓经脉之外，有上下不同；补泻之法，亦左右迥异。此不能无疑焉。盖针为圆形，左转右转，理无二致，其作用之异，何至若此？且补泻既为兴奋与制止，则其分别当在强弱刺戟之间。另以捻针左右为说者，岂别有深意耶？

二、书中多言先泻后补，先补后泻者，其意义何在？其手法是否前者入针时先用强刺戟，将出针时施以轻微之刺戟；后者入针时先用轻微刺戟，出针时施以强刺戟，或系施针之第一次、第二次为先后？

三、杂病穴法歌，师言放水最好，用放水针何处有出售？其形状若何？入放水针之尺度，是否如入毫针一样？

以上之三点，希我夫子拨冗赐覆，不胜盼祷之至！

肃此并请铎安。

福建陈伯范谨禀

复函

伯范仁棣大鉴：

二月二十八日得读大札，即草草布复，以免悬望。久欲依所问一一置答，苦于事冗未果，更兼病体初复，尚不能久坐握管。今者春暖阳回，体气稍舒，连朝阴雨，事务略疏，乘此余暇，以了积愫，今按条疏释如下：

一、用针补泻之定义，原对病之证状而施一种适当之手术而言。病之证状众多，不越乎虚性、实性两种。虚性者施以适当之手术而使之复其正常，乃名此手术曰补。实性者施以适当之手术而使之复其常轨，乃名此手术曰泻。故泻与补乃为一种之手术方式，非若服药之有补泻也。

补泻手术之方式，古来名家各立其说，挈其总意，不外囿于阴阳、男女、经络、上下而分其左右捻拨之法。揆之情理，实乃大误。盖阴阳者，四时寒暖、午前午后，时间上之代名词耳。男女者，仅生殖系之构造微有不同耳。经络上下，在今日未可认为确切不移之学。故仆以强弱刺戟而分之，不敢强不知以为知而盲从古人。今后亦不欲再言补泻。其关于如何刺戟之法，已详尽于拙编《针科讲义》中，足下已经读过，于此不用再述。

仆谓古人手术方式，不合情理，然其效果则皆彰彰显著，载之于书册，刊之于史乘，且从之者未尝不收捷效，则又何说？曰，此非手术之适合病情也。仆在讲堂屡为诸生言之，针之有伟效，乃包含物理、心理、哲理三者而成。物理疗法，非有心理、哲理之运用不易彰；心理、哲理之运施，非助以物理之感应，不易显。轻重强弱之刺戟，乃属物理疗法，仅占三者之一耳。凭此一点，决不能收惊人之伟效，必借暗示法（心理）之得，当与双方精诚（哲理）之连系，于是相得而益彰矣。针臂痛而复射刺躄脚而能行，岂偶然哉？古人捻针左右之分，其自信力之坚决，即有发挥其心力于指上之可能，加以暗示之相孚，乃收捷效于俄顷，彼只知得力于其左捻右旋之法，遂下其肯定之词，如何为补，若者为泻，著书立说，父子相承，师徒相授，知其然，未知其所以然，于是手术方式之不同而自成为一家，派别出而立论异矣。故后世之人遂如坠五里雾中，莫知适从，故无怪足下之疑而有此问也。

至于左转右转之法，在手术中亦为重要之一，但不能目为补泻之要法，更不可以其经络上行下行而另有分别。不论何部，概以头胸、背腹为中心，四肢为枝末。施针手法，欲其感应之辐射力（即酸楚感觉），向上向中心散布，悉用右转之法；欲其感应之辐射向下向枝末散布，悉用左转之法。在左转右转之中，其指力之偏向，亦当依左右之关系而有偏重偏轻之分。如在左转，而指力不偏向左者，效亦不显。右亦如之。

此当注意者也。用针之秘，亦尽于此矣。

二、所谓先针后补等法，诚如足下所云，先用强刺戟，而后用轻刺戟法也。就足下之所问，似尚未明用此方法之所以然与其适应之证状，兹更为足下一申述之。凡强刺戟之手术，能使郁血或停滞之排泄物可以鼓动而放散之，能使神经疲劳而失其兴奋亢进之力量；凡轻刺戟之手术，能引血集中，能使神经活泼。基此原理，凡衰弱病者而有郁血或排泄停阻而致之证状，则此法适应之。盖去阻碍物，必使用强刺戟法，但能令神经过分疲劳，必再用轻刺戟法以济之，即俗所谓“先泻后补”理也。如久病者，因郁血或排泄物之障碍过久，必先以轻刺戟法引新血集中，与其障碍物混合融解，而后以强刺戟法散之，此即俗所谓“先补后泻”理也。足下所谓第一次、第二次为先后者，非也。

三、放水针西药房中有出售，其针中空，另有一针附于内，是谓针心。当放水针刺入之后，即以针心抽去之，水即由针孔而出。刺入之长度一二寸不等，总以斜刺于皮下，为合法。

上答三条，信笔书来，不免重文叠字，未经引伸其义，恐语焉不详，足下举一反三，细求其道可矣。

此复，顺候春祺。

承淡安手覆三月廿四日

——《针灸杂志》1937 年第 4 卷第 7 期第 6～12 页

针灸杂谈

经穴针灸之学，为我国独特之学术，无所不治，无所不疗，实超越任何一切之治疗法，往往一针甫下，沉疴立起，能治药石之所不能治，起刀圭之所不能起，每呈不可思议之功效，显不可思议之奇迹，万病一针之名称，询不愧焉。惜乎今日研习者少，大好学术，竟将湮没不彰，可慨也夫。

常考奇经八脉、手足三阳三阴经络，六百五十二穴，以及百数十之经外奇穴，窃叹发明者之必非世俗凡流！不则，何以有如此之准确灵效。盖前人对于人身构造，尚未十分明了，遑言解剖，竟能定出十二经络，与数百孔穴，有条不紊，非生而神明者，曷克臻此。

就今日之解剖学上观察，所谓手足三阳三阴经络者，乃人身之动物性神经，与植物性神经之干枝。所谓孔穴者，乃神经之末梢部分，或适在神经之干枝部分。神经者，即我中医之所谓气道，其作用即称之为气。譬如某部神经，发生障碍，即失其机能，或生别种作用而呈病态。若以微针在适当之某部而刺之，增加或减轻其某部神经之压力，则某部之机能立即恢复，而病痛顿失。考其原由，乃一种物理。故针术治疗，可称谓一种之物理疗法。

在今日科学昌明时期，谓一切疾病，往往含有一种细菌，如霍乱为一种虎列拉君，痢疾为阿米巴菌，或痢疾杆菌，各种痨瘵有各种痨瘵结核菌。他如伤寒、伤风，无不有菌。然而灸法，往往于垂毙之霍乱、痨瘵、泻痢等而能奏效之，岂不神秘也哉！然无足怪。灸法能使白血球增加与促进血液之运行，白血球有歼灭细菌之能力，促进血液运行，即迫动其生机。我中医之所谓“回阳救急”法也。故灸术疗法，可称为亢进疗法。

针灸学术在金元为最盛时代，其于针灸书籍之著作亦最多。降至清季，以针鸣时者绝少，至今日更无闻矣。揆其原由，厥有数端。针灸治疗，首在按穴准确。失之毫厘，差以千里。前人之针灸书籍，对于治疗，每多针灸不分，经穴部位亦不详细说明。所绘图案，更多错误，学者苦之，遂生经穴难明之叹，而却步不前矣，此其一也。医者以经穴难明，惮于穷究，遂以宜于壮体，不宜于虚体。或以针多泄气等词，危人听闻，而病家不敢尝试矣，此其二也。今日之针灸家，类多贩夫走卒，不学无术之徒，既不研究其病理，复不考正其经穴，仅凭前人一二之遗法，妄刺妄焫，令人痛苦难堪，而畏莫敢前矣，此其三也。前清阶级观念最深，每以理发修足之流，为人挑惊针痧，遂以业贱而贱其人，并能起人生死之学术，亦贱视之而不顾矣，此其四也。具此四因，毋怪此万能之医术而不行也。可慨也夫！

针灸治疗，其施术时，病家每感痛苦而生畏惧之心。鄙人每欲弥此缺点，数载研究，始有心得，确能运针自如，病者毫不感受痛楚。今编入拙编《中国针灸治疗学》一书中矣，于兹不赘。

近今针灸家，每每在针柄上用艾绒围烧之，即名曰灸，完全失去灸法之真义。针灸书曰：灸无灸疮不愈，灸必数壮。壮为一炷，炷如麦粒大，则艾炷之形如麦粒长，而粗细如之，与置于针柄上者不同矣。

运针补泻之法，前人每分男女而异其手术，实则大谬不然。前人惑于阴阳之说，遂有男左女右之臆说。考男女生理，除生殖器、乳房、喉管构造外，原无二致，安能以泻作补，以补为泻耶？又曰：顺而随之为补，迎而逆之为泻。又曰：捻之九七数为补，八六数为泻。又曰：三进一退为补，三退一进为泻。或有用提插法者，七或九提插为补，六或八提插为泻。各说其说而莫衷一是矣。鄙人研究数载，于迎随进退上，能分出一些补泻，余则都非真义。彼自以为是者，拿空泛无据之阴阳作依旁耳。所谓补泻之真义，简言之，乃增加或减轻其该部神经之压力，无所谓迎随，无所谓进退。夫脑神经有十二对，脊髓神经有三十二对，人身十二经络，实已括于四十四对神经中。今欲以孔穴来分析某穴属于何对神经，固可为之分析而立一表格，然于吾人便于治疗、记忆上，不如前人假定之十二经络为愈。盖简便切要，合于应用也。头部疾患，往往病在左者治其右，右者治其左。前人知其然而不知其所以然。或有以从阴引阳，从阳引阴，以左右分阴阳而附会解释之。实则头部之脑神经枝，都自右至左，自左至右，互为交叉。故针疗亦须如此也。中国之治疗成绩，确对于西医界无逊色，惟对于医疗上之理论，则多半错误。凡有不能解释其病理者，则请出阴阳五行来负责。此所以为外医诟病而轻视之也。

——《医林一谔》① 1931 年第 1 卷第 2 期第 32～34 页

① 《医林一谔》1917 年由陈焕章创刊于广州，1937 年停刊。

针刺治效之研究

药物治疗，某药只适应某病，而不能统治百病，中西皆同。而一针一艾之微，竟有可疗治百病者，甚至效如桴鼓，其学理之安在？至今日尚未有正确之发明。前贤有言，经脉者，所以能决死生，处百病，调虚实。所谓经脉者，指人身之十二经脉与任、督诸脉。谓人身之气血，俱循此经脉以流行。《内经》有云，营气之道，纳谷为实。谷入于胃，乃传之肺，流溢于中，布散于外，精专者行于经隧，常营无已，终而复始，是为天地之纪。故气从太阴，出注手阳明；上行注足阳明，下行至跗上，注大趾间，与太阴合；上行抵髀，从脾注心中，循手三阴出腋，下臂注小指，合手太阳；上行乘腋，出䪼内，注目内眦，上巅下项，合足太阳；循脊下尻，下行注小指之端，循足心，注足少阴；上行注肾，从肾注心，外散于胸中，循心注脉，出腋下臂，出两筋之间，入掌中，出中指之端，还注小指次指之端，合手少阳；上行注膻中，散于三焦，从三焦注胆，出胁，注足少阳；下行之跗上，复从注大趾间，合足厥阴；上行之肝，从肝上注肺，上循喉咙，入颃颡之窍，其支别者，上额循巅，下项中，循脊入骶，是督脉也；络阴器，上过毛中，入脐中，上循腹里，入缺盆，下注肺中，复出太阴。此营气之所行也，逆顺之常也。又曰：卫气之行，一日一夜五十周于身，昼日行于阳二十五周，夜行于阴二十五周……故五十度而复大会于手太阴矣。其谓人之病也。手太阴肺脉，是动则病，肺胀满，膨之而喘咳，缺盆中痛，甚则交两手而瞀，是谓臂厥。咳，上气，喘渴烦心，胸满，臂臑内前廉痛，厥，掌中热。气盛有余则肩背痛，风寒汗出中风，小便数而欠，气虚则肩背痛，寒，少气不足以息，溺色变。手太阳大肠脉，是动则病，齿痛，颊肿，目黄鼽衄，喉痹，肩前臑痛，大指次指痛不用。气有余则当脉所过者热肿，虚则寒栗不复。足阳明胃脉，是动则病，洒洒振寒，善呻，数欠，颜黑，病至则恶人与火，闻木声则惕然而惊，心跳动，独闭户塞牖而处，甚则转上高而歌，弃衣而走，贲响腹胀。狂虐温淫汗出，鼽衄，口㖞唇疡，颈肿喉痹，大腹水肿，膝膑肿痛，循膺乳气街股伏兔骭足外廉跗上皆痛，中趾不用。气盛则身以前皆热，其有余则消谷善饥，溺色黄，气不足则身以前皆寒栗，胃中寒则胀满。足太阴脾脉，是动则病，舌本强，食则呕，胃脘痛，腹胀，善噫，身体重，体不能动摇，食不下，烦心，心下急痛，溏泄，水闭，黄疸不能卧。强立股膝内肿，厥，足大趾不用。手少阴心脉，是动则病，嗌痛，颔肿不可以饮，肩似拔，项似折，耳聋目黄颊肿，颈颔肩俞肘臂前后廉痛。足太阳膀胱脉，是动则病，冲头痛，目似脱，项似拔，脊痛腰似折，髀不可以屈，腘如结，腨如裂，痔疟狂癫疾，头胸项痛，目黄泪出，衄，项背腰尻腘踹脚皆痛，小趾不用。足少阴肾脉，是动则病，饥不欲食，而如漆柴，咳吐则有血，渴之而喘，坐而欲起，目䀮䀮如无所见，心如悬若饥状，气不足则善恐，心惕惕如人将捕之，口热舌干，咽肿上气，嗌干及痛，烦心，心痛，黄疸肠澼，脊股内后廉痛，痿厥，嗜卧，足下热而痛。手厥阴心包络脉，是动则病，手心热，肘臂挛急，腋肿，胸胁支满，心中澹澹大动，面赤目黄，喜笑不休，烦心心痛，掌中热。手少阳三焦脉，是动则病，耳聋，浑浑淳淳，嗌肿喉痹，汗出，目锐眦痛，颊肿，耳后肩臑肘臂外皆痛，小指次指不用。足少阳胆脉，是动则病，口苦，善太息，心胁痛，不能转侧，甚则面微有尘，体无膏泽，足外反热，头痛颔肿，目锐眦痛，缺盆中肿痛，腋下肿，马刀侠瘿，汗出振寒，虐，胸胁肋髀膝外至胫绝骨外踝前及诸节皆痛。足厥阴肝脉，是动则病，腰痛，不可以俯仰，丈夫溃疝，妇人少腹肿，嗌干，面尘脱色，胸满呕逆，飧泄，狐疝，遗溺，闭癃。任脉为病，男子内结七疝，女子带下瘕聚。督脉为病，脊强反折。又曰，邪之客于形也，必先舍于皮毛，留而不去，入于孙脉，留而不去，入于络脉，留而不去，入于经脉，内连五脏，散于肠胃，阴阳俱盛，五脏乃伤。

综上前贤所述，人身之生活运用，无不系乎十二经气血之流行；凡百疾病，亦无不系乎十二经脉气之太过、不及；即外感六淫之侵袭，亦无不由皮毛而入孙络而脉络而经络也。读《灵枢》诸论，迎随补泻诸法，即可悟得刺法之大要，而知治十二经脉之气太过、不及发生诸病之总纲矣。观乎此，针刺之有特殊功效者，其即流通十二经脉气血之流行欤？然窃有疑焉。每见残手断足者，其运动虽失自由，而精神气魄，依然不变，并不以经脉之残绝，致气血之流行不能衔接，而危其生命。且也，20世纪，科学昌明，学术锐进，西医擅解剖，终不得所谓十二经之痕迹。然则前人十二经络之说，已根本动摇，而针之能流通十二经脉气血之说，则亦不能成立矣。因是旁考生理、解剖新识。吾人之意识举止运动，无不系于神经之作用，其总枢悉统于脑，考脑分大小二枚；大脑主知识作用，小脑司运动总键。脑有神经十二对，举凡声色香味触法，无不系乎十二对脑神经之作用。苟损其一，则五官之官能立受影响。脑之下为延髓，内脏官能之神经系焉。如肺之呼吸，心之输血，肝之制胆汁，肾之主分泌，脾之主造白血球，肠胃之蠕动，汗分泌，血流行，二便排泄，在布关于内脏神经之官能作用也。延髓之下为脊髓，有脊椎神经三十一对，人身筋肉之触觉，四肢之活动系之。于是知我中医数千年认为人身之生活运用系于十二经之气血运用者，即西医所谓神经也。而针刺效用之理，或可得而知矣。神经密布周身，有似电网，四通八达，无不相连。苟一经偶受阻滞，病态立即发生。针刺者，意即刺激神经，兴奋神经，促进或减缓血液之运行，亢进或制止内脏之分泌与蠕动，及排除神经之障碍，而恢复其常态也。故一针之微，万百疾病，皆得而治焉。同道孙君晏如，曾告我曰，昔者某西医博士，谓人身有电，针为金制，传电最易，针丝与肌肉摩擦，即发生轻微之电流，疏通神经，复其常度，病态于是乎消失。是说也，则针刺效用之理，更进一解矣。

——《杏林医学月报》① 1933年第47期第12～15页

艾灸治效之研究

针之治效，为刺激神经与兴奋神经、排除障碍，俱数种功能，已如

① 《杏林医学月报》1929年1月创刊于广州，由广州杏林月报社出版、发行，由时任广东中医药专门学校校长陈任枚支持创办，于1937年停刊。

上述矣。艾灸治效之理，亦当一伸其说焉。稽夫艾之功用，《药物考》谓其性温，生味苦矣，毒。宣，理气血，利阴气，温中逐冷，除湿开郁，生肌，安胎，暖子宫，杀蛔虫。灸百病，能通十二经血气，能四垂绝之元阳。然则艾灸之功用，兹贤已明亦矣。今就其上列之功用，以新学理解释之。其性温热，有数舞神经之功能；宣，理气血，即促进血液之循环；利阴气，温中逐冷，暖子宫，有补助体温之伟效；除湿开郁，乃增加白血球杀灭细菌及增进淋巴，发挥新陈代谢之功用；生肌安胎，为增进营养之机能；灸百病，通十二经气血，四垂绝之元阳，无一非活动人身志关节及促进各组织之细胞生活力也。日本原田次郎研究灸之功用，曾发表其实验报告曰，灸之主焉作用，为一种温热性与化学性之刺激，有亢进细胞之生活力，调节各种之内分泌，诱导腠理起紧张作用，或反射作用，使血压上升，白血球增加，营养旺盛。原之免大邦，研究灸之结果曰：能使赤白血球繁殖而增加，赤血球沉降速度增进，血液凝固性流通，局部血管充血，解除疲劳云云。由此以观其功用，实不亚于针刺。夫以古今医家于针灸成效之辨别，针利于急性病，灸则宜于慢性病，针效速而灸功缓，各有其长，苟善用之，则相得益彰矣。

——《医林一谔》1932 年第 2 卷第 6 期第 16 页

针灸学讲义——《内经》之针法

《九针十二原》：小针之要，易陈而难入。粗守形，上守神，神乎神，客在门。未观其疾，恶知其原？刺之微，在迟速。粗守关，上守机，机之动，不离其空，空中之机，清静而微。其来不可逢，其往不可追。知机之道者，不可挂以发，不知机道，扣之不发。知其往来，要与之期。粗之阇乎，妙哉工独有之。往者为逆，来者为顺，明知逆顺，正行无间。迎而夺之，恶得无虚。随而济之，恶得无实。迎之随之，以意和之，针道毕矣。

编者按曰：本节首言小针之不易施，故曰易陈而难入也；继分粗工、上工之所守，一徒守迹象，不谙妙机，一知守神，能睹病原而知其虚实，故曰粗守形而上守神也。其得神之妙者，知病之在何经，如客之在门，了然其出入之道也。不睹其疾，不知其原，言施针不可不先审其疾也。次言刺针之真谛，在乎迟速，守穴中之妙机，以适应病体之虚实。即上守机，机之动，不离其空也。夫空者，关节之空间也，即神经出入之处也。神经因受刺戟而发生反射与局部筋肉收缩，是即机之动也。粗工不知，仅按其关节而刺之，以为尽针之能事矣。此其所以名粗工、下工也。神经之机能微妙不可思议。因神经细胞之活泼与否，发生反射机能有强弱之分；如其强也，不能使之更强；如其弱也，不能使之再弱。故曰其来不可逢，其往不可追也。欲知反射强弱之妙机，乃在指端，非可得闻而可得见也，惟有熟练之上工乃能之。乘其反射力之如何而应以适当之手技，所谓知机之道者也。粗工不知此妙机，即不知其往来。故曰阇也。所谓往来者，指神经反射感应。

——《针灸杂志》1935 年第 3 卷第 4 期第 24～27 页

灸科学讲义——各种灸法

隔姜灸法。以姜切片，约三分厚，针刺数孔，置于应灸之穴上，上置艾丸如豆大，燃之。觉神灼痛，则以姜片微稍提起，待稍和仍放置之，或持姜片往复移之。视其肤上汗湿红润，按之灼热，即可止灸。如不知火热之轻重，任其灸燃，亦能发其水疱。处置水疱之方法，以微针在水疱边刺入贯透之，压去其水液，以脱脂棉拭干，外以生肌玉红膏敷于纱布盖之。外衬棉花，为之包扎，每日更换，至愈而已。

隔蒜灸法。与姜灸相同，惟觉灼痛时，不与移动为异。姜灸通用于经络凝寒、血滞气阻之疾，蒜灸则适应于痈疡初起之症。《医学入门》谓隔蒜灸法治痈疽肿毒大痛或不痛麻木，先以湿纸覆其上，候先干处为疮，以独头大蒜切片三分厚，按疮头上艾炷灸之，每五炷换蒜片。如疮大有十余头作一处生者，以蒜捣烂，摊患处，铺艾灸之。若痛灸至不痛，不痛灸至痛。若疮色白不起发不作脓不问日期，最宜多灸云。

豉饼灸法。治疽疮不起，以豆豉和椒薰盐葱捣烂作成饼，厚三分，置疮上灸之。觉太热，稍离起，复置于上，灸至内部觉热，外肌红活为止。如脓已成者，不可灸。

附子灸法。治诸疮成瘘，以附子研粉，微加白及粉，以口唾和之成为饼，约厚三分，覆瘘孔上以艾灸之，使热气入内。附饼干，复易一饼，至内部觉热为止。

——《针灸杂志》1935 年第 2 卷第 3 期第 26～27 页

针灸治疗学问答

问：何谓奇经八脉？

答：奇经，十二经以外之脉也。《内经》言人身气血，常行于十二经脉，诸经满溢，则流入奇经。奇经分八脉，曰督脉、任脉、冲脉、带脉、阳跷、阳维、阴跷、阴维。除任、督二经独立外，其他俱隶于各经中。

问：何谓祝由？

答：为古人治病十三科之一，在汤药、针砭之先。祝者，咒诅也。祝由者咒诅病由，不用药石以治病也。今之江湖术士以符篆治病者，亦曰祝由，称祝由科。

问：何谓导引？

答：凡四肢筋骨之疾，以按摩其筋骨肌肉，摇撼其肢体而得以告全愈者，曰导引疗法。导引者，行动肢体也

问：十二经穴中无维会一穴，越人扁鹊刺维会起虢太子之尸厥，不知维会系何穴？

答：维会，书中无明文，颇难考证。就尸厥一症而言，当为百会或气海，是否待证。

问：何谓痧疫？

答：古人谓天地之戾气所钟，人畜感染，邻闾村镇，阖家比户，俱

患同样症状相继死亡者谓之疫；今之新医谓一种致病之细菌，散布于空气或饮食品中，使人迅速感染而为病，其死亡甚速者亦称之疫。疫为一种之急性传染病之统名，普通称病名者多，如伤风、白喉、霍乱、疟痢、痧痘等等；痧痘即夏日霍乱，霍乱有湿性、干性、真性、假性之种种不同，但统名之曰痧疫，俗名痧气，北方称之为翻。

问：何谓注射疗法？

答：西医以药物提取其有效成分之精华，以空针注入肌肉或血管之内，免去内服之麻烦与被肠胃之分解，而收治疗之效果者曰注射疗法。为今之西医最盛行之方法，注射药品已发明有数千种，内服之药几将废绝。

问：何谓紫光电？

答：紫光电系电光中含有一种紫光，于人体最有益。关于神经性气质病、皮肤病、一切慢性病有治效。西人明紫光电之效用，乃发明种种之紫光电机，医治一切病苦，但收效甚微。

问：何谓太阳灯？

答：太阳灯亦是一种电气治病之电机，能发出一种极强之光如太阳，照射人体有病之部收治疗之效果。因为太阳光中含有紫光，太阳灯亦具有此类强光也。

问：何谓外感六淫？

答：风、寒、暑、湿、燥、火六者，为天地气候转变之一种现象，名之曰六气；以时以节，转变而有定律，适于人体者，谓之正常气候；若气候转变反常，或太过，或不及，不适宜人体之嘘养，能使人不耐为病，谓之曰淫气。六淫者，即六气之不正常之气也；从体外而感染此不正常之气，因而为病者曰外感病；感风感寒感暑等等，则以时以季以病态而分之。

问：妇人伤寒热入血室，血室在何处？热何以入血室？

答：妇人血室指胞宫血海，今人称胞宫为子宫，血海即冲脉，今称为下大静脉。当妇人经水适来时，或将净时，而发生伤寒热病，如《伤寒论》书中云，妇人伤寒发热，经水适来，昼则明了，暮则谵语，如见鬼状，此为热入血室。又妇人中风，发热恶寒，经水适来，得之七八日，热深而脉迟，身凉，胸膈下满，如结胸状，谵语者，此为热入血室也。又妇人中风七八日，续得寒热，发作有时，经水适断者，此为热入血室。其血必结，故使如疟状，发作有时云。就古人相传，所谓热入血室如上三条，名称则一，而症象各殊。一为昼则明了，暮则谵语；一为胸膈下满，如结胸状，谵语者；一为如疟状。症情不同，病理则一。当经行或经净之期，血部空虚，内无抵抗，热易下陷，入于血海，血海之部在少腹。热陷于下者，其血亦滞于下，脑部、胸腔部之不足矣；脑部血少，神经失养，因下部蕴热熏蒸，遂发生幻觉、错觉，谵语于是乎发生。何以必发于夜？理亦易明。此症原属血虚有热，且有血瘀；上述热陷于下者，其血亦滞于下，滞则有瘀成为上虚下盛之象；昼时日光朗照，温度较强，气压较高，胸因光线与温度之关系，神识清醒，以是以昼则明了，暮乃谵语；至于胸膈下满，如结胸状，亦属冲脉血滞，肝胆回血管不畅所致。如疟状者，时寒时热，亦属血瘀于里，热蕴于内，表层血管因内部血滞而贫血，发为形寒；热以蓄积过多，为一度之发散乃为身热，故发作有时，如疟状也。试观生人血室者，不问其病状之属于何条，悉刺期门以已之；期门之内为肝脏，期门之神经直通于肝，刺期门所以畅回血管之流行；冲脉之血滞得疏，血瘀得散，瘀滞既通，热无依凭，于是诸症悉愈矣。病之变化至不一，但须明其病理，求其癥结所在，去其癥结，其他皆迎刃而解矣。兹以热何以入血室之问，竟不嫌辞费，速解其病理、治理，希读者举一而反三也。

问：妇人热入血室为结胸状，谵语者，结胸之状如何？谵语之形如何？

答：结胸病之症状，胸膈中或因痰热壅阻，或因寒食积滞壅阻，或因血瘀热邪交阻，致胸膈满痛拒按；其原因以表症宜发散，误用下药，或表热重时，多饮冷物，或发热时，发生盛怒之所致。妇人热入血室如结胸状者，不过似结胸病之胸膈满闷，非其结胸也。其理已于上答中述之，兹不妨再详言之。当妇人经水适来之时，其血压下降，压胞宫之血外出，适患伤寒，热即乘势下陷，本即外出之经血，因热阻而瘀滞不行；

经之行者，因是不能净，静脉中因有瘀滞，则回血不畅，瘀热交阻，所谓热入血室矣。血室，书又称血海，名曰冲脉；今之推究，属下行大静脉，与肝脏门脉亦相通；凡静脉之血，大部分经肝脏而入右心房，静脉爵滞不畅，直接影响于肝脏；肝脏中静脉血较他脏为最多，故有肝藏血之称；肝之用为制造胆汁、消化饮食物之主要素，促进运化之主动质，故有肝主疏泄之名；今以静脉瘀滞，肝藏之血亦不畅，其用乃不得施展，致消化运用失常，于是胸膈满闷随之发生，故书曰伤寒热入血室如结胸状也；谵语者，神识不清、胡言乱语也；因脑部空虚，瘀热之毒上蒸脑系也。

问：厥阳暴逆，肝阳上升之解释？

答：厥阳暴逆，肝阳上升为医界之术语；厥阳暴逆，言阳气猝然暴逆；厥阳者，独阳也，纯阳无阴之谓也；肝阳上升者，言肝家之阳气上升巅顶也；悉属中医推测之词，用以代病状之说明；譬如言厥阳暴逆，即知系中风或暴死之类之病；言肝阳上升，即知较厥阳暴逆为轻；总是头痛、眩晕、呕吐之类之病。关于此类术语甚多，可目之为中医学上之医学名词。

问：镇逆、熄风、填窍诸治法的治法？

答：镇逆、熄风，填窍，属方剂上之名词，如药剂中之半夏、朱砂、磁石、石决明等，其质重坠，能治呕逆、头痛，此类药剂，称为镇逆之剂；如菊花、羚羊角、白芍、天麻等，能安静神经、止痛止痉挛，此类药剂，称为熄风之剂；如阿胶、熟地、人参、麦冬，能补血液，增津液，此类药剂，称为填补之剂或称填窍；盖本五脏空虚，贼风得乘虚而入，宜填补其空虚之窍邃也。上列诸药，仅述其一二为例耳，非尽于是也。读者欲明了此类方剂，请读《医方集解》一书。

问：百会一穴，实为治中风之捷径，一针甫下其疾若失者有之，则凡属中风之症，悉针百会一穴可乎？

答：中风一症，有中脏、中腑、中经络、中血脉等等，又有阳中、阴风、中风、类中风等区别，名称甚多，实则以症之轻重与影响各部位而异其名称；百会一穴，确能治中风，但不能皆必其悉效，且不能独持一穴，即可尽其能事；如中脏一症，为中风之最重者，至多不越三日而死，虽有百会一穴，亦不能挽其垂危；大概中风症，脉见虚细，刺灸百会，及其他诸穴（就其症状而定之），可十全其九。

问：何谓人工气胸术？

答：人工气胸术为最近西医所发明专治肺病之一种方法，用开刀手术，刺穿胸腔，输入一种气体，可以疗治肺病。

问：五痹疼痛之五瘰，其病状如何？

答：五痹者，筋痹、脉痹、肌痹、骨痹也。书云：风寒之邪，袭于筋骨、皮肤、血脉而为痹痛、麻木不仁；袭于筋，则为筋挛节痛或为赤肿作痛，名曰筋痹；袭于脉，则心烦血热，肌肉热，皮肤痒而燥，皮色变，唇口反裂，名曰脉痹；袭于肌，则为肌肤痛，名曰肌痹；袭于皮，则为瘾疹之类，初起皮中如虫行，搔之不痛名曰皮痹；袭于骨，则骨中酸痛，挛屈不能行动，名曰骨痹。

问：痔与漏有无分别？

答：痔漏悉为肛门病，痔有内痔、外痔，皆为核形之隆起者；漏则平塌无核，仅有一孔或数孔，常年流脓、流水。

问：何谓毒疔？

答：疔疮为外疡中之重症，初起仅一小粒，未几即红肿疼痛成脓，多生于头面、手指诸部，其发迅速，其毒至重，治不如法，每在三数日内致人于死；毒疔者，言其毒至重也。

问：何谓霍乱？

答：霍乱系夏秋间之普通疾病，饮食不洁之品，感受暑热或着凉露，遂至中宫淆乱，上吐下泻，或脐腹绞痛，或肢急螺瘰，顷刻死亡，此症名曰霍乱；有寒霍乱、热霍乱、干霍乱之分。

问：何谓疟疾？

答：中医书曰：夏伤于暑，秋必痎疟。从今人之研究所得，系一种疟虫，由蚊虫媒介入于人之血液中，孳繁至多，即发为疟病；初起寒冷，甚有战抖不已，继乃热度高张，约数小时而退，发有定时，有一日一发者，有间日发者，有三日一发者，有半月后一发者。

问：脚气病之症状？

答：中医书谓湿热或寒湿袭于三阴之经，遂致足胻疼痛，或浮肿、酸木无力。据近人之研究，系缺乏一种维他命质所致；有干脚气、湿脚气之分。

问：气从太阴出注手阳明以下至厥阴，计有手太阴、太阳、少阴、少阳、厥阴、阳明等名称，足亦如之。此类名字，在医学上有无意义？

答：太阴、太阳等名称，古人用以代经络之名词，并含阴阳轻重之微意；古人以脏为阴，腑为阳，五脏之中，以肾为先天之本、生命之源，心为行血之始，以少阴阴气初生之义，配心、肾二经；脾为后天之根，生生之宝，肺为敷布津液之极，以太阴阴盛之义配肺脾二经；肝脏其质最重，以厥阴阴气最重之义代之；太少阴皆有二，厥阴只有一，乃以心包络补之，使各成为二；以太阳代膀胱、小肠二经，示阳之盛；以少阳代三焦、胆，示阳之初生；以阳明代胃、大肠，示阳之最盛。总之，此类名词，在古人名名，颇为玄妙，不易了解，吾人但知其所代各经名称足矣。

问：跗之部位？

答：跗，足背也。足背之高处曰跗骨。

问：髀之部位？

答：髀，股也。即大腿之内侧，与髀骨、髀枢不同。

问：腋之部位？

答：腋在肩头之下、上臂与胸胁之间，俗名腋窠，又名胳肢窝。

问：颇之部位？

答：目下眶骨之下、颧骨之内侧、上牙床之上之部位名曰颇。

问：目内眦，是否即目之内尖角？

答：是。目两端成锐角，外侧之端锐，名目外眦；内侧之端较圆，名目内眦。

问：上巅、上项之巅与项？

答：巅即头之顶，最高之处也；项为颈项，但颈项有区别，与背脊相直者曰项，在两侧近肩一面者曰颈。

问： 尻之部位？

答： 尻，音臬，背脊骨之末端也，俗名屁股庄骨，又名胯骨。

问： 胁之部位？

答： 胁在肩窝之下、胸之两侧，胸肋骨之部之总名称也。

问： 颃颡之部位？

答： 颃颡在口腔之中、咽喉孔之前、附于口盖上之下垂如一小舌者之后，有小孔二，通于鼻窍。

问： 骶之部位？

答： 骶为脊骨尽处，即尾闾骨处也。

问： 缺盆之部位？

答： 缺盆在颈下之两侧、肩之前、锁骨之后凹陷，如残缺之盆，因名缺盆。

问： 卫气之行，一日一夜五十周于身，昼行于阳二十五周，夜行于阴二十五周。其说可信否？

答： 本条卫气之行，指血之流行，源出于《内经》，《难经》《甲乙经》亦载之；谓人一呼，脉行三寸，一吸脉行三寸，一呼一吸谓之一息，一息脉行六寸，二百七十息，血行一周于身，人一日一夜，有一万三寸五百息，血则流行五十周，故曰五十度而复大会于手太阴；昼日行于阳者，阳指日中也；夜行于阴者，阴指夜中也。上述理论，虽出于《内经》，实为古人推测之辞。吾人身中之血，其流行也，随年龄而异，小儿较速，老年较迟，古人亦早有说明，如一呼吸中，小儿七至八至为平脉，成年人五至为平脉是也；今以常人计算，八九十秒钟，血行一周，一小时约四十周，一日一夜，当有九百六十周，与五十度相去远矣；且人身血管四通八达，旁枝、侧枝，其纷繁无从计算；血之流行随枝而流，安能如《内经》所谓手三阳经每长五尺、足三阳经每长八尺、手三阴经每长三尺五寸、足三阴经每长六尺五寸，衔经而行；当气血在三阳经时，则阴经无气血；在三阴经时，阳经无气血；宁有是理，是故不能信从；《内》《难经》中不可信者尚多，古人以器械未精，观察未详，不能遽加非议；独怪今之人，在科学昌明时期，笃信古说，不加辨别，彼臆测之词，近乎荒谬者，犹訚訚然曲为辩护，未免太愚耳。

问：何谓交两手而瞀？

答：瞀，心中闷乱不舒者；交两手而瞀者，以手交叉按于胸间，表示烦闷不舒之象也。

问：上气喘渴、烦心之证状？

答：上气，书曰气上逆，即吸入之气急欲回出也；因胸中有热，亟欲发泄，故借肺气之呼出而排泄之；喘，喘气也，亦属肺中有热，或支气管中有痰，吸气不利，不能达至肺尖，至中途因痰之阻，热之放射，亟欲回出也；渴，口渴也，脏腑因热水分减少，亟欲求水之救济，口乃觉渴也；烦心者，心胸中烦热不安也，或因热壅，或因痰热交阻，悉能使心中感觉烦热不安。

问：胸满之症状与烦心有无区别？

答：胸满，胸中痞满也，即胸中感觉胀闷不畅之谓也；其原因或为胸中湿痰蒙闭，胸腔与胃脏之神经，吸收性呆滞；或腹部有肠积瘀阻，二便不畅，浊热上熏；或胸腔神经衰弱，而为虚痞虚胀；原因种种不同，与烦心截然不同，胸满部位甚大，即心中亦包含于内，感觉痞满；烦心仅心下一小部感到烦热不安；再就情状定，一为仅感到胀满不畅，渴不数饮；烦心则觉热而寝不安席，口渴时饮。其原因与舌微脉象，亦绝不相同也

问：臑臂内前廉之部位？

答：臑为肩膊下、上臂膊内侧对腋处高起之肉之部也，在生理、解剖书上名曰“二头膊筋”；廉作“侧”字解，前廉者，前侧也；臂内前廉者，臂之内侧之前面一边之谓也；后文又有所谓内廉、外廉、上廉、下廉，即作内侧、外侧、上边、下边解可也。

问：厥之症状与其病理？

答：厥者，猝然厥逆，重则不省人事，知觉全失，轻则四肢发冷；其病理是神经猝失作用，血流失畅，中医所谓阴阳失调、气血离散也；其原因有吸受外来污浊之气，胸神经突受刺激而发，书所谓肝阳暴逆之类；有因猝受寒袭，有因身热暴增，所谓寒厥、热厥等是也；又有气厥、

痰厥、血厥等名目，原因不一，病名亦异。

问：肺与大肠二经，俱不行经背部，何以气盛有余则肩背痛？

答：肺与大肠二经，俱行于肩前臂膊，并不行于背部，《内经》谓气盛有余则肩背痛，理不可解；汪讱庵注解谓背为手太阴部分，一作“臂”；鄙意以“背”为“臂”字之错简，可通，谓为太阴部分则非也；本条气盛有余则肩背痛之“背”字，当依汪注改为“臂”字，则可解矣。

问：气盛有余则肩背痛，下又有气虚则肩背痛，何也？

答：气盛则痛，气虚亦痛，正是中医玄妙之处、独到之处也；病皆有虚实，气盛则肩背痛，言病之实也；气虚则肩背痛，定病之虚也；病因不同，病状亦异，治病必求其虚实，治疗乃如响斯应，此中医之所以可贵也。

问：何谓小便数而欠？

答：数即数数不一，次数多之谓也；欠为欠缺，短少之意也；小便数而欠，言小便之次数多而溲量则短少不多也。

问：何谓少气不足以息？

答：少气不足以息，指呼吸短促，肺之数动开阖力衰弱也；平人无病者，普通每分钟为十八呼吸，称为十八息；病人肺脏力弱，每分钟在三十息以上，故曰少气不足以息也。

问：溺色变者必有热，其说信否？

答：小溲之色，普通为清色，变则有白、黄、橙、赤之分；白色不能指为有热；黄、橙、赤之色，可谓有热，并可分其热之轻重，赤色热最重，橙次之，黄又次之，但膀胱蓄溲过久，放射时其色亦黄，不能遽作热论。

问：何谓鼽、衄？

答：鼽，音求，鼻流清涕也；衄，音蜀，鼻流血也。

问：喉痹之症状？

答：喉中肿塞，不能进汤水是也；今人称谓缠喉风，不言喉痹；今之所谓喉痹，系另一症状，属于喉头结核之类，慢性溃烂，不易治疗，中西称谓阴虚喉痹或喉疳喉癣。

问：何谓寒慄不复？

答：形寒恶寒，精神不振之谓也，此系皮下血管贫血之所致。

问：何谓洒洒振寒？

答：《内经》有曰：邪客于形，洒淅起于毫毛。洒洒振寒即洒淅恶寒之象也。

问：善呻数欠、颜黑之原因与症状？

答：呻为呻吟，为精神不振，肺气不舒，全身百节倦怠，神经疲弱，藉呻吟以舒其气也；数欠为数数打呵欠也，亦由内脏养气太少，神气不振，体温不足，借呵欠以吸收空气中之养气而补救之也；盖呵欠为深呼吸之变相，能吸收多量空气与内脏排泄之浊气相交换；颜黑者，病理不明，考中医书谓黑色者多血少气，殆为皮下毛丝血管中积蓄多量之污浊静脉血，映于皮下而为黑色欤？

问：病至何以恶人，与火闻木声则惕然而惊心欲动？

答：伤寒阳明经病为壮热之病，热重者，液灼津烁，神经失养而衰弱，畏受巨声强光之刺激，喜静喜暗，欲葆其神也；不仅火光木声畏恶，阳光金石之声，亦所畏也；古人谓阳明属土，闻木声则惊，土善木克，盖囿于五行生克之说耳。

问：病既喜静喜暗，欲闭户塞牖而处，何以又欲上高而歌，弃衣而走？

答：病有转变，岂可作一概论？环境、气候、饮食、摄养，处处有使病转变可能；本条上高而歌，弃衣而走，乃为阳明狂症，与上述后闭户塞牖而处者，病理绝然不同也；上条为热蒸神经衰弱之症，本条乃热蒸脑系，神经兴奋失常之症也。

问：贲响、腹胀之症状？

答：贲，奔也；贲响者，肠中水液流动作声也；凡贲声者，其腹则胀，为必然之理；盖腹胀为肠不吸收，亦不运化，水液停滞而为胀，欲勉力运行而为声也。

问：何谓温淫？

答：淫者邪也，不正之气也；温淫者温邪也，即“伤寒有五”中之温病也。

问：何谓口喎唇疡？

答：口喎，口不正也；唇疡，唇上生干疮也。

问：膝膑、膺、气街、股、伏兔、骭之部位？

答：膝膑即膝正中之膝盖骨也；膺即前胸，俗名胸膛；股即下肢之大腿也；伏兔为膝膑直上六七寸处也；骭下，腿骨也；下腿骨有二在前面者曰骭骨，亦曰成骨，后者曰辅骨。

问：舌本强之舌本部位？

答：舌本即舌根，舌之根部也。

问：何谓噫？

答：医书谓胃气郁阻，气不得降，上升而为声也；凡为此噫者，大都在饮食过饱之后，或胸腹胀满，消化不良，时时噫气，胸中觉稍舒畅，此病都属胃肠病，肠不肃降，胃之分泌酸汁过多，与咸液化为气体由上而噫出；噫之理是如此，噫之原因则不一，如悲哀、饮食不慎、肠部不洁，皆足致之。

——《针灸杂志》1934 年第 2 卷第 1 期第 22～39 页

承淡安先生演讲录

张同馨　陈丹华速记

敝人既乏学识，又鲜经验，今从无锡来苏，承王慎轩先生介绍演讲，唯毫无预备，只得随意与诸位谈谈。吾国医学，发明最早，自神农尝百草以著《本经》，黄帝明阴阳而作《内经》，发明医理，迄今垂五千余年。然考《本经》与《内经》二书，实为后人之著作。盖农、黄时所传下者，不过一种民间单方，经后世人之收集，而编成一部《本经》，此乃吾医从经验得来之药物学。《内经》一书，伪托为黄帝与岐伯问答之辞，其实亦为后医经验之记载。但医以治病为贵，而治病之法，首推针灸与药物。《内经》之精华在针灸，《本经》之精华在药物，是“二经”者，可谓中医治疗法之始祖也。敝人对于药物一门，甚少心得，唯于针灸一学，略有研究。针灸疗病，乃吾医最初发明之法。在上古时代，金属尚未发明，一切用具，多为石器，故治病乃用砭石做针。彼时人民智识未开，欲望极淡，绝鲜七情之病。仅有六淫及筋骨、经络方面之病。用砭石刺之，能使气血流通，其病即愈。及后文化渐进，由砭石而发明金属之针。然学针灸，必先明十二经络及穴腧之地位，则以《内经》所说之学，最为详细。故《内经》必须读熟，此为学医之根本。然《内经》十二经络之学说，即由砭石经验所得，并非人身布有十二经、八脉，不过假定以分配而已。至于中医五行生克之说，造成玄空之理论，西医遂以为攻击之焦点，中医尤不能研究维新，敝人以为此乃中医进化中止之焦点。现在社会文化日益演进，若吾中医仍凭此玄空之理论，因循而不改进，则必至失败而无立足之余地。今先知先觉之士，鉴于中医前途黯黑，有被淘汰之危，故设立学校、学社，研究新颖之学，阐明真理，以冀国粹得以保存。贵社唐慎坊、王慎轩二位先生，对于中西学术，融会贯通，指导诸位同志。将来各同志学成之后，再培植后起，则中医方可立足。将来中医之复兴，责任在诸位。故敝人极希望诸位以大无畏之精神，发奋上进，为国医增光，为社会服务，庶几不负诸位学医之初衷。再有一点贡献给诸位，即是针灸之学术。针灸学确为中医之必修科，不可忽视，何也？观仲景《伤寒论》中，亦有刺风池、风府、期门等法，可见仲景虽长于汤药，亦借助于针灸。然《伤寒论》中用针灸者，寥寥数条，而汤药却占百分之九十九，此又何也？盖针灸治病，刺入人肤，终不免受些痛苦，以致人多畏惧，稍一谈及，俱摇首咋舌，宁死不受。是以针灸之应用虽妙，而盛行实难，反被汤药所胜过。虽自晋唐以来，迭经皇甫氏等，极力提倡，终不能胜过汤药。此针灸所以衰败之最大原因也。兼之明末汪石山攻讦甚力，言针有泻无补，宜于经络，不宜于脏腑，更不宜于虚弱之人。汪氏为医界名人，故人民颇为信仰。从此针灸之学，又受极大之打击，以致更形衰败。其实汪氏之言非也。敝人以为针灸与汤药可以并行，因无论何病，多属于神经之失常。神经有动物性及植物性之分，动物性神经散布于躯壳，主运动知觉；植物性神经，散布于五脏六腑，如肺之开合，而为一呼一吸，是即肺部神经之机能。心脏之搏动，而为一伸一缩，亦即心部神经之力量。肝主制造胆汁，内藏葡萄糖，营养全身。脾主制造膵液，产生白血球，抵御病菌，亦皆神经之作用。简略言之，肠胃之消化，肾脏之分泌，五脏六腑之工作，五官四肢之知觉运动，均为神经之能力。假如神经失常，即起病态。如肺之呼吸，必须肺脏主呼吸之神经平衡，则不生疾病，若不平则成喘急。所谓万物不得其平则鸣。无论五脏六腑之病，皆神经之不平，而生病态。欲纠正其不平，端赖治疗之功。治疗法之最佳者，当推汤药与针灸。但汤药必须经过肠胃之消化吸收，再由血循环以运输于全身，经过许多周折，而始发生效力。唯针灸则有直达病所之力量。如肺脏之神经，因虚弱而不能开合，以致呼吸短促，针灸能直接刺激神经，以恢复其应有之机能，此即“虚者补之”也。或肺脏之神经受炎性病之压迫，以致呼吸喘急，针灸能直接消退炎症，以解除其压迫之病变。再如瘀血、痰食之压迫神经者，针灸亦能将其压迫解散。神经恢复，则病自愈，故针灸直接解除病痛，似较汤药略胜一筹也。针灸对于血液方面之清洁增减，虽无直接补助之力，然却能间接使其增减。因血液之产生，亦赖神经之作用。针灸既能刺激神经，则神经兴奋，即能增加血液之产量。又如血液不洁，或传染细菌等，针灸虽不能直接清之、杀之，却能兴奋神经，使其增加清血杀菌之力。故无论疟痢、霍乱，采用针灸之法，确有特效，因能增进人身抗毒之力。此乃敝人之经验。故针灸学乃中医极重要之学术，如遇药物不及救疗之病，则可采用针灸之救济。希望诸位于针灸之学，切宜格外注意焉。

——《国医学社纪念刊》① 1934 年第一学期第 23～25 页

① 《国医学社纪念刊》1934 年 2 月创刊于苏州，由苏州国医学社编辑，苏州国医书社发行。

白带与难产之特效疗法

读《光华》二卷七期，有“妇女专号”之出刊，征求论文与良方，诚先得我心。妇女为民族之主要素，其健康与否，直接影响种族之繁衍，不特关于子女体格之健全否也。今日国内之妇女多病，其主因固属缺少运动与清洁，并荣养之不良，而形成普遍之病征，则为白带。古谚有之，十女九带，可见其病之多。至若难产一症，于今日尤为数见不鲜之事。读者俱系名医，洞明医理，作者不再泛论其病因与证象，爰将诊疗心得，涂写为文，直接贡献于同道，间接介绍与妇女，使顽固之带病、危险之难产，得以一扫而尽，则作者之所企盼也。去国日远，握椠久疏，读者毋以不文而忽之。

在特效疗法未写之前，更有一言不得不告者：中国民众，缺乏医学常识，尤以妇女为最甚。此由于教育之未普及，故其缺乏医学常识，未可与以苛责。吾同道既负司命职责，不可不于可能范围中灌输之，使其知所趋避与调护，亦“上工治未病”之旨也。

带病妇女既少重视，因之带病而专求治于医者，十不得一。而医者亦大都忽视，注重于其胃病、肝气、肺疾、月经等之主讯，舍其本而求其末，往往屡治屡愈，屡愈屡发，终鲜根本解决。此无他，带病之诱因未除也。吾同道知所求其本乎。

夫带病之起因多矣。有湿，有寒，有湿热，有气滞，有肾虚，种种不一。而结果则影响于全体之衰弱，所谓异途而同归，于是肺痿、心悸、脏躁、胃气、脏腑诸病，为之蜂起。今欲以一特效方而统治其种种不同之原因所发生之带病，未免夸妄，即非医家所不能深信，我同道亦必大惑谓不然者，故于此亦不得不简单以说明之，所谓无征不信，不信则不从也。

作者所欲言之特效疗法，非药石汤丸之剂，乃灸治法也。以药石而能统治种种不同原因之病症，举世尚少发现，更须待乎将来，在理想恐亦难有事实。唯一丸之艾，一针之微，却可疗百病，起废疾。《内经》《甲乙》肇其纲绪，《千金》《外台》详其治要，古圣先贤，诚未欺人，惜今之学者，舍明灯而求萤火耳。

当今科学昌明，灸治之理，益见显然，经穴之道，愈显重要。日人樋田、原田、时枝、青地、后藤诸医博士，对于针灸之理，穷年累月之研究，颇多阐明。其大要，一言以蔽之曰：灸有增加全身抗毒素，得远驱除疾病，臻进健康之作用。余再为之补充一语，以部位之关系，直接影响其病态之治疗。此即为简单之说明，欲详言原理，非本题之范围，但作者甚愿诸君作详细之讨论，俾斯道之日臻光明。兹言本题之特效方法。

先言带病治疗法

上述带病之原因固有种种，其疗法则仅一方，而效如桴鼓，应手奏功。其理即基于全身抵抗力之增加，与部位之关系直接影响其巢穴，为自然之治愈。

一、三角灸（二点），二、中极（一点），三、命门（一点），四、肾俞（二点），以上共六点，以精制艾绒如米粒大，各点灸七壮。轻症灸一周愈，重症三周愈，久年百治不效者，一月之内必愈。米粒大之精制艾，灸时仅有微热，绝无痛苦，亦无起疱溃烂之虞。

说明

三角灸之取法，以坚韧之纸条，量患者之口，自左口角至右口角之横径为一折，计三折，作成一三角形，然后使患者平卧，以一角置于脐之正中，其他二角即陈列脐之两侧，此两侧之角，即为灸点（左右各一）。

中极穴，在脐下四寸（注意有孕者忌灸）。

命门穴之取法，使患者直立，以一竹竿或木杆，在其面前植立，高与脐平，切一表记，然后移植于患者背后，靠近背脊，其表记所至处，即为命穴（适在第十四椎下中央）。

肾俞穴，即在命门穴之两旁，各开一寸五分。

注意灸穴取定之时，以墨点记，灸时再以墨润之，艾炷即不下坠。第一壮灸毕，不必去其灰烬，即以第二艾丸附上可也。至四五壮，略去其灰；完毕时，以棉花轻拭去其灰即可。灸毕经过六小时即可入浴，但于灸处不能擦破其浮皮，如偶尔擦破，翌日仍可于破处灸之，必不清烂。古书言灸无灸疮不愈者，系大艾炷，即今之打脓灸，百病只灸一次足矣，其效有惊人伟大，但患者多不忍一时之痛苦，畏惧不敢受，于今几失传矣。

次言难产特效疗法

难产之原因，有因于胎位之不正，或因骨盘之狭小，然在横生倒产、手足先出等种种欲下不下之时，在西医必施手术，中国稳婆之能者，可不施手术，苟取下列各穴之灸治，可安然产下，时间至多一时左右，每多在二十分间产下者。其理则不属于上述之抵抗力，为部位上之一种反射力，所谓物理疗法中之自然疗法也。

一、右至阴穴，灸七壮，二、合谷及三阴交各灸三壮。

说明

右至阴穴，在足小趾外侧爪甲角。

合谷，在手之虎口两歧骨（即大指掌骨与次指掌骨之间）。

三阴交，在足之内踝骨直上三寸之处。

带病与难产之治疗方法，平淡简易，功效则宏。难产须只一次受治，姑不具论。带病有须一月者，至少亦需一周间，但医者一次施灸之后，其他可以自宅依样施疗，至愈而止。苟超过治愈十日或二十日之灸治，可杜再发之虑，方药中有如是简易省费之方乎！幸读者诸君，速行兴起，共研究此法简效宏之治法。

——《光华医药杂志》1935 年第 2 卷第 9 期第 9～11 页

大侠甘凤池伤科秘方

金创铁扇散

象皮炒黄色，五钱　生白龙骨五钱　老材香（即百年前棺内之石灰）一两　松香水制，一两　煅白矾一两

以上五味，共为末，贮瓷瓶中。遇有被刀石仗等破伤者，用药掺之

即愈。如破伤处发肿，煎黄柏汤，用领毛搽涂之即消。

因伤吐血煎方

金毛狗脊三钱　地骨皮二钱　生地三钱　淮牛膝三钱　川郁金钱半　制半夏二钱　小青皮二钱　白杏仁三钱　石菖蒲二钱　白当归二钱　南沙参二钱　藕节一两

再磨金墨冲服。

吐血末药　治一切打伤。

土鳖虫三钱　乳香　没药三钱　血竭四钱　月石钱半　自然铜三钱　巴霜三钱　酒炒当归三钱　猴枣三钱　生军三钱　原寸一分

共为细末，每服七厘，开水冲服。

上部伤药煎方

川芎钱半　当归三钱　白芍二钱　生地钱半　红花钱半　乳香钱半　没药钱半　防风二钱　白及一钱　玉金钱半　猴枣四钱　木香一钱

中部伤药煎方

乳香二钱　没药钱半　生地六钱　猴枣三钱　白芍二钱　枳壳二钱　郁金钱半　川断三钱　血竭一钱　胡索钱半　当归三钱　杜仲三钱

下部伤药煎方

川断三钱　郁金钱半　没药钱半　乳香钱半　当归三钱　红花一钱　牛七三钱　木瓜三钱　生地六钱　白芍二钱　自然铜一钱　木香钱半　胡桃三枚

——《丹方杂志》① 1935 年第 3 期第 17～19 页

远年咳嗽之灸法

远年咳嗽，老年人患者极多。天阴风雨则发，每届冬令，其发愈甚，乃痰饮病也。有一灸治之法甚效，可称火到即愈。苟不愈者，服药亦可效用矣。灸治之穴，名直骨穴，在乳下约三寸，看其低陷之处，与乳头

---

① 《丹方杂志》1935 年 3 月创刊于上海，由朱振声主编，幸福书局发行。

直对不偏者是穴。妇人按其乳宜向下，乳头所到之处是穴。用久年陈艾绒，挫作如小豆大，灸之。连灸三壮，男灸左边，女灸右边，颇著奇效。

——《医界春秋》1933 年第 85 期第 63 页

伤科秘方

（一）大便伤血方

桃仁二钱　归尾二钱　地榆三钱　炒槐米三钱　钻地风三钱　血余三钱　丹桂三钱　荷米三钱　木香一钱　甘草二钱　滑石二钱

水煎服。如血不止，加大蒜头一两。

（二）背部伤煎方

羌活　牵牛　防己二钱　五加皮三钱　独活二钱　归尾二钱　绿脂二钱　川芎二钱　桂枝一钱　丹皮二钱　毛姜三钱　桑寄生二钱　延胡索二钱　木瓜二钱半　杜仲二钱

大便不通，加生军钱半、火麻仁钱半。

小便不通，加木通三钱、车前子二钱。

（三）大腿环跳伤煎方

川牛膝三钱　钻地风二钱　五加皮二钱　刘寄奴三钱　秦艽二钱　紫荆皮二钱　川玉金钱半　骨碎补四钱　穿山甲三钱　归尾一钱　红花一钱　木瓜三钱

加松节一两。

（四）腰伤煎方

杜仲三钱　没药二钱　红花一钱　补骨脂二钱　全当归二钱　甘杞子二钱　刘寄奴三钱　金毛狗脊三钱　大生地三钱　骨碎补三钱　木耳灰四分

（五）止血祛瘀方

归尾一钱　乳香一钱　没药一钱　木香一钱　续断一钱　泽兰一钱　乌药六分　川芎八分　苏木八分　甘草七分　桃仁二钱　生地一钱　木通七分　茶叶二钱　侧柏叶二钱　川连二钱

姜三片，煎汤，冲童便一杯、陈酒一杯服。

（六）跌打损伤发热方

防风一钱　苏梗钱半　干葛一钱　前胡钱半　茅术八分　桔梗八分　羌活一钱　陈皮四分　川芎四分　香附二钱　细辛二分　甘草五分

水煎服，出汗妙。

——《幸福杂志》1934 年第 5 期第 84～86 页

章 巨 膺

章巨膺（1899—1972），又名寿栋。江苏江阴人。早年任商务印书馆编译所编辑，公余研治医经。1925 年师从恽铁樵，学业大进；后悬壶于上海闸北区。1929 年，与徐衡之、陆渊雷等筹办上海国医学院，负责行政事务，并担任温病学教务。1933 年襄助铁樵函授医学事务所教务，并主编《铁樵医学月刊》，后主持函授教学。1934 年后任教于上海中国医学院、上海新中国医学院。1956 年与程门雪等负责筹建上海中医学院，任教务长。其长期整理研究恽铁樵医学著作，并为之刊印流传，对伤寒、温病学说颇有发挥。著有《温热辨惑》《医林尚友录》《伤寒疗养论》《痧子新论》《中医学修习题解》等。

整理脉学刍议

国医治病，为效至良，而说理则非是。阴阳五行之说，尽人皆知不合科学。而脉学之论，亦复空中楼阁，不着边际。古人本以望、闻、问、切为诊病之四大法门，切脉居末，其不专重在脉可知。仲景《伤寒论》亦先言证，次言脉；详言证，略言脉。乃国医之陈腐朽庸者，每诊一病，舍望、闻、问弗由，著手寸口，合目摇头，屏气勿声。病家咨询，竟若罔闻。装腔作势，无非矜奇炫能。一若三指所到，万病尽已了然。江湖伎俩，独擅胜场。顾其所诊得之脉，书之方案，又复模糊影响。尤可异者，一病人之脉，数医诊之，各异其名。甲曰滑，乙曰动，丙曰弦紧，丁曰弦滑，必不能不谋而合，厘然划一。此则脉学不合科学，遂无标准，有以使之然也。

原脉之初起，谅必先知其人之病证如何，而后诊得其脉象如何。验之于人，人皆同，然后得其确证，载之册籍，训何种脉为何种病。日人汤本求真《论脉》引中神琴溪之言，可以左证余说非谬。其言曰："譬如已知经闭之病，藉知经闭之诊；已知怀胎之人，藉知怀胎之脉。无论何病，可以由证而知脉；又由变异之脉，考其病之应证。与脉互相发明，留心习惯之，终必达于以脉知病之域。岂让扁仓专美于前哉！"

前贤徐灵胎曰："病之名有万，而脉之象不过数十种，且一病而数十种之脉，无不可见。何能诊脉而即知其为何病？此皆推测偶中，以此欺人也。"

上论，诚至理名言。可见，恃诊脉以知病者皆妄也。即以闭经与怀孕而言，《濒湖脉诀》言经闭滑脉，脉调而滑为怀胎。仲景言妇人手少阴脉动甚者，妊子也。同一滑脉而证候不同，且滑与动，相差毫厘，而证则悬殊千里。设事先不知证状如何，骤以无标准的指端触觉，下以断语，若不能幸中，遂贻笑柄。且怀胎之脉，竟有四五月不见动滑之象者；或兼有他病者，亦不见动滑脉者，数遇不鲜。故专恃脉以诊断者，直自欺欺人耳。

向之学者，研究脉学，唯奉王叔和之《脉经》、李濒湖之《脉诀》为圭臬。李书有诗以状脉形，为诀以言主病，费词盈尺，而空虚浮泛，不合实用。学者终日埋首于此，不啻蛋中寻骨，缘木求鱼。譬如浮脉，浮在表层，不用重按即得。只此二语，尽人可喻矣。而《濒湖脉诀》博考诸籍，以叙其状。

浮脉举之有余，按之不足（《脉经》）。

如微风吹鸟背上毛，厌厌聂聂，如循榆荚（《素问》）。

如水漂木（崔氏）

如捻葱叶（黎氏）

浮脉法天，有轻清在上之象。在卦为干，在时为秋，在人为肺。又谓之毛，太过则中坚旁虚，如循鸡羽，病在外也。不及则气来毛微，病在中也。

读以上许多形容词，令人头昏脑胀。复缀以诗曰：

浮脉惟从肉上行，如循榆荚似毛轻；三秋得令知无恙，久病逢之却可惊。

浮脉为阳表病居，迟风数热紧寒拘；浮而有力多风热，无力而浮是血虚。

寸浮头痛眩生风，或有风痰聚在胸；关上土衰兼木旺，尺中溲便不流通。

论一“浮”字，而用如许文字，却无一语着边际。学者纵能读得滚瓜烂熟，究竟有何用处？明得理否？何故浮脉为阳病在表？何故浮迟为风、浮数为热、浮紧为寒？何故寸浮主头痛或主风痰聚在胸？关上见浮脉，何故主土衰木旺？尺中见浮脉，何故主溲便不流通？凡此诸紧要问题，皆不见片言只字论及，遂以“浮脉法天，有轻清在上之象，在卦为干”种种虚无缥缈之说为理解，无怪为人诟病。

虽然古人所言者，按之实验，却信而有征。浮为阳主表病，久病见浮脉者危。事实确是如此。惜乎但言其然，不能言其所以然。想以限于时代学力，不足为古人病也。设王叔和李濒湖辈生于今日，必有新颖之贡献，决不醉生梦死于豆豉、豆卷中，效市医之所为也。

唯是吾侪生于今日，若熟视《脉诀》《脉经》为脉学，甘心落伍，委实可耻。当发奋以求进取，续前人之经验，用科学方法说明其所以然之故。不佞不自量，欲为此工作，顾题目太大，而学力浅短，未敢轻易下笔，爰先言其大纲如下：

说明血行与脉搏之生理

今而后，研究脉学，当屏除王、李之书，另辟新途径。脉何故搏动？

搏动何故有差别？尽人皆知，脉动本乎血行；血行本乎心动，故论脉当先说明血行之循环、心脏之动作、动脉之系统，进而研究脉学，然后言下有物，指下无疑。

血液周流于全身，无时或已，无处不到。其运行本乎心动，其来源出自心脏，复归原于心脏，谓之血行循环。循环有大、小二种。

心脏为中空肌质，其中有纵膜，隔为左右二腔。各腔又有瓣膜，隔为上下二腔。左腔瓣膜曰三尖瓣，右腔瓣膜曰二尖瓣。右上腔曰右心房，左上腔曰左心房，下腔曰左心室。大动脉、肺动脉口有半月瓣，开口向动脉。

心脏本休自动，有收缩性与开张性。因其收缩，心房内压力胜于心室，则三尖瓣、二尖瓣之尖端分开，血液即自心房挤入于心室，瓣膜即复其原位，将心房闭锁，使血液不得逆流还入于心房；次则心室血液既充盈后，室内压力胜于大动脉及肺动脉，则半月瓣开放，血即流入于大动脉及肺动脉中，半月瓣即复其原位，将动脉口闭锁，防止血液逆流入心。心脏开张，则中空而受肺静脉中之血输入，斯时肺静脉口之瓣膜闭锁，所以使血不逆流旆也。其开张与收缩，停匀有序，继续不息。

大动脉干发自左心室，分支上行者，缘颈项分布于头部，有颈项动脉。颈动脉外侧，又各分支，由两肩而达于两腕。其下行者，由脊骨至臀，分二支以达于两脚。各分支渐分渐细，至于毛细管，分布全身。从以上各节，乃知心房之弛张，激血运行，血压增进，遂成脉搏之波动。此波动，在大动脉中最强；达动脉末梢，离心脏渐远，渐次减弱。至头项两旁、左右两腕、左右两脚等处动脉，皆有显著之搏动。乃知以上各处，皆可诊脉，不仅左右两腕地位也。至于动脉之迟数，关系血液流行之快慢。脉搏之软硬，关系心脏弛张之强弱。脉波顿挫，关系心脏瓣之启闭。皆可从此数节，得其梗概。由此途径而研究脉理，庶合科学方法。脉书，汗牛充栋，车载斗量。视为糟粕，不足惜也。

说明诊脉于寸口之理由

《内经》诊脉之所，或为三部九侯，或为人迎气口，甚至遍及周身。

《伤寒》有寸口脉、趺阳脉各诊。迄今历世相传，宗《难经》独持寸口。夫人体全身脉之跳动，其迟数起落，皆本乎心之动，何以诊脉独取寸口？当有正当之理由在也。李士材言：

脉总会之处在寸口。夫寸口，左右手六部皆肺之经脉也。何以各处之脉皆在此？肺为华盖，居于至高，而诸脏腑皆处其下，各经之气无不上薰于肺，故曰肺朝百脉，而寸口为脉之大会也。

信如所言！寸口左右手六部皆肺之经脉，用为候全身之所，何以又分脏腑于寸口、以肺支配于右寸？是其解说，非特不合科学，抑且矛盾。李濒湖以寸口脉为各脏气所到之处，故诊脉独取寸口。此亦抽象之言，不足为训也。从前节之说，颈项、两腕等处皆有动脉显著之搏动，则按切两腕，取其便捷耳！无神秘作用也。

辟分配脏腑于寸口之所

诊脉取寸口一段动脉，不过为便于按切，别无神秘的意义。然脉搏于寸许地位，却有些微差异，故各分为寸、关、尺三部。此亦无神秘作用也。而以脏腑分配于寸、关、尺，则神秘而虚玄，不足为训矣。

《素问·脉要精微论》曰：

尺内两旁，则季胁也。尺内以候肾，尺里以候腹。中附上。左外以候肝，内以候隔；右外以候胃，内以候脾。上附上，右外以候肺，内以候胸中，左外以候心，内以候膻中。前以候前，后以候后。上竟上者，胸喉中事也；下竟下者，少腹腰股膝胫中事也。

经文所言如此。其大要在前以候前，后以候后；上竟上者候上，下竟下者候下。所谓候，是悬测其象。其言虽不合科学，征之事实，尚有可验。乃后人根据此段，变本加厉，凿空妄谈，支配脏腑于两手寸许地位，曰某脏如何、某府如何，俨若脏腑居于两手腕地位，可扪而得，自欺欺人，几何不令人齿冷。而分配法，自王叔和而降，又复各异其说。试列举之：

王叔和之分配法

左寸（心、小肠）　左关（肝、胆）　左尺（肾、膀胱）

右寸（肺、大肠）　右关（脾、胃）　右尺（命门、三焦）

李濒湖之分配法

左寸（心、膻中）　左关（肝、胆）　左尺（肾、膀胱、小肠）

右寸（肺、胸中）　右关（脾、胃）　右尺（肾、太阳）

张景岳之分配法

左寸（心、膻中）　左关（肝、胆）　左尺（肾、膀胱、大肠）

右寸（肺、膻中）　右关（脾、胃）　右尺（肾、小肠）

李士材之分配法

左寸（心、胞络）　左关（肝、胆）　左尺（肾、膀胱）

右寸（肺、胸中）　右关（脾、胃）　右尺（肾、大肠）

上，各家之说，皆持之有故，言之成理。取舍抉择，莫之所遵。乃陈修园作调和之论，尤属可笑。其言曰：

> 大、小二肠，《经》无明训。其实，尺里以候腹。腹中者，大小肠与膀胱，俱在其中。王叔和以大、小二肠分配于两寸，取心、肺与二肠相表里之义也。李濒湖以小肠配于左尺、大肠配于右尺，上下分属之义也。张景岳以大肠宜配于左尺，取金水相从之义；小肠宜配于右尺，取火归火位之义。也俱皆近理。

我国医学，不欲求进步则已。苟不甘弃，谓四千年国粹绝学，当保存而改进者，不当沉溺于此类学说之下。刈榛莽，启坦途，当辟除此类谬说。至《内经》之说，“尺内两旁则季胁也……内以候膻中”一段，不足信。“上竟上者”以下数句，可从。患肺痈者，脉寸口弦数。妇人妊子，少阴动脉甚。所谓上以候上，下以候下。信而有征。倘能有科学的理解，则铁案如山，莫之能动矣。

采用脉波计定脉形标准

西医诊断，不重视脉，偶亦持脉。所注意者，不过至数、调节、性状三种。至数者，候脉动之几何至数。调节者，候脉搏之匀整与否。性状者，候脉之强弱如何。相当于国医所言者，不过迟、缓、数、疾、涩、促、结、代、软、硬、细、弱数种。顾其所言虽粗，而其测脉波之方法甚精。以器械描为曲线，名为脉波计法。最普通者，有麦累氏（Marey）脉波计及乔奎氏（Jeguet）脉波计两种。

麦氏脉波计简单，便于叙述。其法：手臂平放，以该器械置于寸口。该器有杠杆一根，甲端切按于脉动处，乙端尖细贴紧于涂有烟煤纸片旁。借发条之力，杠杆甲端因脉动而动；乙端亦动着于烟煤纸上，烟煤脱落空处，遂成为曲线之形。是谓脉波形。

此脉波计法，在临床诊断不适用。然习脉学而有此，免却模糊影响，毫无标准之苦。使采用此法，各种脉象得画为图表，复从图表而学脉搏之象，从目视之形，介绍于指端触觉。研习既久，自能于临床手到知形。胜于“举之有余、按之不足”“如水漂木”“如捻葱叶之”说，万万也。

国医脉书，不患不详尽，而患无标准。往往一状而众医异名，或殊形而混为同候，使能不谋而合，斠然划一者，竟不可得。以前脉书，既空浮无标准；负笈从师，师口不可得而言，笔不可得述，惟在以意传之。学者以意会之，更无标准。长此以往，终不能竞存于科学时代。借他山之助，采用脉波计，划为图表以定标准，不亦可乎！

诠释何脉应何证之理由

《脉诀》已言：浮迟为风虚，浮数为风热，浮紧为风寒，浮缓为风湿。假定承认为真确不错的，但言其然，不言其所以然，不足为训。若欲以科学方法整理之，必须逐款言其理由。何以浮脉主表病、浮数为风热？有理则著为定案，无理则存疑，或竟删废。例如言浮脉，当言何故浮脉？脉生理上如何应象？然后再言浮脉何故主何病？兹按节述如次。

观生理之形能，脉之所以浮沉，其理由可得而言者有五：脉即血管，载血之管也。血管壁有神经，能使血管扩张收缩，神经兴奋则血管扩张，反是则收缩。扩张则脉浮，收缩则脉沉。试观愤怒或酒醉者脉浮，畏葸颓唐者脉沉。此其一。动植万物，春生夏长，倾向于积极方面。秋收冬藏，倾向于消极方面。人类生理，亦不外此方式。积极者，神经兴奋。消极者，神经收缩。故春夏脉多浮，秋冬脉多沉。此其二。人凡百构造，比例必相称。譬如身躯伟大者，头大手大足亦大。从可知，其脏腑之构造亦大，复可知其血管亦大。血管大者脉浮，反是则脉沉。故身躯伟硕者脉浮，倭小者脉沉。男子之脉恒较女子为浮，亦同此理。此其三。肌肤瘦削，皮层组织薄，血管显露在外，则脉浮。反是，血管里孕在内，则脉沉。故瘦瘠者脉浮，肥胖者脉沉。此其四。脉管所以载血，血液充旺者，血管湛满，则脉浮。反是则脉沉。故壮健、血液充富者脉浮，羸弱、贫血者脉沉。此其五。综言此五者，神经兴奋、生长时令、体质粗大、皮层质薄、血液充旺，皆见浮脉。根据此五个原理而研究脉所主之病，可以迎刃而解。

吾师恽铁樵氏著《脉学发微》言：

> 病在躯壳，则脉之搏动，其地位恒近于皮层。病若在脏腑，则脉之搏动地位，恒近乎附骨。此为体温起反射则如此，其不关体温反射则否。近乎皮层者浮脉也。证之病证，太阳病之已发热者，其脉浮。所以然之故，太阳为躯体最外层，太阳感寒体温起反射动作而集表，故发热。如此则浮脉应之。故病在躯壳者其脉浮。

究竟发热属表证者，何故脉浮？仍未明了。根据本节所言第一个原理，可以不繁言而解。盖热则神经兴奋，血管扩张，故脉浮。续貂之言，与恽师所论，原理不二致也。故病在表则脉浮，其理由如此。

久病或劳损者，形神萎顿，虚而不足，其脉应沉。若脉反浮。则精气外越，灯火将尽，余焰反炽，是临命光景。故《脉诀》言“久病逢之却可惊”句，是事实，其理由如此。

何梦瑶曰：“春夏气升而脉浮，秋冬气降而脉沉。”根据第二个原理，可以解释此二语，连带而可悟浮脉主风之理。《内经》春为风、夏为火、长夏为湿、秋为燥、冬为寒，故春病风热、风温者脉浮。《脉诀》浮数为风热、浮紧为风寒，是事实，亦有理由可得而言。

无力而浮是血虚，有可商处。根据第五个原理，血液充旺者，血管湛满，则脉浮。则浮脉非血虚之证也。假令是血虚，其脉应沉。与“无力而浮是血虚”句，立于反对地位。经验所得，此二说者，并不矛盾，其理可言。脉沉血虚，血虚由渐；浮而无力血虚，失血由暴。《脉经》有浮脉者，是失血之脉，按之浮大而软。与浮而无力，意义重出。然则失血，血亦虚矣。何以脉不沉？曰：在未失血之前，其人血管本来扩大，本来脉浮；及失血之后，脉管未收缩，故按之浮而无力。浮是脉管素大之故，无力是失血心弱之故。

从“浮而无力”句，知是失血之诊。则“浮而有力多风热”句非是。浮而无力是病脉，有力当是血旺之诊，不足为病。若谓浮而有力多风热，何以解于“浮数为风热”句？是故此句当删。上所论者，是空谈。末节所举之例，又极平庸。不佞不藏，草述此篇，欲以引起同志讨论，抛砖引玉，其在斯乎！

——《国医公报》① 1932 年第 2 期第 60～69 页

热病警语

读者试以留心，曾见有苦寒热病者乎？医为处方，案语必构耸听危词：曰防变，曰防其昏厥，曰防其昏谵，曰防其虚脱，用药却轻浅浮泛，无非大豆卷、淡豆豉、鲜石斛、鲜生地等。初一候，医方程式如此。药轻，不足以去病。继一候，果然昏沉谵妄矣。于是用犀角、羚羊、至宝丹、紫雪丹、牛黄清心丸等冀求辛中。施治于甲如此，施于乙，施丙，亦复如此。轻病迁延致重，重病贻误致毙。幸而愈，焦头烂额。不幸而死，各归天命。呜呼！孰知正理医法，不如是乎！

---

① 《国医公报》1932 年创刊于南京，由中央国医馆编辑发行。

江湖积弊，不胜枚举。最堪痛心者，无过于寒热病之治疗。发热因于感寒，此通人所知也。何故感寒必发热？固非尽人能知其详。即市医亦不究其理，徒从其师傅之医方程式，三字一药，三药一排，凑足十四五药，能事毕矣。百年寿命，断送于此。目击心伤，衔恨何极！

读者或疑不佞门户之见太深，所言过甚其词，兹引前贤陆九芝《讥苏·谈防其之论》，可以左证余说非谬。

> 假其人得昏热病，一二三日未必遽命医也。至四五日而不能不药矣。医来病家，先以一“虚”字箝其口。苟惟恐其不以为虚者，药用大豆卷、淡豆豉，防其留恋增重也。此数日间，绝不用些微辛散，防其虚也。不如是，不合病家意。五六日，用生地，用石斛，主案书“防其昏谵”。不如是，而欲以苦寒去病，病家不乐闻也。越日而昏沉谵妄矣。六七日，用犀角、羚羊，案则书曰“防其肝风动”“防其热入心包”。不如是，而欲以攻下去病，病家所大畏也。踰时而妄言妄见，手肢掣动矣。如是者谓之一候。一候既过，病势已成，然后珠黄散、苏合香丸及至宝丹、紫雪丹，贵重之物，于焉毕集。病则舌强言謇、目光散乱、囊缩遗溺、手足厥冷，种种恶候，相随而至。于是，他无可防，而独防其说矣。此等病状，若在七日以外，十三四日之内，病家一味“防虚”，十分忙乱。亲友满望，或说阳宅不吉，或疑阴宅有凶，或则召巫，或则保福，一面按日开方，所防皆验。甲乃拉乙，乙复拉丙丁，方人人同，防人人验。病至此，即有真医，安能将其真方、真药希图挽救于不可必得之数而适陷坎中？亦惟有兴时俯仰而已，是亦病家迫之使然也。徐徊溪曰：病家方服其眼力之高，不知即死于其所用之药。

以上云云，切中时弊，洵为砭时救俗之论。而社会懵懂，莫能觉悟。卒然感病，遂铸大错。不佞“哀沦丧之惨痛，伤横夭之莫救”，难安缄默，遂有斯作。

顾本篇，语其详，非专书不能尽。兹仅约言感寒所以发热之理。欲说明何故发热之先，当言人身之体温。体温之来源，由于饮食。饮食入胃，食物中荣养素被消化吸收入于组织内，遇血液中之氧气，即变呈氧化作用，而产生体温。体温常度在摄氏热度表三十六摄氏度半至三十七摄氏度。壮年稍高，老幼稍低；中午稍升，夜间稍降。此其常也。无论春夏秋冬，虽外界气候悬殊，体温常度总在三十七摄氏度上下，是为常温。有时体温亢进，则为风热。体温之所以亢进，有三个原因：曰调节体温之机能失职，曰体温之反应作用，曰空气之成分关系。约述如下：

体温常度是指人体静止之时状态。有时亢进，其原因有三种：其一由于饮酒。饮酒之后，神经兴奋，血液运行增速，则体温量高。其二由于摩擦。摩擦则末梢神经兴奋，血液奔赴其处之分量增多，已觉烘烘然热。其三由于运动。运动或劳力行走之后，因筋肉摩擦，血行增速之故，体温亦增高。饮酒、运动等皆能产生热力，而使体温亢进，然未闻因饮酒、运动而发热，则因体温有调节机能故也。一方面体温亢进，另一方面体温有散放。其散放之方法，亦有三种：其一由于皮肤之出汗。夏月外界空气热，皮下充血，皮肤出汗，体温借以散放。故饮酒、运动之后，因无须乎多量之热，汗出更多。若外界空气冷，则皮下血管及肌肉均收缩，以限制血行，体温向外散放，止于分肉肌腠。故冬月、饮酒运动之后，体温产生较多，则身体和暖如煦；运动剧烈，饮酒过多，体温增高，过于适当之量，亦汗出以散放。其二由于肾脏之排尿。尿便不特排泄液体之废料成分，运动劳力，体温增高，必口渴引饮。其主要原因，因汗出液少，引水自救。其副作用，欲借水液之通过，可以使高温从小便散发。与出汗是同一机能。故汗出多者，溲必少。其三由于肺脏之呼吸。气呼之顷，一呼出，体温亦散放。故热甚者，汗出喘满，是即由肺呼气以散放过量之体温。狗不出汗，其散放体温之方法，以伸舌喘气，作用最显著。体温之产生与散放，初无一定，随外界之温度而异。冬令，气候冷于人体，皮肤血管收缩而血行反速，体温反高，散放反多，以抵抗外界之寒冷。夏月，外界空气热于人体，血管扩大，血行反迟，汗出疏泄而体温反低。各自适于生存之能事，自为调节。一方面帮助体温之产生，是人工之调节。使抵于平均适宜之候。

人体玄府之开阖，肾脏之排泄，肺脏之呼吸，以及居处、衣被、饮食之异，皆所以调节体温。既如上述。假如调节失职，遂至体温之生产与散放，不相协调。一方面继续生产，另一方面散放减少，于是体温增高，则为发热。是发热第一原因也。

肌肤为寒冷所侵，始则体温却行，感觉寒冷；继则体温奔集于肌肤，以为抵抗，冷著转热。体温超过适当之量，遂呈热象。物理压迫力大者，抵抗亦大力；原动力强者，反应力亦强。故受寒甚者，发热亦壮。严冬凛冽，朔风怒号，仆仆于途，两耳痛如刀割，追入于室，两耳烘烘然热。冬令浣衣者，两手冰冷，拭干之后，则两手烘热如炙。局部感寒发热之理如此。退而致于全身，同一式。是发热第二原因也。

人类肺脏呼吸之作用，在吸收氧气，呼出炭气，以维系其康健之生活。平时安静之呼吸，血液中之氧气与碳酸成分有一定分量。通常之空气，含氧气十分之二强。若吸收氧气之分量不足，则感胸闷窒息。其例有四。其一，人聚集会之处，空气中之氧气不足供人众之吸收，个人吸收不足，则气闷、呼吸不利。其二，处固密之室中，空气中固有之氧气，有减无增，则渐觉窒息。若氧气减少至百分之二，可以闷绝而死。其三，高山之上，空气渐薄，氧气之量、比例当然减少。故登高至距海面五千密达，呼吸亦感困难。其四，夏日空气稀薄，氧气亦少，复因汗出太多，血液减少，体内氧气存积不多，若不及百分之一，则气息亦觉不利而胸闷。是故夏日，人体因空气稀薄、氧气减少之故，而呼吸不利。准第一个发热原因，肺脏之呼吸，亦所以排泄体温者也。当炎热汗多之倾，液体之排泄体温方法，已充乎其量，将起液竭之恐慌。故此时肺脏呼吸，排泄体温之方法遂在重要之列。乃因氧气不足之故，而呼吸不畅，不能排泄体温外放，且夏日空气中含水分多，所谓长夏湿令，妨碍体温之外放，虽出汗甚多，体温难于蒸散，坐是体温继积而为热。是发热第三原因也。

明乎此，则发热因于感寒者，当助体工放温之机能，顺生理自然之调节。无汗者发汗，泄少者利泄，恶寒者辛温疏散以祛寒，热壮者辛凉苦寒以清热，方为正治之法。麻、桂、柴、葛，芩、连、膏、黄，方为去病之药。防变、防厥之案，豆豉、豆卷之药，去病不足，贻误有余。读者猛省。

——《医报》① 1932 年第 1 卷第 1 期第 13～15 页

温热讲义

章巨膺

第一章　总论

自叶天士、吴鞠通辈之书流传于天下，晚近时医，伤寒、温病几于不能分别，一例以豆豉、豆卷、石斛、冬桑叶、甘菊花等药，应付一切发热之病，举国皆然，浸成一派。推崇叶天士者，谓可以配享仲景；奉鞠通之《温病条辨》若天书秘宝。三焦之说盛行，六经之旨遂废。天士、鞠通始作俑，王孟英、章虚谷之徒复从而铺张扬厉，致造成今日医学晦盲否塞之现状。

清末吴门陆九芝氏，深恶痛绝叶、吴之邪说横行，数为文驳斥其谬，反对至为激烈。其议论谓：伤寒有五，而传入阳明，遂成温病。仲景治温方法，悉在《伤寒》“阳明病篇”中，可谓要言不烦。所著《世补斋医书》，于温热病，说理纯正，独排众异。伤寒、温病真理未泯，赖有此书焉。

陆氏之先，有戴北山者，采取《伤寒论》之太阳、阳明篇方剂去其辛温之药，兼采刘河间、陶节庵、吴又可诸家之寒凉方剂，著《广瘟疫论》，陆为之重辑改正，名其书为《广温热论》，详于病状、治法，不尚空谈，是医家正宗之书也。

吾师恽铁樵先生，痛时医深中叶派之毒，虽有陆氏、戴氏之书，而入魔已深，绝不能纠正邪说，乃著《温病明理》，从病之时令、病之形

① 《医报》：创刊于 1932 年，廉文熹为发行人，章次公、谢诵穆等担任编辑。

能上立论，以正其名，大要分二层：曰伤寒系之温病，曰非伤寒之温病，界限分明，辟榛莽，启坦途，吾侪得此书，不啻航行之有南针焉。

吾侪习医，第一不可走错路。温热病颇多缴绕，魔障重重。须认定陆氏、戴氏及恽先生之说，为康庄大道，自不致误入歧途。仆治疗不过数年，临床经验苦不足，复以羁身商务印书馆，读书时间甚少，无所创获。此《讲义》，不过祖述先贤及恽先生之说，为诸君研究之具，忝为识途之马而已。

第二章　温病之歧途邪说

自金元以前医籍，别无温病专书。所谓伤寒，包括中风、伤寒、温热病、温病，为热病之总称。故《素问・热论篇》曰：夫热病皆伤寒之类。《难经》曰：伤寒有五，有中风，有伤寒，有湿温，有热病，有温病。其所苦各有不同。《伤寒论》曰：太阳病，发热而渴，不恶寒者，为温病。足以证明古时温热病，隶属于伤寒。至明季，始有吴又可《温疫论》专著。有清一代，其专集益多，各出己意，进至异说纷纭。陆氏为之归纳，计十种歧说：喻嘉言移其病于少阴肾；周禹载移其病于少阳胆；舒驰远移其病于太阳脾；顾景文移其病于太阴肺，遂移其病于厥阴心包，秦皇士移其病于南方；吴鞠通移其病于上焦；陈素中、杨栗山移其病为杂气；章虚谷、王孟英移其病为外感；尤甚者，则张介宾、张石顽等移其病为温疫，而石顽又移其病为夹阴。娓娓动听，亦若各有一理也者。而现最流行者，则为喻嘉言、叶天士之两派。兹择要言其梗概。

《内经》有“冬伤于寒，春必病温”，又“冬不藏精，春必病温”之文，嘉言误解经文表面，大做文章。将“冬伤于寒，春必病温”，定为一例。谓冬伤于寒，寒毒藏于肌肤，感春月之温气而发。“冬不藏精，春必病温”为又一例。谓不藏精，邪入阴藏，及至春月，地气上升，于是吸引肾邪而发。又将“冬伤于寒”，更兼“冬不藏精”，春月同时病发，为又一例。指其病发自少阴肾，捏造为伏气发温之病。其文笔犀利，说来振振有词。自此说行，温热病遂有魔障。

自喻氏倡此伏气发温之说，后世学者，靡然宗之，无敢非难者。有方星岩、刘松年独持怀疑，兹节录其说于下。

方云：《内经》“冬不藏精，春必病温”一语，是指天时，非指人事也。试观“天明则日月不明，邪害空窍”之句，意可见矣。夫一日之中，尽为明而夜晦者，即是藏精也。一岁之中，春生而冬藏者，亦藏精也。使人夜不晦，入冬不藏，人物能无夭扎疵疠乎？且冬伤于寒，至春而病者少；冬不藏精，至春而病温者多。盖寒乃冬令之正气，人之畏避，故病少。若冬阳开泄，天气暖，乃为淫气，人鲜忌惮，故病多……

刘云：《经》曰：“冬伤于寒者，春必病温”。《云笈七签》中，改作“冬伤于汗”。甚妙。盖言冬时过暖，以致汗出，则来年必病温。余细体验之，良然。冬日严寒，来春并无温疫。以其应寒而寒，得时令之正故耳。且人伤于寒，岂能稽留在身，使遇而后病耶。

按：以上二说，甚有见地。惟其解说，殊欠醒豁。兹节录恽师之说：《素问》认各种热病，皆伤寒之类。而曰“冬伤于寒者，春必病温”“冬不藏精者，春必病温”，是则明明指出非内部有弱点者，纵有寒亦不伤之意。何以言之？冬者闭藏之令也。冬不藏精，是逆冬气。逆冬气，则春无以奉生，故至春当病。冬之沍寒为阴胜，春之和煦为阳复。阴胜者，阳无不复。当沍寒之顷，生物中以不死者，赖有抵抗力。而其所以有抵抗力者，在于能藏精。至于阳复之时，盎然有生气者，亦即此所藏之精为之。是为生理之形能上事。若冬不藏精，则在冬时无抵抗力，而不胜太过。至冬无以应发阳之气候，则生理之能力绌矣。然未至于死。有胜必有复，且胜之甚者，其复亦甚。惟生理之能力既绌，例无不病，故冬不藏精，春必病。且所病者，必是温。《内经》言阴阳凡三级。就一日言，曰昼夜昏晓。就一岁言，曰生长收藏。就一生言，曰生老病死。亦即一生之生长收藏也。故人生当三八肾盛之年，虽冬不藏精，春不必病温。何以故？一生为大，一年为小。大德不逾小德，自有出入余地。《经》言春必病温，指一年说也。故“必病温”云者，指理之必然。非为事实上如印板文字……

恽师此说，语语金玉，直揭《内经》骨髓精义。盖《内经》此段文义，无非解释“生长收藏”四字。故“冬伤于寒，春必病温。春伤于风，夏生飧泄。夏伤于暑，秋为痎疟。秋伤于湿，冬生咳嗽”，文字一气贯下。宗恽师之说，可以举一反三。冬不藏精，是逆冬气，则春无以奉生，至春当病。春伤于风，是逆春风，则夏无以为长，至夏当病。夏伤于暑，是逆夏气，则秋无以为收，至秋当病。秋伤于湿。是逆秋气，则冬无所藏，至冬当病。所以说明先有弱点，而后疾病乘之。春必病温，夏生飧泄，秋为痎疟，冬为咳嗽，四种病名不过假定之词，未必病定如其名。抑《内经》春曰风、夏曰热、秋曰湿、冬曰寒，风热湿寒所以代表时令者也。所谓“冬伤于寒”，不是呆定指为寒冷之寒。假定是寒冷之寒气，则伤于寒者，当发热为伤寒之病。安得有寒毒于肌肤，至春方为病之理？西人言寒邪中人，其潜伏期至多不过二三日。可以引证喻说之谬。是故“冬伤于寒”，意谓冬寒之时不顺时令，不能将养，至春常病。故有“冬不藏精，春必病温”之互辞。其意包括甚广，举其似者以为喻。植物之萝葡、马铃薯等，根茎果实肥硕，营养料充当，此亦藏精也。来年得地气之温和，出苗生长，茎叶茂盛，赖有此贮藏之营养料。设果实先不充实，则来年无以奉生，茎叶不茂盛，或遇狂风暴雨，将被摧残以萎。世界动植万有，其生长收藏之作用皆如此。人类生理，何能外此公例？冬不藏精，来年萎顿，不胜气候寒之变，抵抗力薄弱，则病作。《内经》真义，当是如此。喻氏割裂经文一二句，大放厥词，又复死煞句下，转以《内经》文字，温病多一条歧途。

叶天士为有清大医，享盛名于乾隆年间。并无著述，所流传之《温证论治》一书，为其门徒顾景文之笔述。开口曰：“温邪上受，首先犯肺，逆传心包”云云。后数十年，吴鞠通本此说，著《温病条辨》，不宗仲景六经之法，另创三焦之说。陆氏驳斥甚烈，节录其说如下：

> 顾所记名曰《温证论治》，而章虚谷乐为之注，改其名为《外感温热》。王孟英又乐取之，谓叶氏所论温热是外感，故以“温邪上受，首先犯肺，逆传心包”十二字，揭之篇首，以自别异。果如其说，则所称温热者，不过小小感冒，即俗所谓小风温，如目赤、颐肿、喉梗、牙疼之类。却只须辛凉轻剂，其

病立愈，然何以不出数日，遽入心包，为一场大病，以至于死？若不数日而病即入心，即可死者，则非如其所说，只须轻剂之辛凉，且何以如其所言，不即愈于辛凉之轻剂耶？夫其所谓“热入心包”者，不可谓世无其病也。然总不在仅称外感、仅病及肺、仅用此无名轻剂之时，是故古人不轻言热入心包也。而顾其姓者，确凿言之若此。迹其所以有是作者，似欲以所用轻剂愈人之病也，似又欲以所用犀角愈人之病也。乃用其所谓轻剂而病不解，渐欲入营，血液受劫者，轻剂不可用矣。用所谓犀角而斑出，热不解，胃津告亡，肤冷至一昼夜，仅仅未成脱证，亦即随其视同花露之犀角，次第而来。然则用犀角而津液告亡者，犀角又不可用矣。此皆顾景文自己所告人。夫病之教人以必用此药，教人以必不可用他药者，不过恐以他药使病增重，不过欲以此药使病速愈，不过期其后之种种恶候，一用此药，尽消弭于无形。故必谆谆告诫，不惮烦言，饷遗来学。而人之生其后者，有心济世，乐为之反复引申，一刻再刻，使其病愈之法，昭然若发聋振聩，而惟恐其弗传。断无因其用此法，则液受劫；用此法，则津液告亡。而谓此劫液亡津之法，有未可任其不传者。然而后之人则必用其法矣。一用其法，则所说液劫津亡者。即于初用轻剂，接用犀角时预言之，而无不准。若有先见者然。并恐不用其法，则血液未定受劫，胃津未定告亡。而所谓先见者，便不十分稳足。何由取信于病家？此所以生其后者，万不肯不用其法也。人心愈幻，其法愈巧。后数十年而又吴鞠通者，鞠通即本顾景文“温邪上受，首先犯肺，逆传心包”十二字，而为《温病条辨》。自条自辨，可发一笑者也。开卷捏造温病以桂枝汤主之为仲景原文，继复承指南之讹，以喻西昌治瘟之法，谓是刘河间之所以治温。两失，已不待言。乃以温病之本在中焦者，先移之于上焦。谓切不可用中焦药，痛戒中焦之芩、连。而其下即云“热邪久羁，吸铄真阴，邪气久者，肌肤甲错”，皆鞠通所自言，皆鞠通自己所告人者。先自制银翘、桑菊两方，即顾景文之辛凉轻剂，不名一药者，而鞠通为之申引者也。嗣是方名清宫，用犀角、牛黄。方名增液，用元参、麦冬。以及一甲、二甲、三甲之复脉汤，小定风珠、大定风珠，无非滋腻伤阴，引邪内陷，病至此不可为矣。而因其“中焦篇”亦或有偶用芩、连、膏、黄时，凡温病之一用芩、连、膏、黄，无不可去邪撤热者，鞠通又若未尝不知，然苟非布置上焦，则邪热未必久羁，真阴即未定劫铄；苟非呵斥芩、连，则邪热未必久羁，肌肤又未必甲错。顾景文延之数日，鞠通再加“缓缓”两字。何以必缓缓也？不可解而实可解也。此所以后乎鞠通者，亦万不肯不用其法也。以滋腻留邪药，缓缓延之，热邪方盛之时，阴无不伤，病无不死。陶节庵之《一提金杀车锤截江纲》，书名之恶极者也。此之一甲、二甲、三甲、定风珠，方名之恶极者也。病何等事？医何等人？顾可儿戏若斯乎。

此十二字者（温邪上受，首先犯，肺逆传心包），《温证论治》之所以发凡而起例者也。初不言邪之何以独伤肺？肺之何以遽传心？但云若论治法，宜用辛凉轻剂。延之数日，夫人病之热，惟胃为甚，神为之昏。从来神昏之病，悉属胃家。即使热果入心，亦必先病及胃。病苟仅在于肺，则断无入心之理。乃于病之明明在神昏者，特将“神昏”二字，始终不提；又明知神昏不属于肺，即暗将神昏移入于心。其曰上受，曰先犯，曰逆传者，皆所以抹杀胃病之故。再加“未入心包。邪专在肺”二句，说成此时之病，不心则肺，一肺即心，若绝无与于阳明胃者。而“不可用胃药”之语，适在此种种胃病之时。欲成一家之言，翻尽千古之局……

世间原有一种肺病，其小者如咳呛、喷嚏、颐肿、喉梗之类。其大者如哮喘、咳血、肺痈、肺萎之类，皆不闻有神昏而至谵语者。

既曰肺病，断不能有神昏；既曰神昏，断不仅为肺病。既不神昏，断不病及心包。不病心，断不需用犀角。是皆可以理断，而不必尽乎医道者也……夫人之所病者胃，而医之所言者肺。神之所以能昏者在胃，而医之所以治神昏者在心。类皆善用移字诀，而此之所移，又为移字诀中最大之祸……

按：顾景文所述天士《温证论治》一篇，陆氏已详言其失，固无庸再为评议。惟天士享盛名于一时，世传勤敏好学，学有专长者，必往师事之。故淹有众长，上自朝廷，下至贩夫竖子，远至邻省外藩，鲜不知有叶氏者。则其得盛名，非偶然幸运所致，然则何以于论温之治，有如此疵谬？陆氏亦有说，见《世补斋》“论临证指南・温热门”席姓七案文中，兹不具赘。所可怪者，后世学者，竟是读书无目，以为言论著述出自大医，决不有误，应当服从。降及后世，更不敢非议古人，纵知有谬，亦只得盲从。章虚谷、王孟英辈，视若经训，为之一刊再刊，流传益广。吴鞠通引申其说，复变本加厉。时医本来怕读《伤寒》，所得天士、鞠通之书，喜其清浅入时，遂相沿成为一派。自是，温热病又多一条歧途。

温热病，异说纷纭，不止此二派，不过此二派最显著，而叶派之说，尤为流行。何以故？喻氏伏气之说，用药却不轻泛，麻、桂、附、辛，芩、连、膏、黄，习见应用。时医何敢学步？有叶、吴之辛凉轻剂，甚觉方便。银翘、桑菊，随手立方，绝不负责任。病之轻浅者，本不药可愈，得此凉轻剂，病已，医者自诩药效，病家亦推崇许为良医。设病有变端，病家亦决不谓银翘、桑菊所以致祸。于是，相沿以为习惯。纵其病重险，尽管方案写得极其郑重，用药亦不过豆豉、豆卷、石斛、银、翘等现成之医方程式。其黠者，于病之初起，方案之末，必书“防变”“防其昏厥”字样，以为后日成则居功，败则卸过地步，几于千万一律，而社会懵懂，绝不能加以审辨，良可慨也！

——《自强医刊》① 1929 年第 3 期第 40～48 页

① 《自强医刊》1929 年创刊于上海，由祝味菊、陆渊雷等主编，上海自强医刊社编辑并出版，于 1931 年 10 月停刊。

温病之病理与症状

温热病之分目，见于《温病条辨者》有九：曰风温、温热、温疫、温毒、暑温、湿温、秋燥、冬温、温疟。自注云：风温者，初春阳气开始，厥阴行令，风挟温也。温热者，春末夏初，阳气弛张，温盛为热也。温疫者，疠气流行，多兼秽浊，家家如是，若役使然也。温毒者，诸温挟毒，秽浊太甚也。暑温者，正夏之时，暑之偏于热者也。湿温者，长夏初秋，湿中生热，即暑之偏于湿者也。秋燥者，秋金燥烈之气也。冬温者，冬应寒而反温，阳不潜藏，民病温也。温疟者，阴气先伤，又因于暑，阳气独发。以上云云，似可解，实不可解。风温、温热，以春初、春末为别，阳气开始与阳气弛张之异，不知阳气弛张至如何程度为温热，更不知春之半病温者为风温抑为温热。虽经解释，仍不可辨也。“多兼秽浊”“秽浊太甚”，同是秽浊，何以一则流行的为温疫？一则不流行为温毒？“暑之偏于热者”句，不辞已甚。秋金燥烈之气，与热病何干？自条自辨，还是辨不清楚。不究病之原理，不详病之症状，故不能言之真切，只得作此模糊影响之谈，循题敷衍而已。

本讲义论温如前章所列表。只有温热、春温、伤寒系之湿温、暑温、非伤寒系之湿温、暑温六种，别无伏暑、冬温、秋燥、温疟诸名。何以与时俗所称者相差如此之多？则因从病之原理与症状归纳之，无须多立名目，徒乱人意。今当从病之证状以推究病理，从病理以归纳病名。

前人论伤寒、温病之异，谓伤寒由外入里，温病由里出表。九芝先生亦为此言。此实不可通。伤寒、温病同是外感，仲景言“发热而渴不恶寒者为温病”条上，冠以“太阳病”三字，其义可见也。然则何以别异？曰：其不同之点，只在恶寒与不恶寒、有汗与无汗之分。凡病发热恶寒、无汗者，无论春夏秋冬，均为伤寒。发热不恶寒，或恶寒时间甚短、有汗者，为温病。在春曰春温，在夏曰暑温，在长夏曰湿温，此所谓温病，仍是伤寒，因伤于寒而得之病也。其说详下。

冬日外界空气冷，人体为适于冷空气中之生存，皮下血管及肌肤均收束，毛窍固闭，卫气致密，体温浓集外层以抵御外寒。人之伤于寒也，寒邪不得深入，止于外层，为振慄恶寒。根据第二个发热原因，全身体温均奔集表层，以事驱逐。体温逾适当之量，遂为发热状态。在理，体内热高，当汗出以散放体温，然因有寒邪在表，毛窍固闭，抵抗愈甚，不得疏泄，所以壮热恶寒、无汗。是为伤寒太阳证之原理。寒邪在表不解，化燥内传，寒邪已透过表层，故不恶寒反恶热。第一道防线破，重心不在表而在里，体工自起调节作用，放散体温，毛窍开，汗自出；汗出液少，故口渴。是伤寒阳明证之原理。

若外界空气和暖，与人体体温温度相若，毛窍开阖之作用，在不甚重要之列。伤于寒，寒邪得以深入，体温集表以为抵抗，故发热。毛窍本倾向于开，因热高，故汗自出。寒邪中外层，例当洒淅恶寒，卒以外层抵抗力薄弱，寒邪在表时间甚暂，故恶寒时间甚短。过表入里，重心在里。是为温病之原理。伤寒阳明证与温病，同一蹊径。一则寒邪经过太阳，逗留于太阳若干日，然后化燥内传入阳明；一则寒邪经过太阳径入阳明，故温病开始在阳明。

同是寒伤躯体表层，何以一则逗留于太阳，一则径入于阳明？则因时令之异、六气之殊故也。冬伤于寒，振慄恶寒，发热无汗，其原理已如上述。春为风，其气和煦，肌肤毛窍不如冬令之固密，寒邪中人，兼风化，径入阳明，发热汗出为春温。假如春月天气沍寒不去，应暖不暖，至而不至，则肌肤毛窍固密，抵御外界冷空气之能耐，依然存在，则寒伤躯体，格拒于表，恶寒发热、无汗，仍属伤寒。假如冬日气候和暖，应寒反暖，未至而至，人体体温与外界空气温度不甚相差，肌肤毛窍防御外寒，不在重要之列，寒邪伤人，径入阳明为温病。发热汗出者，以病理衡之，与春温同，故不须另立冬温之名。夏日外界空气热高于人体，肌肤毛窍非但无须抵抗，并且有待于疏泄，故夏月炎热，汗出疏泄以调节体温。是故夏月藩篱尽撤，边防空虚，伤于寒发热汗出，表层无抵抗，些微觉恶寒即发热，是为暑温。其在长夏时令，气候兼湿化，伤于寒而热者曰湿温。病机同暑温。

读者须知，肌肤毛窍之启闭，所以调节体温。其作用甚敏活。严冬沍寒，毛窍虽闭，若剧劳奔走，体温增高，毛窍遂开，汗出以散放。反之，夏月炎热，毛窍虽开，若贪凉过度，毛窍能闭，以拒寒凉。知此原理，则冬月有春温，无足奇；夏月有伤寒，亦非例外。故暑月发热无汗、恶寒。与伤寒同法。

是故伤寒、温病，恶寒不恶寒、有汗无汗，为病之大关键。其发热则基于第一、第二个原理。若非伤寒系之湿热暑温，无有不汗多，发热则基于第三个原理。病理与前绝不相同，详述于下：

空气含氧气十分之二强，氮气十分之八弱，此外为炭酸气。氧气为人体生活所必需。当吸入之时，外面空气达于肺泡中，其中之氧气由微血管交流于血液中；血液中废料之碳酸气，由肺呼出于外。呼吸不停，保持康健之状态。至夏月，空气稀薄，氧气之比例成分亦稀少，从外吸入之氧气量不足，复因气候炎热，汗出多，血液干，体内存积之氧气量亦不足，于是呼吸不利，而感胸闷窒息。呼吸不利，则放温之机能失职，体内温度不能散放于外，遂为发热汗多、胸闷之状。是为暑温证之病理。

或曰汗出多，体温当由汗散放，何以汗多仍热，其温不因汗散？曰：夏月为湿令，空气含水分多，体温外散，有所窒碍，且汗出既多，血液干，口渴引饮自救，然饮水虽多，因汗多之故，尿便仍少，故热既不能因汗散，复不能从小便以排泄，肺脏之呼吸以放散体温，遂居重要位置。乃因氧气不足之故，呼吸不利，以致喘促，体温仍不能向外散放，故发热汗出、喘满胸闷为暑温证特殊症状。通常热壮无汗者，方气喘，如麻黄、大小青龙证皆是。惟暑温证，虽有汗而见气喘，其理在是。准以上病理，当炎夏汗多之顷，若就凉处休息，原可不病；若苦工劳力，长途行走，足以增进体温；一方面外界之高温，又足以使身体增热，而皮肤之蒸发不利及呼吸不畅，不能使体温外放，于是病作。缓者为暑温，暴者为霍乱。霍乱之病证，与暑温大异，其病理则相同。

夏月炎热，而复勉强触热，毛窍洞开，大汗出，血行迟，故心脏衰弱。因心脏衰弱，血行不达四末，故四肢厥冷。汗多阳虚，故外见寒象。因汗多血干，氧气减少，空气中氧气又稀薄，故闷而厥。宗人太炎先生言：血脉不能收摄水分，上下出于肠胃而为吐利，故霍乱病理同暑温，不过来势迅暴，势缓仍为暑温。故有霍乱之后，转属而为暑温者，审是湿温病理，可以不繁言而解。不过病兼湿，病形稍有不同耳。

温热之病理与证状，从生理之形能诠解如上。虽未能纤微尽赅，大份已不外此。反观《温病条辨》之解释，无一语不是向壁虚构之谈。其《自序》《凡例》中言是书虽为温病而设，实可羽翼伤寒。伤寒自以仲景为祖，参考诸家著述可也。温病当于是书中之辨似处究心。直欲与仲景分庭抗礼。又言《伤寒》论六经，由表入里，由浅及深，须横看。本《论》论三焦，由上及下，亦由浅入深，须竖看。与《伤寒论》为对待文字，有一纵一横之妙云云，简直是神昏谵语。

——《上海国医学院院刊》1929 年第 1 期第 14～19 页

天　　花

天花，俗名出花，方书称天痘，为极危险之事。及发明种痘法后，遂少此病。然有父母溺爱过甚，往往生三四月后犹不种痘，值春发秋燥、天花流行时节，空气传染，遂罹出天花之祸。

病状

天痘，大约分六期。第一期为发热期。发热咳嗽，与流行性感冒相同。与出痧疹之前兆，亦同。目珠含润，呵欠喷嚏。第二期为发斑期。头面见点，以次及于上身，遍及周身。此二期，大约各三日。六日之后，第三期为发蕾期。斑点逐渐扩大，中必高起，形圆整。至第四期，为水疱期。疹点顶渐变透明，形同水疱。此二期，大约共为三天。第五期为化脓期。水疱变黄，渐化为脓。第六期为结痂期。脓色渐干而结痂盖。此二期，亦各三日。嗣后，痂盖渐脱，而病愈。大概前后三星期上下，自发斑起至结痂期止，为最危险之时期。

病原

痘症，据我国旧说，是先天之欲火胎毒。胎毒内藏，感受时气，散于经络而发之病。据西医籍说，痘、麻、猩红热等是急性传染病。两说当并作一说。胎毒欲火是内因，流行传染是外因。必有内因，然后外因，始得引诱。故一度传染，或种过牛痘之小儿，纵在天痘流行时节，即能免疫而不传染。

诊断

小儿未经种痘，在天花流行时节而发热咳嗽者，往往会出天花，亟宜延医诊治。初起，治之得法者顺，失治者其后多逆。在发热时期，二便如常为顺。若大便不通、小便短赤、口渴烦躁、舌苔黄厚为重。若手脚冷、面色青、气急鼻煽、大便泻、无汗，但见一证，即为逆。在发斑期，疹点匀整者顺。若疹点细碎如蚊咬，或粗大如豌豆大，均为逆。

在发蕾期，点粒根脚分明者顺。若此点与彼点分际不明，根脚牵连者逆。在水疱时期，点顶圆湛、色鲜明、根脚红润者顺。若顶不饱满、色泽秽滞、根脚淡无血色者逆。在化脓期，脓色黄质肥厚者顺。若不黄，脓质稀薄者逆。在水疱化脓时期，有臭味者顺。无则为逆。痘出稀者轻，密者重。里外微红者轻，外白里不红者重。痘点顶黑陷塌下者死。

看护

小儿发热初起，忌予荤腥及不消化之食物。乳母亦宜忌口。出天痘，房中空气宜暖和。若在严冬，须生火炉。灯火不宜太亮，电灯宜围以红纸。阳光入户亦不宜，最好亦糊以红纸。以光线有刺激故也。忌荤酒气味及不洁之秽味，入病儿之口鼻。若病室离厨房甚近，宜设法使油气不侵入。病儿及乳母不可食黄豆及豆制之食品，如豆腐等。犯之者，将来口臭。理由不明了。忌食酱油，至病愈后一个月止。犯之则痘痕有黑斑。不幸为麻面，则麻点色黑。至发蕾期，痘已有水疱，宜卧儿于软棉褥中，怀抱手脚宜轻。及化脓期，尤为要紧。至发蕾期，须以小儿之两手裹缚，否则面痒抓破，则为麻面。小儿在病中，不宜多予乳食，宜频频予温开水。

治疗

初起宜辛凉透达及宣肺药，如荆芥、葛根、茅根、薄荷、连翘、象贝、杏仁等。病至第二期，痘点已透达，热不甚，别无气急等状，二便调匀，可以勿药。若热甚，仍不忌茅根、葛根。至第三期，斑点逐渐扩大，形圆整，神情完好，亦可勿药。若根脚不红，当于清热解毒方中，酌加活血如红花、川芎之类。至第四期，水泡透明，形圆根红润，热不甚，二便调，亦可勿药。不然者，按证施治第三期法。至第五期，化脓期中水泡黄质厚，神情安逸，亦可勿药。若脓不厚黄而清稀，塌陷不圆湛，急宜延医。此时用药切忌寒凉，宜黄芪、党参、鹿角霜、鹿茸等。至第六期已出险，用药不过清补化毒。如人参、归身、白术、白芍、甘草、银花等类。

附录

水痘与天花病机相同。已经种痘而胎毒未净，值天花流行时节而传染得之，初起如痘，至水泡后遂干瘪结痂。治法，与天花大同小异。禁忌亦同。

——《苏州国医杂志》① 1935 年第 5 期第 45～47 页

小儿百日咳论治

百日咳，一名顿咳，又名天哮呛。小儿禀赋弱者，尤易患之。其始，不过风邪侵袭于肺，俗所谓重伤风也。微寒热，咳嗽，鼻流涕，眼红。忽视不治，一星期或十日后咳增重。据西医说，是一种天哮呛杆菌为患。其咳阵作，每一阵咳十五六声至二十余声，连续不断，咳声短而苦，且不能吸气，咳时儿面色青紫，及阵咳止，始突然深吸而有空气入肺，吸时啼声甚响，此种阵咳继续数阵发作，迨胶黏之液咳出为止。此液之量甚少，如连发多阵，则每日所出甚多。阵咳将终之际，则呕吐或者遗尿疾。每因呕吐，致病儿消瘦。轻性者每日发作五六次，重者每三十分钟

① 《苏州国医杂志》1934 年创刊于苏州，由苏州国医学社编辑，苏州国医书社发行，于 1937 年停刊。

左右或发一次，其最重足以致命者，每日发作百余次之多。当阵咳发作之始，病儿能自觉，虽尽力自制而不可能，惊趋母怀以求救护。此等状况，实令为父母者所不忍见。当阵咳发作之时，因用力呼气而胸部紧压，致无空气吸入喉门，故血中欠缺氧气，当面肿青紫、静脉暴露、眼珠外凸、结合膜充血，一若将气塞者，于是始傚然一声深吸，空气入肺，然后面色气息乃复原状。

医者治此病，每轻视于初期，豆豉、豆卷，牛蒡、杏仁，随手立方。迨数治不愈，然后妄投药饵，病乃愈治愈坏。肺属并发病，逐一显见，毛细支气管炎、小叶肺大叶肺炎，于是致气急鼻煽，唇紫口腐，静脉破裂，眼出血泪，鼻衄咳处，病乃不可为矣。此种惨状，曾叠遇见。其败于庸浅者，固不足深责；乃有自负为儿科专家，履霜不知坚冰之戒，既不能防患未然，更不能挽救燎原，坐令致毙。

曷胜浩叹！不妄感焉忧之。去春发行之痧子外治喷雾疗法，以疏散性药物配合西国芳香性药剂，用于西法之吸入器喷雾，所以帮助肺脏之呼吸，吸氧排碳，消炎顺气，以防止肺炎，专治在呼吸系统——肺。百日咳，亦肺脏病。当其阵咳剧作，无空气吸入喉门，血中欠缺氧气，面肿青紫，自当助肺之吸入，故另行制剂，配合镇咳止咳、顺气化痰之品，用吸入器同为喷雾法以救治此病。宗人次公先生闻而奖借不置，曰：君固有心人，盲于医药用功夫，贤于外敷药远矣。用质当世，次公当非阿私之言也。

——《浙江妇女》① 1940 年第 2 卷第 3～4 期第 49 页

痧子病原论

论痧子病原，中西学说各异其趋，丝毫不可相通。盖东西两半球，

---

① 《浙江妇女》1939 年 7 月 15 日创刊于浙江丽水（现金华），由战时儿童保育会浙江分会编辑、发行，1942 年 4 月停刊。

医学之出发点不同。我国以六淫气化为说。痧子病原，论其标，属六淫中之风与热；论其本，则为先天胎毒。虽各家学说纷纭各异，而以胎毒为焦点，则主张佥同。西学以细菌为立场。顾病原菌至今尚未发现，但公认为极易传染，谓传染由病原体。兹分别撮述中西说理于后。

麻虽胎毒，多常时行。气候暄热，常令男女传染而成。先起于阳，后归于阴。毒兴于脾，热流于心。脏腑之伤，肺则尤甚——《麻疹活人书》。

麻疹亦属胎毒，乃系六腑蕴蓄积热，发自脾、肺二经。或受风寒，或伤饮食，时邪感触，扇动心火，燔烁肺金。肺主皮毛，故其邪发于皮肤之上——《麻疹通论》。

夫小儿在胎之时，乃母五脏之液所养成也。其母不知禁戒，纵情厚味，好啖辛酸，或食毒物，其气传于胞胎之中，其毒发为疮疹，名曰三秽液毒：一五脏六腑秽液之毒，二皮肤筋膜秽液之毒、三气血骨髓秽液之毒。三毒既出，发为疹痘疮也——《痘疹方论》。

小儿在胎，食五脏血秽，伏于命门。若遇天行时热，或乳食所伤，或惊恐所触，则其毒常出——《小儿真诀》。

归纳各方书所论，约为四端：一胎毒，二六腑积液，三天行时气，四感寒伤食恐惧。前二项为痧子病原，后两项为痧子诱因。凡小儿几无人能免出痧子之患，定为受毒于先天，待机而动，一触即发，其说近是。但终嫌其向壁虚构，捕风捉影，不着边际。惟天行时气一端，尚合现代说理。盖古人不知有细菌，往往以“时气”“时邪”为病之原因。因此为时代所限，不足为古人病也。

西医论痧子病原，或是细菌，或是原虫，主张甚多，尚不能确定痧子真正病原体。在病人之鼻腔、口腔……之分泌物、病人之血液，传染力更强，有实验之记载。

贺姆氏以痧子病人之皮肤，作个小破损，流出来之血液，渗在一块小布片里；更在一个健康人之皮肤，亦作个小破损；即用渗有病人血液之小布片，紧贴在健康人皮肤之破损处，经过一定日间，健康之人亦即发痧子。据贺氏此种试验，十九皆合。

凯通氏在出痧子病人发疹期中，吸取水疱疹子之水分，接种在健体之皮肤，即发现红晕；一二天以后，红晕虽消失，七日以后即显出痧子之种种前驱证；再二三天。痧子出现。用病人鼻涕来接种，亦同样成绩。

罕克通氏采取痧子病人之血液，培养在从水臌病者腹壁里抽出来之水中，贮藏在孵卵器中，经过一昼夜后，用显微镜检查，并不见细菌，但用此种液体，接种在健康之皮肤内，就出痧疹。

安迨耳松及高耳德贝干耳氏用痧子病人之血液，接种在猿猴之皮肤，能使猿猴发痧子。此传染物质，在病人疹发后二十四小时所采取者，传染力最强大。从此以后，步步减弱。直至恢复期，传染力完全消失。又痧疹发出四十小时候内，采取病人之涕唾，注射在猿猴皮下，亦能传染。再用病孩落下之皮肤，即无传染之能力。

从西人之实验，仅能知病由传染，其传染缘于直接。健体与患者接触，或于患者同宅、同室、居住，举凡眼、鼻及口腔分泌物，皆可直接或间接发生传染。其侵入之门户，大抵为鼻腔及咽喉黏膜。在发疹期传染力强大，感受性甚普遍。生半岁之婴儿，罹患者较少。成人则因幼年时曾经罹患，有免疫性，故传染者亦罕见。其一岁以上，殆不免传染。据西人之调查统计，假定一千个痧子病儿，一岁以下五十四人，一岁至五岁四百七十八人，五岁至十岁三百九十四人，十岁至十五岁五十六人，十五岁至二十岁八人，二十岁至三十岁七人，三十岁以上七人。

信如上述。一岁至十岁之小孩为最易传染。又向来未曾出过痧子者，虽在成年，若偶与病孩接近，亦即传染。当病孩在发疹期时传染猛烈，咳嗽、喷嚏、从鼻管、口腔所出之涕唾、泡沫，散布在空气中，随着空气鼓荡，康健之小儿及未曾患痧疹之成人，吸着有病原菌之空气，就此传染。此其一。病孩之食具、器皿、被服之类，亦足为传染之媒介物。此其二。

痧子之病原体在发疹期传染力强大，然生活力则极弱。病孩所住之房间、所用之器具、所着之衣被，经过空气流通日光透射，数小时后，即消失传播力。故西人认痧子脱落之皮屑，能否传染，还是疑问。

吾人从西人学理的考据，可以纠正国人习惯方面的错误。习惯以为小孩出痧子，其兄弟姐妹不急速隔离。明知必将传染，却以为传染在病孩将愈之顷，岂知痧疹方盛之时，传染力最是强大；及恢复期、皮肤落屑时期，传染力即减弱。隔离康健之病孩，不在痧子前驱发疹时期，此一误也。病孩不可吹风，尽人所知。乃将窗户紧闭，布幔遮掩，使病室空气不流通，阳光不入户。岂知阳光空气皆有杀灭病原菌之力。不吹风为一件事，流通空气为又一件事。紧闭窗户，徒知避风；无新鲜空气，为害滋大。此二误也。

——《中国医学》1941 年创刊号第 40～42 页

统一金元四家学派的矛盾

中医学派概说

中国医学在长时期的发展中，没有什么派别，到金元时期才有不同的学派出现，《四库全书提要·医家类》说："儒之门户分于宋，医之门户分于金元。"确是事实。有人说中医学在金元时期造成混乱，也有人说中医学盛于金元，是学术发展时期；见地不一，都凭主观。实际上金元时期医学产生派别，是学术进步的表现，后人没有分析所以造成这种矛盾学派的因素，也不了解缘故，因此看法不一致，矛盾永久存在。

金元四家四个学派：刘守真——寒凉派，张子和——攻下派，李东垣——补土派，朱丹溪——滋阴派；这四派有四种不同的理论和疗法，一直影响到明清两代连续产生不同的派系：张景岳、赵献可主温，吴又可、周禹载主凉，王朴庄又切戒寒凉，陆九芝又反对温补。张景岳抨击守真丹溪的偏于寒凉，徐洄溪又讥景岳的刚燥，更作《医贯砭》攻击赵献可，姚球托叶天士之名作《景岳发挥》，批评景岳主温之弊；真足聚讼纷纭，莫衷一是。究竟怎样会有寒凉和温补的派别，怎样会有长期八九百年的矛盾学派？这是由于时代和环境的背景所造成的，有自然发展的规律。我们不了解时代和环境的背景产生的变化，不观察和研究自然发展的规律，那就不能明白所以有矛盾的学派。矛盾的学派不统一，对中医学发展前途是有障碍的。

金元四家学派产生的因素

追溯金元四家四个不同举派产生的因素有两个方面：其一，北宋时医家根据《素问·天元纪大论》《素问·五运行大论》《素问·六微旨大论》和《素问·至真要大论》诸篇的运气和司天在泉之说，撰作论著，如刘温舒说：“素问气运为治病之要。”他作素问入式运气论奥，附刊《素问遗篇》，这是论病讲运气的开端，沈括兼通医卜，自然最相信这种理论，《本草衍义》的作者寇宗奭把运气方式来论药，这都是造成后来派系因素之一。其二，北宋末年，盛行陈师文裴宗元奉敕撰定的《太平局方》，用药多偏于热，严用和看到它的偏弊，就作《济生方》，他说：“药惟平补，柔而不潜，专而不杂，间有药群队，必使刚柔相济，佐使合宜。”又说：“用药在乎稳重。”又说：“世变有古今、人禀有厚薄。”当时驰名燕赵间的张元素（洁古，易州人）说：“运气不齐，古今异轨，古方新病不相能也。”所以他治病自为家法，不用古法。从严张二人言论中，可以看出他们不赞成流行的局方，却没有爽爽快快地发表相反的论著，直到刘守真才揭张鲜明的医学革命旗帜来。

金元四家学派简写

刘完素字守真，河间人，突出的自成学派。他作《素问玄机原病式》，就是根据《素问·至真要大论》，详言五运六气盛衰胜复之理，而以病机十一条附于篇，反复辨论申诉，阐明六气都从火化；又作《宣明论方》，也详论运气；用药多主寒凉，明确地与流行的《太平局方》对立。那时赵宋南渡，河北入于金，于是《宣明论》盛行于北，《太平局方》流行于南。这是金元四家第一人刘守真寒凉派的形成。

四家中的第二人是张从正，字子和，号戴人，金睢州考城人，宗刘守真而变通之，善用汗吐下三法，起疾救死甚效，世称“张子和，汗下吐”，尤擅攻下，他说：“治病重在驱邪，邪去则正安，不可畏攻而养病。”后世称他是攻下派。

李杲字明之，号东垣老人，金元间真定人，后世称他是补土派，从张洁古学，而学说与师异轨，别创补脾土之法，他说土为万物之母，著《脾胃论》，以“补中益气”和“升阳散火”为中心治疗方法。又刘张多讲六淫之邪的外感，他重在讲内伤疾病，著《兰室秘藏》《内外伤辨》等书。辨外感与内伤有一段说：“外感则人迎脉大，内伤则气口脉大，外感恶寒虽近烈火不除，内伤恶寒得温暖即解，外感鼻气不利，内伤口不知味，外感邪气有余，故发言壮厉，内伤元气不足，故出言懒怯，外感头痛常痛不休，内伤头痛时作时止，外感手背热，内伤手心热。”他把外感与内伤作对比，鉴别诊断何等明确。

刘张李都是金人，第四人说滋阴派的朱丹溪，名震亨，受业于罗知悌，罗字子敬，元钱塘人，得刘守真之传，旁通张从正李东垣二氏之学，丹溪尽得其传，可说是刘张李再传弟子，乃从寒凉、攻下、补土三派系外，另产生出不同的学说。他评论三家的得失，自负不凡说：“刘张之学，论脏腑气化有六，而于湿热相火三气致病为最多，推陈出新，创泻火之法，此固高出前代矣，然有阴虚火动或阴阳两虚湿热自盛者，又当消息而用之。李氏谓饮食劳倦内伤脾胃，则胃脘之阳不能以升举，并及心肺之气陷入中焦，而用补中益气之剂治之，此亦前人之所无也；然天不足于西北，地不满于东南，天阳也，地阴也，西北之人阳气易于降，东南之人，阴火易于升，苟不知此，而徒守其法，则气之降者，固可愈，而于其升者亦从而用之，吾恐其反增其病矣。”丹溪论诸家偏甚之害而创“阳常有余阴常不足”，所以主滋阴降火之法，后世称他为滋阴派。

调和四家学派的说法

后人对于四家学派有种种不同的看法，有的说各有长短，互相发明，有的推崇，有的抨击，各随主观。很有几人要揉和它、统一它，如王节齐说："仲景东垣河间丹溪四子之书，初无优劣，但各发明一义耳。仲景见《内经》载伤寒，而其变迁反复之未备也，故著论立方以尽其变，后人宗之，传用既久，渐失其真，用以通治暑温、内伤诸症，遂致误人；故河间出而始发明治温暑之法，东垣出而始发明治内伤之法，至于丹溪出而又集诸家之大成，发明阴虚发热类乎外感内伤及湿热相火为病。故曰外感法仲景，内伤法东垣，热病宗河间，杂病宗丹溪，一以贯之，斯医道之大全矣。"李士材说："四家在当时于病苦，莫不应手取效，考其方法，若有不一者，所谓补前人之未备以成一家言，不相扩拾，却相发明，岂有偏见之弊；不善学者，师仲景而过，则偏于峻重，师守真而过，则偏于苦寒，师东垣而过，则偏于升补，师丹溪而过，则偏于清降。……仲景治冬令之严寒，故用药多辛温，守真治春夏之温热，故用药多苦寒，东垣以扶脾补气为主，故补气升阳，丹溪以补肾养血为主，故补血养阴。"

金元四家刘张李朱，有的人说张是张洁古，有的人说是张从正，后人考证是张从正，不是洁古，既称金元四家，当然不是张仲景，况且后人奉仲景为医圣，高高在上，明显的不在四家之列，王李以仲景冠首，是错误的。这两段言论想从四家的矛盾派系中求其统一，很费苦心，从仲景学说分化出三派系来，只好说是调和口吻，没有统一的办法。

叶天士说："剂之寒温，视疾之凉热，自刘河间以暑火立论，专用寒凉，东垣论脾胃之火，必务温养，习用参附，丹溪创阴虚火动之说，又偏于寒凉，嗣是宗丹溪者多寒凉，宗东垣者多温养，近之医者茫无定议，兼备以幸中，借'和平以藏拙'，甚至朝用一方，晚易一剂，而无成见。……"这也是调和口吻，却看到当时的医家受着学派分歧的影响，莫知适从，乃既不从寒凉，也不从温补，流于"平淡轻浅"，所以他说"借和平以藏拙"，于是乎中醫学说落后停留，一直到现在。

把运气学说来统一四家学派

清代乾隆年间王朴庄倡岁运循环之说，他说六十年岁运一转变，配合司灭在泉湿土燥金相火君火，定出燥火运、寒水运等。光绪年间，陆九芝推广其义，排定一张年表，推算历代名医生在燥火运中的都是主张寒凉药，生在寒水运中的都是主张用温补法，自金元算起一直到清季，历历不爽，一一符合。他作论两篇，详明温补派寒凉派的产生完全由于运气，这种说法，远绍北宋刘温舒沈括寇宗奭刘河间，近则取徐洄溪的“人之疾病，随时运为变迁”之说，言之有理，假使承认研究任何一件事，不能割断历史来讲的话，那么这个运气说法虽然不合科学，未可一笔抹杀。

气候时刻在变换中的，循环无端。一昼夜：晨午昏宵的气候不同，健体没有什么感觉的，若在病体，就有明显的病型：胃肠炎的热度每每高于黄昏，名曰日晡所潮热，虚弱者的泻利有作黎明，名曰五更泻，肺劳寒热大都始自日暮，梦遗泄精多在破晓；这些都可以说明病候与时间有相当关系的事实。推而至于一周年，春夏秋冬，寒来暑往，气候明显的变换，病证也有明显的差异；一年二十四个节令，有大小的分别，二至二分（夏至、冬至、春分、秋分），为四大节气，老人和虚人碰到了节令，就有病痛感觉，或是筋骨酸楚，或是肢体困倦，俗话叫作“发节气”。旧有痼疾宿恙的人，每每在节令发作；最显著的是亡血家，久病的病证加重，垂死的就是死亡的时日。凡此种种，不能说科学所不能解释，就否认道些事实。既然证明一昼夜，一周年气候不同影响疾病，那么六十年气候有变换，一定与疾病也有关系，不能说王朴庄全是臆说。

由此推论六十年一周环，气候变换了，因而在治疗方面适应实际情况而产生出各派系，寒凉温补更迭变换，例如刘守真、朱丹溪生不同时而都值火运，所以主寒凉清滋；李东垣、张景岳生不同时而都值寒运，所以主辛温补益。李东垣为张洁古弟子，而不同师说，陆九芝为王朴庄外曾孙，而不同祖道，因为年代距离，气运转变，在诸家自己也不知道受着时代气运的支配，因而治疗方向变换的。我们得到王朴庄岁运之说，可以了解医学所以产生矛盾派系的缘故。由是言之，四家学派各随岁运气候应时产生的，正是四家智慧的创造，实践的经验；他们不执着于旧说，不拘泥于古法，辨证用药，随病处方，能灵活运用应付环境，真不愧为医学名家。

根据时代和环境的背景统一四家学派

徐洄溪说："人之疾病随时运为变迁，乱世民苦而多劳，故体质多虚，用药宜偏于培补；盛世之民乐而多逸，故体质多实，用药宜偏于攻泻。"这是从时代和环境的实际情况来说，合于辩证唯物的。他所说"乱世""盛世""民苦而多劳""民乐而多逸""体质多虚""体质多实"几点，交互分乘，就产生出各种不同的疾病来，就产生出各种理论和治法来，也就产生出各种派系来了。

燕赵之人多彪悍雄武，体魄壮实，守真、子和都是北方人，自宜于寒凉攻泻，但是李东垣也是北方人，何以又主张补脾胃呢？这有他另一种环境，元史木传："李杲，字明之，真定人，以赀雄乡里；杲幼岁好医学，时易人张元素以医名燕赵间，杲捐千金从之学，不数年尽得其业。……"可知东垣是富家子弟，他的社会关系都是资产阶级，体质多虚之辈，合用补脾升阳之法。又考东垣操业的时候适值元兵南下，人民颠沛流离，定多起居不时，饮食不调，营养不良，气血亏弱，那么东垣的补中益气自然所投辄效，风行一时了。守真、子和、东垣生当乱世，而朱丹溪则生当天下承平之年，他又是南方人，南方之人体质多孱弱，又多膏粱之体，他审核证情，以为采古方以治今病，其势多不能相合，乃研究刘张李三家的学说，推衍其义，产生出养阴清滋的治法来。

李士材说："使仲景而当春夏，谅不胶于辛温，守真而值隆冬，决不滞于苦寒，东垣而疗火逆，断不执于升提，丹溪而治脾虚，当不沉于凉润。……"他又分析富贵贫贱劳心劳力膏粱藜藿来解释人的生活方式和环境不同，因而造成疾病异型，说道："富贵劳心者居则曲房广厦，膏粱自奉，脏腑恒娇，玄府疏而六淫易客，疾病则宜于补正，贫贱劳力者，陋巷茅茨，藜藿苟克，腠理密而外邪难中，疾病则利于攻邪。"他以张子和主大攻大伐与薛立斋大温大补作对比，又说："子和一生岂无补剂成功，立斋一生宁无攻剂获效，但著书立言则不之及耳。"这说明各派的理论不同，治疗方法不同，由于医家适应当时的风土人情，善于应付环境配合时代，也可以断定他们主要疗法是如此，灵活应变一定也很多的，譬如李东垣专主补土升阳，假使他临床上遇到体格壮实患着阳证实证的病候，决不会使用他的老一套补脾胃；朱丹溪常见阴虚火动而用滋阴，假使他临床遇到阳虚火衰，岂有一律投以养阴清滋之理？因此我们明白所谓寒凉、攻下、补土、滋阴，是四大家的中心学说、重点疗法，完全基于时代和环境而创造出来的。

总　结

金元四家的学派，在长期的纷争中，后人只看到他们学术的一面，没有了解全局，便主观地说中医学的停留落后，是金元四家矛盾的学派所造成的，这不是以辩证唯物主义的观点来全面考察问题的方法。王节斋、李士材、叶天士三人的调和口吻，煞费苦心，得不到统一。王朴庄、陆九芝的运气说，似乎可以把矛盾统一起来，但是在今天科学昌明时代，似难取信于学者。李士材徐洄溪都看察到气候、地理种种自然条件的不同，更密切联系着不同的人事、环境，正确的理解和发现疾病与治疗自然发展的规律性，深深体会到四家都是由于时代和环境的背景，从实践中创造成功一家之言。根据这一点，学派虽有寒凉、温补的矛盾，可以得到统一的途径了。

——《上海中医药杂志》1955 年第 7 期第 39～41 页

上海市祖国医药学术讲座讲义——《伤寒论》

概　述

汉末张仲景著《伤寒卒病论》16 卷，是古代流传下来最典型的一部方书，它包含着两个部分：《伤寒论》10 卷，可以说是中医的传染病学；

《卒病论》6卷（卒系杂字之讹），是中医的内科学旁及妇科外科等；这两书的体系不同，所以后人把它分开来，将伤寒部分名《伤寒论》，杂病部分名《金匮要略》，现在来谈《伤寒论》。

仲景是汉末建安年间人，（约142—210）他在中国医学史上是最伟大的人物，但后汉书和三国志都没为他写传，清末陆九芝写《补后汉书张机传》传云：“张机字仲景，南阳涅阳人也，灵帝时举孝廉……建安中官至长沙太守……学医于同郡张伯祖，尽得其传……著论22篇，证外合397法113方……凡治伤寒，未有能出其右者。其书本素问之旨，为诸方之祖，华佗读而善之，曰：‘此真活人书也。’……虽扁鹊仓公无以加之，时人为之语曰：‘医中圣人张仲景。’……”

历代医家一致推崇仲景书，都致全力的钻研，注释的有百数十家，著名的有成无己、方有执、喻嘉言、柯韵伯、张志聪等。清代大医徐洄溪说：“医者之学问全在明伤寒之理，则万病皆通，故仲景书有二：《伤寒论》治时病之法也，《金匮要略》治杂病之法也，而《金匮》之方又半从《伤寒论》中来，则伤寒乃病中之第一症，而学医者之第一功夫也。”日本著名汉医丹波元简专辑中国历代医家注释《伤寒论》的精义成《伤寒论辑义》一书，加以评按，备极推崇，所以《伤寒论》在中医经典医籍中，毫无疑问，其评价在第一位。

明确三个要点

一、书名《伤寒论》，但不可认为就是讨论西医所谓伤寒症的专书，因为中医的“伤寒”二字，在古代是对热性病的通称，并不是某一疾病的专门病名，古人常把疾病的诱因，当作病原，所谓“人之伤于寒者则为热病”，意思是说，凡人受了风冷，就会患发热的病，认为一切发热的病，都是因受寒冷发生的，所以通称“伤寒”，因此“伤寒”二字，包括多种流行性热病而言，有类于现在的急性传染病。当然，不可能像现在的传染病学那样完备，但是远在2000年前，能总结了这样多的丰富经验，可称巨大的著作了。仲景根据《素问·热论》“夫热病者皆伤寒之类也。……”《难经》：“伤寒有五：有中风、有伤寒、有湿温、有热病、有温病”之意而定名为伤寒。《难经》伤寒有五，这句中的“伤寒”二字，是指广义的伤寒，其后文“有伤寒”句中的“伤寒”二字，是狭义的，《伤寒论》的“伤寒”二字是广义的伤寒。现在有些学者认《伤寒论》是治疗现代“肠热病”专书，也有的认为是“流行性感冒”的，因而看法各不同，实在是由于西学东来，翻译不正确而造成的错觉。我们不必在新旧名词上推敲，只要认识仲景《伤寒论》是讲热病的专书就是了。

二、仲景以热病的病机复杂，变化多端，在临床实践中掌握了不同的症型，依着它的发展规律，加以整理，归纳成各种症候群，借用古代所流传的六经名词，定出六个提纲来，作创造性的论述。《内经》的“六经”是指经络而说的，《素问·热论篇》的“伤寒一日、太阳受之，……二日、阳明受之，……三日、少阳受之，……”之论，与伤寒论六七日为一候和传经的理论，其意义不同，不能相混。有人误认《伤寒论》所讲的传经，也是一日传一经，六日而遍传的，这种错误的发生，便是不明白《伤寒论》沿用《内经》的六经名词，而不袭用《内经》六经的实质的道理，我们必须认识这一点，才能无疑不惑的读《伤寒论》。

三、《伤寒论》的六经名称，是仲景借用为疾病分类法，用来归纳病型的名词，不要看了“太阳病”“阳明病”等名词而感到古老、陈旧，实质上，这六个名词每一个都包含着一系列的症候群。而在每一类症候群里的各种症状间，都是密切关联着的。如“太阳病”的症候群，多半是描写一般热病的初期现象，而以呼吸系统的症状为主体，旁及其他脏腑的症状“阳明病”的症状，似乎是热病的高峰期，以壮热为主征，而以胃肠的症状为主体，同样地也涉及其他脏腑的症状。在“少阳病”的症候群中，就热型来讲，最突出的是寒热往来的出现，就病情的机转来讲，是“阳性症状”与“阴性症状”在相互转变过程中的一个阶段底现象。在“太阴病”的症候群中，虽然也以描写胃肠方面的症状为主体，但是症状中所表现的是“虚寒态”，与“阳明病”中的胃肠症状不同。“少阴病”是说整体的虚弱，表现在心脏及胃肠等各方面的阴性症候，而“厥阴病”的症候群，似乎是寒热错杂的病期，主要论述厥逆与肠胃方面有关的症状；倘以这样的观点来看“六经”，便不会感到费解了。

六经形体的分析

六经形证，是伤寒论全书的纲领，它是把症候分类而定出来的，后世认为这是江河不废的法则，仲景观察到热性病的症候虽错综复杂，但归纳起来，可分成六个类型，同时又运用《素问》的精神分析阳热、表实和阴寒、里虚，严格地辨证，正确的论治，后世治外感热病都是根据这个精神。

古人认为热病侵犯人体，多数是从肌肤，也有是从口鼻，一般是由表入里，基于这种病理观点，所以《伤寒论》把病位分为“表”“里”“半表里”三个阶层。把病在初期，抗病趋势向外向上的，以为病在“表”，叫作“太阳病”；把热病高峰期，病势结集在内的，以为病在“里”，叫作“少阳证”。这三种类型总名“三阳证”。

就整体观点上来观察机体对于病邪作斗争的机转中，见到抗病力逊弱的现象，表现着“阴”“寒”“虚”的阴性证状，恰与“三阳证”成相反的局面，分析它的症状，区分为“少阴病”“太阴病”“厥阴病”三个类型，名曰“三阴证”。(厥阴寒热错杂不完全是阴、寒、虚方面）后人以对偶的方式来比拟三阳证，也划分“表”“里”“半表里”，这就显得呆板难通了。

现在把三阳三阴六个类型的症候群划分列于下：

1. 太阳病

（1）太阳之为病，脉浮，头项强痛而恶寒。(第 1 条)

（2）太阳病，发热，汗出，恶风，脉缓者，名为中风。(第 2 条)

（3）太阳病，或已发热，或未发热，必恶寒，体痛，呕逆，脉阴阳俱紧者，名曰伤寒。(第 3 条)

2. 阳明病

（1）阳明之为病，胃家实也。(第 180 条)

(2)……日晡所发潮热，不恶寒，独语如见鬼状，若剧者，发则不识人，循衣摸床，惕而不安，……(第212条)。

(3)阳明病，谵语，发潮热，脉滑而疾者，……(第214条)

(4)阳明病，汗出多而渴者，……(第224条)

3. 少阳病

(1)少阳之为病，口苦，咽干，目眩也。(第263条)

(2)……往来寒热，胸胁苦满，默默不欲食，心烦喜呕……(第96条)

4. 太阴病

太阴之为病，腹满而吐，食不下，自利益甚，时腹迫痛，……(第273条)

5. 少阴病

(1)少阴之为病，脉微细，但欲寐也。(第281条)

(2)少阴病，始得之，反发热，脉沉者，……(第301条)

6. 厥阴病

(1)厥阴之为病，消渴，气上撞心，心中疼热，饥而不欲食，食则吐蛔，下之利不止。(第326条)

(2)伤寒脉微细而厥，至七八日肤冷，其人躁无暂时安者，此为藏厥……(第338条)

(3)手足厥寒，脉细欲绝者，……(第351条)

《伤寒论》把病证区分为六个类型，是有它的客观事实的现象作为理论基础的，现在举“热型”“脉象”“证状”三方面为例，分析病证的类属。

1. 热病开始是发热的，随着病机的演变，表现不同的热型，仲景观察到热病开始时，发热与恶寒相偕，属之太阳；其后，但热不恶寒，属之阳明；热寒往来，属之少阳；无热或厥逆，属之阴证。

2. 更把脉象举例来说，脉搏是观察心力强弱和体力盛衰的标志之一，他据性状以区分类型，把脉浮属之太阳，脉弦属之少阳，脉洪、大、属之阳明，脉微弱属之三阴病症。

3. 更以证状举例来说，把头项强痛，身体疼痛等证属之太阳，把胸胁苦满等证属之少阳，胃家实属之阳明，下利清谷、腹满、身倦、但欲寐等等，属之少阴。

这种归纳统属的方法并不是呆板的，不是孤立的，而常常是把有关的见证相互比类，考核整体情况，多方面联系，然后分析病机，正确地归入那一类型中去。

辨证论治

仲景从实践中积累了丰富经验，同时运用前人的验方，他掌握了阴阳、表里、寒热、虚实的法则，根据机体对于疾病过程中所出现的各种形证，在错综而复杂的关系里，朴实的以证状为依据，进行反复细致的辨证诊断，从而确定治疗的方针，凭证凭脉，定出了许多治病规律。它的治病法则，大要分汗、吐、下、清、温以及针灸诸法。施治的法则，说得很详细而周密，反复地说明怎样的证状用汗法、用下法等等，怎样的症状不可汗不可下等等，明白地一一举出条文；更审辨发汗攻下和补虚、泻实，指出缓急轻重先后的治疗方法；又关于汗下倒施，造成病机的混乱，指出补救的方法，或者汗下失当，造成病机的严重，也指出救逆的方法，不尚空谈，实事求是，所以二千年来为医者所奉为治病的圭臬。

下面举“汗法”为例，说明它在临床上治疗的法则，严整而有规律性的。

一、一般的定法

例如：

1. 太阳病，头痛，发热，身疼痛，骨节疼痛，恶风无汗而喘者，麻黄汤主之。(第 35 条)

2. 脉浮者，病在表，可发汗，宜麻黄汤。(第 51 条)

3. 脉浮而数者，可发汗，宜麻黄汤。(第 52 条)

4. 太阳病，项背强几几，无汗恶风，葛根汤主之。(第31条)

5. 太阳病，头痛，发热，汗出，恶风，桂枝汤主之。(第13条)

6. 太阳病，外证未解，脉浮弱者，当以汗解，宜桂枝汤。(第42条)

7. 太阳中风，阳浮而阴弱，阳浮者，热自发，阴弱者，汗自出，啬啬恶寒，淅淅恶风，翕翕发热，鼻鸣干呕者，桂枝汤主之。(第12条)

以上许多条文中指出“汗法”的一般定法。仲景在辨证论治上采取汗法对象的证状是“表证”，“表脉”也就是太阳病的症候群。所“表证”，是恶寒、发热、头痛、身疼等等；所谓“表脉”，是脉浮。就中分出两系：

①“表实”——恶寒，发热，无汗，脉浮紧，即论中所说的“伤寒”，用麻黄汤发汗解表。

②“表虚”——恶风，发热，汗出，脉浮缓，即论中所说的“中风”，用桂枝汤发汗解肌。

不论它是“表实”“表虚”，都是以病邪在表，观察病势趋向在外，体味到人体抗病本能与病邪作斗争的局面，以药力扶助正气抗病，使病邪由汗而解，总之是衡量病邪的深浅，或以开发调理，或以调和营卫的处理方法。

二、机动的运用

例如：

1. 服桂枝汤，大汗出，脉洪大者，与桂枝汤如前法，若形似疟，一日再发者，汗出必解，宜桂枝二麻黄一汤。(第25条)

2. 太阳病，得之八九日，如疟状，发热，恶寒，热多寒少，其人不呕，清便欲自可，一日二三度发，脉微缓者，为欲愈也，……面色反有热色者，未欲解也。以其不能得小汗出，身必痒，宜桂枝麻黄各半汤。(第23条)

以上条文是指出病有不典型的“表实”“表虚”证状出现，或者已大汗出，而病仍不解，或者不得小汗出，一般定法不适应于这些病机，就斟酌于邪机的深浅，衡量表证的虚实程度，机动而又灵活运用麻桂，作比例的配合，而达到表汗而解的目的。

三、禁忌的病例

例如：

1. 咽喉干燥者，不可发汗。(第83条)

2. 淋家，不可发汗，汗出必便血。(第84条)

3. 疮家虽身疼痛，不可发汗，汗出则痉。(第85条)

4. 亡血家，不可发汗，发汗则寒栗而振。(第87条)

5. 汗家，重发汗，必恍惚心乱，小便已阴疼。……(第88条)

6. 太阳病，发热，恶寒，热多寒少，脉微弱者，此无阳也，不可发汗。(第27条)

《伤寒论》中关于禁汗的条文很多，除里实的、阳热的不可采用汗法外，在这里更明白指出禁汗病例若干条，分析它有两个方面，有属于阳虚的，如脉微弱之例，如汗家之条；有属于阴虚的，如咽喉干燥、淋家、疮家、亡血家各条；因误汗伤阴，过于亡阳，都犯虚虚之戒，所以明白指出不可发汗诸条例。

四、误治的救逆

例如：

1. 太阳病，发汗，遂漏不止，其人恶风，小便难，四肢微急，难以屈伸者，桂枝加附子汤主之。(第20条)

2. 太阳病，下之后。脉促胸满者，桂枝去芍药汤主之。(第21条)

3. 伤寒，医下之，既得下利，清谷不止，身疼痛者，急当救里，后身疼痛，清便自调者，急当救表，救里宜四逆汤，救表宜桂枝汤。(第91条)

以上诸条指出过汗亡阳之误，病在表而误下之误，审察病机，仍可从表而解，所以仍用桂枝汤或桂枝类型的方剂来纠正治疗的错误。

凭证辨脉与以脉合证

《伤寒论》的论脉法，主要的精神是“凭证辨脉”“以脉合证”，大都是原则性的，但也有部分机动性的，应当从两方面来说明它。

一、原则性的——切实而具体的，大多数是先详言证状，然后再谈脉法，再次才讲到方药，例如太阳篇中

1. 脉浮者，病在表。(第15条)

2. 太阳病，发热，汗出，恶风，脉缓者，名为中风。(第2条)

3. 太阳病，或已发热，或未发热，必恶寒，体痛呃逆，脉阴阳俱紧者，名为伤寒。(第3条)

4. 太阳病，脉浮紧，误汗，发热，身疼痛，八九日不解，表证仍在，此当发其汗，……（第46条）

5. 太阳病，桂枝证，医反下之，利遂不止，脉促者，表未解也。……（第34条）

6. 服桂枝汤，大汗出后；大烦渴不解，脉洪大者，白虎加人参汤主之。(第26条)

7. 太阳病，下之后，脉促胸满者，桂枝去芍药汤主之。(第21条)

从以上许多条文中，明显的指出病在表、病在外，脉是浮的，在表无汗曰脉“浮紧”，在表有汗，曰脉“浮缓”；“促”是太阳病下之后胸满见之。脉“洪大”，因大汗出后，大烦渴转属阳明见之。凡是讲到脉象，必定同时说到证状，然后再谈到方药。但是论中有很多条文先言脉，后言证，或者单穿言脉，如“脉浮而范，浮为阳，芤为阴，浮芤相搏。”“夫阳脉浮而涩，浮则胃气强，涩则小便数。”“伤寒阳脉涩，阴脉弦，法当腹中急痛。”一类条文，后人说是王叔和羼入的，不是仲景原文，这个看法是正确的。

二、机动性的——灵活应变的，部分的有“凭证不凭脉”“凭脉不凭证”若干条文，应当提出来进行研究的。“凭证不凭脉”是以证状为主，“凭脉不凭证”是以脉象为主，因为病之轻浅的，大都脉证相合，

病之深重的，往往脉证乖异，病机中很多阴证见阳脉，或阳证见阴脉，脉与证不相合的，治疗衡量机理，以证状为主体，所以凭证不凭脉，例如：

1. 病人无表里证，发热七八日，虽脉浮数者，可下之。(第257条)

2. 阳明病，脉迟，虽汗出不恶寒，……有潮热者，……可攻里也，手足濈然汗出者，此大便已鞕也。……（第208条）

伤寒论大法，脉浮者当发汗，脉迟者当温里，而上面条文，第一条发热七八日，虽脉浮数，却不采取汗法，而云可下之；第二条阳明病，虽脉迟，不用温法，从潮热手足濈然汗出等证状而用下法，这都是说脉证不合，但凭证而不凭脉的病例。

病机中以整体为主重，以本元为首要，因为脉象是心脏强弱体力盛衰标志之一，所以在临床治疗上有时要注意脉象，有从脉不从证的灵活应变方法，凭脉不凭证的，例如：

1. 太阳病，发热，恶寒，热多寒少，脉微弱者，此无阳也。不可发汗，……（第24条）

2. 脉浮紧者，法当身疼痛，宜以汗解之，假令尺中迟者，不可发汗，……（第50条）

以上条文指出，不可根据证状采取汗法，从脉象的微弱及尺中迟者要考虑到心力不振，本元虚弱而采取适当的处理。

凭脉象的性状辨病机的深浅：

脉象是审辨病证的阴阳、表里、虚实、寒热的一种诊断方法，更重要的是诊断心脏与疾病的关系，仲景在这一点上加倍致力的描写，在举脉“微弱”“微缓”“微细”“沉微”等脉象的性状来说，仲景很明确的观察到心力衰弱与疾病的关系，用表来说明它：

在太阳病期——微缓——为病邪已解——微弱——为病邪轻浅

在少阴病期——微细——为病机趋剧——沉微——为病势严重

脉微缓，是说脉象轻微而缓和，表示病邪固去而心力也因抗病而衰疲，如：

1. 太阳病，得之八九日，如疟状，发热恶寒，热多寒少，其人不呕，清便欲自可，一日二三度数，脉微缓者，为欲愈也。（第23条）

2. 太阳病十日以去，脉浮细而嗜卧者，外已解也，……（第37条）

这两条都是说明病邪既除，心力抗病已完成任务，慢慢松懈目的要休息，以恢复他的疲劳，所以脉象不见弦紧洪大数疾，而兑微缓的搏动，同时也无其他症状，说“其人不呕”思是没有少阳证，说清便欲自可，意思是没有阳明证，也就没有传经的形迹，再配合脉象微缓，肯定外邪已解。第37条太阳病十日以去，脉浮细，也说明没有传变倾向，嗜卧也是病邪已去，休养生息以恢复体力疲劳的正常状态，所以说外已解也。至于脉“微弱”的微字是形容词，犹言脉象稍弱，脉搏动无力，这是表示心力抗病而衰弱，同时病邪也轻浅了。如：

1. 太阳病，发热恶寒，恶多寒少，脉微弱者，此无阳也，不可发汗，宜桂枝二越婢一汤。（第27条）

2. 太阳中风，脉浮紧，发热恶寒，身疼痛，不汗出而烦躁者，大青龙汤主之，若脉微弱，汗出恶寒者不可服。……（第38条）

这两条都是说心力已见衰弱现象，病邪也轻浅，不须重剂了。第27条说脉微弱不可发汗，就是说不可用麻黄汤。第38条，以脉微弱，汗出恶风者，对比脉浮紧，发热恶寒，身疼痛，不汗出而烦躁者，说明大青龙的主证，间时告诫脉微弱是心力衰弱，汗出恶风证状是轻浅的病邪，不须大青龙的重剂。

总结以上四条是讲脉“微缓”“微弱”在太阳病期，以脉合证，没有严重证状，所以肯定的病邪已解和病邪轻浅。假使“微细”“沉微”合之恶寒身倦但欲寐等证状是严重的少阴证了。

少阴证是心力衰竭，全身机能衰弱，整个体力大疲的病候，如：

1. 少阴之为病，脉微细，但欲寐也。（第281条）

2. 下之后，复发汗，必振寒，脉微细，所以然者，以内外俱虚故也。（第60条）

3. 下之后，复发汗，昼日烦躁不得眠，夜而安静，不呕，不渴，无表证，脉沉微，身无大热者，干姜附子汤主之。(第61条)

4. 少阴病，脉微细沉，但欲卧，汗出不烦，自欲吐，至五六日，自利，复烦躁不得卧寐者，死。(第300条)

这许多条文说明由于心力抗病不胜，或由误下误汗而益衰其心力，脉见“微细”“沉微”，更进而脉微沉细，同时他的症状是“恶寒”“振寒”“下利”“蜷卧”以及“但欲寐”等等，说明病机趋剧，病势危重了。

掌握六经形证为运用方药的指征

仲景从临床上细致的观察到性病症的演变，是随着机体的强弱和周围环境的变化而转变的，既定出了六个类型，他的辨证更包括诊断学的八纲——阴阳、表里、寒热、虚实，他的论治包括了治疗学的七法：汗、吐、下、和、温、清、补，以帮助人体对疾病作斗争的战略。六经症候群的掌握，是仲景治热性病运用方药的指征。这里简略说明一下：

一、太阳病

为病势趋向在躯表，正气抗病初期病型。它的症候群是：发热恶寒，头痛身疼等。脉紧无汗为表实，宜麻黄汤发汗，脉缓有汗的为表虚，宜桂枝汤，还有其他的随证疗法，救逆等法，总之，是助机体抗病能力，驱除病邪，以发汗而解为方针。

太阳病期的主要汤方

麻黄汤：麻黄　桂枝　杏仁　甘草

桂枝汤：桂枝　白芍　甘草　生姜　大枣

大青龙汤：麻黄　桂枝　白芍　石膏　甘草　生姜　大枣

二、阳明病

为病势趋向在里，抗病力最旺盛时期的病型。它的症候群是：发恶不恶寒反恶热，自汗等。这中间分出两系来，壮热、汗多烦渴的为阳明腑证，宜白虎汤清热消炎；高热、神昏、谵语、腹痛便秘的为阳明腑证，宜三承气汤从肠胃道排除有害因子；其他有肝、胆炎证的，有膀胱炎证的，都连带指出治方。

阳明病期的主要汤方：

白虎汤：石膏　知母　粳米　甘草

大承气汤：大黄　芒硝　厚朴　枳实

三、少阳病

为病机不属表也不属里，正气抗病力见低昂状态，在太阳阳明间持续的病型。它的症候群是：往来寒热，胸胁苦满，口苦、咽干目眩等。病不在表，故不宜汗，又不在里，亦不宜下；所以取和解法的小柴胡汤，其他更斟酌于病势的机转，指出应变适宜的治疗。

少阳病期的主要汤方：

小柴胡汤：柴胡　人参　黄芩　甘草　半夏　生姜　大枣

四、太阴病

为肠胃机能衰弱，属局部虚寒，抗病力衰退的病型。它的症候群是：腹满而吐，食不下，自利，时腹自痛等，取兴奋机能和温运中宫的方法，如理中汤等，更衡量到虚寒的程度和虚实错杂的情况，而指出治疗方法。

太阴病期的主要汤方：

理中汤：人参　干姜　白术　甘草

五、少阴病

为全身证状虚寒，心脏衰弱，抗病力薄弱的病型。它的症候群是：脉微细，但欲寐，振寒，身蜷，自利，手足逆冷等；治法是振奋元阳，增强心力，宜附子汤。

四逆汤，更衡量病机的深浅，指出种种挽救，危亡的方法。

少阴病期的主要汤方

四逆汤：附子　干姜　甘草

六、厥阴病

为寒热错杂，邪正搏斗，机体生理紊乱的病热。它的症候群是：消渴，气上撞心，心中疼痛，饥而不欲食，食则吐扰——热证状；手足厥寒，脉细欲绝者——寒证状。治疗方法也根据寒热虚实灵活运用。

厥阴病期的主要汤方

当归四逆汤：当归　桂枝　芍药　细辛　甘草　通草　人枣

乌梅丸：乌梅　细辛　干姜　黄连　当归　附子　蜀椒　桂枝　人参　黄柏

——《上海中医药杂志》1956 年第 5 期第 3～8 页

硝矾散治肝硬化腹水初步报告

章巨膺　庞泮池

前　　言

《金匮要略·黄疸篇》内除了茵陈蒿汤、栀子大黄汤等几张治疗黄疸的汤方外，另有一张散方，名硝石矾石散，也是专治黄疸的主要方药。硝矾散主治的症状，《金匮》载有：“黄家日晡所发热，而反恶寒，此为女劳得之，膀胱急，少腹满，身尽黄，额上黑，足下热，因作黑疸，其腹胀如水状，大便黑，时溏，此女劳之病，非水也，腹满者难治，硝石矾石散主之。”《方极》载：“硝矾散，治一身患黄，腹胀如水状，大便黑，时溏者。”从这些古书的记载中，我们体会到凡有一身尽黄、腹胀满、大便时溏这几个主要症状，配合到发病时间较久，体质较弱，而由肝脏疾患引起的黄疸，硝矾散是很合适的治疗方药。

我院在 1955 年 6 月开辟了黄疸专科门诊，由于开始时经验不够，没有选择病例，所有见到黄疸症状的，都作为治疗对象，里面包括了很多疾病，而以肝硬化、肝硬化腹水、慢性肝炎引起的黄疸病例较多，用硝矾散治疗了11个病例，总结情况如下表：

病　别	病例数	症状消失	症状减轻	无效	中心治疗
肝硬化腹水	1	1			
肝硬化	5	2	3		
慢性肝炎	5	3		1	1
合　计	11	6	3	1	1

上表中最突出的一例是由肝硬化引起重度腹水，面目四肢均见浮肿，一身尽黄，服用硝矾散20多天，腹水浮肿完全消退，继续服用三四个月，黄疸指数正常，肝功能改善，详见典型病例。

服药方法及药后的反应

硝矾散系硝石、矾石两药等分研末，为了便于服用，把它装在胶囊内，每一胶囊为一分，规定成人每日量为9分，每日3次，每次3分。

一般在服用后，无不良反应，不过食欲不佳的病人，在第一次服用时，稍见胸闷，有轻度泛恶，继服用至第三四日后，反应消除。所有服硝馨散后的病人，大便都呈黑色，有的在初服时可能有轻度腹泻，但服用二三天后即恢复正常。

典型病例

肝硬化腹水一例

黄根元，男性，57岁，农民，住延安东路285/16号，（原住浦东周浦，因病来沪求治，借住旅馆），在1955年8月15日来我院黄疸专科门诊治疗。

主诉：巩膜及皮肤发黄，腹部膨胀不舒，周身浮肿，精神疲乏。

病史：胃腹部发胀已有半年，常觉不舒，最近20余面目发黄，腹部膨胀，周身浮肿，胸闷纳少，容易发怒，大便溏，小便色赤，在浦东乡间诊治，医生诊断为鼓胀，认为不治，遂扶伴来沪求医。

检查：肝肿大，边缘不明显，脾脏因腹水而不易扪及，腹部膨胀，有移动性浊音，两足有凹陷性水肿，脉濡细，舌苔干白而腻。

实验室诊断：

日　　期	8月15日	9月7日	10月19日	11月17日	12月1日
化验项目					
黄疸指数	30	14	4		3
凡登白试验	即刻定量3.75				低于0.2
胆红质	1.88				低于0.1
胆固醇	224				
麝香草酚混浊度	7.5	6	3.5	4.5	5
麝香草酚絮状试验	++	++	+++	++	++
脑磷脂絮状试验	++	++	+++	++	++

诊断：肝硬化腹水。

处理：硝矾散9分，分3次服。

治疗经过：自1955年8月15日起至1956年1月16日止，历时5个月。服药至9月12日时，腹水全退，黄疸亦逐渐减退，此后继续服用，胃纳增加，精神振作，每次单独自浦东来沪，与初诊时判若两人，前后共计门诊20次。

肝硬化三例

例1　孟有和，男性，42岁，建筑工人，住北四川路区沙泾港174弄9号，1955年10月13日来我院黄疸专科门诊治疗。

主诉：经常鼻衄，皮肤及巩膜均发黄色，右上腹有肿块，精神疲乏。

病史：1954年5月起周身浮肿，面目尽黄，鼻衄神疲，经劳工医院诊断为肝硬化腹水，治疗后腹水消退，至1955年6月又起浮肿，症象如前，经建筑局职工医院治疗后肿消，但面目黄色未减，右上腹有肿块，经常鼻衄，小便色赤。

检查：肝肿大三横指，脾肿大二横指，肝脏有压痛，颈项有蜘蛛痣一颗，脉细舌黄腻。

实验室诊断：

日　　期	10月13日	11月19日	12月10日	2月3日
化验项目				
黄疸指数	40	10	7	5
麝香草酚混浊度	6		4.5	2
麝香草酚絮状试验	+++		+	-
脑磷脂絮状试验	+++		++	++

处理：硝矾散9分，分3次服。

治疗经过：自1955年1月14日起至2月3日止。服硝矾散20多天后，黄疸指数由40单位减为10单位，鼻衄减少，面目黄色渐退，此后继续服用硝矾散，至1956年2月份时症状消失，肝功能改善。

例2　陈恭礼，男性，30岁，住人民路1027弄3号。

主诉：巩膜及皮肤均黄，小便色赤，纳少腰酸，大便三次，色黄，食后胸脘不舒，经常齿龈出血，量甚多。

病史：1954年1月曾患传染性肝炎，发热食少，面目俱黄，经第一医学院住院治疗三个月，至1954年9月恢复工作，11月份复发，住院二个月，回家休养至1955年5月情况较佳，但至1955年7月起又复发，由第一医学院治疗无效。

检查：肝肿大三横指，脾肿大二横指，颈项有蜘蛛痣，脉细数，舌苔中黄边尖红绛。

实验室诊断：

日　　期	8月8日	9月17日	10月19日	12月13日	1月16日
化验项目					
黄疸指数	41	50	36.5	29.5	16
凡登白试验	延迟	即刻	双相	双相	延迟
胆红质	3.1%	5.5%	3.5%	3.1%	1.62%
麝香草酚混浊度	14.5	16	17.5	16.5	13.5
麝香草酚絮状试验		+++			
脑磷脂絮状试验	+++	++++	++++	++++	+++

诊断：肝硬化。

处理：主药：硝矾散9分，分3次服。

副药：茵陈，山栀，川柏，川连，板蓝根，生地。

治疗经过：自1955年9月12日起治疗，至1956年2月7日共四个多月。服用至二个月时，黄色开始减退，齿龈出血较少，连续服用至四个月时，黄疸大减，症状逐步改善，黄疸指数及肝功能改善。

例3　杨厚廷，男性，65岁，湖北人，住新闸路中华新邨六号。

主诉：巩膜及面部发黄，胸脘闷胀，大便溏薄，小便色赤，右上腹有疼痛感觉。

病史：右上腹部疼痛已二三年，胸脘胀痛，食后益甚，最近一个月，发现黄疸，过去有胃痛病史，经同德医院诊断为肝硬化，有30多年嗜酒史。

检查：肝肿大有四横指，有重度压痛，腹部软，无移动性浊音，脉迟细，舌白滑。

实验室诊断：

日　　期	10月6日	11月22日
化验项目		
黄疸指数	16	6
凡登白试验	即刻	延迟
凡登白定量	1.5	0.6
麝香草酚混浊度	1.5	未复查
麝香草酚絮状试验	—	未复查
脑磷脂絮状试验	—	未复查

处理：主药：硝矾散9分，分3次服。

副药：茵陈，白术，附子。

治疗经过：自1955年9月30日至12月12日止，共治疗二个半月。在治疗一个多月时，黄疸消退，右上腹疼痛消失，小便正常，以后继续服用硝矾散至2月12日，肝肿大减为三横指。

慢性肝炎一例

赵淑贞，女性，13岁，学生，住漕河泾镇177号。

主诉：巩膜及皮肤发黄，右上腹部作痛，有低热，37.2摄氏度。

病史：1954年年底，恶寒发热，右上腹疼痛，四五天后，面目全身皮肤发黄，小便色赤，大便灰白色，经第八人民医院诊断为传染性肝炎，住院治疗12日出院，黄色未退尽，其后时常发热，身体虚弱。

检查：肝肿大一横指，有压痛，舌苔发黄。

诊断：慢性肝炎。

处理：硝矾散9分，分3次吞。

治疗经过：自1955年11月7日至11月21日，服药半个月，黄疸减退，症状改善。

实验室诊断：治疗前：黄疸指数：19单位。

治疗后：黄疸指数：6单位。

硝石与矾石的效能

硝石即消石，一名芒硝，性苦寒无毒，他的效能，古书记载能破坚积，消瘰疬，疗霍乱，通五淋，又治水肿石淋。一般主治：五脏积热，胃胀便闭，涤去蓄结饮食，推陈改新，除邪气，炼之如膏，久服轻身。唐甄权《药性本草》论：“硝石破积散坚，治腹胀破血，下瘰疬泻得根出”。李时珍《本草纲目》论：“硝石治伏暑伤冷，霍乱吐利，五种淋疾，女劳黑疸，心肠疞痛赤眼头痛牙痛”。根据古人文献的记载硝石的功效，归纳起来：①破坚消积。②利小便治水肿。

矾石又名绛矾，青矾，亦即绿矾，性酸凉无毒，古誉记载矾石效能燥湿化痰，消积除胀满，治口牙患疮。宋大明诸家本草：“矾石治喉痹虫牙，口疮恶疮”。李时珍《本草纲目》：“绿矾消积滞燥脾湿，化痰涎，除胀满，黄肿疟利，风眼口齿诸病”。清黄宫绣《本草求真》：“绿矾色绿味酸，烧之则赤，以破血分之积垢，其效甚速，为金匮之治女劳黑疸，硝石矾石丸专取矾石以破积瘀之血”。又云“凡腹中坚积，诸药不能化者，以红矾同健脾消食药为九，投之辄消”。近人邹尔凯说：“绿矾产天然之矿物或溶铁于硫酸之中，或烧黄铁矿后，使爆于空中制之，呈绿色之结晶，故名绿矾，化学名为 FeSo，又名硫酸铁，西医用作补血药”。

根据这记载说明矾石的功效：

1. 燥湿化痰。
2. 消坚除积。
3. 破瘀补血。

硝石与矾石两药相辅起来，收到了破坚消积，燥湿化痰，利水肿除胀满，对身体还有补血强壮的作用，《金匮要略》用在女劳疾病主要也是取这些作用。

我们根据古人治疗女黄疸的经验，配合女黄疸的症状，把它用在肝硬化腹水，慢性肝炎造成的黄疸。

讨论和总结

一、经过以上几个病例的治疗结果，肯定硝矾散对肝硬化腹水、肝硬化及慢性肝炎等病是有很好的疗效，最明显的是症状消失，精神改善，黄疸减退，虽然试用的病例不多，但从其治疗日期上看，最长的5个月，最短的14天，与发病的天数比起来，疗程还是比较短的，希望在今后较多的病例中广泛应用，来求得更明确的病例报告。

二、硝矾散价钱便宜，服用方便，反应及副作用很少，是值得推广应用的药物。

三、在我们这一次的治疗过程中，由于黄疸专科是门诊治疗，往往许多实验室的诊断，没有及时做好，以致这一报道中，有很多不完善的地方，这是一个很大的缺点，以后应订好常规，按期实行，才能求得理想而完善的报道。

——《上海中医药杂志》1956年第7期第33～35页

中医舌诊之探讨

章巨膺　章沛时

引　言

现在大家都已知道祖国医学的理论体系和现代医学是有所不同的。中医诊断，是以望、闻、问、切来获得病史、症状和体征，运用“辨证”方法去分析、综合而后才“论治”的。中医治疗，原则上是重视证候而往往不问病原。所以中医诊疗的病名，不是现代医学的病名。而实际上是一丛症候群的名称。它包括了现代医学许多疾病中所共同表现一个类型的症候群。譬如中医所说的“伤寒”，不等于现代急性传染病中所指的伤寒，中医所说的“臌证”，却包括了现代急慢性肾炎、肾病、肝硬化腹水、结核性腹膜炎、卵巢囊肿等多样疾病，认识中医学的特点，从中医学的立场去探索、发掘，这是研究中医学不可缺少的重大环节。过去有些学者脱离了中医学本身的特点，完全从现代医学的角度去研究，常常是事倍功半得不偿失，而且研究所得，常常不能突破已有的现代医学水平。石家庄中医治疗流行性乙型脑炎的成绩。辽宁省麻风病院中医治疗麻风的效果，说明从中医学方面的理论经验去发掘研究，能发现现代医学水平尚不能解决的医疗问题。而且这些成绩效果，还不能以现代已有的科学理论来解释。所以要承继和发扬祖国医学遗产，必须珍视和尊重祖国医学原有的理论体系和医疗特点。从这里面去钻研、发掘。应该是不可缺少的途径。即使为现代医学尚不能解释的事实，也不应认为无稽和荒诞。本文将讨论到的中医舌诊问题，也必须抱有这样的态度。

舌诊是中医学方面比较特出的一种诊断方法，它是属于中医诊断四纲——望、闻、问、切中“望诊”的一部分。现代医学虽然在物理诊断学，口腔疾病学方面也曾提到有关舌的体征，但是如果以中医论舌的记载来比拟，似乎中医在这方面是别有心得的，我们的祖先在二千年前的《黄帝内经》中，已有关于舌苔变化的记载，一直发展到今天，几乎成为每一个中医诊病时的检查常规，这说明中医对舌诊是十分重视的，不论其中有无科学根据，但作为一个中医，在临床“辨证论治”上，舌诊却也是一个很重要的诊断组成部分。这是中医诊病的传统经验和特点。目前我们虽尚不能使它充分获得科学的论据，然基于站在中医立场上，从中医既有的成果中去发扬它，那么舌诊的讨论和研究是很有必要的。作者希望通过本文的讨论，能引起中西医务工作者的注意和研究，这里不过是抛砖引玉而已。

舌诊的起源和发展

舌诊原属于望诊中的一部分，远在二千年前的黄帝内经里，易经有关舌诊的记载了。如《素问·热论篇》云：“……故口燥舌干而咳。”又云：“舌干已而嚏。”《素问·刺热篇》云：“舌上黄身热。”《素问·评热病论篇》云："故口苦舌干。"《灵枢·刺节真邪篇》云："舌焦唇槁暗干嗌燥。"《黄帝内经》是总结周秦以前祖国医学的著作，可见舌诊运用于诊断，是二千年以前就被发现的。以后《难经》《伤寒杂病论》《中藏经》《千金方》《外台秘要》等，也都有关于舌苔诊病的记载，但所有这些记载中，都是片断散见于各种疾病中。至于专论舌诊，是从元代敖氏金镜录开始的，敖氏是何许人，已无从查考，不过他的书是从明代薛立斋全书中见到的。原来敖氏有舌法十二首，用以判断伤寒表里寒热虚实，杜碧清增补二十四舌，合共三十六舌形，薛立斋再加润色而刊行。薛氏是极其推崇《金镜录》的，他说："旧有敖氏金镜录一篇，专以舌色视病，既图其状，复著其情，而后别其方药，开卷昭然，一览俱在，虽不期乎仲景之书，而自悉合乎仲景之道，可谓深而通，约而要者矣。"显然自《金镜录》开始，舌诊得到比较有系统和更具诊断价值的发展，以后在《金镜录》的基础上，有申斗垣的观舌心法、张诞先的《伤寒舌鉴》、梁特岩的《舌鉴辨证》、徐灵胎的《舌鉴总论》等，发展到百数十种舌形。有清温热家如叶天士、章虚谷、王孟英诸氏，对舌苔辨证论治上，更多经验的开发。且不管这种烦琐的分类和反复的讨论究竟有无实际应用的意义，但我们可以从此体会到中医诊断之重视舌苔变化和古人深入钻研的精神了。正因为中医在舌诊上有了重大的发明和经验，所以才使后世中医十分重视和必须掌握这项诊断技术。

舌诊有无现代科学的根据

舌体是口腔中一个活动敏捷的肌肉结构，它的后端和基部相连接，前端尖部可自由伸缩活动，在舌体的表面被盖了一层很厚的上皮组织，它的分工很细，形成各种乳头，在某些乳头中，含有司味觉的味蕾，整个舌体并具有丰富的血管和神经，在健体正常情况下，舌面中央有一层薄白或微黄的东西覆盖着，叫作"舌苔"，其实就是这些乳头绒毛与口腔唾液食物残渣等混合所形成的。舌体在生理功能上可帮助言语、帮助咀嚼、帮助咽下和独有的味觉功用。至于在病理情况下，尤其在全身疾病的情况下，舌苔会不会有病理生理的改变呢？近代医学的书籍中还很少提到。只是在临床上常有以舌的特殊体征作为诊断参考的，譬如猩红热的草莓舌、伤寒的三角苔、震颜舌、烟草酸缺乏症的萎缩舌等。这说明舌苔的改变在某些全身疾病的诊断上是有一定意义和价值的。我们临床工作者假使对每个患者都能进行一下舌苔检查的话，那么我们一定能在许多急性传染病患者、在各种不同病程的发热患者、在失水酸中毒患者、在营养不良或贫血的患者，以及消化系统各种疾病的患者，将会或多或少地发现舌苔是有不同程度改变的，这种生动反映人体生理病理状态的标志，是临床上值得注意和研究的。中医古书传统的认为舌乃心之苗窍、脾之外候，这种见解，结合到今天临床观察中，其认识是极其正确的。因为古人所说的心，原包括了整个血液循环系统的生理，古人所说的脾，则包括了整个消化系统的机能。事实正是如此，凡是在血液循环系统有障碍和病变时，尤其在各种急性传染病之有细菌毒素侵入血行循环时，以及在失水酸中毒血浓缩或缺氧时，舌质会有鲜红暗红乃至紫黑色的改变，高度贫血的人舌质淡红乳头萎缩，而消化系统疾病之与舌苔的变化，也是息息相关了。这些事实说明祖国医学经验的发现是可贵的。虽然我们今天还不能用科学理论来证明这些经验，但科学是实事求是的，既然在许多疾病中可以有各种不同的舌苔变化，那么利用舌苔的变化去分析病情诊断疾病是完全有其科学性的。

中医舌诊的基本概念

历代医家虽曾记载了不少有关舌诊的经验，但大都是片断的散见的。以后虽有专论舌诊的书籍，但仍然不是有系统有条理的作品，只是从这些经验累积中间，可获得很多共同的原则，根据这些原则去应用于临床，又大都能收实效，因此我们把它归纳地说成舌诊的某本概念。一般来说，中医舌诊极重视的，首先有两方面：第一是舌苔，第二是舌质，其次才是舌形与舌的味觉等方面。

正常人也有一层薄薄的舌苔，章虚谷说：“舌上薄苔，为胃之生气，有似地上微草，若不毛之地，土无生气矣。”吴坤安说：“舌之有苔，犹地之有苔，地之苔，湿气上泛而生，舌之苔，胃蒸脾湿上潮而生。”这些是前辈医家对待舌苔的认识，他们认为正常具有的舌苔是胃的生气。究竟这胃的生气指着什么而说呢？恽铁樵氏在《病理概论》一书里说：“须知舌苔乃胃肠消化工作强弱与正常反常之标著，质言之，胃有消化力，肠有吸收力，则有苔，若胃肠完全不能工作，则无苔。”又说：“如无苔则为胃虚。”又说：“若平人无苔者，知其气体必虚也。”于此可见中医对于生理的舌苔认为是整个消化机能的正常标志。要是任何疾病扰乱了这种机能，即会在舌苔上首先发生改变，如果舌质光滑到无苔，中医书上称为“舌光如镜”“鲜明如锦”，那就是“大虚之候”了，叫作“无胃气”或“胃气未复”，属于机体衰弱的情况。

有了舌苔，进一步便是色泽上的辨证，基本上苔色可分为白苔、黄苔、灰黑苔三种，有些书籍还有青苔、蓝苔等记载。其实这是很少见的，有的实际是指有舌质而说的。《内经》以白主肺、黄主脾、黑主肾、青主肝、赤主心。所以在舌色上也有如此的认识，所谓脏腑本气泄露的颜色，一般地说：白苔常常是伤风感冒各种热病初起的苔色，中医认为是风寒初袭或轻浅湿邪的标志，病在上属于表证；黄苔常常是各种胃肠病或热病中期的苔色，中医认为是湿热内伏、肠中有积滞，病在下属于里证；黑苔则可有两种情况，黑而润滑的是虚寒证，黑而焦燥的是实热证。

舌苦除了色泽上的辨证，在性质上也有鉴别点，一般可分成薄苔、厚苔、润苔、燥苔及浮苔、紧苔等。在正常人的舌苔就是薄苔，所以薄苔常不是重病的标志，普通对薄苔的认识是风寒之轻浅者、病之初起者，病机之在表者、在上者，或病之将愈即所谓邪气将净者。厚苔是相对着薄苔而说的，又叫满苔，它常常是伤食便秘，病机之在里者、在下者，或病邪正盛、寒湿内聚等情况出现的。润苔是舌面浸润有水分的意思，正常人也都是润舌，所以润舌也不算重候，它除了与薄苔同样的临床意义，润苔常又指示有“湿邪”。燥苔与润苔也是相对的。在烦渴引饮、水分不足、阴亏伤津，及邪毒内蕴、肠胃结热等情况见之。浮苔是指其苔浮松的堆着于舌面，比较垢浊，所以也叫“垢苔”，一般因其轻浮无根而具去，故称浮苔较为恰当、中医所谓气分病、表病及邪去正复的情况可见之。紧苔正是浮苔的对面，其苔黏着不易除，所以又称“腻苔”，见这种苔，病程常常比较长，表示内蕴湿热、邪热胶着，属于里证的领域。

舌质是指除了舌苔整个舌形所见的部分，由于舌体有着丰富的血液循环供应，所与舌质正常是浅红色的，当血液循环在性质上机能上有所改变，舌质即能反映出不同的情况，内经以火生心，心主舌，心气通于舌，正是说明了血液循环系统与舌质的关系。前面已经提到古人在舌诊色泽上分为白、黄、青、赤、黑，其中所说青、赤两色，常常是指有古质而说的。由于舌质在健体就是淡红色的，所以在赤色的程度上又分别为红、绛两种，青色则还包括了大部分紫蓝等色泽。

中医传统的认为在热病舌红是温邪，温邪轻的舌淡红，温邪重的舌深红。《金镜录》说：“舌见红色，热蓄于内也。”“舌见红色，内有黑形如小舌者，乃邪热结于里也。”“舌见红色，更有红点如虫蚀之状者，乃热毒傲甚。”《舌监辨证》说：“将瘟舌即纯红舌。”“全舌纯红而有小黑点者，脏腑皆热也。”“全舌纯红而深红星，乃脏腑血分皆热也。”可见舌质愈红，表示里热愈甚，邪毒愈炽。现在可以这样说，古代中医所谓温邪引起的温热病，大都相当于现代各种急性传染病，那么很可能是各种细菌毒素引起的败血症毒血症改变了血液的性质，由于血液循环系统与舌质关系的密切，于是首先在舌质上显示出不同程度的改变，毒血症轻的舌淡红，毒血症重的舌深红。温热家认为舌红是心包络热，舌红是营分热，是更具体指出了血液循环系统方面的病变。因为中医除以心代表着血液循环系统外，“营”的含义也是指有血液而说的。舌红如果在不发热的一些其他患者出现，那就不是以上的认识了。一般中医对非热病的舌光红认为是“营虚血亏”“阴虚火炎”，确实在某些营养不良的情况某些维生素缺乏症，以及某些急性疾病的恢复期或者在慢性感染如结核病患者等，是都能见到这种舌色的。

舌红进一步叫舌绛，在辨证的意义上与舌红基本是一样的。不过舌绛表示了病情的严重性，中医称做“营热炽烈”，或即是毒血症比较严

庄履严
姜　礼
缪　问
吴　达
吴士瑛
柳宝诒
方仁渊
曹惠昌
高憩云
吴文涵
曹颖甫
夏子谦
孙绳武
郭柏良
夏维祺
朱莘农
朱凤嘉
承淡安
章巨膺
王观泉
沈越儒
郁济煐
余冠伦
顾敦泉

重的表现，非热病舌绛表示阴液大亏，或即是脱水酸中毒的情况，故都属于必须紧急措施的舌色。

若舌红的程度不及正常人，即较正常为浅的舌色，古人以为是气血不足，实际就因贫血的缘故，恽铁樵氏说：“失血之后舌必先变。”又说：“血之盛衰，必先见于舌”，这在经验上是谁都能看到的事实。

青舌、紫舌、蓝舌，可能都是后血或缺氧所引起的。中医把青舌隶属于肝病，又认为是“瘀血内滞”“疫毒内攻”，在产妇舌青，又为诊断子死腹中的依据，紫舌如在红舌绛舌之后发展而成，那说明病情的愈来愈严重。总之青、紫、蓝舌都是在病情凶险的时候出现，指示着不良的预后。

除了舌苔舌色，舌体的运动表现，常也为中医所重视的一种症候，如舌短缩、舌卷、舌强、舌硬、弄舌、斜舌等名称，大凡舌体运动的改变，在中医概念里都是危重的症状，医学心悟说：“凡舌硬舌强舌短缩舌卷、神气不清者，语言不清者，皆危症也。”可能这些是各种传染病后期的神经症状或中毒症状。又如斜舌主中风，弄舌主惊风，亦都是中枢神经系统疾患的严重表现。

味觉方面的讨论不多，在诊断意义上也不大，但中医书籍里也有一些共同的概念。一般以味淡为表证，或属于有轻度的湿邪，或谓系脾胃气血不足之表示；味苦的认为蕴热于肝胆，属于少阳证中一种症状；味咸的认为是中寒，或者是肾水上逆；味酸的是有宿食；味甘的是有湿热。

舌诊的临床应用

舌诊的临床应用，即在用以区别阴阳、表里、寒热、虚实诸临床情况，这是中医“辨证论治”的基本原则，能够区别这几个相对的类型，当然须结合望、闻、问、切所有的材料，但舌诊往往有极大的参考价值，有时在疑似两可之间，舌诊常常起有决定性的鉴别作用。有好些人特别推重舌诊，如陆定圃在《冷庐医话》里说：“临症视舌，最为可凭。”日人和田东郭在《先哲医话》里说：“腹诊以较脉诊有据，舌诊尤较腹诊有据。”近贤曹炳章说：“辨舌较诊脉为确，因脉夹皮内，而舌则亲切显露，且脉随寒热变化，真假无定，而苔色则不乱丝毫。”这些说法的确是经验之谈。但另一方面舌诊亦有未尽可信的，尤其在特种饮食之后，舌苔可有不同的改变。古代医家也是特别强调这一点的，如《冷庐医话》说：“凡见黑苔，问其曾食何物，酸甜触物，则能染成黑色，非因病而生也。”又说：“凡临症欲视病人舌苔燥润，禁饮汤水，饮后则难辨矣。”又说：“白苔食橄榄及酸物即黑，食枇杷即黄。又如灯下看黄苔，每成白色。然则舌虽可凭，而亦未尽可凭，非细心审察，亦难免于误治矣。”于此可见古人临诊时审慎谨严的客观态度。

在基本概念中已提到了如白苔主表、黄苔主里、红苔是热、黑苔或寒或热等，这在临床应用上常常还不是绝对的。《冷庐医话》说：“淡舌白苔，亦有热症，黄厚满苔，亦布寒症，舌绛无津，亦有痰症，当以脉症便溺参勘。”这说明临床上必须客观的结合整个的诊断材料细心分析。陆平一《鲟溪医论选》说：“淡舌白苔热症者，血热而少，不能华色，其舌液必涩少，黄厚满苔寒症者，黄色必淡，舌涎必多。舌无津痰症者，伏痰热结于内，其舌根必腻。”章虚谷说：“凡黑舌大有虚实寒热之不同，其润尚不燥，或无苔如烟煤者，正是肾水来乘心火，其阳极虚。”程钟龄说：“黑苔黄刺，破裂干枯，邪热极盛，肾水枯涸，……若舌黑津润，不破裂干燥，此直中寒证也。”所有这些，指出舌诊是必须细致审慎客观的分辨，绝不是机械片面地搬用。即使单独利用舌诊来辨别表里寒热虚实，也不是光靠一项舌色或一项舌质就加决定，而是要综合了舌形、舌苔、苔性、舌质等多方面的。陆平一说：“虚实验诸舌形大小，舌苔有无，寒热验诸舌质之色浅深，津液验诸舌液润燥，食滞验诸厚苔，痰饮验诸舌涎腻滑，有火验诸芒刺红点，病在何脏何腑，验诸舌色，此其大略也。”这倒是舌诊在具体辨证应用中比较合适的根据。

结　语

中医舌诊是祖国历代医家长期累积下来的一种诊断技术，它的经验非常丰富，审别也很详细。上面虽然引证和讨论了一些中医的认识和看法，但这仅仅是基本的，不足以代表中医舌诊的全貌，何况有些古人的记载尚不是笔者所能完全体会的，这里不过是提起注意和重视罢了。

——《上海中医药杂志》1956 年第 12 期第 22～25 页

对“中医研究工作中几个问题”的商讨

程门雪　章巨膺

关于中医研究的问题，最近在百家争鸣的方针下，健康报上发表的文章很多，意见颇不一致，尤其是龙伯坚同志《中医研究工作中的几个问题》一文，所提出的几项方案，引起了多方面不同的意见。我们的看法，这篇文章有中肯的一方面。但是，对西医学习中医的问题和研究方法等等，我们有些不同意见，提出来商讨。

研究中医的方法值得商讨

祖国医学是祖先在早期与疾病斗争中积累起来的实践经验，几千年来民族繁衍，赖以医疗疾病，保护健康，有伟大成就的，肯定是一种宝贵的文化遗产，它有丰富的内容，有实践的经验，当然不可否认存在一些糟粕在内，必须加以整理、发扬、提高，使它得出更伟大的成就，所以党号召西医共同来整理研究工作，这个艰巨而且光荣的任务，必须广大的西医同志们共同努力，而文章中提到西医学习中医方法有二个，第一个对于科学水平不高的人，先学习，后研究，这种人对于研究工作是不会起很大作用的；第二个对于有高度科学水平的人，一边学习，一边研究，又说：必须有高度科学水平，第一流的西医专家，才会有成绩。这个论点，是忽视广大群众的智慧，不但对西医学习中医的同志，当头泼冷水，冷了他们学习中医的热心肠，更显然与党所号召“西医学习中医”的政策，不相符合。

中医理论经过二千年来历代医家的努力，已得到相当成就，有独特的几方面：有人体的整体观念；认识自然界与人体的关系；更认识疾病变化过程，病理机转的规律；两医同志毫无疑问地必须先通过中医理论的学习，全面地掌握中医治疗技术，才能根据他们已有的科学理论来进行整理和总结，即使第一流西医专家，具有高度科学水平的人，也必须先学习，后研究，毛主席说：“不论做什么事，不懂得那件事的情形，它的性质，它和它以外的事情的关联，就不知道那件事的规律，就不知道如何去做，就不能做好那件事。”中医研究工作，也必须遵照毛主席这个指示，才会做得好。边学习，边研究，是寻章摘句式的研究，是追逐一事 物的研究，是片面的，是不完整的，因此我们拥护“系统学习，全面掌握，整理提高”的方针。

研究中医必须从理论基础为起点

中医观察一个病，不是抓住一个病原，不是机械式的搬运一方一药对证治疗一病，它是掌握整体，运用辨证，或则利用生理自然抗病机能以抵抗病毒，或则增强体力以弭除疾患；或则单纯的排除致病因素；或则综合的攻补兼施；凡是这些诊断、治疗，有一套“规律”，这个“规排”是从完整的一套理论发展出来的，它是依据病情的客观反映而建立起来的。龙伯坚同志所说“每一个人都希望我们中国自己有一套独创的治疗方法，拿出来贡献全世界人类。”中医这一套理论便是独创的治疗方法，它是有实践经验的，已经为祖国人民服务了几千年，只没有推广出去贡献全世界人类罢了。

古人认为人是一个完整的机体，与大自然有着密切的关系，创立了“六淫”的外因学说，同时认识到周围环境所导致的疾病因素，创立了“七情”的内因学说，由于六淫七情之变，观察到机体内外失去协调和平衡，更掌握了体质、地域、气候、环境的种种不同点，定出规律，建立治法。中国历代医学文献也在这个基础上面，壮大起来的，中医在临床治疗是根据它来认识疾病，辨证施治。龙伯坚同志所谓找线索，当然是要从这个现论体系所发展产生的规律中来找，而他又提出暂时不要中医理论体系的主张，这就不可理解怎样找线索了。抛弃了理论体系，仍旧是“废医存药”的老路子了。

“多世纪来，中医的经验证实了中医理论的基本原理的正确性。‘阴阳’‘五行’的理论是作脏器相关和治疗措施相关学说的基本思想，所有这些学术思想，正像对它们进行深入研究时所证实的，是包含了很正确的和很进步思想的，是完全符合辩证唯物论的原理的。”这是苏联华格拉立克教授对中医学术和科学论证方面的见解报告中，关于中医的理论的研究一段。华教授又说：“必须进一步整理和提高中医理论”。又说“我想对于中医的理论，应当比过去更多的来加以研究”，华教授重视中医理论认为完全符合辩证唯物的原理的，必须加以研究。而龙伯坚同志却相反地认为是纸上谈兵，枉费口舌，即使要谈，推迟五年十年也没有关系。这篇报告中更有“中医认为脏器不但是形态上的一个单位，而且是一个机能单位，这个认识肯定是进步的，对待中医的脏器、症候群和疾病分类概念的特征等问题，希望发展为新途径，使它的固有的理论，得以保存并符合现代的科学”。这些见解，具体说明中医理论的重要性、正确性，反映出研究中医必须从理论出发的正确观点。

弯路不可免捷径不可抄

龙伯坚同志这篇文章里说，如何尽量少走弯路，意思是想抄走捷径，所以说只要中医提供经验，担任治疗，有疗效，由西医来观察和结论，找理论根据来说明治疗机转，没有疗效，便把它否定了，不必走弯路，在这一个论点上看出龙伯坚同志中心思想也存在着矛盾，一方面强调肯定疗效，不要研究中医理论，而一方面又要在文献上找线索，这可能对于中医学体会不够深切，认为中医书籍都是“经验新编”之类，脑海中印像着中医“只有药物没有理论”，中医用某药某方治疗某病有疗效，某病就是西医的什么病，把它搬运过来就得了，大概这个便是文章中所谓找寻的线索。这样的抄走捷径，希望不走弯路，可是放弃了重点的理论根据，在一药一方的疗效上找线索，岂但是弯路，却是走入歪路了。

西医诊断似难肯定中医疗效

龙伯坚同志这篇文章的中心的主要内容是“肯定疗效”，认为是中医研究工作的主要关键，如果把疗效肯定了，所有其他一切问题，都能迎刃而解。又说：“应当集合有高度科学水平的第一流西医专家来向它进军，只有在高度科学水平的第一流的西医专家和中医分工合作之下，才能将疗效真正的肯定下来”。这个论点，有一些脱离实际的。我们意见，以张仲景伤寒论方来说，经过1800年的临床应用，何止上百上千数目的病例？它的疗效，难道还不能算肯定吗？

再说肯定疗效，是指一方呢还是指一药呢？无论一方一药用于一病它不是机械式的，上百上千病例尽有，但是在理论指导下，根据规律进行治疗，决不是如化学公式的处理，若要在这个基础上做总结，上百上千的病例是不可能的，例如乙型脑炎的治疗方法方药，北京不同于石家庄，原因在于季节、地区等等不同，虽同是一个病而发现的证状不同，因之治疗方药也就随之而异，必须根据辨证施治的原则，方能机变灵活的处方，不学习中医理论，不掌握中医规律，即使有高度科学水平的人，恐怕英雄也无用武之地。

中医的理论体系不同，因之诊断、治疗等等完全是两回事，如果以现代医学的诊断方法来观察中医的疗效，显然是鑿枘不相入的，所以文章中提出肯定疗效的工作中，必须具备六项手续，由于第一项“正确的诊断”是由西医来下结论，是存在问题的。

有人主张双重诊断方法，中西医并作诊断，中医以分析证状的性质——阴阳、寒热、表里、虚实，分析致病的因素——风、寒、湿、暑、燥、火，同时，必须要学习过中医的西医来诊断病名、病原等等，中西医在临床上配合起来，在治疗过程中，互相掌握规律、互相对比考证，可能达到观察、对照、追踪、统计等手续，这样的做法，才是有效的步骤。

最后，我们愿望中西医紧密团结，在党中央正确的领导下，为祖国文化遗产——中医、中药认真地进行整理、研究工作，精详周密的考虑研究方法，以“创造中国新医学”，为共同奋斗的目标！

——《中医杂志》1957 年第 6 期第 281～282 页

统一伤寒温病学说的认识

前　言

几千年来，我们的祖先在长期与疾病斗争的过程中，累积了极其丰富的医疗经验，随着历史的发展，在这许多实践经验中，逐渐总结了理论知识，以后又根据这个理论知识去指导实践，于是更丰富了临床治疗经验，这样的反复提高，从而形成了祖国医学独特完整的理论体系。这就是祖国医学所以能蕴藏着丰富多彩的内容，成为一个伟大的宝库，对我国民族的生存、繁衍有着巨大的贡献，所以党一再指示我们要全面地、系统地去继承这份极其珍贵的民族文化遗产。

但是必须明确我们在继承祖国医学的同时，还有整理、发扬、提高的任务，无可否认，几千年来的祖国医学由于历史条件的限制，不少地方是存在着缺点和问题的，某些学术问题直到如今还是争论不息，无法统一认识的，即如本文将讨论的伤寒温病问题已经是几百年来争论的焦点。但是现代中医谁都知道这两者都是属于中医学所称“外感热病”的范畴，在临床应用上都有重大的价值，这里就把这个学术问题加以讨论，在全盘接受的基础上试进行学术整理的刍议。

伤寒温病学说的纷争

远在 1800 年前，我国伟大的医学家张仲景首先著作了临床治疗学——《伤寒杂病论》一书，尤其伟大的，他对当时危害人民健康最大的各种热性病（可能包括了传染病）特别重视。他综合了秦汉以前的医疗经验，吸取了民间实践有效的汤方，结合了自己的心得，创造性地写下了《伤寒论》这部论述热性病的专著。这部有系统、有法则、有规律的著作不仅在当时对医界澄清了学术问题，而且为后世提供了理、法、方、药的原则，指出了辨证论治的准绳，因此直到如今，它在中医治疗学方面一直起着理论指导的作用，于此可见张仲景伤寒学说在中医学术上的崇高地位。

多世纪来，这个学说的理论体系和治疗原则是历代医家所崇奉信守的，后世所有理论的推演、阐发，也都是循释《内经》和本论的文义而发挥的，尽管晋王叔和、隋巢元方和《肘后》《千金》《外台》等在热性病方面提出了更多的温病名称，在诊断治疗上也有更多的体验和发明，然而谁亦没有提出与《伤寒论》不同，甚至相反的意见。但是这种情况一直维持到金元时期，开始发生了变化，首先是刘河间在所著《伤寒直格》中的“伤寒六经传变”里对于热病的治法与仲景有了不同的意见，他在临床实践中感到仲景方不能适应很多热性病的治疗；之后，元代王安道著《医经溯洄集》中有“张仲景伤寒立法考”“伤寒、温病、热病说”等篇，论述温热症的证治，明显的提出“温病不得混称伤寒”更具体地讨论了温病的病因、诊断和治疗，这样伤寒温病才开始明显分了家。到了明清两代，温病专著像雨后春笋般涌现出来，伤寒温病已截然分为两种系统了，如喻嘉言有“仲景书详于治寒而略于治温”的说法，叶天士有“仲景伤寒，首重六经，河间温热，必究三焦。”以及“伤寒多有变证，温病在一经不移”等等论点。由于伤寒温病学说在理论上分了家，因而在辨证上有了新的认识，论治上亦大有不同了。很多医家提出了伤寒方不能治温病，最早如宋代的朱肱就已经认为伤寒麻桂二方只适宜于西北、江淮一带，只适宜于冬季、春初；王安道认为《伤寒论》方药只适宜于即病的伤寒，而不适用于不即病的温病；张洁古有古方不能疗今病；明清温热诸家在论治上则更多新颖的创造，如叶天士具体指出“若论治法，与伤寒大异”这些论点，都强调论证了伤寒温病本质的不同，治疗方法必须严格加以区别，但是崇奉仲景《伤寒论》却又坚持异义，认为伤寒温病本是一家，温病是包括在伤寒范围内的，理论上不应该另立门户，治疗上更不能越出伤寒范围，如柯韵伯说："阳明为成温之薮"。陆九芝说："凡伤寒有五，而传入阳明遂成温病"。又说："温热之病本隶于《伤寒论》中，治温之方并不在伤寒论外。"又说："夫膏黄芩连岂治寒者哉，岂不是治温治热，乃以论名伤寒，即谓仲景不知温热，则论亦不名中风，何不并云仲景不知中风乎。"所有这些说明过去伤寒温病的纷争，是异常尖锐的，而且这种纷争一直延绵到近来，还是继续存在，晚近所谓"伤寒派""温热派""经方派""时方派"正是这两种学派纷争的客观反映。

伤寒温病的实质精神

仲景作《伤寒论》，在他《自序》中说，撰用《素问》《九卷》《八十一难》，全书中引用《素问》的虽仅一二见，但它的论说在内经学说基础上建立起来，是可以肯定的。《素问・热论》等说："人之伤于寒也，则为病热""今夫热病者，皆伤寒之类也"。毫无疑问，这是仲景《伤寒论》说的根据，显然伤寒是指一切热病而说的，《伤寒论》是讨论热病的专书。自序中又说："余宗族素多，向余二百、建安纪元以来，犹未十稔，其死亡者三分有二，伤寒十居其七"。可以概见当年伤寒疾病之多，从其发病之多，死亡之众，相信这些热性病中一定概括了现代某些急性传染病在内，那么《伤寒论》讨论的内容一定是包括了许多传染病在内的一切急性热病了。

《伤寒论》的基本内容是以六经分证，后世医家认为江河不可废的法则，并且有人说百病不出六经范围。诚然六经辨证是仲景在热性病中通过长期实践所总结出来的几种共同规律，这个规律不仅有高度的原则性，而且也有极大的灵活性，总之他在指导实践方面有决定性的价值。过去我们一直把六经单纯看作是六类症候群的代名词，认为仲景把热性病中所有的临床表现区别为六个类型，其实六经的实际应用不仅如此，其更重要的含义是在识别、权衡"正""邪"之间的关系，以现代医学的语言来说，就是导致疾病的致病毒力和人体反应的抵抗能力之间的势力问题，外来疾病因子称为“邪”，人体自卫能称为“正”，三阳证是正气盛、邪气实的病势，人体自卫抵抗能力强盛的时期；三阴证是正气虚、邪气深的病势，人体自卫抵抗能力不足或衰竭的时期，因此六经辨证的出发点是在整体观点的基础上，通过全面观察，分析综合而产生的，他的治疗法则也是从这个基础上出发的。

至于温病呢，首先他讨论的内容也是热病范围，不过它的特点是在更多的更具体的指向传染病方面。内经既指出热病皆伤寒之类；难经提出伤寒有中风、伤寒、湿温、热病、温病五个名目；《伤寒论》明白地说太阳病发热而渴，不恶寒的为温病，这说明温病是属于伤寒系统的，亦就是说温病也是讨论外感热病的，亦是讨论急性热病的，当然这决不是说仲景《伤寒论》讨论的热病范围已经概括了后世讨论的各种温热病，恰恰相反，后世讨论的温热病正是伤寒论中所未完备的。例如吴又可在《温疫论》里说：“伤寒与中暑感天地之常气，疫者感天地之厉气……此气之来，无论老少强弱触者即病”。显然后世温病的内容是概括许多急性传染病在内的，与《伤寒论》讨论的热病范围是两种类型的。

温病学说发展到清代，才系统完备起来，它的立论中心是卫气营血和三焦的辨证体系，后世医家对此推崇备至，甚至认为可与仲景的六经并驾齐驱，可见它的学术地位也是很高的。事实上当我们在临床工作中，特别在传染病方面，卫气营血和三焦的辨证原则确实是有极大指导作用的，所以卫气营血和三焦的理论体系对另一种类型的热性病是有重大价值的。但它的本质也是属于热性病中特别在传染病方面所总结出来的共同规律，同样，它也像六经一样是代表着不同类型的症候群，更重要的是它的辨证重心放在正邪相持极其复杂的斗争中，亦即是致病毒力很炽盛，人体自卫抵抗力亦很繁重的形势下所建立起来的，它的理、法、方、药也是从十分细致缜密的全面观察后产生的，显然这个理论体系的实质同样是在整体观点的基础上出发的。

由此可见，尽管伤寒温病有着历史性的纷争，但是他们讨论的基本内容都是当时社会最多见的热性病，它们立论的基础同样是辨证论治，他们的思想方法同样是从整体观点出发的，那么它们的实质精神是一致的。

温病学说是伤寒论的发展

前面既然已经说明伤寒温病同样是讨论热性病的，它们的立论原则都是辨证论治：它们思想方法都是从整体观点出声的，但是为什么它们的理、法、方、药完全是两个系统呢？而且还要引起争论呢？其实这一点并不足奇，社会历史是向前发展的，祖国医学同样是如此，仲景伤寒六经学说尽管有他一定的学术地位，但是历史的演进，温病学说的发展，正是反映了这一点。由于伤寒温病长期的纷争，更使学术上获得了巨大的推动和促进，通过百家争鸣，大大地丰富了临床学的内容，因此，温病学说在理论上益臻完善，不仅充实了《伤寒论》，而且进一步获得了发展。

1. 推阐辨证的理论

《伤寒论》的六经论证，千白年来在急性热病方而一直被推为辨证论治的准则，随着历史的发展，后世发现的疾病愈来愈多，病变愈来愈复杂，治疗的方法、药物也日渐增加丰富起来，这样当然不是伤寒六经的理、法、方、药所能概括得了，而且很多发现更是仲景书中所没有提到过的，于是在长期实践中，又逐渐累积经验，等到明清又比较成熟地总结了温病学说——卫气营血和三焦的辨证规律，应该首先肯定这是历史发展的必然趋势，是热性病理论上的进一步提高。

吐天士说：“大凡看法，卫之后，方言气，营之后，方言血，在卫汗之可也，到气才可清气，入营犹可透达转气，入血就恐耗血动血，直须凉血散血”。这是后世医家一致推崇的温热病辨证规律，这个规律除了在程序上区别病情的轻重深浅，更重要的，他亦是从实践经验中所总结归纳出来的四种类型，从其整个讨论内容来分析，它的辨证内容，重点集中在阳证方面，也就是说卫气营血四个阶段都是正气盛，人体抵抗力没有衰弱的阶段。这种辨证法在分证上明确，在观察上严密，在治疗上丰富；它是渊源于仲景《伤寒论》的传统，而且是发扬光大了《伤寒论》的辨证精神。

至于“三焦”同样是一种辨证法则，吴鞠通《温病条辨》说：“伤寒论六经，由表入里，由浅及深；须横看，本论论三焦，由上及下，亦由浅及深，须竖看”。毫无疑问，吴鞠通当时所见热病一定不能以仲景六经来概括，于是创立另一种归纳方法来加以区别，但是他总的精神也是从“正”“邪”间势力出发的，如上焦是正盛邪浅的阶段；中焦是正邪两盛的阶段；下焦则到了正衰邪深的阶段了。这种分类法则同样是说明病势的深浅，病程的阶段，当然也同样起到理论指导实践的作用。

2. 明确传染病的范围

温病的名称最早见于《内经》,《素问·生气通天论》说：“冬伤于寒，春必病温。”《金匮要略·真言论》说：“夫精者，身之本也，故藏于精者，春不病温。”这是概念性的提出温病原因，其实它的含义并不仅仅是字面上“伤于寒”“不藏精”的意义，但是后世颇多学者在这字面上大做文章，纠缠不清，并提出了伏气温病的名目，显然是很大的误解。淮安吴氏说：“不藏精三字须活着，不专主房劳说也。”他的见解虽然高人一等，但对精的理解，多少还是从生殖房劳方面去着眼的。实际上，内经这段文义的精神是根据自然现象的规律，以“天人合一”的观念来结合人体解释的。内经以生长收藏与考夏秋冬相联系，认为春生、夏长、秋收、冬藏是自然界的普遍规律，假使“冬伤于寒”“奏不藏精”，表示没有掌握这个规律摄生，机体的内环境与自然的外环境没有取得统一协调，于是内部生理产生了弱点，当然疾病容易侵袭了。恽铁樵氏说：“冬者闭藏之令也，冬不藏精者，是逆冬气，逆冬气，则春无以奉生，故至春当病”。《内经》上说：“邪之所凑，其气必虚。”可见冬伤于寒的寒字，冬不藏精的精字都不单单是字面上的意思。至于春必病温的备义，乃是说以后容易患热性病罢了，所以内经时代的温病认识只是概念性的指出要掌握摄生的规律来防止疾病的发生而已。

《伤寒论·太阳病篇》说：“太阳病发热而渴，不恶寒者为温病，若发汗已，身灼热者，名曰风温。风温为病，脉阴阳俱浮，自汗出，身重多眠睡，鼻息必鼾，语言难出，若被下者，小便不利，直视，失溲，若被火渚，微发黄色，剧则如惊痫，时瘛疭，若火熏之，一逆尚引日，再逆促命期”。这是仲景对温病的认识，只在辨证上的识别，没强调指出它是属于传染病性质。

等到王叔和、巢元方、孙思邈、王齐那个时期，温热病开始在病因上、理论上、诊断上对治疗上都有了发挥，他们首先蕴伏了温病有新成伏邪之分，在讨论内容中有时行温疫等名称，在症候认识上有温毒发斑的描述，显然从这时开始，温病范围中是包含着传染病在内了。

明代汪石山正式提出温病有伏气与新感两种，他说：“苟但冬伤于寒，至春而发，不感异气，名曰温病，病稍轻，温病未已，更遇温气，变为温毒，亦可名为温病，病较重，此伏气之温病也，又有不因冬月伤寒而病温者，此特春温之气，可名曰春温，如冬之伤寒，秋之伤湿，夏之中暑相同，此新感之温病也。”后世关于伏气新感的争论良多，姑且不讨论两者的论点，但从他们描述的证状乃是两种类型的疾病，尤其伏气温病一系列的中毒症状大部分是现在急性传染病的临床表现，因此伏气新感之分，与其说是以感邪之后发病的迟早为依据，倒不如看作为一种区别某些传染病的辨证方法，而且论述中所谓“异气”“温气”“春温之气”正是蕴蓄着传染的含义。

明末，吴又可对温病之属于传染病范畴论述得最直截了当，并且首先指出温病即温疫，他说：“温者热之始，热者温之始，温热首尾一体，故又有热病即温病也，又名温疫者，以其沿门户如徭之役，众人均等之谓也，今省去‘彳’加‘广’为疫，又为时疫时气者，因其感时行戾气所发也。”此外在区别伤寒温病方面、病因认识方面、发病情况方面，都具备了传染病的认识。他说：“伤寒不传染于人，时疫能传染于人；伤寒之邪自毫窍而入，时疫之邪自口鼻而入；伤寒感而即发，时疫感久而后发；伤寒汗解在前，时疫汗解在后。”又说：“伤寒与中暑，感天地之常气，疫者或天地之厉气，此气之来，无论老小强弱触之即病，邪自口鼻入，舍于伏膂之内。”又说：“其年疫气盛行，所患皆重，最能传染，即童辈皆知为疫，盖毒气钟虐也，其年疫气衰少，闾里所患者不过几人，且不能传染，时师皆以为伤寒为名，不知者固不言疫，知者亦不便言疫，然则何以见其为疫，盖脉证与盛行之年，几细相同，至于用药取效，毫无差别，是以知温疫四时皆有，常年不断，但有多寡轻重耳。”所有这些都指出了温病的传染病范畴。

清代以来，温病学说更进一步发展而系统起来，讨论的内容也更见丰富，戴北山杨栗山叶天士薛生白吴鞠通王孟英都是对温病大有贡献的代表人物，他们对论证的范围更见扩大，对传染病的认识更有发明，如叶天士说：“温邪上受，首先犯肺。”指出呼吸道传染病的一个系统，余师愚著疫疹一得，特别对发疹性传染病加以讨论，此外吴鞠通归纳温病为九种，王孟英更加扩充，他们讨论的内容如果一一与现代医学相印证，几乎全部是传染病的内容了，于此可见温病学说的发展奠定祖国医学对传染病的认识。

3. 丰富诊断的知识

温病学说更有在诊断上独到的创造发明，如察舌、验齿、辨斑疹、诊耳目等等，都是在临床实践中，经过细致观察获得的经验，其中尤以舌苔的诊断更是详备。叶天士、章虚谷等对此都有详细的论述，外感温热篇更为精要，以舌苔的色泽辨邪机的在气在卫，入血入营，以舌质的润枯审津液的劫烁、耗伤、和告亡，如“初传绛色中兼黄白色，此气分乏邪未尽也”“舌绛而干燥者，火邪劫营”。又加“若白干薄者，肺津伤也”“舌绛而光亮，胃阴亡也”“绛而不鲜，干枯而萎者，肾阴涸也”等等丰富多彩的描述，在过去是从来所没有的。这是温热学家独特的经验心得。是异常珍贵的诊断技术，直到如今我们在热性病诊断方面能掌握这份知识，应该首先归功于这些深入钻研厚今薄古的温热学家。

此外温病诊断中的辨斑疹，也是难能可贵的，虽然这项认识是远溯于千金、外台的温毒，但温病学说在这方面推论极为丰富，叶天士说：“凡斑疮初见，须用纸燃照见胸背两胁，点大而皮肤之上者为斑，或云头隐隐，或琐碎小粒者为疹，又宜而不宜多见。……若斑色紫小点者，心包热也，点大而紫，胃中热也，黑斑而光亮者，热胜毒盛。……若黑而晦者必死，若黑而隐隐，四旁赤色，火郁内伏，大用清凉透发，间有转红成可救者。……斑属血者恒多，疹属气者不少，斑疹皆是邪气外露之象，发出宜神情清爽，为外解里和之意。”这在斑疹的检查技术、诊断、预后、治疗等各方面都有精当的认识。

当然，温病学说在诊断上的创造还不止此，如对于白痦的观察，验齿的方法，耳目的辨证，也都是丰富的经验的抒写。还有如戴北山推广吴又可温疫论之说，对热病指出辨气、辨色、辨脉、辨舌、辨神的五个诊断法：辨气，说温疫有病气；辨色，说温疫面有垢色；辨脉，温疫初起不浮；辨舌，温疫舌苔垢厚；辨神，温疫初起神志即不甚清爽。此外他的辨证法分别表、里两大类；

又作出汗、下、清、和、补五法的辨证等，这样在热性病的诊断方向，更加系统化起来。

4. 充实论治的方药

由于温病学说的发展，给热性病治疗学方面提供了丰富的资料，这是温热家最成功的创造发明，叶天士说：“辨营卫气血虽与伤寒同，若论治法却与伤寒大异”。可见温病治法方面，有很突出独到的内容。

最先突破伤寒方范围的是金代刘河间，他说：“守真为此虑，恐麻黄桂枝之误，遂处双解散，无问伤风、伤寒、内外诸邪皆能治疗，从下证错汗者，亦不为害，如此革误人之弊已不少矣。”又说：“设若以热药解表，不惟不解，其病反甚而危殆矣，其治之之法，自汗宜以苍术白虎汤，无汗宜以滑石凉膈散，散热而愈。”这是由于他亲身体验到这些热病用辛温解表的错误后，才打破常规地提示了辛凉解表通下清里的治疗法则，为后世温病治疗方法导引了方向，其后张从政王安道陶节庵吴又可等在治疗方面的理论，亦都确认辛凉解表为治温的规矩准绳，等到吴鞠通作《温病条辨》，乃正式系统的订出如银翘散、桑菊饮等辛凉解表的代表性治方，于是在热病初期的治疗上不再单是过去伤寒论麻桂辛温的一种方法了。

后世温病在病因上有新感伏邪的认识，因此，其发病机制亦有邪自内发、邪自内出等论点，支持这种说法的人相当普遍，王安道说：“凡温病、热病、若无重感，表证虽间见，而里病为多，斯时也，法当治里热为主，而解表兼之，亦有治里而表自解者。……此足以明其热之自内达外”。戴北山说：“温邪传经与风寒不同，风寒从表入里，故必从太阳而阳明而少阳而入胃，若温病则邪从中道，而或表或里，视人何经之强弱为传变，……在风寒从表入里，所有里症，必待渐次闭郁而成，故在表时，不必兼见里证，入里后不必复见表证，若温邪本从中道出表，故见表证时，未有不兼一二里证者，且未有不见一二半表半里之少阳证者。”叶天士说“若因外邪先受，引动在里伏热，必先辛凉以解新邪，继进苦寒以清里热。”俞根初说：“病无伏气，虽感风寒，暑湿之邪，病尚不重，重者皆新邪引伏邪者也。”此外，吴又可又有邪匿募原的说法。总之他们认为温病范围的热病不是一般简单的解表剂所能济事，在病情上比较复杂，在病程上比较缠绵，所以戴北山说：“一经专见一经证者属风寒，一经杂见二、三经证者属温热。”因此推论认为这种病邪一定预伏在内，一定入里盘踞，一定隐匿募原了，正由于这样认识，再加病情上的复杂、病程上的缠绵，所以温热病在这个阶段治里热的清法特别丰富起来了。他们除了应用仲景《伤寒论》中白虎汤一类方药外，突出的有清营凉血的犀角地黄汤，芳香开窍的清宫汤、牛黄丸、紫雪丹、至宝丹等等，这些都是临床上有显著治效，而伤寒论所不备的方药。

温热家还有一种滋阴增液疗法，也是很突出的，喻嘉言说：“缘真阴为热邪久耗，无以制亢阳而燎原不息也。”吴鞠通说：“热病未有不耗阴者，其耗之未尽则生，尽则阳无留恋，必脱而死也，真能体味斯言，思过半矣。”这是温热论治上一种新的治疗观点，温病学者认为热性病最易耗伤阴液，因此在病的过程中尤其在温病后期，特别重视保养津液，并提出了加减复脉汤、大小定风珠、护阳和阴汤、五汁饮等等，此种扶正达邪的医疗观点不仅充实了《伤寒论》的方药，而且更体现了整体观点的医疗原则。

在温病学说中还有对于湿邪的种种治疗方法，这在《伤寒论》里是没有的，但温病学家强调提出“湿热蒸郁”“热为湿罨”“热邪夹湿”“湿遏热伏”等等，都是说明这类热病更多一重“湿邪”的病理因素，于是在治疗上有"芳香化浊""辛温燥湿""淡渗分利""辛开苦降"等方剂，它的主要目的在使"湿"去而"热"无所依，所以叶天士有"湿与温合，蒸郁而蒙蔽于上，清窍为之壅塞，浊邪害清也""渗湿于下，不与热相搏，势必孤矣"的论述，这亦是温热家在临床实践中的经验体会，值得遵循的治则。

统一伤寒温病学说的矛盾

以上综合的说明了温病学说是在《伤寒论》基础上发展起来的，温病学说更丰富了伤寒论的内容，他们共同在热性病的治疗上发挥积极的作用，那么它们之间是一脉相承，不应该存在着矛盾，也不应该相互对立斗争的。诚然伤寒温病在理、法、方、药各方而是有所差异，但并不等于两者具有对立的矛盾，恰恰相反，有许多地方还可以一致起来，例如仲景指出温病不可误汗，正是意味着不可用辛温发汗，为后世辛凉解表的法则；又如在阳明病方面讨论的内容，几乎都能为温病学说的张本；少阴病的黄连阿胶汤等，都是温病"滋阴补液"治则的先声。事实上，后世论温诸家亦多有这种看法，他们也看到伤寒温病有共同的一面，像俞根初采用六经为纲领参用三焦学说来论治温，吴坤安有述古，论新之作，述古根据仲景，论新采用天士，此外吴鞠通的《温病条辨》王孟英的《温热经纬》亦多融合仲景论说和方药，很明显的伤寒温病在热性病方面是具有千丝万缕的联系，事实亦正是如此，《伤寒论》为温病学说奠定了基础，而温病学说的成就乃是《伤寒论》的进一步发展，这是伤寒温病所以有条件统一起来的先决因素。

在另一方面，因为这两种学说立论的思想方法是一致的，所以它们的基本精神亦是统一的，"六经"亦好，"三焦"亦好，"卫气营血"亦好，都是对热性病"辨证论治"的方法，都是在整体观点的概念下正邪形势的分析下，综合得出的规律，因此，它们都具有坚强的指导实践作用。在卅年前，我也片面的崇奉仲景，不同意叶、吴，这是在学习过程中最大的弯路，以后逐年在临床实践中才陆续体会到温病学说的重要性，它不仅不能与《伤寒论》学说对立，恰恰能羽翼《伤寒论》的不足，如果在临床上全面掌握，融会贯通，灵活运用，交互分析，那么在热性病的治疗上真能左右逢源，得心应手，因此我们必须把两者学说紧密结合起来，统一认识，发挥更大的作用。

小　　结

数百年来，由于学者孤立的、片面的学术观点，因而形成伤寒与温病门户对立；如果采取了客观的态度，从两者的本质上去探讨，首先肯定它们讨论的内容都是急性热病范畴，其次他们辨证论治的诊疗，规律都在整体观点的基础上产生的，尽管它们在理论治疗上有所不同，但在某些原则上还是一致的，因此我们体会到："伤寒学说是温病的基础，温病学说是伤寒论的发展"，两者一炉共冶融会贯通，才能在临床上应付裕如，若偏私狭隘的死守门户，不仅在认识上犯了片面主观的毛病，在治疗上便见捉襟见肘，穷于应付了。新中国成立后，由于中医政策的贯彻，祖国医学的治疗成绩，格外地发扬光大，在温病学说的应用更体现了它的实用价值，因此我们有必要把两者的理、法、方、药联贯起来，统一认识，交互使用，在临床上进一步给以科学论证，使祖国医学在热性病的理论和治疗方面发出更多更大的光彩而努力。

——《上海中医药杂志》1959 年第 3 期第 4～9 页

探讨《伤寒论》运用和发展《内经》的理论

章巨膺　于尔辛

张仲景著《伤寒论》，在《自序》中说："余宗族素多，向余二百，建安纪年以来，犹未十稔，其死亡者，三分有二，伤寒十居其七。感往昔之沦丧，伤横夭之莫救，乃勤求古训，博采众方，撰用《素问》《九卷》《八十一难》《阴阳大论》《胎胪药录》，并《平脉》《辨证》，为《伤

庄履严
姜　礼
缪　问
吴　达
吴士瑛
柳宝诒
方仁渊
曹惠昌
高憩云
吴文涵
曹颖甫
夏子谦
孙绳武
郭柏良
夏维祺
朱莘农
朱凤嘉
承淡安
章巨膺
王观泉
沈越儒
郁济烘
余冠伦
顾敉泉

寒杂病论》合十六卷，虽未能尽愈诸病，庶可以见病知源，若能寻余所集，思过半矣”。把著作《伤寒论》的目的以及其理论渊源，讲得很清楚。无疑的，《伤寒杂病论》是仲景运用和发展《内经》等书的理论，而又结合自己临床实践经验，加以归纳、发挥而成的。

但是，在《伤寒论》中很少见到直接引用《内经》等书的明文。历代各家仅零星的应用了片段经文，进行注释，未能明显地突出《伤寒论》渊源《内经》的理论；在近代文献中也很少系统的用《内经》文字来联系《伤寒论》的内容。因此，有必要具体探讨《内经》与《伤寒论》的理论和实践关系，找出线索，为之对勘，充分阐明《伤寒论》如何在《内经》基础上丰富发展起来，是有重要意义的，主要使学习祖国医学者，咸知第一要学好《内经》，在《内经》的理论基础上进一步学习《伤寒论》，有事半功倍之效。本文仅仅是初步轮廓，有待进一步的充实。

外感热病的病因病机总则

张仲景著《伤寒论》，“伤寒”二字实系外感热病的总称。这个名称的来源，本之《素问・热论》：“今夫热病者，皆伤寒之类也。”外感热病的病机，不外是卒然感受了风寒之邪，而致成病。《素问・水热穴》：“人伤于寒而传为热，何也？岐伯曰：夫寒盛则生热也。”《素问・风论》：“风气藏于皮肤之间，内不得通，外不得泄，风者，善行而数变，腠理开则洒然寒，闭则热而闷，……名曰寒热。”又如：“因于露风，乃生寒热。”“风成为寒热。”“今风寒客于人，使人毫毛毕直，皮肤闭而为热。”等等，散见于《素问》各篇。其总的意义都是说，风寒之邪中于人，而引起恶寒发热的症象。这是《伤寒论》“中风”“伤寒”等名称的来源，也是太阳病篇所叙述的证状和治法的经典文献上的根据。

外感之中人，由皮毛而渐入于经络，逐步深入而至于脏腑，《皮部论》：“是故病之始生也，必先于皮毛，邪中之，则腠理开，开则入客于络脉，留而不去，传入于经，留而不去，传入于府，廪于肠胃。”正是《伤寒论》六经传变方向的理论根据。《热论》说：“伤寒一日，巨阳受之，……二日，阳明受之，……三日，少阳受之，……”假如我们不死板的理解一日、二日、三日的话，而是把它看作说明外邪由外至内，逐步深入传变，则《伤寒论》中所载，正本此而来。例如《伤寒论》：“伤寒一日，太阳受之，脉若静者，为不传；颇欲吐，若躁烦，脉数急者，为传也。”（4条）“伤寒二三日，阳明少阳证不见者，为不传也。”（5条）这是《伤寒论》传经的理论，也明显的可以看到来源于《内经》。

《伤寒论》六经分证基本上渊源于《热论》。若把《内经》记载与《伤寒论》中条文来对勘一下，不难看出《伤寒论》与《内经》上的文字，基本上吻合，而且更为详备，可以肯定的，《伤寒论》六经证候源本于《内经》而加以发展的。不仅如此，《伤寒论》中治法，也宗《内经》的基本理论。如《热论》“其未满三日者，可汗而已；其满三日者，可泄而已。”这些原则，正是麻、桂、承气汤方治的根据。又如“巨阳者，诸阳之属也，其脉连于风府，故为诸阳主气也。”因此，在太阳病篇的治法中，有刺风池、风府的方法，如“太阳病，初服桂枝汤，反烦不解者，先刺风池风府，却与桂枝汤则愈。”（24条）之文。

《热论》又云“其不两感于寒者，七日巨阳病衰，头痛少愈。”正是。《伤寒论》：“太阳病，头痛至七日以上自愈者，以行其经尽故也……”（8条）的依据。又如“十二日，厥阴病衰……大气皆去，病日已矣”则为“风家，表解而不了了者，十二日愈”的蓝本。这些是从病机牵涉到预后问题。

可见，作为论外感热病总称的《伤寒论》，其病因、病机及传经等，从其底面来看，都是以《内经》为根据，而加以补充发挥而成的。

阴阳表里寒热处实的诊断

《皮部论》：“阳主外，阴主内。”《伤寒论》本此，六经总则：三阳经属阳，主外；三阴经属阴，主内，而又互为表里。以阳明、太阴两经为例，“阳明之为病，胃家实是也。”（180条）其证候则为“不更衣，内实大便难……”（181条）“身热汗自出，不恶寒反恶热也”（182条）。而太阴则“自利不渴者……以其脏有寒故也”（277 条）。两者一阴一阳，一内一外，一虚一实，恰恰相为对待。其他四经亦莫不如此。这是根据《素问·太阴阳明篇》：“太阴阳明为表里，脾胃脉也，生病而异者何也?岐伯对曰：阴阳异位，更虚更实，更逆更从，或从内，或从外，所从不同，故病异名。……阳者，天气也，主外，阴者，地气也，主内。故阳道实，阴道虚，故犯贼风虚邪者，阳受之；食饮不节，起居不时者，阴受之，阳受之则入六腑，阴受之则入五脏。入六腑则身热，不得卧，上为喘呼；入五脏则脏满闭塞，下为飧泄，久为肠澼。”这说明了太阴阳明二经之阴阳、表里、寒热、虚实的关系，正是《伤寒论》阳明实热、太阴虚寒之所根据。其他诸经表里、寒热、虚实之相互关系类此。

《伤寒论》六经之阴阳、表里、寒热的理论，既本于《内经》，其辩证法则亦从经旨发展而来。“病有发热恶寒者，发于阳也；无热恶寒者，发于阴也……”（7 条）明示临床上遇到发热而恶寒的，为表证、阳证；而遇到恶寒无热者，为里证、阴证。以寒和热两大证候来区别阴证和阳证之不同，《素问·逆调论》“阴气少而阳气胜，故热而烦满也”和“阳气少而阴气多，故身寒如从水中出”，如此对勘，明明白白。

不仅辨阴阳、表里、寒热是如此，即辨证虚实也是同样的。《缄解篇》：“言实与虚者，寒温气多少也。”“察后与先者，知病先后也。为虚与实者，工勿失其法。”这是《内经》中辨别虚实的基本原则，《伤寒论》根据此而为辨证施治，如“发汗后恶寒者，虚故也。不恶寒但恶热者，实也”（70 条）。就是从寒温气多少来辨证虚实。因此，“发汗病不解，反恶寒者，虚故也”（68 条），“下之后，复发汗，必振寒脉微细，所以然者，以内外俱虚故也”（60 条），以及阳明病提纲胃家实，是实证，太阴病，以其脏有寒，是虚证，少阴病，以下焦虚有寒（282 条）也是虚证。

更进一步，从《素问·调经论》“阳虚则外寒，阴虚则内热，阳盛则外热，阴盛则内寒”来分析《伤寒论》的有关条文。“自利不渴者，属太阴，以其脏有寒故也”（277 条）“少阴病，欲吐不吐，心烦但欲寐，五六日自利而渴者，属少阴也，虚故引水自救，若小便色白者，少阴病形悉具，小便白者，以下焦虚有寒，不能制水，故令色白也”（282条），均说明太阴、少阴惧为阳虚的疾患，而以“阳虚则外寒”为其理论根据。又如“少阴病，二三日咽痛者，可与甘草汤……”（311条），“少阴病，下利咽痛，胸满心烦，猪肤汤主之”（310条），“少阴病，咽中伤生疮，不能语言，声不出者，苦酒汤主之”（312条），“少阴病，得之二三日以上，心中烦，不得卧，黄连阿胶汤主之”（303条），这些又是阴虚则内热的具体证治。

“阳盛则外热”，如阳明病之外证为“身热汗自出，不恶寒反恶热也”（182条），“阳明病，脉浮而紧，咽燥口苦，腹满而喘，发热汗出，不恶寒反恶热，身重，……”（221条），“若渴欲饮水，口干舌燥者，……”（222条），“阳明病，谵语，发潮热，脉滑而疾者……”（214条），“汗出谵语者，以有燥屎在胃中……”（217条），“三阳合病，腹满，身重，难以转侧，口不仁面垢，谵语遗尿……”（219条），等等都是例子。

《伤寒论》：“病有发热恶寒者，发于阳也；无热恶寒者，发于阴也……”（7条）。此无热恶寒，发于阴也，就是“阴盛则内寒”的说明。因此病机的条文还有“病人身大热，反欲得衣者，热在皮肤，寒在骨髓也……”（8条），“太阳病，或已发热，或未发热，必恶寒，体痛呕逆，脉阴阳俱紧者，名为伤寒”（3条），“病有得之一曰，不发热而恶寒者……”（182条），等等。

《伤寒论》中以具体的证候治法，有关阴阳虚实的原则，发展了《内经》上有关阴阳虚实的理论。由于祖述《内经》，因此不仅适用于外感发热这类疾病，而且具有普遍的意义，对于内伤杂病同样适用，故柯韵伯有“原夫仲景之六经，为百病立法，不专为一科，伤寒杂病，治无二理……”之言。

表里先后标本缓急的治则

《伤寒论》中对于疾病的治法，都根据其病机的标本，病位之表里，而定治疗之先后缓急，有一定的法则。病在表，必先解外，若遇到表里

庄履严
姜　礼
缪　问
吴　达
吴士瑛
柳宝诒
方仁渊
曹惠昌
高憩云
吴文涵
曹颖甫
夏子谦
孙绳武
郭柏良
夏维祺
朱莘农
朱凤嘉
承淡安
章巨膺
王观泉
沈越儒
郁济烘
余冠伦
顾敦泉

证夹杂的，既有表证，又有里证，有两解表里的；有只解表而里自和的；有只和里而表自解的；有先救里而后救表的；有先解表而后攻里的。凡此表里先后，标本缓急之治，悉本《内经》的理论，具体运用于临床实践。

如“伤寒，医下之，续得下利，清谷不止，身疼痛者，急当救里，后身疼痛，清便自调者，急当救表，救里宜四逆汤，救表宜桂枝汤”（91条）。又如“病发热，头痛，脉反沉，若不差，身体疼痛，当救其里”（92条），论述标本缓急的治法非常具体。病发热，头痛、身疼痛、为寒邪在表，为病本；误下而下利清谷，为邪机下陷，脾胃阳虚，脉反沉，若不差，为内寒，为病标。急则先治从标，治以四逆，温里，得清便自调，知里已和，然后从桂枝汤以和荣卫而治表，是本之《素问·标本病传篇》“病发而不足，标而本之，先治其标，后治其本”的理论。又如“脉浮数者，法当汗出而愈，若下之，身重心悸者，不可发汗，当自汗出乃解，所以然者，尺中脉微，此里虚，须表里实，津液自和，便自汗出愈”（49条），“脉浮紧者，法当身疼痛，宜以汗解之，假令尺中迟者，不可发汗，何以知然，以荣气不足，血少故也”（50条），“伤寒阳脉涩，阴脉弦，法当腹中急痛，先与小建中汤，不差者，小柴胡汤主之”（100条），亦均本此理论。

“病发而有余，本而标之，先治其本，后治其标”的治疗原则，又为《伤寒论》以下各条治法的根据。“太阳病，外证未解，不可下也，下之为逆，欲解外者，宜桂枝汤”（44条），“太阳病不解，热结膀胱，其人如狂，血自下，下者愈，其外不解者，尚未可攻，当先解其外，外解已，但少腹急结者，乃可攻之，宜桃核承气汤”（106条），太阳病，为表症，为病本，而其人如狂，少腹急结等症候，则为标，邪甚于表，而救里非当务之急，因此宜先治其本，后治其标。

“伤寒不大便六七日，头痛有热者，与承气汤，其小便清者，知不在里，仍在表也，当须发汗……宜桂枝汤”（56条）更明显地说明了仲景根据《内经》表里、先后、标本的治疗原则。

“伤寒，医以丸药大下之，身热不去，微烦者，栀子干姜汤主之”（80条），“凡用栀子汤，病人旧微溏者，不可与服之”（81条），则又是根据

《素问·标本病传篇》“先泄而后生他病者治其本”的原则。病人旧有大便微溏者，为里虚，为其病本。胃气素不实，栀子苦寒，在所忌用，故不可服也。栀子豉汤证是标病，新病，里虚者，宜先温其里，成无己曰：“病人旧微溏者，里虚而寒在下也，虽烦，则非蕴热，故不可与栀子汤。”

又如83、84诸条，“咽喉干燥者，不可发汗”“淋家，不可发汗，发汗必便血”等，因素来体质阴虚而热，如予发汗，发表不远热，热逼火行，安得不出血乎，所以有不宜治标的禁忌，这是依据《内经》“先热而后生病者治其本”的原则。

伤寒论85、86、87、88各条，“疮家虽身疼痛，不可发汗，汗出则痉”，“衄家，不可发汗……”，“亡血家，不可发汗……”，“汗家，重发汗，必恍惚心乱，小便已阴疼……”。都是说明发汗的禁忌和可能产生的危害。述些“疮家”“衄家”“亡血家”等等，本已有病，如有外感表证，治疗就宜慎重，不可治标，妄行发汗，以致变端。这又是根据《内经》“先病而后生寒者治其本”的原则。

从《内经》“先寒而后生病者治其本”的原则，可以理解以下诸条的治法。如“伤寒二三日，心中悸而烦者，小建中汤主之”（102条），此先伤于寒，而后生心中悸烦，故宜治本，君桂枝通心阳而散寒也。又如“伤寒脉结代，心动悸，炙甘草汤主之”（117条），此亦由于“寒伤心主，神明不安，故动悸，心不主脉，失其常度，故结代也”（柯韵伯语），故治本以炙甘草汤，诚如柯氏所说：“补心之阳，寒亦通行者欤。”

标本缓急之治法撮举数例如上，可见《伤寒论》中有关表里先后、标本缓急治法之理论，皆本之《内经》而具体运用也。同样，这些原则也不仅适用于外感伤寒热病，对内伤杂病也一样起着指导实践的作用。

六经病候的辨证施治

《伤寒论》的基本理论以及治疗大法，是运用和发展了《内经》经旨，略如上述，至其六经病候的辨证施治精神，也是渊源于《内经》，兹探讨如下：

一、太阳病证治

太阳病的典型症状是：脉浮、头项强痛，恶寒（或恶风）而发热。《素问·生气通天论》："因于露风，乃生寒热。"《素问·脉要精微篇》："风成为寒热。"《素问·刺志论》指出："气盛身寒，得之伤寒。"《素问·热论》："三阳经络皆受其病，而未入于脏者，故可汗而已。"又曰："其未满三日者，可汗而已。"《素问·玉机真藏论》："今风寒客于人，使人毫毛毕直，皮肤闭而发热，当是之时，可汗而发也。"《素问·阴阳应象论》："邪风之至，疾如风雨，善治者治皮毛"及"其有邪者，渍形以为汗；其在皮者，汗而发之"。《素问·风论》："风气藏于皮肤之间，内不得通，外不得泄。"《素问·六元正纪大论》："发表不远热。"《素问·至真要大论》："寒淫所胜，平以辛热。"凡此都是《伤寒论》太阳病的基本治疗法则的理论所本。例如"太阳病，外证未解，脉浮弱者，当以汗解，宜桂枝汤"（42条），"太阳病，外证未解，不可下也，下之为逆，欲解外者，宜桂枝汤"（44条），"太阳病……今脉浮，故在外，当须解外则愈：宜桂枝汤"（45条），"太阳病，脉浮紧，无汗发热，身疼痛，八九日不解，表证仍在，此当发其汗……麻黄汤主之"（46条），"脉浮者，病在表，可发汗，宜麻黄汤"（51条），"脉浮而数者，可发汗，宜麻黄汤"（52条），"伤寒发汗已解，半日许复烦，脉浮数者，可更发汗，宜桂枝汤"（57条），"形作伤寒……解之当汗出愈"（113条），"病在阳，应以汗解之……"（141条）。《伤寒论》太阳病篇的正常治法，正与《内经》经旨相吻合。

此外，"病如桂枝证，头不痛，项不强，寸脉微浮，胸中痞硬，气上冲咽喉，不得息者，此为胸有寒也；当吐之，宜瓜蒂散"（166条），这是本之《素问·阴阳应象大论》"其高者因者越之"的治法。又如："伤寒八九日，风湿相搏，身体疼烦，不能自转侧，不呕不渴，脉浮虚而涩者，桂枝附子汤主之"（174条）"风湿相搏，骨节疼烦，掣痛不得屈伸，近之则痛剧，汗出短气，小便不利，恶风不欲去衣，或身微肿者，甘草附子汤主之"（175条）。其病源，是本之《素问·痹论》"风寒湿三气杂至，合而为痹也"痛的原因，则是"痛者，寒气多也，有寒故痛也"，前者主以桂枝附子汤，后者主以甘草附子汤。则是本之此“其逢湿甚也，阳气少，阴气盛，两气相感，故汗出而濡也”的理论。

二、阳明病证治

阳明病的提纲是：胃家实。它的主要证状：身热，汗自出，不恶寒反恶热，胃中干燥；内实不更衣。其初步面貌都从《内经》中来。阳明病烦热的基本原理，正如《素问·逆调论》所说系阳盛的关系：“阴气少而阳气胜，故热而烦满也。”阳明病胃实谵语的病理，正如《素问·阳明脉解篇》说：“阳盛，则使人妄言骂言，不避亲疏，而不欲食……”《伤寒论》之“夫实则谵语……”(210条)，“……独语如鬼状，若剧者，发则不乱人，循衣摸床，惕而不安……”(212条)，以及“阳明病，谵语……小承气汤生之”(214条)，“阳明病，谵语有潮热，反不能食者，胃中必有燥屎五六枚也……宜大承气汤”(215条)，凡此皆本之《内经》的理论。

阳明病的治法，主要是“清热”和“通腑”。亦不越《内经》的范围。关于“清热”的原则，主要用白虎、白虎加人参等汤，正是《素问·至真要大论》“热者寒之”及“热淫于内，治以咸寒”之法。关于“通府”的原则，如208、213、215、241各条，主用之承气汤，正是《素问·热论》：“其满三日者，可泄而已”(按：经文“其未满三日者，可汗而已；其满三日者，可泄而已”。是言表里之大体，可汗可泄，不能拘泥于三日之数，详注文。)及《素问·脉要精微篇》“中满者写之于内”，用药依据，亦本《素问·六元正纪大论》“攻里不远寒”，总的是为了“下之则胀已”。

三、少阳病证治

《素问·热论》：“三日，少阳受之，……故胸胁痛而耳聋……”《素问·脉解篇》：“少阳所谓心胁痛者，言少阳盛也。”这些也正是《伤寒论》少阳病篇中基本证候。如“少阳之为病，口苦，咽干，目眩也”(263条)，“少阳中风，两耳无所闻，目赤，胸中痛而烦者，不可吐下，吐下则悸而惊”(264条)，“……转入阳者，胁下鞕满，干呕不能，往来寒热，尚未吐下，脉沉紧者，与小柴胡汤”(266条)，以及为了鉴别诊断，入于太阳篇中的“往来寒热胸胁苦满，嘿嘿不欲饮食，心烦喜呕……”(96条)，“……往来寒热，休作有时，嘿嘿不欲饮食……”(97条)。从运些条文中，可以看到源本于《内经》所论的迹象。在成无己的一段注文中，非常明白地道出仲景运用《内经》阴阳表里的理论，具体分析邪机在半表半里的寒热往来、胸胁苦满、心烦呕吐等等证候，从而知仲景对于少阳病之治疗，既不取汗、又不取下，更明白地指出汗、吐、下误治之病变，创造了小柴胡汤和解表里之治，具体的说明运用和发展《内经》的理论而又结合临床实践经验的事实。

四、太阴病证治

《伤寒论》太阴病的辨证施治总则，是根据上文阴阳、表里、寒热、虚实之义，更本于《素问・太阴阳明论》：“太阴阳明为表里，脾胃脉也。生病而异者，何也？岐伯对曰：阴阳异位，更虚更实，更逆更从，或从内，或从外，所从不同，故病异名也。”恽铁樵氏阐明此理，在论太阴病的总则说：“须知阳明与太阴，只辨一个寒热虚实：虚者从及阴治，实者从阳明治；热者从阳明治，寒者从太阴治，故277条：‘自利不渴者属太阴，……’脏寒当温，宜四逆辈；279条：‘大实痛者，桂枝加大黄汤生之。’最是明显。故喜多村谓实者阳明，虚者太阴；自利者，肠寒而利也，阳明篇之燥矢，肠热而燥也，阳阴篇定为胃家实，固是指胃，太阴篇第一语即曰腹满而吐，吐亦指胃也。故知阳明与太阴病位悉同，并无分别，所当辨者，寒热虚实而已。”此论指出仲景对太阴病的辨证施治精神，本之于《内经》的理论，明白如画。

五、少阴病证治

《伤寒论》六经病证，在三阳主重在太阳、阳明；在三阴则主重在少阴。少阴病生死大局关系更太，关键在于正气与阳气之存亡，故少阴篇中条文论可治与不可治以及死者条文较多，不同其他诸篇。因此，少阴篇中对于恶寒、踡卧、四逆、自利、烦躁、脉微细弱等等的辨证，非常细致，如“少阴病下利，若利自止，恶寒而踡，手足温者、可治”(288条)，“少阴病，恶寒而踡，时自烦，欲去衣被者，可治”。两条皆恶寒而踡，前条下利自止，手足温，阳气未败；后条烦而欲去衣被，力阳气犹在，故皆云可治。“少阴病，恶寒身踡而利，手足逆冷者，不治”（295 条），与前两条对勘，阴寒沉重，阳气已败竭，故不可治。其他为（296 条、297 条）皆论阴阳寒热之机，本之《内经》之旨。《针经》说：“多热者易已；多寒者难治。”此正是少阴篇可治不可治，甚者死的理论根据。至于治则，则《素问·至真要大论》中“寒者热之”“逆者正治”“从者反治”等，为少阴病篇方治所本。

六、厥阴病证治

厥阴篇条文所论病因、病机以及治则，错结复杂，其中心主题为：“上热下寒”“寒热胜复”，尤以寒热胜复之义为主要，故所论以厥逆病机为多。所以有胜复，在于阴阳之消长，邪正之弛张；厥逆为阴气胜，发热为阳气能复者，厥少热多或厥逆相应者，其病可愈，如 331 条 332 条 336 条所论皆是；若厥多逆少，阳气退，其病为进，如 342 条所论。要之，阴阳消长，寒热胜复，实即邪与正纷争之局，虽在厥阴篇中具体论之，实赅伤寒热病全局言之，皆本之《内经》阴阳寒热的理论发挥，于厥阴病篇中更见发展的蹊径。

结语

从以上非常不完整的论述中，已可看到《伤寒论》中论病的基本理论和论治的基本原则，是如何与《内经》的说理相一致，显然它们之间存在着血缘关系。张仲景在《内经》理论基础上，结合自己的临床实践经验，创作了《伤寒杂病论》奠定了辨证施治的规律，大大的丰富和发展了秦汉以前先民的医学遗产。林亿称其识用精微，祖述大圣人之意，诸家莫与伦拟，确是定评。

本文目的在表达仲景如何的“勤求古训，博采众方”而作《伤寒论》的伟大精神，但是疏陋简略的叙述，只好说是粗具轮廓。期于今后在这个基础上，进一步的探索，这也是仲景所言“思求经旨，以演所知”之意。

——《江苏中医》1963 年第 10 期第 1~4 页

咳嗽的辨证施治

为什么举咳嗽症状为例来讨论辨证施治

咳嗽不是病名，它是临床上最常见的一个症状。《素问·咳论》载："肺咳之状，咳而喘息有音，甚则唾血；心咳之状，咳则心痛，喉中介介如梗状，甚则咽肿喉痹……"都是叙述咳嗽的状态。《金匮要略·肺痿肺痈咳嗽上气病脉证并治》与《金匮要略·痰饮咳嗽病脉证并治》两篇，也不以咳嗽作为一个病名成一专篇，后世以咳嗽作为一个病名，并列为病候的一门，是不合古义的。

这个症状，在很多病候中可以见到，时行疾患中有之，内科杂病中更为多见，轻重深浅，最多讲究。由于感受风寒、风邪袭肺、肺为风束、肺气不宣等等出现的咳嗽，是伤风咳嗽轻浅的病机；其由内伤如火刑金燥、水涸金枯、火郁肺金、命门火衰等等导致的咳嗽，是虚损劳瘵深重的病机。一般以咳嗽属于伤风外邪的，认为轻浅小病不足道，多略而不谈；至于咳嗽属于虚损内伤的，又讲得非常复杂，令人难以掌握，所以医家有"诸病好医，咳嗽难疗"之说。每见临床上只掌握了几十味所谓止咳、镇咳、化痰、降气之药，不管它是何种病因、病机，随证加入，笼统施治，举凡宣肺、润肺、清肺、肃肺、泻肺等等，几乎无所分别，有宣肺疏风之药与清肺养阴同时并进的；有与补肺清金一炉共治的；甚至虚实不分，滥以补肺药混治风寒束肺的病机的；有以泻肺药施于内伤肺虚病候的，因之，造成病机的混乱，轻病误治至重，都是违反治疗原则的后果。

偶阅徐守愚《医案梦记》中有一则医案记载："丁姓者，年廿岁，患咳嗽症，自三月至七月医治不效，渐加身热、气急、胃减、肉削、呕恶频频，医者咸谓劳瘵将成，不能处疗。余诊脉浮弦而紧，兼见有力。其父问曰：小儿是劳病否？余直决之曰，非也。按其病情，不过因嗽治嗽，日以元参、沙参、麦冬、桔梗、阿胶、生地等味用事，见热治热，日以柴胡、地骨皮、丹皮、龟板、鳖甲等用事；不明《金匮》咳嗽多挟水饮之旨，所以愈治愈剧耳。此病除小青龙另无别法；乃予小青龙汤，另服杏酪一杯，四日之间，嗽止热退。”《世补斋医书》也有论咳嗽一文：“夫咳嗽初起，本为微疾，治之之法，皆在《金匮》篇中，《金匮》于咳嗽分作两门，……一主达表散壅，一主涤饮利气，独不于此时一用滋补，乃时人一见咳嗽，绝不用达表利气法，而辄以兜铃、蛤壳、紫菀、款冬、阿胶、沙参、二冬、二地、龟板、鳖甲之属，凡与咳嗽为仇者，罔不毕集，猥云伤风不醒便成劳，未几而果成劳病，是其所以成劳者，药为之，非病为之也。……”可见前人对于治咳，也多枪法混乱，而今之治咳者，亦有脱离理论、辨证不确而胡乱施治，这是必须加以纠正的；因此，现在来谈一谈咳嗽症状的辨证施治，是有其重大意义的。

咳嗽的病机

大家知道，咳嗽是由于肺脏受到外界风寒刺激所起反射作用而发生的症状。人体内脏与外界空气直接相通的，只有肺脏，空气从鼻孔内入，经过喉头、气管直达于肺，有层层防卫工事，若外界空气冷，与人体内部温度相差太远，鼻黏膜等首先受到刺激而起反应，见鼻塞、喷嚏、多涕，进一步，肺脏气管受到刺激而起反射作用，则见咳嗽，这是外感咳嗽的病机。至于内科杂病的咳嗽，除了肺虚不胜冷空气的侵袭和不能适应自然界气候之变化，其病机与外感相同之外，有因肾亏、脾虚、命门火衰、木火刑金、饮邪犯肺以及肺劳患者，肺脏本体器质的病变等等，因而影响肺之治节，导致肺气燥、肺阴伤而患咳嗽等等；在方书中阐述这些病机，多根据各脏之交互关系立论，如金水相生、肺肾同源，说明肺肾生理的关系；培土生金、滋水清金，说明脾肾与肺脏生克制化的关系，从而产生益肾水、培脾土、养肺阴、泻肝火等等治疗法则。此乃五行生克制化的规律运用于诊断治疗内科杂病咳嗽症的体现，确是非常精当的。

以上所谈简略的咳嗽病机，实际上，只有两个方面，已可概括病机的轻重深浅，诚如张景岳说："咳嗽之要，只有二端，一曰外感，二曰内伤，尽之矣。"又说："咳嗽一症，窃见诸家之论太繁，皆不得其要，至后人临证莫知适从，所以治难得效。"沈金鳌也说："咳嗽之病源，有两大要点：一为外感六淫，一为内伤七情。"从这两家之说，论治咳嗽，以外感、内伤为辨证纲领，从而对施治之法，孰宜宣肺、开肺，孰宜润肺、清肺，或者治标，责肺之本脏；或者治本，求之它脏，可以有些头路了。

外感咳嗽与内伤咳嗽的辨证

咳嗽一症，虽然大体上以外感、内伤分作两系，但两者是有关联的，并不是截然分开的，外感治不如法，可以酿成内伤；内伤之咳，也可能兼有外感因素。张景岳说："外感之咳，必由皮毛而入，皮毛为肺之合，外邪袭之，则必先入于肺，久而不愈，则必自肺而传五脏也。内伤之咳，必起于阴分，盖肺属燥金，为水之母，阴损于下，则阳孤于上，水涸金枯，肺苦于燥，肺燥则痒，痒则咳不能已也。咳症虽多，无非肺病，而肺之为病，亦无荞此二者而已。但于二者之中，当辨阴阳、分虚实耳。盖外感之效，阳邪也，阳邪自外而入，故治宜辛温，邪得温而自散也；内伤之咳，阴病也，阴气受伤于内，故宜甘平养阴，阴气复而自愈也。然外感之邪多有余，若实中有虚，宜兼补以散之；内伤之病多不足，若虚中挟实，亦当兼清以润之。"又说："外感之咳，其来在肺，故必由肺及脏，肺为本而脏为标也；内伤之咳，先因伤脏，故必由脏以及肺，脏为本而肺为标也。凡治内伤者，使不治脏而单治肺，则真阴何由以复，阴不复则咳终不愈；治外感者，使不治阳而妄治阴，则邪气何由以解，邪不解，咳终不宁。经云，治病必求其本，何今人之不能察也。"

我的老师恽铁樵氏说："肺为一脏器，其势力及于肩背、胸膈、臂腕以及手指，凡肺脏健全者，身半以上肌肉坚，腠理密，其肩背等处对于寒暖之变更，有极强之抵抗力，所以壮健之人，虽寒暖变化、冷暖之程度即使相差很多，也不易感冒伤风而致咳嗽；反之，体弱者，肺不健全者，不能应付气候寒暖之变更，故首当其冲者为肺脏，出现鼻塞、多涕，咳嗽有痰，此肺脏所起之防卫作用，所以驱逐风寒也。假使了解治病当顺人体自然的抗病作用，不可违反自然，就当疏风、祛邪、宣肺，以帮助肺之抗病力量。”因此，恽氏认为伤风治不如法，风邪化热，肺阴受伤，导致吐血，可以酿成肺痨，正合景岳“咳久不愈，则必内伤肺脏”之言。

沈金鳌说：“六淫所感，竟有不咳者，感太重，径伤脏腑，不留于肺，故不咳；或先中皮毛，以次传及五脏，故亦不复效；所以外感以有咳为轻。七情所伤，竟有不咳者，病尚浅，止于本脏，不上干于肺，故不咳；故脏气先伤，以次病及上焦，故一时不遽咳；内伤之咳，必久后乃见；所以内伤以见咳为重。”这个论点，极为精当，符合临床实践。“外感以有咳为轻，内伤以有咳为重”这两句话，指导我们在临床上认识病机的轻浅深重，尤有很大的价值。以小儿麻疹病为例来说，麻疹属外感六淫的病，咳嗽为必见之症状，邪机在肺，以能咳为轻，并且以咳得畅爽为邪机，有宣泄、能外达，明得此理，便知顺自然疗法的要旨，宜以宣肺疏风为正当之治法，用麻黄、桔梗、象贝、杏仁、防风等为正当的药物，决不会妄用润肺、清肺或泻肺、肃肺的违反肺脏自然的抗病机能。以此例伤风感冒等咳嗽，也同此理。至若内伤七情，原不必有咳嗽，必病候渐深，由于它脏病变所影响，肺之本脏亦阴伤，乃见咳嗽，所以说内伤以见咳为重。通常所见虚损病候，其人面色形气不足，见血虚阴虚现象，会经吐血，或胸膈有痛处，同时还有相伴之见证，如自汗、盗汗、骨蒸、潮热等等，医者值此，其为内伤之咳，望色可知，听声可知，诊脉可知。这样辨证，就决不会以治外感咳嗽之法，妄施之于这种内伤咳嗽病候；轻如桔梗宣开，也足以增病，更不要说麻黄、细辛、葶苈等药物了。

此处有一个关键，即在于虚实的辨证。“虚实”是八纲辨证中最重要的一纲，对咳嗽一症，如能辨清虚实，就能认识疾病的轻浅深重。大要是：凡病无论是虚证、或实证，对证治疗可以解决的，例如感受风寒咳嗽，予以疏风宣肺可愈者，其病是轻浅的。若咳嗽常常兼发喉蛾，则关系于禀赋之虚弱；容易伤风咳嗽者，乃由于卫阳之虚馁；若咳嗽而兼腰酸、遗精、盗汗等等症状者，则关系于下元之肾病；咳嗽而见骨蒸、潮热、颧红、咯血等等症状者，是肺痨的重候；这几种咳嗽，都由于他脏所影响，不是一般镇咳、止咳对证治疗可以济事的，其病为深重。恽氏说："病灶在某脏，病源亦在某脏者，其病无论如何重，都是小病；若病灶在某脏，病源却在它脏者，其痛苦虽轻，亦是重病。"准此，伤风咳嗽，肺为风束，病灶在肺，病源亦在肺，虽重至急性支气管炎、肺炎，不能算重病；肺虚劳损之咳，病灶在肺，由于阴虚肾虚，则病源在它脏，虽病情未至于严重，亦是大病。对咳嗽症状认识了虚实的病机，便不会无的放矢，以一般镇咳、止咳的药物笼统施治了。

咳嗽药治概要

我们既认清了咳嗽症的两大纲领，也就不难分别施治；但是实际具体措施上还是非常繁复的，方书多分四时咳嗽之异，朱丹溪还分昼、夜、昏、晓咳嗽的不同，沈氏提出十六因，总结为内外两大法门，谓自表入里者，病在阳，宜辛温散之，以求其属；散其邪，肺清而嗽自愈；内伤者，伤其阴，宜甘润以滋肺，水旺气畅而咳自愈。因此，我也只从这两方面谈主要的药治。

首先，要认识咳嗽之症，无论它是属于外感或内伤，都不是治疗的主要对象，对外感六淫之邪侵袭于肺者，还有兼治咳的宣肺、泻肺的对症疗法；若属于内伤，尤其是虚损劳瘵的咳嗽，这种咳嗽症状，在疾病的整个概况来说，本非主要矛盾，补肺、润肺、清肺都是治标之法，故俗有“见咳治咳，是为下工”之语，必须以泻火清金、培土生金等等，才符合治病求本的治疗原则。

外感风寒咳嗽，如伤风感冒证，主要症状为恶风、鼻塞、声重、多涕等等，脉浮、苔白者，是初起寒化之型，宜三拗汤、败毒散、麻黄汤等等；这类方剂中的麻黄、荆芥、防风、前胡、桑叶、桔梗、象贝、杏仁、陈皮、甘草等药，主要是疏风、祛寒、宣肺。若咳而见咽痛、口渴、声哑、鼻呶、唇燥、舌红、脉数等等现象，为热化之型，宜于用宣肺之桔梗、象贝、杏仁、前胡之外，加入黄芩、山栀之类；其热化之甚见燥火型者，则于上项宣达肺气之药中，复入清火之知母、石膏、黄连等等。其他如烦渴喘咳之用麻杏石甘汤，咳逆上气之用射干麻黄汤、厚朴麻黄汤，秋燥伤肺、干咳无痰、咽喉干燥之用清燥救肺汤，水饮喘咳之用小青龙汤，咳逆倚息、短气、不得卧之用葶苈大枣泻肺汤等等，直接以治六淫之邪，间接以解肺之受困而弛缓咳嗽，都是属于外感六淫之范畴。

内伤导致的咳嗽，是由它脏病变而影响及于肺脏所致，景岳谓“它脏为本而肺为标”。语最扼要。各家以五行生克制化的理论来说明病机和指导临床实践，其术语大要有：

（1）泻火清金：由于心火亢盛，热郁肺经，前人有“心阳射肺”之说，肺失肃降之令，见咳嗽、失音，甚则吐血、衄血、面赤、烦热、脉细数、舌苔红，宜黄芩知母汤（黄芩　桑白皮　杏仁　山栀　花粉　贝母　桔梗　甘草），重点在于泻火；或用泻白散（桑白皮　地骨皮　甘草　粳米　竹叶），重点在于清金。

（2）制木清金：由于木火亢旺，上凌肺金，见胁肋疼痛、咳嗽、咯血，谓之木火刑金（木中有火，亦称相火），宜沙参麦冬汤（沙参　麦冬　玉竹　花粉　桑叶　扁豆　甘草）。朱丹溪说：“干咳极难治，乃痰郁其火邪在中，用桔梗以开之，有热者以逍遥散开之；木火刑金则宜清肝火，如青黛、山栀、桑叶之类。”

（3）滋水固金：因肺肾同源，金水相生，故肾虚者，肺亦虚；水亏于下，金燥于上，肺失肃降之令，出现咳嗽，痰中挟血等等，宜知柏八味丸（六味加知母、黄柏），益在下之肾水；百合固金汤（生地　元参　百合　麦冬　贝母）、补肺阿胶汤（阿胶　兜铃　牛蒡子　甘草　杏仁　糯米）、紫菀汤（紫菀　知母　贝母　人参　茯苓　五味子　阿胶　桔梗　甘草）等，补在上之肺阴，其甚者，如肺虚劳损咳嗽，其人形羸、食少、骨蒸、潮热、颧红、遗精、盗汗等等，此水源亏涸，火失所制，上烁肺金，是谓水涸金枯，宜生脉散（人参　麦冬　五味子）、金水六君煎（熟地　归身，合二陈汤）、琼玉膏（生地　人参　茯苓　蜜），滋上源之肺金，壮下元之肾水，是为“壮水之主以制阳光”之治。

（4）培土生金：劳倦内伤者，每见食少，面白少神，咳嗽痰多，脉虚无力等症，张景岳主异功散（人参　白术　茯苓　甘草　陈皮　半夏）之类。叶天士说：“土虚不能生金，真气无所禀摄者，有甘凉、甘温二法，合乎阴土阳土以配刚柔为用也，若脾者肺之母，虚则补其母也。”

（5）其他还有养肝阴，用生地、阿胶、白芍等药的；有清心阳，用二阴煎（生地　麦冬　黄连　茯神　元参　杏仁　甘草　木通）的；有补脾阴，用归脾汤（人参　黄芪　白术　当归　甘草　茯神　远志　枣仁　木香　龙眼　生姜　大枣）加麦冬、五味子的；有益肾阳、壮命门火，用附桂八味丸或加补骨脂、五味子等，是为“益火之原以消阴翳”之治。所有这些，都是不直接治咳，而是找其所以致咳之原因来治疗，为治病求本之法。

结　语

总之，治疗效嗽，由于外感风寒的，宜宣肺达邪，于解表药中加桔梗、象贝、杏仁、防风之类；无汗而剧咳不爽的，用麻黄最好，与紫菀、款冬、百部、远志等风马牛不相及；咳甚气喘，用麻黄已足够宣开，与泻肺之葶苈也不相干；即使有咽痛、口燥、舌红等热象，也只宜黄芩、山栀等等，绝对用不到润肺养阴的二冬、沙参等一类药。宣肺之意，是帮助肺脏之抗病力，加强肺脏对外来因素刺激而起的抗病作用，所以由外感引起之咳嗽，理当帮助咳畅，使风寒之邪去，咳嗽自然停止。润肺、清肺，大不同于帮助抗病的宣肺法，主要由于肺脏受到它脏内在因素的影响，以致肺气受到戕害而致咳嗽，自当选用上述所列方剂配合紫菀、款冬、百部、枇杷叶等等，一方面直接消除致病原因，一方面安辑顺和肺气而达到止咳之效。至于补肺，由于内伤外烁之后，肺气虚、肺阴伤，故以二冬、沙参之属以事补，纯粹是绥抚之意。这是效嗽的三个病机和药治的三个系统，用药不可相混。然而求本从标，又未可厘然划一，润肺、清肺中，有外邪未尽的，可以参合一些宣肺法；外邪余氛未净，已见肺气、肺阴虚弱的，也容许配合一些补肺药；补肺法中，也可以与润肺、清肺之药同用，张景岳所谓“实中有虚，宜兼补以散之；虚中挟实，当兼清以润之”。但是病在初起，纯属表证、实证，纯用宣肺法，就不应混合补肺、润肺和清肺药，如果混乱糅合，那就完全不合逻辑，而违反辨证施治的原则了。

——《上海中医药杂志》1963 年第 2 期第 1～4 页

宋以来医学流派和五运六气之关系

中国医学在长期发展中，一脉相承，初无什么派别，自宋以后，开始有不同的学术思想出现，最著名的金元四家不同的流派，嗣此而后，代有人物继承四家更有所发展。究竟怎么会发生不同的派系？中古以来，八九百年矛盾不能统一，如何来认识和对待这个问题，是本文的中心内容。

一、各家学说形成派系的概况

中国医学与祖国各种学术思想一样，蓬勃兴起肇始于春秋战国时代，一直到西汉，不断发展，据《汉书・艺文志》载：医经七家 216 卷，经方十一家 274 卷。可以窥见一斑。到东汉末年张仲景集各家之大成，不但总结经验，同时结合古代人民与疾病作斗争所积累实践有效的汤方，在理论通过实践，实践更充实理论，言简意赅地著《伤寒杂病论》，奠定了中医学的基础。从此以后，在漫长的岁月中，晋唐有《肘后》《千金》《外台》等名著，在宋时有《圣济总录》《和剂局方》，做了多次经验总结外，并无所谓学派。直到金元才有各家不同学说出现，《四库全书・医家类》说：“儒之门户分于宋，医之门户分于金元。”确是事实。有人说中医学衰于金元，为纠纷混乱的时代；也有人说中医学盛于金元，为光辉灿烂的时期。实际上，金元时期产生不同学说，形成学派，是学术进步的表现。

医之门户虽分于金元，实萌芽于北宋。当北宋时，很多医家据《素问·天元纪大论》《素问·五运行大论》《素问·六微旨大论》和《素问·至真要大论》诸篇的运气和司天、在泉之说，撰作论著。如刘温舒说："《素问》气运，为治病之要。"他作《素问入式运气论奥》，附刊《素问》遗篇，这是论病讲运气的开端；沈括兼通医卜，自然最相信这种理论。这是造成后来学派因素之一。其二，各医家依据当时、当地生活环境、客观情况，在医疗上打破陈规，创造新论。如北宋末年，盛行陈师文、裴宗元奉敕撰定的《太平惠民和剂局方》，用药多偏于温，严用和看到它的偏弊，就作《济生方》，他说："药惟平补，柔而不潜，专而不杂，间有药群队，必使刚柔相济，佐使合宜。"又说："用药在乎稳重。"又说："世变有古今，人禀有厚薄。"当时驰名燕赵间的张元素（洁古，易州人）说："运气不齐，古今异轨，古方新病不相能也。"所以他治病自为家法，不用古方。从严、张二人言论中，可以看出他们不赞成流行的《局方》，却没有爽爽快快地发表相反的论著，直到刘守真才揭张鲜明的医学革命旗帜来。

后世所谓金元四家：刘守真——寒凉派，张子和——攻下派，李东垣——补土派、朱丹溪——滋阴派。这四家有四种不同的理论和疗法，一直影响到明清两代，薛立斋、赵献可、张景岳主温，吴又可、周禹载主凉，王朴庄又切戒寒凉，陆九芝又反对温补，张景岳抨击守真、丹溪的偏于寒凉，徐洄溪又讥景岳的刚燥，更作《医贯砭》攻击赵献可，姚球托叶天士之名作《景岳发挥》，批评景岳主温之弊，真是聚讼纷纭，莫衷一是。

二、各家学派的发展与成就

中国历代医家负有盛名的很多很多，自晋唐下逮北宋，各家著述，大都是属于总结性的；金元而后，方始有独特的理论，成为一家言。所以各家学说从金元四家写起，所列的人物，分两个类型：其一，是从这四家学派所发展的名家；其二，是卓然成家，或者是独擅专长的大医，概括列举于下：

刘完素，字守真，最先突出的一个寒凉学派。他作《素问玄机原病式》《素问病机保命集》，就是根据《素问·至真要大论》等，详言五运六气盛衰胜复之理，而以病机十九条附于篇，反复辩论申述，阐明六气都从火化，为主用寒凉之张本，著《宣明论方》，自制双解、通圣、天水、凉膈等辛凉之剂，及赏用黄连解毒等方法，补充了急性热病之方治，为温病学派启示了途径。至于他所说："不遵仲景法桂枝麻黄发表之药，非余自衒，此一时彼一时，五运六气有所更，世态居民有所变，天以常火，人以常动，动则属阳，静则属阴，内外皆扰，故不可峻用辛温大热之剂。"这是他主用寒凉独树一帜的学说根据。他对杂病的治疗，同样也在"六气都从火化"的思想指导下，创制了不少新方，对于热证实证治疗有一定的贡献。

刘守真《宣明论方》明显地与流行的《太平局方》对立。那时，赵宋南渡，河北入于金，于是《宣明论方》盛行于北，《太平局方》流行于南。这是金元四大家第一人刘守真寒凉派的形成。

张从政，字子和，号戴人，虽为四大家之一，实际上是从刘守真的理论发展的。他善用汗、吐、下三法，起疾救死甚效，世称"张子和，汗下吐"。在所著《儒门事亲》中，倡六门三法：六门是把一切病因包括杂病归纳于风、寒、暑、湿、燥、火，三法即治疗主用的汗、吐、下。他对用攻法的主张说："夫病之一物，非人身素有之也，或自外而入，或自内而生，皆邪气也；邪气加诸身，速攻之可也。""治病重在驱邪，邪去则正安，不可畏攻而养病。"又说："若先论固其元气，以补剂补之，真气未胜而邪已交驰横骛而不可制矣。"又说："予论汗、下、吐三法，先论攻其邪，邪去元气自复也。"他治病非见极虚，不轻言补，所以他又说："惟脉脱下虚，无邪无积之人，始可议论补。"张子和更善用吐法，他所用吐剂，除瓜蒂散外，有三圣散、稀涎散、独圣散、常山散等，也在攻的范畴。他这个论点和疗治，不为当时人所喜，吐法更不为后世所宗，他自己也曾说："夫补者人所喜，攻者人所恶。"所以独突地成为攻下派。

同时代，张洁古、麻知几、常仲明等同属于这寒凉流派。后世善用寒凉攻下者，都是从守真发展起来的。

李杲，字明之，号东垣老人，后世称他是补土派，从张洁古学，而学说与师异轨，别创补脾土之法。他说：土为万物之母，著《脾胃论》，以"补中益气"和"升阳散火"为中心治疗方法。又刘、张多讲六淫之邪的外感，他重在讲内伤疾病，著《兰室秘藏》《内外伤辨》等书。辨外感与内伤有一段说："外感则人迎脉大，内伤则气口脉大；外感恶寒虽近烈火不除，内伤恶寒得温暖即解，外感鼻气不利，内伤口不知味；外感邪气有余，故发言壮厉，内伤元气不足，故出言懒怯；外感头痛常痛不休，内伤头痛时作时止；外感手背热，内伤手心热。"他把外感与内伤对比作鉴别诊断，极为明确。李氏认为疾病多由脾胃失调，运化失司所导致，如脾胃元气充足，病无从生，所以他的中心思想是："外感发热为有余，有余当泻，内伤发热为不足，不足须补"，开辟了补益脾胃，恢复元气以消除内伤慢性热病的方法，这一点是李氏独特成就之处。其门人王海藏、罗天益等都属此流派，其后的温补学派就是从李氏补土学说进一步的发展。

朱丹溪，名震亨，受业于钱塘罗知悌。罗得刘守真之传，旁通张从正、李东垣二氏之学，可以说朱丹溪是刘、张、李再传弟子，乃在寒凉，攻下、补土三派系中，另产生出不同的滋阴学说。他奄有三家之长，涉猎最广，有独特之见解，著有《丹溪心法》《格致余论》《局方发挥》等等，这些方书，不但对后世温病学派的治疗方法多所启发，且对杂病的治疗，有它一定的价值。他评论三家的得失，曾说："刘张之学，论脏腑气化有六，而于湿热相火三气致病为最多，推陈出新，创泻火之法，此固高出于前代矣，然有阴虚火动，或阴阳两虚湿热自盛者，又当消息而用之。李氏谓饮食劳倦，内伤脾胃则胃脘之阳不能升举，并及心肺之气陷入中焦，而用补中益气之剂治之，此亦前人之所无也……西北之人阳气易于降，东南之人阴火易于升，苟不知此，而徒守其法，则气之降者固可愈，而于其升者亦从而用之，吾恐其反增其病矣。”丹溪论诸家偏甚之害而创“阳常有余阴常不足”之说，所以主“滋阴降火”之法，同时不满意北宋流行的局方，机械式地见证给药，他以为医家治病，应该依据病证和病人体质，随机应变，执古人有效成方治今人无穷之病，等于刻舟求剑，按图索骥、极难偶中，丹溪的学术理论和治疗观点，自足成为一家言，所以后世称他为滋阴派，其实广义地说，滋阴派也是刘河间寒凉派的发展。

《名医学案》“论明代医术之变迁”一文中说：“金元之世，张、刘、李、朱先后继起，世宗其学，号四大家，实为医学分派之始。明初，人尚丹溪之学，戴氏原礼承之，俨然一朱丹溪也，及明中叶以暨末造，学说屡变，各自名家，薛立斋出，俨然一李东垣也；吴又可出，俨然一张子和也；缪希雍出，俨然一刘河间也……综而论之，要皆不越金元四大家之范围。”从这一段论说中，在明代中著名的有戴原礼、虞抟、王纶、刘纯、徐用诚等是从丹溪发展的。薛立斋、赵献可、张景岳等是从李东垣学说发展的；其他还有高鼓峰，吕晚村也属于温补派系。缪希雍善用石膏，渊源于守真，吴又可善用硝黄，渊源于子和，同为寒凉派系。

其二是在医学史上负有盛名的，不以派系见称，有的有独特理论，或有专集论著，或者独擅专长的不胜枚举，陈无择、陈自明、钱仲阳、徐大椿等等以外，如宋之许叔微，元之滑伯仁、葛可久，清之喻嘉言、戴天章、傅青主、王朴庄、陆九芝等等，在学术上多有成就。

三、后世对各家学说不同派别的看法

后人对于各家学说有种种不同的看法，有的说各有长短，互相发明，有的崇奉，有的抨击，各随主观。很有几个人要糅合它、统一它，如王节斋说：“仲景、东垣、河间、丹溪四子之书，初无优劣，但各发明一义耳。仲景见《内经》载伤寒，而其变迁反复之未备也，故著论立方以尽其变，后人宗之，传用既久，渐失其真，用以通治暑温、内伤诸症，遂致误人；故河间出而始发明治温暑之法，东垣出而始发明治内伤之法，至于丹溪出而又集诸家之大成，发明阴虚发热类乎外感内伤及湿热相火为病。故曰外感法仲景，内伤法东垣，热病宗河间，杂病宗丹溪，一以贯之，斯医道之大全矣。”李士材说：“四家在当时于病苦莫不应手取效，考其方法，若有不一者，所谓补前人之未备以成一家言，不相摭拾，却相发明，岂有偏见之弊；不善学者，师仲景而过，则偏于峻重，师守真而过，则偏于苦寒，师东垣而过，而偏于升补，师丹溪而过，则偏于清降……仲景治冬令之严寒，故用药多辛温，守真治春夏之温热，故用药多苦寒，东垣以扶脾补气为主，故补气升阳，丹溪以补肾养血为主，故补血养阴。”（据考证明代以前以张仲景、刘守真，李东垣、朱丹溪称四大家，清代《四库全书》才有金元四家之称，以张从政易张仲景，故王、李以仲景冠首。）

叶天士说：“剂之寒温，视疾之凉热，自刘河间以暑火立论，专用寒凉；东垣论脾胃之火，必务温养，习用参附；丹溪创阴虚火动之说，又偏于寒凉。”嗣是宗丹溪者多寒凉，宗东垣者多温养，近之医者茫无定识，兼备以幸中，借“和平以藏拙”，甚至朝用一方，晚易一剂，而无成见……这也是调和口吻，却看到当时的医家受着学说纷纭的影响，莫知适从，乃既不从寒凉，也不从温补，流于“平淡轻浅，”所以他说“借和平以藏拙”。

徐洄溪说：“人之疾病随时运为变迁，乱世之民苦而多劳，故体质多虚，用药宜偏于培补；盛世之民乐而多逸，故体质多实，用药宜偏于攻泻”。这是从时代和环境的实际情况来说，合于辩证唯物的，他所说“乱世”“盛世”“民苦而多劳”“民乐而多逸”“体质多虚”“体质多实”几点，交互分乘，就产生出各种不同的疾病来，就产生出各种理论和治法来，也就产生出各种派系来了。

燕赵之人多彪悍雄武，体魄壮实，守真、子和都是北方人，自宜于寒凉攻泻，但是李东垣也是北方人，何以又主张补脾胃呢？这有他另一种环境，元史本传：“李杲，字明之，真定人，以赀雄乡里；杲幼岁好医学，时易人张元素以医名燕赵间，杲捐千金从之学，不数年尽得其业……”可知东垣是富家子弟，他的社会关系都是资产阶级，体质多虚之辈，合用补脾升阳之法。又考东垣操业的时候适值元兵南下，人民颠沛流离，定多起居不时，饮食不调，营养不良，气血亏弱，那么东垣的补中益气自然所投辄效，风行一时了。守真、子和、东垣生当乱世，而朱丹溪则生当天下承平之年；他又近南方，南方之人体质多孱弱，又多膏粱之体，他审核证情，以为采古方以治今病，其势多不能相合，乃从刘张李三家的学说，推衍其义，产生出养阴清滋的治法来。

李士材说：“使仲景而当春夏，谅不胶于辛温，守真而值隆冬，决不滞于苦寒，东垣而疗火逆，断不执于升提，丹溪而治脾虚，当不沉于凉润……”他又分析富贵贫贱、劳心劳力、膏粱藜藿来解释人的生活方式和环境不同，因而造成疾病异型，说道：“富贵劳心者居则曲房广厦，膏粱自奉，脏腑恒娇，玄府疏而六淫易客，疾病则宜于补正；贫贱劳动者，随巷茅茨，藜藿苟免，腠理密而外邪难中，疾病则利于攻邪。”他以张子和主大攻大伐与薛立斋大温大补作对比，又说：“子和一生岂无补剂成功，立斋一生宁无攻剂获救，但著书立言则不之及耳。”这说明各派的理论不同，治疗方法不同，由于医家适应当时的风土人情，善于应付环境，也可以断定他们学术思想的主流以及主要疗法是如此，一定也灵活应变的，李东垣专主补土升阳，假使他临床上遇到体格壮实患着阳证实证的疾病，决不会使用他的老一套补脾胃；朱丹溪常见阴虚火动而用滋阴，假使他临床遇到阳虚火衰，岂有一律投以养阴清滋之理？

如丹溪曾治一人，素嗜酒肉，有积后，行房涉寒，冒雨忍饥，继以饱食，以致咳嗽恶寒、胸痞口干，心微痛，脉浮紧而数，左大于右，先以人参四钱、麻黄连节钱半，与二三帖，嗽止寒除，改用厚朴、青陈皮、瓜蒌、半夏为丸，参汤送下二十服而痞除。又治一人患干咳声哑，用人参、橘红、半夏、白术、知母、瓜蒌、桔梗、地骨皮、黄芩等，又与四物加炒蘗、童便、竹沥、姜汁等药，昼夜相间服两月，声出而愈。从以上两则治案来看，丹溪未曾一概用滋阴泻火之治。又如张景岳是著名的温补派，而他的医案中也很多用寒凉的；有治阳结一病，投重量大承气而获愈的，有治金宅少妇呕吐一案用生石膏的。再如清代王孟英，后世以为是属于寒凉流派的，然而在他的医案中，也多温补之案。因此，我们明白各家在临床医疗没有专主温补忌用寒凉，或专主寒凉而忌用温补的成见，都是充分地运用了“辨证施治”的原则，不是“胶柱鼓瑟”的，所谓寒凉、攻下、补土、滋阴、温补等等学说，是各医家的思想主流，治疗重点，完全基于时代和环境而自然形成的。

四、各家学派与运气学说

上节综论各家学派由于时代背最和生活环境不同条件所形成，可以说“地理”“人事”为之因素，但是人们生活在大自然的环境中，与天地相应，气候的转变自必影响于人体疾病的形态，因此王朴庄、陆九芝等从天时转变的关系，以运气学说来分析医学流派不同的理论。

清代乾隆年间王朴庄倡岁运循环之说，他说六十年岁运一转变，配合司天、在泉，湿土、燥金、相火、君火，定出燥火运，寒水运等等。光绪年间，陆九芝推广其义，作论两篇，详明温补与寒凉所以歧出派系，完全由于岁运。大略说：“欲明前人治法之非偏，必先明六气司天之为病，六气者：如厥阴风木司天，少阳相火在泉，是为风火之气；少明君火司天，阳明燥金在泉，是为火燥之气；太阴湿土司天，太阴寒水在泉，是为湿寒之气；少阳相火司天，厥阴风木在泉，是为火风之气；阳明燥金司天，少阴君火在泉，是为燥火之气；太阳寒水司天，太阴湿土在泉，是为寒湿之气。此逐司天之六气，可运诸掌上者也。遂知古人之用寒用温即各随其所值之大司天以为治，其人适与时合，往往有不自知者。其人当湿土寒水、寒水湿土之运，则以温补温散为治者非偏矣；其人而当风火、火风、燥火、火燥之运，则以凉泻清滋为治者，非偏矣。”他排定一张年表，推算历代著名医家生在燥火运中的都是主张用寒凉药的，生在寒水运中的都是主张用温补法的，自金元算起一直到清季，历历不爽，他认为学派不同完全由于岁运的转变。现在把他的论述概括于下表：

司天	在泉	时　代	公元	当时著名医家	学派	说　明
阳明燥金	少阴君火	宋高宗绍兴十四年至宁宗嘉泰三年	1144—1203	刘守真 张洁古 钱仲阳	主寒凉	刘守真、张洁古、李东桓等都是金元间名家，他们著作和中心内容众所熟悉从略
太阳寒水	太阴湿土	宁宗嘉泰四年至理宗景定四年	1204—1263	李东垣 王好古 陈文中	主温补	王好古著阴证略例，纯用温药，陈文中著《幼幼新书》及《小儿痘疹方论》主温补
厥阴风木	少阳相火	理宗景定五年至元英宗至治三年	1264—1323			
少阴君火	阳明燥金	元泰定帝泰定元年至明太祖洪武十六年	1324—1383	朱丹溪	主清滋	宗河间泻火法主清凉，广东垣补土，于痉证取解毒和中
太阴湿土	太阳寒水	明太祖洪武十七年至英宗正统八年	1384—1443			
少阴相火	厥阴风木	英宗统九年至孝宗宏治十六年	1444—1503			
阳明燥金	少阴君火	孝宗宏治十七年至世宗嘉靖四十二年	1504—1563	汪机	主清凉	汪机《痘证理辨》主清
太阳寒水	太阴湿土	世宗嘉靖四十三年至熹宗天启三年	1564—1623	薛立斋 赵献可 张介宾 万密斋 聂久吾	主温补	万密斋著《痘疹启微》，聂久吾著《痘疹慈航》，《首重保元》，都主温补
厥阴风木	少阳相火	熹宗天启四年至清康熙二十二年	1624—1683	吴又可 费建中	主寒凉	费建中著《救偏琐言》，主寒凉下夺

续表

司天	在泉	时　代	公元	当时著名医家	学派	说　明
少阴君火	阳明燥金	清康熙二十三年至乾隆八年	1684—1743	叶天士 徐大椿		徐大椿作《医贯砭》讥评献可刚燥之误，姚球托天士名作《景岳发挥》批评他主温之弊，费建中学说盛行于此时代
太阴湿土	太阳寒水	乾隆九年至嘉庆八年	1744—1803	王朴庄 庄在田	主温补	庄在田著《遂生编》治痘《福幼编》治痉，都主温补，切戒寒凉
少阳相火	厥阴风木	嘉庆九年至同治二年	1804—1863			醒未子重刊在田书而病，其不舍时用
阳明燥金	少阴君火	同治三年至民国十二年	1864—1923	陆九芝	主寒凉	陆九芝痘主清热，痉主泻火
太阳寒水	太阴湿上	民国十三年	1924—1983			

岁运之说在王朴庄、陆九芝倡议之前，也有人看到的，如明末清初人费启泰。《救偏琐言》自序中说：“殆自甲子更始，于古法所必然者，渐觉不当，所必禁者，渐觉相宜。然犹不敢自信，窃见泥古而执成规者，不啻崇补助阳，致轻变重，重变逆，即知其痘属血热，急来缓应同火于尽，可胜道哉?”“往昔痘多虚寒，大运在寒水也，今多烈毒，大运在相火也，相火之为令最历，民病多暴，邪阳烈火，亢极似水，惟此运为然，甚则客忤。”“历考方书惟仲阳清解独胜，究其功用适宜君火之时局，若夫陈魏两家，魏主温补保元，陈主燥实固本，意曩时运必寒水湿土，痘合当然。”“乃知病真之所在便觉运气之所致，不求合而自冥合，得其时，措之宜，操纵惟我，人见为异，我得其常，亦何偏之足云?”

清乾隆年间杨栗山也看到这一点，他说：“治病须知大运，天以阴阳而运六气，须知有大运有小运，小则逐岁而更，大则六十年而易……尝稽东垣李氏，一以补中为主，丹溪朱氏，一以滋阴为重，戴人张氏，一以涤荡为先，皆能表表于世，总得挈领提纲，故合一本万殊之妙，不则当年岂无岁气，而必各取其一耶。再以痘疹言之，有扼要于保元，有独取于辛温，有得意于清润，是亦治痘之名手，何不见有逐年之分别耶。要之大运之使然，非三氏之偏僻也，如曰偏僻，则当年各操其一以应世，何以得各擅其长乎？后学不明其论，各效其一而不变通，亦有畏其偏僻，而第据证按时，侈谈岁气，以示高卓，皆不知循环之大运者也。余留心此道，年近四旬，乡闱已经七困，肇于乾隆九年甲子，犹及谢事，寒水大运，证多阴寒，治多温补，纵有毒火之证，亦属强弩之末……自古运气靡常，纯驳无定，病故变态靡常，补泻无定，今之非昔，可知后之非今，先圣后圣，其揆一也，易地则皆然矣……”

这种运气学说，费建中、杨栗山言之，王朴庄倡言之，陆九芝更推广其义，大做文章，他是远绍北宋刘温舒、沈括、刘河间，近则取徐洄溪的“人之疾病，随时运为变迁”之说，言之成理，假使承认研究任何一事件不能割断历史来讲的活，那么这个运气说法虽然还未能取证于科学，但也未可一笔抹煞。大司天六十年而运变，我们不可知，然气候的时常变换可以肯定的，一日有晨午昏宵的小异，一年有春夏秋冬的大不同，尽人可知的，于人体疾病可以征信的。一昼夜气候小异，健体没有什么感觉的，若在病体，就有明星的症状出现、胃肠热的热度，每每高于黄昏，名曰日晡所潮热，肺劳寒热大都始自日暮，虚弱者泻利有作于黎明，名曰五更泻，梦遗泄精，多在破晓；这些都可以说明病候与时间有一定关系的事实。推而至于一周年，春夏秋冬，寒来暑往，气候明显的变换，病证也有明显的差异，一年二十四个节令，有大小的分别，二至三分（夏至、冬至、春分、秋分），为四大节气，老人和虚人碰到了节令，就有病痛感觉，或是筋骨酸楚，或是肢体困倦，俗话叫作“发节气”。旧有痼疾宿恙的人，每每在节令发作；最显著的是亡血家，久病的病证加重，垂死的就是死亡的时日。凡此种种，不能因为科学所不能解释，就否认这些事实。既然证明一昼夜，一周年气候不同影响疾病，那么由小而推知大，六十年气候有变换；与疾病也有关系，不能说古人全是臆说。

由此推论六十年一周环，气运更迭变换，是否真的有规律性，影响于疾病是否也成规律？暂时不能以科学来论证，但可考核各家历史年代，从这个学说中摸到线索。假如刘河间金人，朱丹溪元人，生不同在一个时代，而同样在阳明燥金司天，少阴君火在泉的燥火运中，所以刘的寒京派与朱的滋阴派同站在“泻火”的一面；李东垣宋人，张介宾明万历时人，生不同在一个时代，而同样在太阳寒水司天，太阴湿土在泉的寒湿运中，所以李的补土法与张的温补法同站在“温中”的一面。刘、朱、李、张但在临床实践中作出的治疗方法，固未尝计及所以主寒凉主温补的关系岁运的道理。张洁古与刘河间同时人，同是寒凉派，而弟子李东垣却是补土派与师道相反，王朴庄以温补见长，而外曾孙陆九芝却为寒凉派与祖道不同，从师弟相反和祖孙不同的事例寻求缘故，则因年代已远距离，气运已经转变，当时也不知其所以然也。

综合以上几个矛盾，把王朴庄岁运循环之说，追踪历代名贤论著，不同学派符合于岁运的转变，偶然有天灾人祸与生活习惯的交乘，失掉经常规律而为例外，然而以小儿痘证而论，医者主治的方法或主寒凉或主温补，符合于岁运更为真确，因为小儿与人事关系极少，没有七情的内伤，只有六淫的外烁，所以比较能合于经常规律。以几个小儿科名家来论证：钱仲阳减金匮八味丸之附桂……于痘主清，陈文中十一味木香散、十二味异功散……于痘主温补，朱丹溪以解毒和中立法，舍陈取钱，由于三家所值气运不同，陈文中不同于钱仲阳，朱丹溪不同于陈文中，却又与钱仲阳相同，以岁运考之，都合符节律。又如南宋绍兴年间，钱仲阳著《药证真诀》，与明弘治年间汪机作《痘证理辨》，前后同值“火运”，所以同为寒凉派；明嘉靖年间，万密斋作《痘证启微》，聂久吾作《痘证慈航》，前后同值“寒运”，所以同为温补派。前清乾隆初年，庄在田治痘治痉切戒寒凉，等到嘉庆年间，醒未子崇奉庄在田之书，为之重刊行世，而感觉到庄法不合于时，而强为之解释，那是因为醒未子后于庄在田六十年，庄所值为寒运，而醒所值为火运，岁运已转变了，所以推崇庄书而否定庄法。现在天痘已经基本绝迹，本来没有论述的必要，但因为古代天痘论著和治法最符合岁运循环之说，所以提出来作为有力的证据，从而推究学派所以不同的缘故。

由此说来，各家学派各随岁运气候应时产生的，正是各家智慧的创造，实践的经验；他们不执着于旧说，不拘泥于古法，结合气候丰富了辨证论治的法则，能灵活运用应付环境，真不愧为医学名家。

小　　结

各家学说有了不同流派，引起了长期的争论，后人只看到他们学术的一面，没有了解全局，便主观地说中医学“派别歧出，学说矛盾”，后之学者，莫知适从，王节斋、李士材、叶天士三人的调和口吻，煞费苦心，得不到统一的认识。李士材、徐洄溪都观察到气候、地理种种自然条件不同，更密切联系着不同的人事、环境，正确地理解和发现疾病与治疗自然发展的规律性，都合于辩证唯物主义观点的。王朴庄、陆九芝等以《内经》五运六气、司天在泉之学说来推论医学流派形成的缘故，言之成理，持之有故，可以进一步加以探讨。

——《广东医学·祖国医学报》1960 年第 11 期第 535 页

对“试论宋元学派产生的原因”一文的商榷

《广东中医》1962 年 8 月号所刊载的宋向元先生《试论宋元学派产生的原因》一文，文中对拙作《宋以来医学流派和五运六气之关系》(《广东中医》1960 年 11 月号）提出了几点意见。读后，深感宋先生对医学史方面确具有与众不同的新异见解，但是也有些地方值得商榷的。笔者以衰病侵寻，本不拟置答，但为了说明问题，似乎有必要提出商讨意见。

首先，必须说明，我并非沉湎于“运气学说”者。对于这个学说引起注意的开始，大约在30多年前，当我开业期间，在治疗小儿天花的实践经验中，多以寒凉致败，温补获效。印象比较深刻的：庚午年治邵姓孩出天花，壮热，角弓反张，痘陷、根白、浆薄，予以人参、鹿茸等，得获救治。又在新中国成立前夕，治杨姓孩痘症，自发蕾至灌浆、结痂，多以参附等温补药收获全功。这些治疗，当时但根据辨证施治的原则，以立法处方耳！然常怀疑何以所值天花，多为虚寒证，因而思考到这个问题，并从而详稽宋代以来小儿名家治痘专书，其论有主寒凉、有主温补，同一疾病，而立论施治大相径庭。但是他们各有其实践依据，这就需进一步研究其原因何在？后见王朴庄、陆九芝等推论《内经》司天在泉岁运递变之说，从而推求明、清两代几个儿科名家或主寒凉或主温补者，多符合于陆氏所写年表的情况。再进而推论历代著名医家主寒、主温的不同流派，亦多与运气理论相符，因此认为可能与岁运的影响有关。考《内经》中的运气学说，是古人对自然界现象变化规律的认识。人与自然是息息相关的，所以说岁运与疾病是有一定的关系，是有其合乎科学的一面。拙作《宋以来医学流派和五运六气的关系》一文，正是以此观点来阐述这些学派的形成，不是在于各家的主观愿望，有意标新立异，乃是这些学者在能充分运用辨证施治的精神，了解客观情况，通过自己的实践经验加以总结而形成的；并且和各该学派代表人物所处的社会背景、具体条件等起着决定因素。我想，这样比较全面地来理解医学流派的形成，是否即成为形而上学的观点呢？

宋先生文章第一点提出：“宋绍兴以前为什么不曾产生医学流派，难道另有什么规律性吗？”我想，运气的原理早在《素问》中就有记载。如果我们同意这个学说在一定程度上能反映自然界某些现象变化的规律性，当然不论宋以前或宋以后，都是一样的，问题在于对运气学说的认识而已。至于说宋以前为什么没有流派形成？那么宋先生不是同意我说“宋元以来产生不同学说形成学派，实际上是学术进步的表现”吗？既然承认学术进步，承认学术发展，则以前没有什么流派，以后出现各种流派，从历史发展看问题，是很容易理解的。

宋文第二点，似乎把政治同学术见解混为一谈，说什么“现在七十八甲子寒水司天中，我们祖国翻天覆地的历史变革……以医药卫生领域而言，也同样遇到一个史无前例的巨大变……新中国成立后，在党和毛主席的英明领导下，在中医政策的光辉下，祖国医学犹如‘枯木逢春’欣欣向荣起来。这样变革是‘岁运’所决定的吗……旧社会里中西医之争不也是医学流派的现象吗……何以‘中西医之争’在新中国成立后不久便消失，而代之以兴的却是中西医团结合作共同创造的新医学派……”这段文章，我看了非常惊异！为什么宋先生谈运气学说而搬运这些词句呢？原来宋先生把祖国医学中的运气学说看作宿命论的“运气”两字，竟把“岁运”误解为“国运”。怎么可以以运气学说去联系社会主义革命、党的中医政策和旧社会中西医问题呢？前面已经说过，运气学说主要是说明人与自然的关系，拙作讨论宋以来医学流派，根据这一学说结合其他种种关系，从他们所处的不同情况下，在实践经验中创立出学派来的。这种论断纯粹是学术问题，怎么能与历史变革、社会革命相提并论呢？又怎么能与当时中西医的问题纠合在一起呢？这是商讨学术应该严格分清的关键，否则就会妨碍学术争鸣的蓬勃发展。

接着，宋先生提出：“这个大司天六十年是寒水司天，好像是说，只有主温补一派了。联系实际，近些年来对流行性乙型脑炎的治疗经验总结，多用清热解毒之法，并不主温补的。”这个问题，表面看来似乎很对，但是所谓大司天主运寒水，是举其大者言之。事实上在运气学说中，有逐年的岁运，应将主运、客运、主气、客气等结合起来通盘考虑的，不能拘泥于寒水大运而死板地以温法统括一切。杨栗山说：“治病须知大运，天以阴阳而运六气。须知有大运、有小运，小则逐岁而更，大则六十年而易。乾隆九年甲子，寒水大运，证多阴寒，治多温补，纵有毒火之证，亦属强弩之末。”据此，亦足以说明六十年寒水运中，未尝教人刻板用温，有值小运面灵活用凉之例，何况又有地理、体质的不同。即以流行性乙型脑炎而言，1961 年石家庄与北京两地患者，病型有偏热、偏湿之异，治法便有出入，不只是一般清热解毒的方法。因此，我们研究运气学说，必须首先较全面地掌握这个学说的具体内容，对某些问题就不致误解了。

第三点，宋先生不同意我把张元素置于寒凉派之中，以及李杲“与乃师异轨”之说。这两个问题，也可以讨论一下。张元素生当钱仲阳之后，与刘完素同时代，学术理论很多受钱、刘之影响，从他所著的《医学启源》来看，论病机也多主火化。中医学院试用教材《中医各家学说及医案选讲义》说：“在临证时也很应用他们（指钱、刘）所制的方药。例如在五脏补泻方面，钱乙的地黄丸、安神丸、泻青丸、导赤散……均为张氏临证所喜用。又如张氏的学术，在某些部分虽与刘完素不同，但对五运六气之理，以及对于热病的处理，颇有一致的看法。因此刘氏的益元散、防风通圣散、三一承气汤等也为张氏临证所习用。”质言之，张氏也多用寒凉方药。这样说来，张氏为寒凉派，并非无据。况且说张元素是寒凉派，并没有否认“易州张氏学”。张氏也是金元时期杰出的医学家，李杲为其弟子，继承其学术而加以发展，这是谁都知道的。不过有一点，宋先生高抬张氏，揭橥“易州张氏学”，把李杲在“脾胃论”方面的学术成就，都归功于乃师的家法——“养胃气”方面去，好像弟子不可能超越老师，因而否定了医林长期以来公认李杲是金元四家之一的崇称。医史学家如果有真实资料，打破旧框框，对历史人物重新评价，原无不可。但是，在这个问题上，具体资料都说明李氏对阐发脾胃内伤方面的高深造诣，远非元素所能及。如果说东垣是一仍乃师旧轨，就会掩盖了李氏独特的、卓越的成就，更看不清张、李师徒二人在学术理论上、治疗方术上各有不同的特点。

宋先生不是也说李杲在张氏“养胃气”的基础上，更发挥而写成《脾胃论》等名著吗？是则补养脾胃之法，虽肇始于元素，而发扬光大之者，乃在东垣。易州张氏的学术主要成就在于对药物的气味、归经、补泻诸理论研究，以及在处方方面发明了新途径。至其“养胃气”之论，不能作为他的学术核心。《黄帝内经》早有“四时以胃气为本”“有胃则生，无胃则死”等论，谁都能体会它的重要性，不必便如宋先生所谓：“张氏创造性总结出这一‘家法’的基础”。若必欲以李氏“脾胃学说”的学术成就全部归功于张元素，那我就套用宋先生的语调：“这就不仅埋没了李杲的贡献，同时也不符合我国医学发展的历史事实”。

李杲学说很明显地阐发了脾胃在人体中的重要作用，在治疗上创制了升阳益胃、补中益气、甘温除热、扶正祛邪等等偏于补益脾胃、调治内伤的方药，这显然不是张元素在治疗上的主要内容。不论在学术成就上、在治疗方药上来看，都是客观存在的。所谓李氏“与师异轨”，就是说明他与乃师有所不同。必须特别指出的，寒凉与温补不同的学派，是指学术的主流，不是说主寒凉者绝对不用温补，主温补者绝对不用寒凉。如李氏在某种条件下，也有采用苦寒降火之法的。

易州张元素，与李杲、王好古、罗谦甫等的师徒关系，他们一脉相承，形成“易水学派”，这是事实。但被称为“易州张氏学”，不知滥觞于何时。宋先生似乎根据刘因《静修先生文集》内经类编序：“近世医有易州张氏学，于其书虽所不考，然自汉而下，则惟以张机、王叔和、孙思邈、钱乙为得其……”这段文字的读法，根据《丛书集成》本断句，为：“近世医，有易州张氏，学于其书虽无所不考”（宋先生引文中，“虽”字下脱漏“无”字……如果宋文强调“易州张氏学”的称谓出于刘序，其句读似已有误：则由此而引申的论点，当然更成问题。关于这段引文以及上文所谈宋先生几个论点，均见宋先生所作《补土学说的由来》一文，发表于《中医杂志》1962 年第二期）。

第四点，宋先生提出，“我对钱仲阳的生卒年代失考，钱的名次不应排在张元素之下”。因而否定了我“符合岁运循环之说”，认为是有力证据。关于年代问题，确是我失考之处，宋先生提出来，非常感谢！但是，这个问题与“岁运和学派”方面的原则是并不相悖的。理由是：

我所排年表，原本于陆九芝，他在所著《六气大司天下篇》中说：“儿病自钱仲阳减金匮八味之桂附，而其于小儿之痘，亦用清法，则其与守真同为六十五甲子燥火用事时也。”我确是对钱氏的生卒年代失考，因而跟着他的文章弄错了，排表从宋高宗绍兴十四年开始，把钱氏与刘、张同列于一个表格内。假使要提出钱氏来，制表应该推前一个甲子，从宋神宗元丰七年（1084）六十四甲子起。诚如宋先生所说：“钱仲阳生卒年代，大约是 1035 年至 1117 年之间，这几十年应该是‘少阳相火’司天、‘厥阴风木’在泉。”按照岁运，少阳相火司天、厥阴风木在泉之年，属于风火运中，故钱仲阳主寒凉，原则上并不错误。

宋先生提出，“对在世医家并未联系学派”。我认为中医学在长期发展过程中，其理论体系，基本上都是一脉相承的。北宋末叶，各家纷起，著名的刘、张、李、朱被后世称为不同的学派。下逮明、清各家，除了由于师弟相承的传统派系外，并未明确被后人称作何派。若其他名家也必须一一都为联系学派那就是流于机械的形式了。至于一个医家著书立说，阐明《灵》《素》《伤寒》《金匮》等理论有功于医事者，颇多不显于当时，而大为世用于身后。正如宋先生所举李时珍、喻嘉言之例。也有学术理论显用于当代，而不合用于后一时期的，如我所举庄在田书之例，其中当有种种关系。我联系岁运、气候变化为说，亦有所依据。由于宋先生既误解“岁运”为国“运”，又认作为迷信的“流年”，所以有认作宿命论的看法了。

第五点，宋先生总结近人关于宋元医学流派产生的原因看法四点，我在文中均已提到，并结合运气学说的因素。宋先生除了不同意运气学说的因素外，认为这四点有正确的一面，也有不足之处，还不足说明宋元学派产生的根本原因。因此，提出自己的看法，实际上，所谈的是刘完素对五运六气的认识方法和在生理、病理上的关系。宋先生以医史学家结合哲学思想进行分析，主要论点：“初步认为，当时医药学术内部的主要矛盾应该是：五运六气之说和辨证施治法则的矛盾”“刘氏从实际出发，掌握正确研究方法，因而在医学发展上作出巨大的贡献。他的贡献在于初步减弱了五运六气（特别是干支格局）之说和辨证施治的尖锐矛盾”。

宋先生这一段议论，基本上是对的，但是初步认为五运六气与辨证施治的矛盾，通过刘氏的正确研究方法之后，还只初步减弱了尖锐矛盾的论据，颇有可商榷的地方。原宋先生之意，承认运气七篇之内有不少精华内容，只是排斥干支格局的推算，其实在论运气学说的历代医家中，主张某年应该生某些病，用某些药，作为一种规律看待的，仅有马元素、程德斋辈，其他医家，已皆知其非。汪省之斥之，谓：“悖乱经旨，愚惑医流。”陆九芝斥之，谓：“索隐行怪，流入异端。”然则运气学说除此而外，研究自然界气候变化影响人体而生疾病的理论，正所以丰富辨证施治。刘完素且有“不知运气面求医无失者鲜矣”之论。在前人的医著中，如叶桂，薛雪、喻昌、吴塘等医案中，有很多以运气理论结合辨证施治的，是则“运气学说与辨证施治的矛盾”，岂其然乎？任应秋先生说得很好：“古人对自然界气候变化的认识，借天地五运六气之理，辨人身五脏六腑之疾，其盛衰休咎同，其生克制化同，便从而合一以施用，临证以施治。但更重要的是，要从不同的时间空间，以及不同的地方环境，辨证的运用……”这也是说运气学说丰富了辨证施治的内容，它们之间并不存在着尖锐的矛盾。

个人认为，对运气学说既不应轻易否定，也不要刻舟求剑。正如张景岳《类经·运气类十注》说：“凿执者，本非智士，而不喻者，岂是良材。”我们对待祖国医学，要很好地继承发扬，实事求是地深入钻研，各尽所知，各抒己见，这才有利于百花齐放、百家争鸣。运气学说有待进一步深入研究，作者更为水平限制，所提见解，难免错误，敬请读者和宋先生指正！

——《广东医学·祖国医学报》1963年第6期

附：试论宋元学派产生的原因

——对章巨膺先生“宋以来医学流派和五运六气之关系”提出几点意见

宋向元

《广东中医》1960年11月号有章巨膺先生《宋以来医学流派和五运六气之关系》一文（以下简称“章文”），中心内容是如何认识和对待宋以来医学流派的问题。提出这一问题，至为重要，正是我国医学史上亟待解决的一个重要问题，需要大家提出自己的看法，共同讨论，以便逐渐得到解决。我读了之后，受到不少教益，尤以第一大段中认为：宋元以来产生不同学说，形成学派，实际上是学术进步的表现。这是非常正确的。但从全文来说，也有某些论点未敢苟同。提出几点不同的看法，希望得到章先生和读者的指教。

1. 照《章文》的说法，宋以来医学流派的不同是由于“岁运”的转变，这问题可以暂时不论；可是宋绍兴十四年以前也照旧有“岁运”的转变（陆氏年表为证），那么为什么说不曾产生医学流派呢？难道另有什么规律性吗？

2. 1924 年到 1983 年，这应该是“第七十八甲子寒水司天”了。这个六十年虽还有二十多年尚未到来。就我所知，仅仅在这四十年还不到的时间中，我们祖国就有了翻天覆地的历史变革。以医药卫生领域而言，也同样遇到一个史无前例的巨大变革。例如 1929 年国民党反动政权曾经通过所谓“取缔旧医”的议案，妄想把祖国医学给消灭掉；而新中国成立后，在党和毛主席的英明领导下，在中医政策的光辉下，祖园医学犹如“枯木逢春”，欣欣向荣起来。这样的变革，是“岁运”所决定的吗？或许“岁运”不管社会变革，只管“医学流派”问题；那么旧社会里“中西之争”不也是医学流派的现象吗？但是，照例每一个“岁运”只有一个流派为主才对；何以“中西之争”在新中国成立后不久便消失。而代之以兴的却是中西医团结合作共同创造的新医药学派呢？难道在这个大司天之内是例外吗？

这个大司天六十年内是“寒水同天”，好像是说，只有主温补一派了。这就不得不使人联系到临床实践了。只以传染性疾病而言，近些年来我国对流行性乙型脑炎的治疗经验总结，多用清热解毒之法，并不是“主温补”的。

还有，在现行“大司天”之内“各家历史年代”怎样去“考核”呢？并且把未来的年代也写成年……这些，我们从医学史文章的写法来衡量，似乎尚欠严肃的。

3. 说张元素是“寒凉派”是缺少根据的。

《章文》中一再把张元素说成“寒凉派”，又说李杲“与其师异轨”，最初我还莫名其妙，后来从年表中才明白的；原来是根据岁运的转变“推算”出来的。

据我所掌握的资料来看，张元素决不是什么“寒凉派”，而是“易州张氏学”（照近人说法就是“补土派”）的创始人。据可靠文献的记载，都认为李杲是张氏的弟子，他们的学术见解是一脉相承的；而李杲对其师的学术“益加阐发”写了名著《内外伤辨感论》和《脾胃论》等书而已。历来没有人说“张氏主寒凉”，更没人说李杲的学术“与其师异轨”。可能《章文》为了符合他的“推算”，一方面既不惜把张元素骗排列“寒凉派”中去，另方面就把李杲推为“补士派”的创始人，甚至还说李杲开辟了补益脾胃、恢复元气，以消除内伤慢性病的方法，这一点是李氏独特成就之处。

事实上，所谓“独特成就之处”，并不是李杲，却正是其师张元素。谁都知道，张元素治病“自为家法”（章文也曾提到），但是，历史事实虽然只有一个，却会有不同的看法。若只为了“推算”就不大重视“家法”二字，偏偏把李杲说成“与其师异轨”是不妥当的。须知“家法”就是指师徒间传授学术的心法而言，张氏既有“家法”可传，李氏又“尽得其学”，“益加阐发”，可见“与其师异轨”之说是缺乏根据的。

那么，张氏“家法”是什么呢？依我看，就是元代刘驷《内经类编序》所说的“养胃气”，而李杲的《脾胃论》和《内外伤辨感论》等书就是本着张氏“家法”写成的。所以到1281年即李杲逝世后三十年，刘驷替罗谦甫（李杲的弟子）写序时，还是把李杲的学术称为“易州张氏学”，可见李杲在世时并未自居什么“开辟了补益脾胃……”的方法，而对罗氏却不断称引张氏的“家法”。并未把《脾胃论》等著作看作自己“独创”的学术见解，而是看作对张氏“家法”的发挥。因此，罗氏的朋友刘驷自然就把张元素、李杲和罗谦甫等人的学术通称为“易州张氏学”了。关于这一问题，我已写成短文《补土学说的由来》发表于《中医杂志》1962年第二期，这里不多谈了。

4. 对各家历史年代应严肃慎重进行考核。

《章文》年表对1144—1203年的记载：“当时著名医家”有刘守真、

张洁古、钱仲阳，都是“主寒凉”。张洁古（元素）不是什么“寒凉派”，上文已有略述，且不论。独有钱仲阳这个例子却是关乎“岁运经常规律”和“例外”的原则性的。因此有必要认真搞个究竟。《章文》（最后一大段）说：

“……不同学派符合于岁运的转变，偶然有天灾人祸与生活习惯的交乘，失掉经常规律而为例外，然而以小儿痘症而论，医者的主治方法或主寒凉或主温补，符合于岁运更为真确，因为小儿与人事关系较少，没有七情的内伤，只有六淫的外烁，所以能比较符合经常规律。以几个儿科名家来论证：钱钟阳减金匮八味丸之桂附，于痘主清，陈文中……于痘主温补，朱丹溪以解毒和中立法，舍陈取钱……以岁运考之都符合符节。又如南宋绍兴年间，钱仲阳著《药证直诀》，与明弘治年间汪机作痘证理辨，前后同值‘火运’，所以同为寒凉派……因为古代天痘论著和治法最符合岁运之说，所以提出来作为有力证据，从而推求学派所以不同的缘故。”

我认为：钱仲阳虽然善于治疗小儿痘症，他用药虽也偏于寒凉。但也并不可能成为《章文》的“有力证据”。据我所掌握的资料，钱仲阳的生卒年代，大约是1035年—1117年之间，照《章文》的推算，这几十年应该是“少阳相火”司天，“厥阴风木”在泉。在南宋绍兴14年时，他早已去世，不可能写什么《药证直诀》。因此，所谓“最符岁运循环之说”的有力证据，至少从钱仲阳的历史上就没有这回事。可见《章文》的说法，大半是从“推算”而来的，并不曾“考核”什么“各家历史年代”的；如果稍稍“考核”过的话，钱仲阳的名次决不会编排在张洁古之下。因为张洁古要比刘守真（完素）年轻几岁。那么，钱仲阳既不是这一阶段的医家，而《章文》却把他编排在这里，就似乎没有说服力了。

还有，1384年—1443年，照《章文》的逻辑是应该主温补的学派当令，但是年表上竟来个空白。这是为什么呢？按历史事实来说，这一时期应该把戴思恭、王履等人作为代表，但却一字不提。难道因为这些人都是朱丹溪弟子。他们不主张用温补药吗？从此可见“推算”是靠不住的。来个空白更说明推算和历史事实的势不两立。

我认为：用年表来记载历史人物当时的活动，即使非常忠实于历史事实，也还有它的局限性。如果企图用年表来“推算”什么“岁运”与学派，那是不会成功的。例如1624年—1683年间，照岁运是“主寒凉”的，当时固然有吴又可等人的“主寒凉”。但这只说在世的医家，并未联系学派，如果提到学派，当时也正是“主温补”的阶段。据陈复正《幼幼集成·序》说：“……明代李时珍、张景岳、喻嘉言递出，阐明金贵，发泄内经……，有功于医事者不少。然数人者虽产明代，而其书始盛行于康熙初年，大为世用。”——康熙初年，一般当为1662—1680年，“推算”仍是“主寒凉”的年代，可是张景岳“主温补”的著作却在此时“大为世用”这难道是陈复正反映的不对呢？还是“推算”有问题呢？我个人相信历史，反对任何宿命论的说法。

5. 我也提出一种不成熟的看法。关于宋元医学流派产生的原因，近人颇有不同的看法，大约有下列几种：

（1）由于土地方宜的不同，因而各自订出一套治疗法则，例如朱丹溪南人而李东垣北人等；

（2）由于诊治病人对象不同，例如刘完素多治劳动人民，李东垣多治富贵人等；

（3）由于创派人对内经理论体会各有独到，故刘完素有“六气皆从火化”之说，而李东垣有“脾胃论”之作；

（4）由于《局方》多载辛温香燥的成方，不适于当时流行的热性病。

以上几种说法有正确一面，也各有不足之处，还不能说明宋元学派产生的根本原因。我曾试从宋元时代的特点来探索，认为南宋以来社会上的民族矛盾和阶段矛盾都很尖锐，所以引起当时经济文化的急剧变化。这是当时时代的特点。因而促使医学学说在原有的基础上也发生了急剧的变化，于是出现了代表人物如刘完素、张元素等人。但仔细一想，南北朝阶段社会上也存在着民族矛盾和阶级矛盾，何以不曾出现什么突出的医学学派呢？显然，单从时代背最特点来探索原因是不全面的。把时代背景加上前述几种看法，综合起来也只能说明现象不能说明根本原因。后来，学习《矛盾论》得到很大启发。

“事物发展的根本原因，不是事物的外部而是在事物的内部。在于事物内部的矛盾性。任何事物内部都有这种矛盾性，因此引起事物的运动和发展。事物内部的这种矛盾性是事物发展的根本原因，一事物和他事物的互相联系和互相影响则是事物发展第二位的原因，这样，唯物辩证法就有力地反对了形而上学的机械唯物论和庸俗进化论的外因论或被动论”。

我曾对当时医药学术本身内部存在的矛盾性作了分析，初步认为，当时医药学术内部的主要矛盾应该是：五运六气之说和辨证施治法则的矛盾。试申其说如下：

（1）五运六气出现于唐代，盛行于北宋，其盛行原因由宋代医政措施所造成。大约从宋仁宗时校正医书局就把王冰注的《素问》作为医经正本，其中七篇包括五运六气之说，当时考试医生并依此出题。这样一来，运气之说就成为医家必修科目。以后，宋徽宗又“御纂”了《圣济经》和《圣济总录》，更把运气之说提高到首要地位。我认为，运气七篇之内有不少精华内容，如论病机、论气候的变化与疾病发生的关系等，都有其现实的或指导的意义。但是七篇大部分内部记载的却是些干支格局之说。照此说法，某年应该生某些病，用某些药，就好像成为一种规律。这样机械的规定和我国医学的优良传统——辨证施治是两不相容的。这在当时医学学术内部来说是一个主要的矛盾。但是，这个主要矛盾的出现并不是医学本身发展的必然结果，乃是宋王朝用行政力量所造成的。因此当时医学家虽然有怀疑，只因它是国家医政的规定，就不敢不奉行故事了。这样，当时医学发展受到恶劣影响，甚或倒退，是无容置疑的。

北宋政权结束后，黄河流域大部分由女真贵族统治，医政措施基本上沿袭着北宋政权那一套，因此当时医学学术内部的矛盾仍然存在。并且由于《圣济总录》书版刚刚刻好，就成为全国的战利品，于是这充满了干支格局之说“法定”的医学著作就大行于北方，而南宋医生却很少有机会看到。正因为如此，干支格局之说对北方医学影响就更恶劣了。

（2）北宋政权曾极力提倡《局方》，并在全国设立很多药局发卖成药。医家亦多用《局方》来治病。用成药治病可以便利病家，但其主要缺点则为用固定的成方来治无限变化的病症，实际上限制了辨证施治的灵活运用。这也是医学学术内部的一个矛盾。北方和南方虽然没有大的区别，似乎北方要严重一些。

（3）北宋医家对一切外感病的治法，多用辛温解表法，如麻黄汤、桂枝汤等，这样治法对“伤寒”病肯定是有效的。而北方当时流行的外感病却是急性热性病。如用辛温解表法就很不适宜了。而《局方》治外感病的成药也多数是香燥之品，不适用于急性热性病。另一方面，当时人民在向急性病的斗争中已积累一些经验，例如用寒凉药治疗热性病的方法。只因此等治法是新方法，尚无理论根据，所以医家多不敢用，甚或加以反对，这也是医学学术内部矛盾之一。

正由于北方医学学术内部存在着这些矛盾，才引起了医学学术突出地发展起来。当时河北省有一位杰出医家刘完素，面对当时急性热病治法上的矛盾，他一方面加以总结，订出防风通圣散、六一散等，同时，更以运气七篇中找出用寒凉药治热性病的理论根据，并根据《至真要大论》的病机十九条的研究，得出“六气皆从火化”的结论来。不但初步解决了热性病的治疗原则，更重要的是给当时医界对运气七篇的研究方法作出出色的示范。

他这研究方法，表面上看来还是承认五运六气之说（当时医家承认五运六气之说应该是无条件的义务），实际却是抛开干支格局的推算，而去发挥运气七篇中的精华部分。因此，他研究的成果不但能够理论关系实际，正好作为用寒凉药治疗流行热性病的理论根据，并且充实和丰富了辨证施治的法则。

可以说，由于刘完素能够从实际出发，掌握正确研究方法，因而在医学发展上做出巨大的贡献。他的贡献在于初步减弱了五运六气（特别是干支格局）之说和辨证施治的尖锐矛盾，同时也解决了热性病治法上的矛盾。这在当时医学界是一个划时代的变革，因此他的学说受到较广泛的拥护，发展成为一个学派，是不难理解的。

在刘完素提出创造性的学术见解之后，医学学术内部的矛盾得到初步的解决，但还存在另外一些矛盾。因此，不久另有一位医学大师张元素出现于河北省。他提出“运气不齐，古今异轨，古方新病不相能也”。究竟是公开提出还是作为“家法”的一部分只在弟子之间讨论呢？我认为很可能是后者。由于，这种提法要比刘完素强烈些，这在当时是违反“法定的”干支格局之说，似还不好公开发表。后来，他的学术见解受人拥护，发展为另一学派，他那带有革命性的提法，才成为公开的口号。因此《金史本传》才有记载。当然，这只是个人的看法，是否正确，还请读者和章先生指教。

张元素的贡献不在于只有一个口号，而在于对病因学和辨证施治法则药物学等方面提出创造性的见解，特别是对病因学方面的贡献最为突出。

我国医家对发病原因的看法，在较早时期多侧重气候变化的影响，《黄帝内经》“风为百病之长”的说法就反映了这种看法。例如水肿一病，《素问·水热穴篇》和《金匮要略》都有“风水”之证。对水肿的治法，《素问》是“开鬼门、洁净府”，即发汗和利小便；《金匮要略》则较具体：“诸有水者，腰以下肿当利小便，腰以上肿当发汗，乃愈。”后来医家不断总结经验，逐步认识到水肿的发病原因不只是风，也和脾不健运有关。《素问·至真要大论》中“诸湿肿满，皆属于脾”的说法，则为更加概括的经验总结。这些认识使得医家对水肿一病不但考虑“风”的外因，也考虑到“脾”的内因，从而运用健脾化湿等方法。通过对水肿一病的认识，说明我国医学自南北朝以来逐渐重视内因的发病作用，这是非常可喜的进步。但是，自从北宋政权强迫医生学习五运六气，而干支格局之说只是片面强调气候变化（风热湿燥寒火）对发病的重要作用，这就好像说致病因素只有外因没有内因。从医学发展上说，这种“外因论”刚好对南北朝以来重视内因的幼苗给以残暴的打击，是辨证施治法则的一个较严酷的矛盾。

张元素面对这矛盾，毅然把前人重视内因发病作用的优良成果加以系统总结，成为“养胃气”的“家法”，李杲和王海藏等人更继承了这一“家法”，并写出《内外伤辨感论》《脾胃论》等著作，成为“易州张氏学”。

最初，张元素和刘完素两位大师彼此交好，尚无所谓学派，他们各自发挥所长，针对当时医学学术内部矛盾，从不同角度去补偏救弊。后来成为学派却是他们自己所不曾料到的。学派之争大约是从朱震亨才明朗化的。而朱震亨则为刘完素学说的继承和发扬的代表人物，并非什么“金元四大家”之一。

关于明代医学学派的继续发展问题，当亦另为专题讨论。

以上只是个人对宋元医学学派产生原因的看法，还很不成熟，望不吝指正，以便共同解决这个重要问题。

先师恽铁樵对中医学的贡献

章巨膺口述　章沛时整理

恽铁樵先生（1878—1935），名树珏，江苏武进人，是辛亥革命以后到19世纪30年代这一阶段中著名的中医学家。他不仅累积了极其丰富的临床经验，而且创建了卓越的理论学说，因而在当年享有崇高的声誉。

恽氏早年毕业于南洋公学，精词、章、诗、赋，通英文，曾担任商务印书馆《小说学报》主编，有声于文坛。恽氏因体羸多疾，子女又多不育，于是发愤钻研医学，熟读中医学历代名著。他又曾问业于当年伤寒名家汪莲石先生，因而对《内经》《伤寒论》等经典著作尤有心得。中年弃文行医，声名鹊起，行道20余年，著作都20余种，卓然成一家之言。当年文坛耆宿章太炎先生曾称：“恽氏昔有南田之画，子居之文，今得铁樵之医，可称三绝矣。”先生曾创办中医函授学社，海内外遥从问业者千数百人，其学术思想有着极其深远的影响，对继承、发扬中医学遗产，作出了巨大的贡献。兹择要简介如下。

一、恽氏医学思想的特点

恽氏治医正值辛亥革命前后，当时政治、经济、文化无不受欧西日本的影响，医学自不例外。传统的中国医学已不能满足当时的需要，当年中西医之争，至为激烈。西医界激进的人士要排斥中医，废止中医，或主张废医存药，改造中医。中医界的保守者则高呼中医药有数千年的历史，要保存国粹。恽氏独抒创见，大声疾呼，力挽狂澜，谓："居今日而言医学改革，必须与西洋医学相周旋，所谓与西洋医学相周旋，初非舍己从人之谓，假使中医有演进之价值，必须吸收西医之长与之化合以产生'新中医'，是今后中医必循之道。现在西医中医既都有缺点，都未达到相当的美善境界，则应互相切磋，不应互相冲突。所谓缺点，就其深处言之，东西文化之演进不同，各有其长，亦各有其短；就浅处言之，西医治病，反乎自然，中医治病，少有标准，双方逐渐交换知识，可逐渐臻于美善。"这些话充分反映了恽氏对待中医学的科学态度。他主张"兴废继绝"，但反对"抱残守阙"，他提倡"发皇古义、融会新知"，对中医学抱有强烈的革新愿望。

恽氏热爱中医学，认为中医学是东方文化精粹的一部分，有其独特的理论体系。特别对《内经》《伤寒论》等经典著作，更深有研究，指出要继承发扬中医学，必须具备三个条件：其一是古文学的根基；其二是西洋医学的知识；其三是临床实践的经验。他的学术思想，正是这三者结合而成的。下列四端，可以反映其特点。

（1）全局观点，从整体观点看问题。这反映在他的治学态度不是就事论事，就文论文，而是从无事、无文处着眼，辨证论治，分析症情。不是见热象就用寒凉，见里实便予攻泻，而是全面分析，从整体出发。他常把弈棋作为诊病用药的比喻，要有全局观点。因此，反映在"辨证论治"中，他常能抓住要害，从全局出发下结论。这类治验在他的著作中是屡见不鲜的。

（2）分析表面现象，探索动向，从本质上看问题。这就是恽氏畅发的《内经》“形能”学说。他认为察外形以知内变，从现象以求本质，是《内经》的精义所在。正常生理现象有生理的“形能”，患病以后则有病理的“形能”，内部看不到的病理活动是“病能”，外部表现出来的临床证象是“病形”，从“病形”推测“病能”，即是《内经》的“形能”学说。由于恽氏悉心在这方面观察研究，所以，在诊断疾病，估计发展预后，都能言必中的，洞见癥结。由于他不是依靠症候群的罗列，而是从“形能”的理论去认识证候的本质，所以他常能在复杂的症候群中“见微知著”，“履霜坚冰”。在治疗中能“防微杜渐”，“曲突徙薪”。

（3）重视调动机体抗病之势，恽氏所谓“顺自然”。这种观点随处反映在恽氏著作中。他就：“凡属症状，皆体工救护作用。例如咳嗽，本体工自然的反射动作，所以救护气道者，谓咳嗽是病。其实风寒入肺，咳以祛之，咳何尝是病。若风寒入肺，竟不能咳，乃真病矣。”所以，他主张用“宣肺疏风”之法，因这是顺体工自然抗病，是正确的治疗方法；若“润肺止咳”，乃逆体工的抗病趋势，便完全错误了。仲景《伤寒论·太阳病》曾三令五申地说，表邪未罢，不可攻下。恽氏亦认为这是体工救护作用在表，只能用表药。若阳明腑证里实，则抗病之势集里，便当用攻下。这就是“因势利导”，“顺自然”的治疗。如果表证用下法，里证用表法，便是逆治，就与抗病之势相违了。这样就造成“药误”和“坏病”，纠正这些病情，就要“拨乱反正”，让“病邪”仍按体工正常自然的作用来排除。恽氏治疗麻疹的经验，最能反映这种思想。他说：“体工于病时之救济功能，为吾侪治医者所不可不知者。大约病势缓，则此种救济功能最为有用，病躯所以能维持现状者，惟此种救济是赖……利用此救济功能以治病也。”

（4）重视气候、时令等自然条件、环境因素与疾病的关系。这种思想蓝本于《内经》“天人合一”的学说，恽氏则更予发挥。他说：“《内经》以四时为本，全书皆以四时为说。”又说：“《内经》全书以‘善言天者，必有验于人’为前提。”又说：“阴阳五行是用来说明人体与自然界气化的关系。”凡此，都是强调“人与自然”的重要关系。他对温病学说，亦以四时的概念来认识疾病。他说："热病，发热之病也。春主风，夏主热，长夏主暑湿，秋主燥，冬主寒，是六气配四时之大略。因时定名，冬之热病谓之'伤寒'；春之热病谓之'风温'；夏至前之热病谓之'温病'；夏至后之热病谓之'暑温'；夏秋之交溽暑，其时以湿胜，当此之时患热病则为'湿温'；八、九月燥气主令，其时热病多半因于夏日受凉，'长气'无以应秋之'收气'，因而病热则为'伏暑'。此为根据四时以定病名之大纲。但日月五星之运行有岁差，其气候不能整齐划一，故有至而未至、未至而至之不同。如此则春之时亦有'伤寒'，至而未至也。冬之时亦有'温病'，未至而至也。因此，其病的变化遂不可究诘，但仔细考察，无论如何变化，竟不能逾此大纲。"恽氏这段论述，指出温病的外因，由于时令之不同，致病因子之不同（指风、寒、署、湿、燥、火六淫）而所致的热病就不一样，这就是他分析疾病重视自然环境影响人体的典型例子。

二、对《内经》学说的认识

恽氏第一部中医著作为《群经见智录》，高度评价《内经》这部古典著作。他认为《内经》的精义很多，是中医学理论体系的中坚，必须努力学习，充分继承。他说："吾所以能知此者，十之四五得之《内经》，十之二三得之西国医籍，其余则由诊病阅历悉心体会而来。"这说明恽氏何等推重《内经》一书。他认为《内经》是纯粹的科学理论，是从整体观点解释病理的一种工具。《内经》所说的"天"，就是科学家研究的"天"，一部《内经》以四时为总骨干，全是"善言天者，必有验于人"的精神。他说："风、寒、暑、湿、燥、火，为天之六气，过当而能病人者，谓之六淫。六淫中人，五脏六腑应之而病，病有种种不同。在人身，脏腑地位不同；在气候，四时寒暖不同。就一年言之，有生、长、化、收、藏；就一生言之，有生、长、老、病、已；就一日盲之，有黎明、日中、薄暮、夜半。据以上种种交互参合而言之，是为《内经》之大法。故《内经》之言五脏，是气候的五脏，是四时的五脏。"

他又指出《内经》所言“揆度奇恒，道在于一，神转不回，回则不转，乃失其机”，是全书的总纲。他解释说：“恒，常也；奇，非常也。不病，人之常也；病，人之非常也。是即‘奇’，病也；‘恒’，不病也。揆度奇恒，即审察其人病与不病也。揆度奇恒，其道奈何？曰：‘道在于一。’一者何？曰：‘天也。’天之意义若何？曰：‘远矣！大矣’……转为恒，回为奇，故奇恒回转，可为《内经》的总提纲。奇恒之道在于一，则一又为总纲之总纲。”恽氏这段论述，深得《内经》要领，把如何分析病情、辨证论治，如何找出规律，按照规律办事，提供了极为重要的思想方法。

恽氏又指出《内经》重视养生以预防疾病，亦是很重要的一个方面。他说：“《内经》不仅谈医学，又研究养生之道，吾人苟不于此点注意，总不能得其要领，而收实在之效用也。‘上古天真论’以‘无为为乐，恬淡为训’，就此两语观之，可知《内经》之主旨既在治病，而又着重于养生以预防疾病。”这实际上是指出《内经》贯穿着“增强体质，预防疾病”的积极意义。

三、对《伤寒论》学说的发挥

恽氏在中医学术上，有很多创造性的理论，对《伤寒论》尤多独特的见解。他著有《伤寒论研究》《伤寒论辑义按》，颇多新义和发明。这里介绍他对《伤寒论》理论的发挥一则，总结《伤寒论》论热病四个主要的病理类型。

恽氏认为热病病理尽管千变万化，不外《内经》所说“阴胜则寒”“阳胜则热”“阳虚则寒”“阴虚则热”四大类型，此四型一步比一步深，可以概括一般热病的全局。他解释如下：

“何谓阴阳寒热？曰：‘实者为阳，虚者为阴；实者属热，虚者属寒。’是故三阳皆热，三明皆寒。向阳病有寒者乎？曰：‘有之，在体工未起反射以御外感之前。’阴病有热者乎？曰：‘有之，在脏器既乱，体工代偿救济之肘。’故《内经》曰‘阴胜则寒’，谓外寒侵袭躯体，毛窍洒淅恶寒；曰‘阳盛则热’，谓体工集表驱逐外寒而发热；曰‘阳虚则寒’，谓病之重心在里者，阴争于内，阳扰于外，汗出不止，体痛恶寒之寒；曰‘阴虚则热’，谓体工互助之机能悉数败坏，躯体内蕴之热力毕露于外之热……”

“凡急性热病，初期发热与末期发热，有迥然不同者。初期之热，肌肉不削，津液不竭，涕泪汗溲，以药行之则行。末期则反是，种种治初期之方，施之末期，无一可以取效，非但不效，反足增病。例如口渴、唇干、舌燥，初期以凉药解之则解，末期非但不解，反增痞满。又如急病闭证，无涕泪者，以卧龙丹搐鼻则作嚏得开。若妄施之热病末期，则徒增其气促而已。他如初期热病，汗之而汗，攻之而便，分利之而溲。施之末期，无一而可。强发汗则失血，强攻下则息高。凡初期可以愈病方法，误用于末期，无一非促其生命者。所以然之故，就病之形能推测，急性热病为时愈久，则津液全消耗，而热力不消耗。病至末期，津液消耗殆尽，而热力反见增加。就外状观之，唇焦齿枯，舌干且痿。凡此热状，正因津液减少之故。故古人于此下一定义曰：‘阴阳互相承制’。又如患痨瘵者，色欲过度，辄骨蒸，其热从骨中出，此即所谓消耗热。健体何以不热，则因津液不竭之故。古人所谓‘水不涵火’，亦是阴阳不能承制之义，其语可谓明显矣！惟津液耗竭，热象愈炽，故名此种热为‘阴虚而热’。”

“读者须知：第一步之‘阴胜则寒’，即伏第二步之‘阳胜则热’，第二步之‘阳胜则热’，正从第一步之‘阴胜则寒’而来。故曰：‘阴胜则阳复’（阳胜则阴复非热病范围）。盖胜则必复，乃体工之良能。其少阴病之阴争于内，阳扰于外，至于亡阳者，乃第三步。盖体工之集表者失败于外，斯病邪之入里者猖獗于内，是为‘阳虚则寒’。而第四步之‘阴虚则热’，亦正从第三步之‘阳虚则寒’而来。何以然？有第三步之寒，斯有第四步之热，乃《经》文‘重寒则热’之理也。‘阴胜则寒，阳胜则热’，为浅一层病；‘阳虚则寒，阴虚则热’，为深一层病。浅一层病，反射救济以气化；深一层病，反射救济以实质……第四步之‘阴虚则热’，此热及躯体所固有，与第二步之体工反射绝然不同。且影响所及，起反射者，无一非实质。故阴虚而热者，其唇舌绛如猪肝，遍身肌肤甲错，暵热无汗，喉部肿痛，津液全涸，面部鼻旁毛囊如刺猬，甚且男子则阳缩，女子则乳缩，如此其病在必死之数矣！《内经》所谓‘入脏’即指此。‘入脏’而不甚者可救；‘入脏’而甚者不可救。故曰：‘病人于脏者，半死半生也。’夫曰半死半生，初非约略之辞。盖同是入脏之病，仍有深浅难易。若以战事为喻，浅一层为病，比诸阵地交绥；深一层为病，比之攻城肉搏。故《内经》又有‘病温虚甚者死’之文……”

“既知阴虚而热之热，是实质起反射，专为救济阳虚之寒，是一寒一热实居对抗地位。今见为热，治以寒药，直接是增病邪之势力，间接是减本身之抵抗力。故阴虚而热者，以凉药治之，愈凉则愈热；若以热药治之，则适得其反，直接为减杀病邪之势力，间接为安绥本体之抗暴。故《经》文又曰：‘若顺逆也，逆正顺也。’审是安得不治以热。此所谓治以热者，不是辛温。凡用辛温须未离第三步阳虚境界者方可。病至于‘入脏’，虽深明从治之理，亦只得半之数，难在衡量毫厘分际之间，其不愈乃衡量未确之故，非医理悖谬之咎也。”

“‘阴胜则寒’，是麻桂证。‘阳胜则热’，是白虎证。‘阳虚则寒’，是附子证。‘阴虚则热’，则治法甚难，若有三种：其一，以热治热。伤寒末传，舌苔干枯作赭石色，如荔枝壳，肌肤润而自利，神志不安详，反侧都无所可，或者叉手自冒，此即所谓阴躁，其脉则硬而数，乃真寒假热也。当用大剂温药，阳回则阴随之，是即所谓从治。虽舌色干枯，得温反润，脉硬者转和，方药炙甘草汤、附子地黄汤是也。脉硬，为阴躁必具条件，否则非是。舌苔枯如荔枝壳，亦必具条件，不过有微甚之辨，甚者易知，微者难晓，是在阅历。第二种不限定伤寒，有肌肤暵燥，或自汗盗汗，舌干绛如猪肝者，不可温，亦不可寒，寒则躁愈甚，温则阴不能养而动血，东垣所谓甘温能除大热者是也。在温病用甘凉可愈十之六七，伤寒则都死。第三种暑温证末传阴虚而热，此却与伤寒异治，当以甘凉，若误用附子，必面色晦败，头汗发润，气喘发肿而死。”

恽氏这些理论，不但阐明一般热病过程中的病机，更发挥“辛温解表、辛凉清热、甘凉养阴和甘温除热”等治法的理论，同进又论证了《内经》“微甚逆从”之精义。

四、对温病学说的研究

恽氏对于温病学说颇多创见，首先他根据《内经》四时定名的法则，确定伤寒、温病的名义，已于“学术思想特点”“对《内经》学说的认识”两节中言之。其次他根据《伤寒论》:“太阳病，或已发热，或未发热，必恶寒，体痛呕逆，脉阴阳俱紧者，名为伤寒。”“太阳病，发热而渴，不恶寒者，为温病”之文，直截了当地指出这就是伤寒、温病的区别点。另外他又把温病分为两类：一是伤寒系之温病；一是非伤寒系之温病。这个论点，是以时与地来分别的。以时令来说，若在春天气候温暖节令，或虽在冬天而有非时的淫暖而病发热，则必为温病。以地区来说，若在山岭高原地区，所有热病，多属伤寒。若在近海岸如江浙一带，所有热病，多属温病。这是他根据王叔和“伤寒叙例”之言：“土地温凉高下不同，物性刚柔飡居亦异，是故黄帝兴四方之问，岐伯举四治之能，以训后贤，开其未悟者，临病之工，宜须两审也。”这类温病，还是属于外感风寒而来的，故称它为伤寒系的温病。所谓非伤寒系的温病，他以《伤寒论》“痉、湿、暍”当之，伤寒所致太阳病，痉湿暍三种宜应别论，以为与伤寒相似。所谓相似，因其病都发热；痉相当于流行性脑膜炎，湿系湿温，暍乃暑温。此三者，病理不同于上述之温病，故称它为非伤寒系之温病。其实是观察到温病成因的复杂性。

恽氏又根据《内经》“先夏至日为病温，后夏至日为病暑”之文，认为前者即“风温”，后者即“暑温”。他认为“热病以时令来定名，最合真确的标准。以伤寒与暑温来言，冬气通于肾，伤寒为肾病；夏气通于心，暑温为心病。热病初期只治腑，不治脏。肾之腑为膀胱，足太阳也。心之腑为小肠，手太阳也。故同是发热，冬之伤寒，以发汗解肌为主；夏之暑温，则以利小便为主。足太阳之邪可从肌表解，手太阳之邪可从溲溺解。《内经》所谓心邪从小肠泻也。以故暑温即使无汗亦用香薷，得汗之后，即当注意利小便。伤寒之特效药是麻、桂、青龙诸汤，暑温之特效药是六一散、甘露消毒丹等方。病与伤寒不同，药亦完全与伤寒不同，就方药之效力，执果溯因，亦可知伤寒温病之有属足经、手经之辨。”所谓手经、足经，乃古人术语，其涵义即上文以时令、地区来区分之意。恽氏这种对温病的分证概念，主要认为伤寒病在足经，故可用重药；温病病在手经，则只宜轻药。当然这是大体的情况。

五、对脉学的态度

中医学在脉学诊断方面，有其悠久的历史和丰富的经验，但是它毕竟是中医传统四诊望、闻、问、切中的一部分，应该全面考虑、综合分析，不能过分强调，更不能据此卖弄、夸大而神化之。这是对待脉学至关重要的态度问题，亦正是恽氏对待脉学的客观态度。可是长期以来，“凭脉断证”的错误观念，一直没有纠正。甚至有什么《三指禅》，把切脉作为中医诊病的独特之秘。在恽氏所处的年代里，目击时弊，颇为痛心，乃著《脉学发微》一书，大声疾呼，认为切脉必须首先讲脉搏以外极明显的事——病证。他说：“脉搏为人身血管之跳动，切脉凭医者指端之触觉；病证不同，脉动亦不同。脉动之不同，乃根于病证之不同。脉学之真正意义，是辨别不同之脉搏，以推测不同之病证；由不同之病证，以理会不同之脉搏。而其所以能辨别脉搏，则全赖训练指端之触觉。准此以谈，则切脉之步骤如下：第一，当认定切脉动之触觉是脉学，弗误认脉动之名词就是脉学。第二，当先知病证吉凶祸福之大略，本种种不同之病证，合之吾人触觉所得的种种脉动，勿妄谈脉动的名词，以推测病证。第三，以所研求而知之脉象，合以所见之病证，参互错综，以推断病之缓急浅深，切勿误认脉学是推测疾病惟一的工具。”这段话充分反映了恽氏对待脉学的态度。恽氏强调先要讲脉外极明显的事。他说：

“脉是看不见的，凭着三个指头去摸，你摸着的，心里以为这是弦脉，换一个人去摸，他心里认为这是滑脉，归根大家以意会之，究竟是弦是滑，好比春天听着布谷鸟，甲说是脱却布袄，乙说是得过且过，丙说是不如归去，毕竟鸟声只是一种，并没有三种，然而人类的耳聪是一样的，何以会听出三种不同来，这就是以意会之的不是了……莫说脉学是说不清楚，画不出来，古书所说，不能懂得，而且有无止境的奥妙，就算种种困难都能减少，就算写书的人有生花妙笔，说得活现，就算读书的人聪明万分，十分了解，毕竟还是空空洞洞，无形无质，无臭无声……所以鄙人先从有凭有据的地方认定死活，然后逐层推敲。有凭有据，可以判别死活，而又不是脉象，到底是什么东西？答道，是病形。怎样的病形可辨死活？答道：有四大纲，脉居其一，除去脉象，尚有三纲，每纲分目共数十事，数十样是必死的，数十样是危险的，一望可知，了然明白。那四纲乃是色泽、呼吸、脉搏、规矩权衡……吾不先言脉而言病状，使学者就可见之症象，以测病之深浅险夷。为法至便，为效至良。然吾之为此，乃为学者创造一种治脉学之工具，非为治脉学者辟速成之捷径而设也。抑吾尤有说者，世人往往以脉学必须从师，而非笔述所能济事为疑，岂知从师之下，还须实习。世俗所谓临证，开方子耳，充其量，不过知其师习用之方而止，安能知所谓脉哉！至于毕业之后，挂牌应诊，实际上乃是实习之时，此时而实习，实苦其不早，且表面为行医，里面乃以病者供吾实习。若能于求学时代，先为人诊脉，从种种不同病状，以理会种种不同脉象，领悟自易。中医果能继续存在，10年之后，吾之方法当为治医者所公认，而莫之能易也。所谓就研求所得之脉象，合之所见之病证，参互错综，以推断病之吉凶深浅，此实《内经》之法……”恽氏这段论述，在当时中医界是没有人敢讲的，但他毫不在意，实事求是地阐述了他的观点，为后世治脉学者指出了正确的途径。

恽氏论脉，还有一个特色，就是借助西国医学的理论来解释脉象。他说：“西国学说，可以与中国医学互证而相得益彰者，随处皆是。而血行循环之理，可以证明脉学，为益尤多。”他指出：“研究脉象，须先有几种基本观念：脉何故动？为血行也。脉动所以使血行，非因血行而脉动。此其一。何以能动？为心动也。脉之原动力在心，心脏跳动，脉随之而动，脉非能自动也。此其二。脉管壁有神经纤维，此神经能使血管弛张与收缩，其原动力在脑，脑为知识所从出，因脉管有神经，遍身脉管皆受脑之支配。此其三。脉管壁之神经，其重要职司在调节血行，而此神经却借血为之养，神经得血则缓软，失血则拘急。此其四。病若在躯壳，则脉之搏动，其地位恒充于皮层；病若在脏腑，则脉之搏动地位，恒似乎附骨。此其五。脉管之壁膜有弹力，血在脉管中，分量恒微溢于脉管之所能容，盖必如此，然后其势力乃能直达于微丝血管。此其六。明此六者，合之病证，以言脉象，则胸中有物，指下不惑，言下无疑，可以自喻，亦可以喻人。叔和《脉经》《濒湖脉学》，皆徒乱人意耳！”恽氏在其所处的年代里，能首倡“结合新知、勤求古训”来发扬中医学，确是一件了不起的创新行动。

六、对儿科的经验

恽氏在儿科方面，特有心得，他在所著《保赤新书》中有如下一段话：“病之最普通习见而为吾侪所当提前研究者，无过于伤寒、温病，其次即为幼科，此而不明，不足以为医。此而既明，则凡病皆头头是道……吾初意以为治伤寒既通，则凡病可以尽通，古人亦多持此说者，继乃知其不然。盖伤寒之法，可以贯彻各种急性内科病，伤寒之理，且可以贯彻各种慢性内科病，然独不可以概括儿科。儿科盖别有蹊径，苟不专精研究，则治法鲜有能取效者。”综观其全部著作，对儿科疾病的观察、讨论、心得、治验特别丰富，说明恽氏在这方面深有研究。这里略举三点，以见其例。

1．强调望诊，重视实验，细心观察儿病特有之征象。例如对小儿囟门的检查特别注意。他说：“检查囟门，专指3岁以内小儿而言。凡诊婴儿，当先视其囟门，囟不可陷，陷下如碟子者危。与此并见者有三证：一为口糜（即鹅口）。舌根及上颚有白腐，轻者仅数白点，重者满口皆白。二为目眶陷。面部肌肉无变，惟目上帘眼眶骨之内，陷下成弧形线者是。盖不病时，无论其人若何之瘠，此处却有肉。病时虽颊肉毫不瘦削，独此处无肉，似仅剩薄皮包裹目珠。三日泄泻清水。凡见囟陷，则此三证必兼见一二，如此者皆危候。”又如对小儿颅骨的检查，他说：“凡诊小儿之未满三岁者，当视其颅。颅骨当不大不小而圆整，为合于规矩权衡。若巨大过当，便须向其向来如此抑或病中增大，因小儿患病热入脑而头大者，中医籍谓之解颅。西医籍谓之脑水肿，其头可逐日增大至于三倍四倍，虽不遽死，无治法。又当注意其圆整与否？若有一块突起，他处一块却低陷，亦无治法。”此外对小儿面部鼻旁唇周的是否色青，有无气急鼻扇，以及小儿惊厥的先兆，惊厥的表现等等，认为都是儿科检查观察的重要内容。他反对看指纹以诊断疾病。他说：“有些医生讲究看指纹，那是靠不住的。何以言之，指纹是皮肤下浅在静脉，妄将示指之三节定风关、气关、命关，又定紫、红、青、黑、白五色，又定分枝不分枝，纹向里弯向外弯等，每种指纹，妄定一种病名，委实痴人说梦。余留心多年，未能证验，故指纹之说，全非事实。”

2. 治疗麻痹有独到的经验。恽氏对于麻疹的治疗，可以说完全是运用《伤寒论》的理、法、方、药。病宜表散，宗《伤寒论》之法；病忌攻下，守《伤寒论》之禁。他提出麻疹的病理只病三阳，麻疹的治疗主在透发。总的概念是：认为邪机集于肺胃，以宣肺、发表、解肌、透疹为治疗的根本原则。基本法则有三个步骤：初期宣肺疏表，中期解肌透疹，后期养阴清化。恽氏特别强调治疗必须顺机体抗病的本能，因势利导。麻疹透发以面部疹点稠密，尤以两颊及鼻旁人王部畅透红润为顺利，这是邪毒出于阳分、表分，为顺证、轻证；若面部不见疹点，甚至面白，为邪机内陷，必将引起种种变证，为重证、逆证。只要认清这个形势，治疗不失其机，病无有不愈的。恽氏又认为麻疹的顺证、轻证，赖人体自然抗病本能，不药也可自愈。用药就在乎重证而使之轻，逆证而使之顺。因此，主重“因势利导”“拨乱反正”八个字。人体抗病趋势向外，助其透表，就是“因势利导”。邪机不达表而内陷，使之达表，就是

“拨乱反正”。恽氏坚决反对二事：一为用保赤散类泻药，认为是犯《伤寒论》太阳病误下之禁；一为用石斛养阴，认为甘凉能抑遏邪机。两者都是违反病机形势，与生理抗病本能为难。但恽氏亦指出麻疹未尽透达而邪化燥热，有见舌干津伤者，却宜鲜生地。盖生地能清血中亢热，增加津液，似与石斛相类而实际效果则不一样。恽氏还总结麻疹初期三个逆证：一气急鼻扇；二面白唇青；三大便泄泻。气急鼻扇为邪毒蕴于肺，面白唇青为热毒内攻，大便泄泻为邪机下陷。三者之中以邪机下陷最为严重，因为邪机一下陷，邪毒就不从皮肤宣泄，疹点就发不出，或发得很少，或已经见到的疹点忽然隐没，这样病情必定剧变，出现种种危证。救逆的办法，还是根据《伤寒论》用药的原则，宣肺、疏风、发表、解肌，惟邪机下陷的治法须举陷提升。恽氏特别赏用葛根一药，认为葛根性开，辛凉透达，是麻疹必用之药。还主张与柴胡同用，因既能解肌退热，又能升举下陷之邪。他还推广应用芫荽莱泡汤外熨人王部的外治方法，对透疹有帮助。

3. 治疗小儿惊风的经验。恽氏有三大特点：①对惊风前兆的观察非常细致。他说："凡小儿发热，热壮，寐中惊跳者，咬牙者，手指自动者；口唇鼻旁青色者；唇干绛，面色青，手指冷者；啼无泪者；目光异常者；皆真惊风之征兆。"此外，他还观察到“咂嘴（唇常动如尝物辨味状）”“弄舌（常以舌尖舐唇状）”“手握有力”“示指与拇指相附着”“握拳，拇指出于中指示指之间”“手指瞤动”等为将作惊的早期征象。对眼睛的观察，亦特别注意。他说：“惟眸子总有异征，不是目光无神，即是瞳孔互异。所谓目光无神者，并非眊而不明，乃运转不甚灵活之谓。所谓瞳孔互异者，亦非眼孔有大小之识，乃两黑珠之位置不在一直线，两眼恒微歧。”②对“惊风”能与“流行性脑脊髓膜炎”（以下简称“流脑”）一病鉴别出来。恽氏说：“流行性脑脊髓膜炎与惊风相同之处，惊风抽搐神昏，流脑亦抽搐神昏；惊风阵发，流脑初起亦阵发。其不同之点：流脑为流行性，同时同地同病者可数十百人。惊风则非流行性。惊风限于婴儿，3 岁以前最多，3 岁以后较少，8 岁以后更少。流脑则无论童稚成人或老人皆能患之。流脑之症状，初期目赤、头痛、后脑酸痛、颈项反折。其发热甚者，浑身振振动摇。凡此皆非惊风所有。惊风阵发，当其定时，神色甚安详。流脑则烦躁、骨楚、头痛、脘闷、泛恶等症错杂而见；其在末期，不但项反折，脚亦踡，谵语奇多，不但谵语，且号叫，凡此皆为惊风所无。”③对惊风的治疗有创造发明，而且亦能用以治流脑。恽氏自制“安脑丸”，是治小儿惊风有名的经验效方。他说：“安脑丸为鄙人创获之方，根据平日读《伤寒论》《千金方》《药证直决》三书之心得，证以实地经验，斟酌成方，用以治惊风及脑证，效果之良，迥出他药之上。”据其《论医集》所记录的临床治验，确有治疗流脑的功效。恽氏在介绍用法中写道：“小孩发热，指头自动，寐中惊跳，唇红而干，口渴无泪，服丸半粒，薄荷一钱煎汤化服。手脚抽搐，两目上视，角弓反张，其发作阵一日二三次，发作时面青，种种恶候并见；不发时，略如平常无病光景。此是惊风已成，不必慌乱，俟其发过，用薄荷一钱、酒炒龙胆草二分，煎汤二三羹匙，用此丸 1 粒化服即安。隔 6 小时再服 1 粒，仍用薄荷、龙胆草煎汤化服，即不再发。惊风最厉害者，一天可发二三十次，亦只有照样煎服，无有不愈。有一种惊，发作时手脚痉挛抽搐，面色发青，两目上视；不发作时，面色不变，目光不正，两眸或微斗，或一眼向前，一眼旁视。此是病邪已入脑之据，而且兼虚，病情较深，切勿乱药，各种发汗攻积方法，只能添病，不能愈病，只有此丸非常灵验。服法用归身一钱、细生地一钱、清炙草四分、酒炒龙胆草二分为一服，煎汤取药三羹匙，将此丸 1 粒化开，灌入病儿口中，再将余药徐徐灌入，抚之安眠，不可惊动。3 小时后，再服一次，第三次须隔 6 小时。这样共服药三服，丸 3 粒，便能霍然。”后文又有治殷楚记小孩患流脑之记录：“殷楚记小孩，8 岁，病由发热惊风转变而来，颈项反折，头后脑与背相附着，其颈之弯曲如黄瓜，病 20 余日，颈弯曲 6 日不变不动，百药不效。病孩之父声言不惜财，不责备医生，但愿有法。吾乃以重金修合药丸 60 余粒，每 6 小时服药 1 粒。2 粒后，其颈项觉酸，头仰得减，知已中病，继续再进，仅 6 粒而头仰全除。”当年尚无磺胺类药物及各种抗生素，能有如此特效，委实惊人。先父与顾雨时世伯亦有同样的验案，说明本方确有一定的治疗价值。其方药的组成如下。

金钱白花蛇六条，去头，隔纸烘，研，筛　全蝎三钱　白附子一钱五分　薄荷三钱　麋香一钱　天麻三钱　川生乌二钱　麻黄二两　犀黄一钱半　梅片三钱　明雄二两　独活五钱

上药，用陈酒熬青，制丸如绿豆大。如无金钱白花蛇，可代以真蕲蛇，用量约须六钱。

此外，恽氏在治疗小儿惊风中，尚有两条重要的经验：第一是用“虫药”息风镇痉，如僵蚕、蕲蛇、全蝎、蜈蚣等。认为能弛缓神经，制止抽搐，可用于惊风已成之倾。第二是用龙胆草，苦降能泻肝胆之热。增药效协川连同用，防克伐配当归、生地。每剂用龙胆草仅二三分，药力不够，则再进1剂，认为是“惊风”“脑证”重要之药。

七、用药的心得体会

恽氏在用药方面，有很多独到的经验，特别对《伤寒论》的用药范围更有心得。他反对用僻药，对“浅人炫异，喜用不经见之药以为能”大加抨击。他强调要好好研究古人的经验实录：“凡药物用以治病，其效用如何？利害如何？皆当洞彻中边。”对今后如何研究中药，提出三点建议：①重视中药的采取炮制，亦就是药物的来源、制备，规格必求统一标准，要有专业中药人员司其事。②中药的主治适应证，要把中药与中医的理论结合研究，不能废医存药。他说：“不难于某病之用某药，难在于某病至某候宜用某药，某病兼某症时不宜用某药。”这就是要结合中医理论研究的问题。③中医一定要懂得中药，不仅懂得其性能，还当兼治生药学，要扩大中药种植，组织药源。这三点建议，至今仍有指导意义。现举述他阴证用附子、阳明腑证用大黄、风病用虫药三方面的经验。

（一）阴证用附子

阴证用附子，道理上很简单，但用起来就不简单，因为若何是阴证，往往把握不住，因此，恽氏首先提出阳证与阴证的标准。他指出阳证出汗肌肤必热；阴证出汗肌肤则凉。阳证厥逆，初见指尖凉，人王部隐青，

面赤而亮；阴证厥逆，手腕背冷，初不面赤，到戴阳乃赤，人王部不隐青，头必汗出。阳证烦躁，谵语有力，面赤，舌红绛，汗多，渴饮，脉滑；阴证烦躁，郑声无力，肢凉，脉沉微。恽氏认为这些都是辨别阴证、阳证的要点。在阳证、阴证错杂互见时，他指出应以阴证为重。如患者见肌肤津润、郑声、踡卧、额凉、肢冷、脉迟缓沉软，都是阴证，即使同时见目赤、舌焦等等，切不可误认为阳证。他又认为戴北山“通体见有余，一处见不足，从阴证治”一语，颇为扼要。这些都是辨证的紧要关头。

挥氏对阴证的另一物证——自利完谷，认为亦是用附子的适应证。他指出所下如其所食，绝不消化，且杂以黑水，即俗称漏底，宜急用附子。药后能得酣眠，全身阳和之气复，膀胱气化得行，小溲长，漏即止，此在生理形能上归属于伸此绌彼之理。同时指出，得附子回阳之后，若见舌干、恶热、面赤、谵语、数日甚至10余日不大便，漏底之阴证一变而为腑实之阳证，谓之“中阴溜府”。盖阴证用附子，所以引病从阴转阳，阴为脏，阳为腑，故曰“中阴溜府”。此种腑证，有可用黄龙汤下的，有宜用半硫丸下的。

此外，恽氏在少阴病理中、四逆辈证之外，更在色脉方面指出阴证垂危的特征，作为急用附子的依据。如：

1. 辨脉　“脉硬有汗”是特征。脉紧无汗，为寒邪在表，属太阳证。脉紧甚至脉硬而反汗出，乃少阴亡阳危证（少阴病一般脉沉微细，若脉紧而硬，病更危重）。

2. 辨舌　“舌色干枯”是特征。舌色干枯如荔枝壳，色紫棕，为劫津状，为肾阳不能上承，不同于阳证热盛津液受劫的舌色干绛，参合症状，可断为阴证。

3. 辨证　“肌肤津润”是特征。舌苔劫津，同时并见四肢冷、头汗出。肌津润为阴证。阳证劫津，肌肤干燥无汗；阴证劫津，肌肤津润汗出，明显可辨。

恽氏认为附子固然可以挽回少阴病的危局，然限于脉不乱、面部不肿、气不急、头汗未至发润之候。此四证有其一即属难治，有其二便属不治。所以然者，以附子温肾回阳，必须内在的“活力”不竭，然后有通假浥注之可能。以上四者，见其二，即是“‘活力’已竭之证，人力不能回天也”。因此，他在临床上特别注意亡阳的病机，指出由浅渐深有四步：最初，手腕之背面先冷；进而汗出，手腕肤凉，全手皆冷；再进而四逆，手冷过肘，足冷过膝；最后，体温外散，肌肤冷，涣汗出。第一步为亡阳之机兆，第二步为亡阳之的证，用附子最有疗效。到第三步，亡阳已临危机，急进附子，犹可望机转。若入第四步，则用附子的时机已失，就难望挽回了。

（二）阳明腑证用大黄

治中医者，都知阳明腑证用大黄，但如何掌握分寸，恰到好处，恽氏有丰富的经验。其《论药集》中说：“大黄下积，用之当，乃效。若服之大便不行，即是误服，内部必伤。时医用二三钱，见无大便，以为药力未及够，此大谬也。吾尝治极重之阳明腑证两人，其一为 30 余岁妇人，所见满屋皆鬼，用大承气大黄一钱半，分二次服，药后鬼魅全消。其二为一小孩，脉伏、耳聋、昏不知人、伏忱作叩头状，如此者 3 日夜，满舌厚腻灰苔。余视其动而不静，合之舌苔，断为阳明腑证，予大承气，大黄亦一钱半，顿服，遂得安寐，翌日下宿粪半圊桶。然后知大黄不得过一钱半，又此药得甘草则缓，得芒硝则悍，其悍猛与否，不在分量而在副药。三承气皆下肠积，肠无积，不得用大黄。盖此物药位在肠。积是否在肠，辨之之法如下：舌苔黄者为积在肠，然但云黄，尚不足以明其分际，须黄厚微润者为可攻之候。若燥甚，则胃肠两部均无液，漫然攻之，必创其内部，此其重心在胃燥热，不是肠中矢燥，矢燥舌苔不一定燥。前所述之小孩，舌苔灰厚腻润，是承气证苔不必黄。若干黄苔紧砌舌面，如一层薄漆，此是虚证，当补不当攻，攻之则死。更有黄厚苔带黑，其厚非常，如锅焦状，是胃败不救证。所谓舌苔大虚之盛候也。辨舌之外，更须辨之以证：绕脐痛其一：转矢气其二；拒按其三；手足汗出其四。凡此皆属燥矢已结，为可以攻下之证据。虽自利粪水，亦属热结可攻之候。”恽氏这段论述，可以概见其辨证谨严，掌握用药之分寸，精细入微。

（三）风病用虫药

风病用虫药，恽氏有独到的经验。凡小儿惊厥，成人风病有神经系统症状者，恽氏认为虫药都能发挥疗效。他说："凡全蝎、蜈蚣、僵蚕、蕲蛇、虎睛，乃弛缓神经之正药。抽搐、拘挛、撮口、直视，得药可以制止。而此数种虫药，亦有等级。蜈蚣最猛，全蝎最平。有用全蝎、蝎尾不能制止之风，用蜈蚣则无有不止者。然亦有不宜。惊风以撮口为最酷烈，非蜈蚣不能取效。寻常抽搐，则全蝎足以济事，不宜蜈蚣也。蜈蚣之所以不宜，正为其性太猛悍耳。此药服后，眼鼻觉干燥异常。神经赖血为养，血行则赖神经调节，二者有互助作用，故弛缓神经，不宜燥血。今服蜈蚣而眼鼻俱干，是蜈蚣能令血燥也。一方面弛缓神经，一方面令血化燥，则血既燥之后，神经失养，纵欲弛缓之，不可得矣。故蜈蚣之息风，乃不得已而偶一用之。若全蝎则较平和，僵蚕次之。蕲蛇亚于全蝎，少用无效，多用味腥，令人作呕……古人治风，常兼养血，丹溪、河间、景岳、石顽均有此议，此盖从病能上经验得之，故治成人风懿必须当归、生地等药为佐，且须重用也。蜈蚣固燥血，各种虫药殆无不燥血，不过有等差尔，故最好用当归、地黄等煎汤下药。"按虫药治惊治风，是中医之特长，恽氏对此则更有丰富的经验，前节小儿惊厥之用安脑丸，亦是虫药组方，实有进一步研究的价值。

八、临床实践中的一些心得

恽氏治医，精研理论，重视实践，主张从实践中认识理论，再以理论去指导实践。他在《脉学发微》中有如下一段话："鄙人尝谓学医既成之后，诊病即是读书。何以言之，因既有根底，观病躯形能之变化，即可以悟体工之交互作用。诊一习见之病，犹之温熟书一章；诊一不经见之病，犹之读奇书一篇。此非以病人供吾试验之谓，犹之教学相长，非损学生以益教习之谓。循此道以往，确能进步至于无穷。"这除了说明恽氏治学的态度外，足证他在临床实践中的心得，决不是纸上谈兵。兹摘录几则，以见恽氏辨证论治的精细入微。

（一）表证与表药

表证为发热、为形寒、为头痛、为骨楚、为脉浮、为舌苔如常人、为口味谈。表药为麻黄、为葛根、为豆豉、为荆芥、为防风、为藁本、为蔓荆子、为秦艽、为羌活、为桂枝、为香薷、为浮萍。

表证较为简单，所谓太阳证。若表方则繁复矣。方有副药，副必有的；苟无兼证，即无副药。病鲜有无兼证者，兼证即不限于表证，故谓表方繁复。例如麻黄为表药，有麻黄之方为表方，麻杏石甘、大青龙则证兼里热、方兼清凉作用也；麻黄附子细辛汤则证兼里寒、方兼温化作用也。是一表字而兼有其他几字，则其变化不可胜极。

兼证为副证，副证固无定，原非印板文字。然副证之于主证，皆有线索可寻，皆有连带关系，绝非偶然相值者比。例如麻杏石甘汤，麻黄所以治太阳，而石膏则所以治阳明。太阳为表层，有无太阳证，以恶寒、不恶寒为辨。麻黄所以治表实，石膏所以治里热，是故有表实之太阳证，复有胃热液干之阳明证，以麻杏石甘治之，其效如响。药之主副，从病之主副，若副药不合，则主药亦不能取效也。

（二）以舌苔辨虚实

辨病之虚实，莫切要于辨舌。舌色无论燥润黄白，其鲜明如锦者，大虚之候也。黄苔为积，黄苔而薄砌舌面者虚也。苔黄厚，松浮有孔，色微带黑，其质如青苔、如海绒者，胃肠已败也。黄苔薄砌不匀者，大虚也。舌苔如常人，质红，其中央有较红之处，其处若无味蕾者，为虚之征兆。若一块无味蕾，余处有味蕾，其无味蕾之处如去皮之鸭舌，如猪腰，此消化吸收都不健全，当然是积弱之据，虽或见有余之证，都是假象。

（三）寒热虚实两极相似

寒热虚实两极相似，为医者不可不知之紧要关目，王冰谓大虚有盛候，李东垣谓甘温能治大热，即是指此。所谓甘温，炙甘草汤之类是也。大热，少阴阳越之证等等是也。然大虚之盛候，不仅指寒与热。诊病以脉、以色、以舌、以呼吸，此四者为中医诊断上最重要之事，而此四者均有大虚之盛候。例如脉溢出寸口，为上盛下虚，其人必肝旺头痛气逆。

然此未必是大虚，因头眩气逆之证，有时可以用龙骨镇之，沉香降之，凡可以用此等药之病，皆非真大虚证也。若脉溢出寸口直至掌心，乃真大虚证。吾曾两次见此脉，皆从攻下后见之，补之恐已不及，若认脉溢为实，从《内经》高者抑之之例，必速其死矣。须知脉至掌心，即是败证。仲景仅言下后息高者死，然脉溢决不比息高为轻，实可补古人所未言也。面色自以枯萎者为虚，红润者为健体，然戴阳则虚甚而反见红润之色，又肺肾病有至死而颜色美好者，《外台》谓之桃花疰。乃年来所见之肺结核病，多有病至垂危而颊肉不削颜色美好者，皆大虚之盛候也。舌苔自以有苔为实，光剥为虚。乃有一种舌苔，黄厚异常，而其他见证则盗汗、气喘等恶候极为显著。此种舌苔看似阳明，其实是劫津败象，已在不可救药之列，亦可谓舌苔之大虚盛候也。至于呼吸息高等等，尽人知为险证，固不必由虚实为辨别，惟有通常惯之一种冲气上逆证，医者不察，用旋覆代赭镇压，反应立起，本不气喘，反而喘满，亦可谓大虚之盛候。按旋覆代赭为刚剂，凡虚证皆不任刚剂，而此种冲气上逆，足以惑人，是亦虚证之盛候也。

（四）论上下病候

“上”“下”两字，于诊断治疗上有甚大价值。例如脑证之用龙胆草，即是其例。《内经》：“高者抑之，陷者举之。”皆上下两字范畴中事也。陷者举之，如气虚下坠之用补中益气汤；高者抑之，如肝阳头眩之用龙骨、石决明。皆上下两字范畴内之甚显著者。然仅云抑之举之，似甚简单，实际治病却无有如此简单者，简则不效。肝阳之所以眩，由于热，热则上行，镇压所以抑其上行，然不清其热则不效。故镇压之品为主药，必须有清热之药为副药。祖方中如乌梅丸之温凉并用，大柴胡之升降并用，皆足为吾侪取法，惟当师其意，不必泥其迹耳。

九、典型医案举例

恽氏著有《临证笔记》一书，记录临床治案，详尽精细，读之如亲临其境。其辨证之谨严，用药之有真知灼见，尤足为后人取法。兹节录两则，以印证前所介绍之论述。

（一）王君依仁，丁甘仁君之门人也。由甘仁之世兄仲英延诊。病可两候，发热有汗不解，曾吐血，气急，脉带硬，自言夹阴，曾用麝香鸽子，问曾服泻药否？曰：无之。脉硬发热，最惧气急，因脉硬为无阳。气急则大有出入，若曾服泻药，是下后息高不治。下后息高所以不治者，为不当下而下，脏气乱，故使气急。王之气急，固不甚剧，若是脏气乱，则当以次增剧。又问吐血如何症状，则言旧有此病，近日固未发。视前方，大半凉药。病人自始小腹不痛。余思虽非夹阴，却是肾虚之体。夹阴指房后受凉而言，则小腹必痛，寒在下，药力不及，当用麝香鸽子。不痛而用麝，反嫌虚虚，是当从治，以附子补火无疑。因用附子一钱半，佐以归、芍、甘草，以护其阴。处方既毕，仲英乃示我以乃翁之方，则附子八分、参须八分，他佐药今已不复省忆。余曰，此与拙方用意略同，不过分量较轻耳。仲英谓病家见是附子不敢服，故延阁下。余曰：既尊大人已处方，自当即服，犹且犹豫，则拙方更不敢服矣。仲英谓家严今日往苏州诊病，彼等恐无以善后，故不敢服，今请君负责，吾当力主服尊方。余曰，诺。时为上午 11 时，乃辞去。傍晚 5 时许，至丁氏医寓，仲英出诊未归，余乃购小食。食顷，仲英来，一间即叹曰：王依仁已矣。余曰：何如？曰：殆已绝望。余曰：既未死，请姑言症状。曰：已昏不识人，且动风。余沉吟为间曰：嘻！是不可以不往。仲英似惊怖余言，曰：若敢往乎？余曰：如此时不即往，其人乃真死矣！仲英亦神王，曰：然则吾当陪君一行，即驰车去。抵王寓门前，陈冥器，纸制肩舆一，纸制包车一，其家人方燃火也。仲英牵余衣角。余曰：是不死，当速入。入则室中无虑数十人，余挤至病榻前，则帐帏已撤去，病人仰卧，口中狂呼如唱歌，数女人执其手。余不暇他顾，急从人丛中伸手按其脉，脉则缓软，因摇手止彼等勿哭叫。且曰：是决能安全，倘有不测，唯我是问。众闻言皆愕眙。余且诊脉且语众曰：室中宜静，人宜少，须臾当得寐，再两时可神志清楚，谈话如常人。众将信将疑。余不复申辩，就医室中坐，与仲英谈话，询知其尊人尚未归。因问曾延某君否？曰：彼于5 时曾来。问服其方否？曰：尚未。余曰：险哉！余之疾驰而来，正为此也。仲英曰：是诚怪事，君未见其方，何以知不可服。余笑曰：彼所开之药房，第一味当为羚羊角四分，倘以测有误，余此来为多事矣。即有人启抽屉出其方，其首列之药，果为羚羊片八分也。余曰：何如？众乃相顾而嘻。余因言羚羊不可服之理。谈可一时许，病者神志已清。诊脉之顷，问答如平人，且自言遍身舒适。从此平剂调理渐愈。翌年遇于友人席上，壮健过于未病时，血证竟不复作。此病所以用附子，其标准在脉硬而有汗。凡有汗者，脉当缓，纵不缓，亦不硬，硬却是阴证。至其手脚痉挛而发狂，乃上热下寒。药本当冷服，避去上焦之热，因事先未虑及此。习惯药皆热服，热迂热，遂起剧变。然毕竟的瞑眩，不是药误，故表面虽发狂，里面已阳回，脉之硬者转为缓和。附子之性，辛温而下降，热既下行，浮火自敛，药力达于下焦，其狂自止。

（二）金姓妇热病用承气案

患者为30余妇人，其病至重。发热可20余日，肢寒，脉软，热不退，昏不知人，舌色灰腻而润，不能食，大便如水，不能起而更衣，粪溺皆壅以败絮，臭秽殊甚。其最可怕者，偏身均微见痉挛，手指瞤动，谵语时作，目直视，自言自语，省其所言，皆鬼话。按其胸腹，不知痛，亦不见蹙额手拒诸反应。前板齿燥。视前方计20余纸，皆用石斛。发热三候，神昏谵语，益以自利，不问可知伤寒。伤寒之误治，曰误下、误汗、误清、误温，而本例则属误清。所当思考者，是伤寒之阳明腑病，抑是少阴病？少阴有自利，阳明亦有热结旁流，少阴自利是粪水，热结旁流亦是粪水，绝相似而至难辨。又阳明燥矢则谵语。少阴亦有谵语。自来医家分谵语为二，一曰郑声，一曰谵语。谵语者，语无伦次，其人如狂；郑声者，语音细微，言而再言。郑声为虚，谵语为实。实则阳明，虚者少阴。然纸上言之了了，施之实际，仍不能无疑义。所以然者，病情变动不居，绝不能与印板文字恰恰吻合。病有弃衣疾走，登高而呼者，实之极端也；有仅仅唇吻辟阖，恍恍惚惚，若有所见者，虚之极端也。走极端者易辨，邻疑似者难知。古人又以小便之清赤辨虚实，舌苔之润燥辨虚实，其言则是，而事实上少阴病有舌燥溲赤，得大剂附子吴萸后舌转润而溲清长者。《内经》所谓阳扰与外，阴争于内，则九窍不通。舌无津，溲短赤，即九窍不通之谓也。古人又以脉辨虚实，谓脉任按者为实，沉微者为虚，则更不然。脉缓软而沉，沉而弱，沉弱而至于伏，皆阳明腑病所有者。以大剂承气攻之，其脉始出，正是屡见不鲜之事。少阴病脉数，数而硬，硬而忤指者，比比皆是。予以大剂附子，其脉转和。所谓脉有阳和之气，即指此也。伤寒之阴阳虚实，既如此难辨，则将奈何？曰：医学所以贵乎根本解决也。阳明病是阳盛而热，少阳病是阳虚而寒、阴虚而热，就种种方面推考，灼然可见，不致有混淆也。金姓妇之病，脉软，舌苔灰润而腻，即此两端，便可知非阳虚或阴虚之证。然则非大承气不为功。而承气之用，极有出入，药力太重，将伤及元气，太轻则药不及够，最好用轻剂。药后 6 小时，如无动静，斟酌情形继进 1 剂，此即仲景 1 剂药分数次服之法也。乃为处方：生大黄一钱、玄明粉六分、厚朴四分、枳实一钱，嘱一次尽剂。6 小时后再诊，谵语略少，别无动静，脉软如故，嘱更进 1 剂。明日复诊，已得大便，鬼物悉不复见，神志清楚，热亦渐退矣。更调理 6 日竟愈。

十、小结

总结恽氏一生献身于中医事业，是非常活跃的。他处于辛亥革命前后中西医之争至为激烈的年代，挺身而出，大声疾呼，主张“发皇古义、融会新知”。他认为中医学是东方文化精粹的一部分，有其独特的理论体系，必须继承发扬。但亦反对“抱残守缺、故步自封”。他主张“他山攻错”，吸收新知识来充实提高，建立“新中医”。由于他的这股思潮，大大推动了中医界的觉醒的革新！

恽氏学术思想有四大特点：一是从整体出发，融会贯通，全面理解，树立全局观点。二是透过现象看本质，不就事论事，发展《内经》的形能学说。三是重视调动机体的抵抗力，强调“因势利导”“拨乱反正”顺自然而治疗的重要性。四是重视气候、时令等自然条件、环境因素于疾病的关系。

对《内经》《伤寒论》及温病学说，恽氏都深入研究，继承而有发展。在脉学方面，强调从证学脉、以脉参证，脉证互用。对儿科重视望诊，在惊风、脑脊髓膜炎的诊治上，更有创造发明。此外如临床心得，用药经验，都有许多独到之处。

总之，恽氏无论在学术理论、医疗实践等方面，都有重大的成就。他的学术思想有着极其深远的影响，为继承发扬中医学作出了重大的贡献。

——《近代中医流派经验选集》

王观泉

王观泉，撰有《风寒两伤营卫辨》，载于1936年《江阴县国医公会五周年汇刊》，对当时学术界关于《伤寒论》“风则伤卫，寒则伤营”和唐容川“寒当伤卫，风当伤营”及其治疗的不同提出自己的学术观点，并对麻黄汤和桂枝汤的适用证进行鉴别描述。王观泉认为风寒皆伤营卫，不过在临床实际治疗中需分清其轻重虚实。“盖中风重者，全似伤寒；伤寒轻者，全似中风。要知风寒本自相因，必先风开腠理，寒得入于经络，营病卫必病。”临床上除了辨别风寒之伤人轻重浅深外，更须辨别其有汗无汗。无汗者为表实证，有汗者为表虚证。实者宜用麻黄汤发汗驱邪；虚者宜用桂枝汤啜热稀粥法，以扶正止汗。可见王观泉先生熟谙理论并将其灵活运用于临床，辨病辨证之细微。

风寒两伤营卫辨

《伤寒论》云：风则伤卫，寒则伤营。盖以风邪为阳邪，寒邪为阴邪，卫为阳，营为阴，同气相求，各从其类也。故先辈每谓麻黄汤主治寒伤营，桂枝汤主治风伤卫。而唐容川则力反其说，谓寒当伤卫，风当伤营。彼以为皮毛一层，卫所居也。卫阳虚招外寒则寒卫，而皮毛闭塞，故无汗。厥阴主营血，血虚则招外风，故风伤营。营不守卫，是以卫气泄出为汗。又以皮毛一层，为卫所司；肌肉一层，为营所宅。故无汗用麻黄，明是卫气之药；有汗用桂枝，明是和营血之药。言之各是成理，学者将何所适从乎？愚意以为风之与寒，当两伤营卫，不过须分其伤之轻重虚实耳。盖中风重者，全似伤寒；伤寒轻者，全似中风。要知风寒本自相因，必先风开腠理，寒得入于经络，营病卫必病。经曰：营行脉中，卫行脉外，邪气客于脉外则血少，客于脉中则气不通。盖气行血亦行，气虚血亦少也。况气受寒束，则脉亦因之而紧；血受风扰，则气亦随之外泄矣。是以麻黄汤中必用桂枝以入营温经，而桂枝汤必助以啜热稀粥法。因食入于阴，则气长于阳也，且桂枝汤，初明为调和营卫而设。未有卫病而营独不病，营伤而卫独不伤者。经曰：卫气者，所以温分肉，充皮肤，司开阖者也。故风寒之客于人也，则卫气先伤。卫气伤则开阖失职，应开者不能开而作汗，应闭者不能闭而止汗矣。总之学者于辨别风寒之伤人轻重浅深外，更须当在有汗无汗上着眼。无汗者为表实，有汗者为表虚。经曰：实者邪气入，虚者正气出也。实者宜麻黄汤以发汗于驱邪，虚者宜桂枝汤啜热稀粥法，以扶正止汗。又以麻黄汤、大青龙汤为治中风、伤寒之重剂；桂枝汤、葛根汤为治中风、伤寒之轻剂。至于方氏以麻黄汤治寒伤营而不伤卫，桂枝汤之治风伤卫而不伤营，大青龙之治风寒两伤营卫，鼎立三纲之说，柯韵伯已力撤其谬矣。

——1936 年《江阴县国医公会五周年汇刊》第 33 页

沈　越　儒

沈越儒，江苏江阴人。著有《下法之研究》。沈越儒认为，时人畏惧下法，不敢使用攻泻之药，因当下未下而死者多，故作文详细论述了下法之证候、下法之药品、下法之作用、下法之限制，并援引《伤寒论》《瘟疫论》《痘疹宝筏》等书。其在下法之作用中提到“胃肠四壁满布乳糜管，吸收饮食所化之糜汁，以营养全身”，可见沈氏医学理念受到西医影响。该文收录于1936年《江阴县国医公会五周年汇刊》。

下法之研究

绪　言

汗、吐、下为振古以来治疗上之三大法。挽近之书，涌吐一法，采用者甚鲜，“在高者因而越之”之义，不为医林所推重，不无缺憾，讵攻下一法，亦有被人拒绝之趋势。一知半解之病家，惟恐病人虚弱，不胜重剂，不敢服攻泻之药，医家但求迎合病家心理，于是当下不下，避重就轻，敷衍塞责，养痈贻患，死而无怨。渐至相习成风，于攻下一法，畏之如虎。年来作者鉴于当下不下而致死者，不知凡几，易胜悲悯，满拟挽此颓风，以免无知之罹浩劫。爰本二十余年之经验，引经书为例证，作此下法之研究：

（一）下法之证候

《伤寒论》云："阳明居中，土也，万物所归，无所复传"，陈修园曰："凡表里寒热之邪，无所不归，无所不化，皆从燥化而为实"。尝闻好古之士，谓近代一切新奇病证，虽其名称光怪陆离，然均不出《伤寒》圈子。此固基于《难经》"伤寒有五"之说，然亦当加以相当之分析，否则含混莫辨，易犯拘泥贻误之弊。例如《广温疫论》云："时疫下法，与伤寒不同。伤寒下不厌迟，时疫下不厌早；伤寒在下其燥结，时疫在下其郁热；伤寒里证当下，必待表证全罢，时疫不论表邪罢不罢，但兼里证即下；伤寒上焦有邪不可下，必待结在中下二焦方可下，时疫上焦有邪亦可下……"兹将当下急下诸证，胪陈于下：

伤寒当下、急下诸证

太阳病，膈内拒痛，短气，烦热，懊侬，心下硬者；伤寒六七日，结胸，热实，脉沉紧，心下痛，按之石硬者；阳明病，不吐不下，心烦者；有潮热，手足濈然汗出者；阳明病，腹大满不通者；日晡潮热，不恶寒，独语如见鬼状，不识人，循衣摸床，惕而不安，微喘，直视，脉弦者；发热谵语者；下后六七日，不大便，腹满痛者；溺秘，大便乍难乍易，时有微热，喘冒不能卧者；太阳病，发汗不解，蒸蒸发热者；太阳病，若吐若下若发汗，微烦，溺数便硬者；目中不了了，睛不和，无表里证，便难，身微热者；阳明病，发热汗多者；腹满不减，减不足言者；阳明少阳合病，下利，脉滑而数者；少阴病，得之二三日，口燥咽干者；少阴病，自利清水，色纯青，心下痛，口干燥者；少阴病，六七日，腹胀不大便者；痉为病，胸满口噤，卧不着席，脚挛急，齘齿者。

时疫急下诸证

舌干，舌卷，舌短，舌生芒刺，舌黑，齿燥，鼻如烟煤，胸腹满痛，狂，沉昏，发热汗多身冷，呃逆。

时疫当下诸证

舌黄，谵语，善忘，多言，协热利，头胀痛，烦躁。

时疫缓下证

舌淡黄苔，微渴，大便闭，小便黄赤，潮热，齿燥。

（二）下法之药品

陈蔚云：“承气有起死回生之功，惟善读仲景书，方知其妙。俗医以滋润之脂麻油、当归、火麻仁、郁李仁、肉苁蓉代之，徒下其粪，而不荡涤其邪。则正气不复，不能大泻其火；则真阴不复，往往死于粪出之后……”今又有以泻药、泻盐，代承气者，其弊亦相等。若夫以焦楂、六曲、麦芽等代之者，讵知当邪热亢进之余，胃肠津液，行将枯涸，岂堪此枯槁香燥之物，再伤其将竭之阴乎？故攻下之药物，以承气汤为贵。《本经》云：“大黄苦寒无毒，下瘀血，血闭，寒热，破癥瘕积聚，留饮宿食，荡涤肠胃，推陈致新，通利水谷，调中化食，安和五脏。”《别录》云：“厚朴苦温无毒，温中益气，消痰下气，疗霍乱及腹痛，胀满，胃中冷逆，胸中呕不止，泄痢，淋露，除惊，去留热，止烦满，厚肠胃”“枳实苦寒无毒，除胸胁痰癖，逐停水，破结实，消心下急、痞痛、胁风痛，安胃气，止溏泄，明目”。《本草备要》曰：“朴硝、芒硝，辛能润燥，咸能软坚，苦能下泄，大寒能除热。朴硝酷涩性急，芒硝经炼稍缓。能荡涤三焦之寒热，推陈致新。治阳强之病，伤寒疫痢，积聚结癖，留血停痰，黄疸淋闭……”日本学说谓：“大黄以倔利叔仿酸，爱母精，之与黏液橡皮质，其他之成分共存在，故入于胃中，即为黏液橡皮质，而妨碍其所吸收，及转输于大肠，则刺戟其肠壁，亢进蠕动，而制止逆蠕动，使亢进排便反射机能，故粪便一入于大肠，即兴便意也。”唐容川曰：“大黄大泻土中之热，佐以芒硝，所以润燥，大黄走血分，芒硝入气分。调胃承气有硝，泻胃中积热，胃禀燥气也；大承气有硝，泻大肠积热，大肠亦禀燥气也；小承气泻小肠积热，无硝，小肠禀火气而无燥气也。”《明理论》曰：“承，顺也。伤寒之邪气入胃，则谓之入府。府，犹聚也。胃为水谷之海，荣卫之源，水谷会聚于胃，变化而为荣卫。邪气入胃。胃中之气郁滞，糟粕秘结，壅而为实，是以正气不得舒顺也。”《本草》曰：“通可去滞，泄可去邪。若塞而不利，闭而不通，则以汤荡涤之，使塞者利、闭者通，故正气得以舒顺，是以名之为承气也。”

（三）下法之作用

《伤寒论》有“急下存阴”之说，新医学说谓“胃肠四壁满布乳糜管，吸收饮食所化之糜汁，以营养全身。病人胃肠中燥结，积热化为毒素，乳糜管吸之，以散布全身，则为自己中毒，而危害生命。若燥结郁热既下，不复变化毒素，挟同血液中之废物，上犯心肺，则肠胃安舒，阴津可保，气血和平，神情聪慧”。是皆浅而易知者，此其一也；《温疫论》云：“……盖发汗之理，自内以达表。今里气结滞，阳气不能敷布于外，即四肢未免厥逆，气液又安能蒸蒸达表……凡见表里分传证，务宜以承气先通其里，里气一通，不待发散，多有自能汗解”。此其二也；《活人书》曰：“大抵发斑不可用表药，因表虚里实者。若发汗开泄，则更增斑斓矣。可下者，与调胃承气汤。”盖病至发斑，胃将糜烂，故当釜抽薪。此其三也；《痘证宝筏》曰：“痘色赤紫，形塌顶焦，齿燥唇裂，腹胀闷而拒按，舌刺谵语，睡卧不稳，痘不能起长者，皆因燥屎闭结。如能认清实热，用大承气汤去之，则毒火泄而痘自起，色转活矣。”此其四也；“气分郁热外透，则见白痦；血分伏邪外达，则发红痧。然当热高肤之际，断难见其外布。及至积热下行，里气通畅，星罗棋布于胸胁矣”，此其五也；《成绩录》：“一男子腹胀，脚下红肿，小便不利，不大便十余日，舌上黑苔，唇口干燥，心烦呕吐，饮食如故，先生与调胃承气汤，秽物大下，小便快利，诸证悉去。”森岛氏云：“肾脏病，及脏躁、神经性病等，尿量减少，或停闭时，体中之水分，及固形分，不能排泄于外而蓄积，遂致发尿毒证。用泻药抑制肠之吸收，亢进其分泌，则可于一定之限度间，防遏其发生尿闭证”“欲得南风，先开北墉”，即此之谓。此其六也。

（四）下法之限制

有是证则用是方，又当适可而止，毋或过量，汗吐诸法然，下法亦不能外乎此例。兹将禁下诸证，陈列于下：

伤寒禁下诸证

太阳伤寒，外证未解，不可下，病发于阳不可下，下之则作结胸；病发于阴不可下，下之则作痞；结胸证，脉浮大者不可下；阳明病，表解始可下之，下之若早，语言必乱；阳明伤寒，潮热，大便未鞕者，不可与大承气汤，以小承气汤和之，不转矢气者，慎不可攻；服小承气汤，谵语止，莫复服；太阴病，腹满而吐，食不下，自利益甚，时腹自痛，不可下；厥阴病，消渴，气上撞心，心中疼热，饥不欲食，食则吐蛔，不可下；诸四逆厥者不可下，虚家不可下。

温疫禁下诸证

舌上俱黑而无苔，此经气，非下证也，妊娠多见此，阴证亦有此，不可下；下后里证去，舌尚黑者，胎皮未脱也，不可再下，见有下证，方可下；舌干无苔不可下，复有服攻下药，舌苔愈长，服攻下药，舌苔芒刺燥烈愈甚，当攻补兼施，或先补后攻，或先攻后补，则《广温疫论》具在，读者可复按之也。

作者闻见无多，率尔操觚，挂一漏万，在所难免，读者能发挥宏论，匡我不逮，则当敬谨以拜受之。

——1936 年《江阴县国医公会五周年汇刊》第 34～36 页

郁 济 煐

郁济煐，江苏江阴人。其为人笃信好学，以济世活人为天职，备受时人敬仰。著有《猩红热证治论》《脑脊髓膜炎证治论》两篇。《猩红热证治论》论述了猩红热的发病时节、症状、病因病机，认为此病与温病之痧疹颇有不同：发透者为胃毒炽盛，九死一生。《脑脊髓膜炎证治论》提出脑膜炎即流行痉瘟证，取五运六气思想论述发病原理，治当平熄、潜镇、利湿。郁达煐认为治病应当通权达变，视病情变化调整方药。两文均载于 1936 年《江阴县国医公会五周年汇刊》。

猩红热证治论

尝考猩红热，即“红皮瘟”也，似烂喉痧，而实不同，为传染病之一。古少而今多，每发现于春夏之交。患此者，率多幼童，体未充实，易于沾染。男妇老壮，亦间有之。其故皆由乎遗毒伏匿，春行冬令，温邪收束而不能出。又复感触不正之厉气，酿成猩红热，互相传染，愈染愈重。现届铁路、马路交通便利，传播愈无巳时。本病不限地方，随处可以发生。初起谵语昏睡，唯一之症——全身之皮肤通红，红皮上另起大白点如粟状，颗粒疏落，状似大颗白痦。其气短促，目起红丝，亦有不起红丝者。有烂喉者，有不烂喉者，其毒不在喉之烂与不烂，烂者因热毒重，不烂者其毒并不稍轻。其病着重在心肺两经，肺不能呼炭吸养，则心房失舒缩之力，不能逼血运行，改换毒血，其血不能入回血管而遍流于全身之微血管，故全身皆显出红皮也。其微血管胀大，占各吸管之部位，故全身变为红皮。而肺之排泄量重，其气异常短促，喉中吹以钓痰之药，痰不能出，反觉难过。一手用起槽捺舌捺之，其口中呼出之气，留在捺舌上槽凹内，不肯退，此即纯然浓炭气之毒质。以洋烛点整对其口，洋烛之火立刻熄减，犹之人携灯入煤矿隆内，灯火即熄，其理一也。足见气脏腑中全是炭气，而无生气，血管失循环之序，气管失呼吸之能，此症心肺胃皆为主动力。毒盛则充满十二经络，则无所谓分经矣。肤色如丹稀疏者生，密布者危。病家每望其发透为吉，不知此证与温病之痧疹异耳，多发者，皮窍关门，胃毒尔炽，必死，此瘟也，非瘟也，对症发药，庶可转危为安。立法制方，非有大力之剂，必无济于事，前贤亦无此成法。拙拟开首清散，倘表邪未解，内火已炽，见机者，在疫火未肆之前，而先化其火，故散必兼清，恐疫火肆，而清之无益也。表邪已解，火炽已盛，此时不重用凉营、解毒、清化诸品，如杯水车薪，无济于耳。下夺之剂，亦可以助疏达之品，而为斩关之将者。夫厉疫不外毒火、火盛者，液必伤，液伤者，病必危。而救液则养其阴于未涸之候，佐疏达之品，不嫌其寒凝，佐清化之剂，无忧乎液涸矣。明乎此而证治，已不难握其要而会其微矣，通权达变，不更存乎其人哉。

——1936 年《江阴县国医公会五周年汇刊》第 39～40 页

脑脊髓膜炎证治论

西医谓人之知觉运动，皆本于脑筋，一见头痛项强神昏，指称脑膜炎，打针以外，别无良策可施矣。不知脑膜炎之生于脑系之、贯于心，而心与肾亦有关于知觉、运动乎？《内经》云：肾主髓。盖肾为五脏之本而主生精，精以生髓，精以生脑，以其在头骨中而言则谓之脑，在众骨中而言则谓之髓。然推脑之所由生，实由于髓，而能蕴精以生髓者，则其功在于肾。惟脑生于肾而入于髓，谓之髓海。而脑系与髓、筋又交通于心，此即心肾相交之路，故人之知觉、运动虽属于脑之作用，而实由于心能以元神注于髓，肾能以元神集于脑。是脑也，心也，肾也，互为其功用，固有相须，而不能相离者也。试观心血贫乏则脑筋必衰弱，肾髓亏损则脑汁必枯竭。拙见脑脊髓膜炎，即流行痉瘟证也。盖厥阴司天之岁，春风劲疾，邪害空窍，而下有伏瘟，因此外风引动内火，由督脉贯脊上逆，直范脑巅。故有先见形寒微热，有似外感，继而脊项强楚，后脑剧痛，寻至昏昧状态者。又有一种伏瘟，先有腹内上逆，而见恶心吐泻，继即肝邪内动，霎时上越，而见后脑剧痛，脊强躁扰，寻至角弓反张，舌绛灰黑，热闭而厥。予于临症，每见病发不同，而归根危险则一，乃悟到瘟邪由腹脊两路而上，更可分先从脊上、先由腹上，或单从脊上、单由腹上，甚有腹脊同上者，依次而分两路同治之法。更察症之先后微甚不同，而治疗尤须分别。兹将治验摘录数条于后，惟望贤达教政之。

有形寒微热恶风，的似伤风感冒，但后脑剧痛而眩，脊强身楚为异，先几日觉恍惚而不安，夜梦惊扰，脉象弦数而大，急用鲜大蚯蚓二条、甘菊一钱、生石决六钱、荆芥一钱五分、防风一钱五分，文火煎取一杯，俟温服下，其病即松。此方能定惊厥、解瘟毒、降阴火，平肝风，其灵效之功，首屈一指。查《本草》“蚯蚓性咸寒而伏局洼处，食土饮泉解温清热，驱毒通络，能治伤寒温热发狂，急惊反张”等症，虽药性有偏，但当此毒病流行，非别寻路径，求覆巢捣冗之品不可，此愚心得之经验，加以精深之研求。更佐平熄、潜镇、利湿之品成方，毅然决然，投之必应也。倘先由腹内上逆者，初起脘闷泛恶，形寒吐泻，寻即身热头眩，渐至脑痛脊强，谵语神昏，如上述症状矣，惟来势较慢耳。倘治疗不当，或三五日，或六七日，卒之不救，急用苦温疏中、芳香逐疫，如辟瘟丹或玉枢丹等，兼用刺刮之法。如大便不通者，酌量下之，或可挽救。夫火邪窜入督脉则成痉，走入脑中则为厥，亟用芳香先开心胞以泻风火，如清宫汤加羚羊角、牛黄丸、紫雪丹之类。愈后用六味、三才、复脉辈，以复其丧失津液。盖热邪所过，其阴必虚也。略陈刍言，就正有道。

按：先生笃信好学，寒暑不倦。年将耳顺，依旧芸馆晨鸡，寸阴惟惜，令人敬仰不置矣。承示脑膜炎论治，以经验心得之方，公之于世，不守秘藏，允以广济沉疴为天职，较之西医用药针，不明其物质之如何，循至法穷技尽而莫可挽救者，大相悬殊。吾知此篇发行以后，其余穷乡僻壤及贫苦之家，得重症而有此挽救之法，其功德岂浅妙哉？仇视中医之流，亦可清夜问心矣。

醉樵谨志。

——1936 年《江阴县国医公会五周年汇刊》第 45～46 页

余 冠 伦

余冠伦，撰有《三焦运化说》，载于1936年《江阴县国医公会五周年汇刊》，对当时学术界关于三焦杂论多端的现象提出了自己的观点。余冠伦先生认为：“三焦者，有焦原根寄两肾之间，有膜油一条，贯脊中，名曰焦原。从此发生板油，从板油连胸前，入膈下循胸中。”上焦即为“胸中，即膻中，即胃口之上口”。中焦为“从板油连入小肠油膜，其外出，腰腹之腠理”。下焦为“从板油入网油，后入大肠，前连膀胱，其外出臂胫，连少腹之腠理”。其还对三焦的是生理特点做了详细阐述。

三焦运化说

《内经》云：三焦者，决渎之官，水道出入。引道阴阳而开通塞，是三焦之常，为六腑之一。考阅圣人之说，有说三焦者，有名无实，杂论多端，至今各成一派，尚无确切形象可征。三焦者，有焦原根寄两肾之间，有膜油一条，贯脊中，名曰焦原。从此发生板油，从板油连胸前，入膈下循胸中。胸中即膻中，膻中即胃口之上口，是谓上焦。宗气之积，营气灌流上焦，同宗气，行经隧之中。此言上焦宗气，与营气同行也。

从板油连入小肠油膜，其外出，腰腹之腠理，是谓中焦。食入肠胃，蒸化精微，取汁中焦，变赤为血。此言中焦，化赤成血。

从板油入网油，后入大肠，前连膀胱，其外出臂胫，连少腹之腠理，是谓下焦。下焦别回大肠，注于膀胱。水谷糟粕，至下焦而分泌清浊。浊者渗入膀胱为两便，其清气，上升于上中两焦，则为营卫，并合宗气，流灌三阴三阳。此言下焦分清浊，分泌二便也。

上焦如雾，中焦如沤，下焦如渎，盖三焦者，各有所使。不知三焦与五脏六腑之关系，如与肺肾膀胱之关系，肺居上焦，清净之府，肾在下部，先天之源。一是金脏，一是水脏，金水相生，百恙不生，人始生存。三焦者，犹天地间之空气，春夏秋冬，四时合令，始有阴阳调和，雨晦适时，水火得济，而万物化生。故人之三焦，犹天地之空气，万物不可一时或离者也。

——1936 年《江阴县国医公会五周年汇刊》第 42 页

顾 敉 泉

顾敉泉，撰有《脑膜炎证治概述》，收录于1936年《江阴县国医工会五周年汇刊》。顾敉泉先生分别从中医和西医的角度分析脑膜炎这一疾病，认为脑膜炎归属中医的温毒症这类疾病，并将其与中医痉病进行了鉴别。顾敉泉先生分别从病源、病状、治疗及预防的角度对脑膜炎进行详细阐述，认为脑膜炎是由“疫疠、温毒袭于脑户而成”，其“治法不离乎清热，取方不外乎凉泄”，并提出了隔离、宁静恬淡等预防措施，为后世在脑膜炎疾病上的预防治疗提供了良好的借鉴意义。

脑膜炎证治概述

脑膜炎者，病在脑膜，乃脑膜发炎之总称也。西医曰：其因各种化脓菌致病者，曰化脓性脑膜炎；因痨菌致病者，曰痨菌性脑膜炎。此二症患者较稀，且决不传染成疫。其由脑膜炎双球菌所致者，曰流行性脑膜炎，更因其病窟不仅限于脑膜，常波及于脊髓之膜者，故又称之为流行性脑脊髓膜炎。往往菌种流传，酿成疫症，盛行一时，现在社会上俗称之脑膜炎者，概系指此而言也。

我国古医籍中，未见过脑膜炎之记载，岂中土无此病然欤？究其病源，殆我国温毒症之类耳。近医鉴其来势甚骤，厥状若风，且多患于小儿，故泛称之为急慢惊风。又因其四肢痉挛，角弓反张，又称之为痉病。

实则与惊风无涉，与痉病不同。盖小儿之惊风，多由痰热食蕴酿而成；痉病多由伤寒失治，亡津液，筋失所养而成；脑膜炎则由疫疠、温毒袭与脑户而成。病源不同，治法亦异，爰将是病之症状治疗，略述于后：

甲、病源：由于天时不正，气候失常，去冬应寒反暖，雪少气燥，阳不潜藏，肾阴内损，今春应暖反寒，雨量缺乏，空气恶浊，酿成为疫。乘虚袭入，引动肝风，循督脉上犯于脑。小儿肾气未足，督脉未充，故本症于小儿尤多见也。

乙、病状：初起形寒发热，头痛，背痛，烦闷，作恶，肢节酸楚。继则项强，抽搐，拘挛，角弓反张，神昏目赤，或直视口噤，或谵语，或四肢厥冷，或狂躁，或痰鸣气喘，或便闭。

丙、治疗：脑膜炎初起，突然寒热，头痛背痛，烦闷作恶，肢节酸楚，颈项痛硬，不能俯首，目畏光，耳畏响，此时邪在三阳，表证居多，宜轻宣达外、清营泄热，银翘散去甘草加石决、霜桑、丹皮、嫩钩治之；甚则项强拘挛，角弓反张，神昏赤，此时温毒壅盛，引动肝风，银翘散羚羊散加犀角、鲜地、元参、芩、连等治之；若邪热内陷，逆传心包，神糊谵语，直视口噤，安宫牛黄丸、紫雪丹、至宝丹，随证择用之。总之脑膜炎由温毒攻冲于脑，故治法不离乎清热，取方不外乎凉泄，而羚羊、犀角尤为要品，用之确当，则收效如神，何愁脑膜炎之不起哉？

丁、预防：预防法，须自动隔离，不到群众聚集之处，避免宴会及游戏场所，戒除刺激剧烈之食品，并宜宁静恬淡，少用脑力，平时宜多食生莱菔，以其清热豁痰，善辟疫邪也。

——1936 年《江阴县国医公会五周年汇刊》第 45 页